Atualização em
Endoscopia Digestiva

Sociedade Brasileira de Endoscopia Digestiva
Gestão 2015-2016
Presidente – RAMIRO R. F. MASCARENHAS
Vice-Presidente – ADMAR BORGES DA COSTA JUNIOR
Primeiro-Secretário – PAULO FERNANDO S. BITTENCOURT
Segundo-Secretário – JÚLIO CÉSAR S. LOBO
Primeiro-Tesoureiro – JOSÉ CELSO ARDENG
Segundo-Tesoureiro – MARIA ELIZABETH C. DE CASTRO
Diretor de Sede – TOMAZO ANTÔNIO P. FRAUZINI

Títulos da Série
Ano 1 – Volume 1/2014 - Hemorragia Digestiva
Ano 1 – Volume 2/2014 – Terapêutica Endoscópica no Esôfago
Ano 2 – Volume 1/2015 - Terapêutica Endoscópica no Estômago e Intestino Delgado
Ano 2 – Volume 2/2015 - Terapêutica Endoscópica nos Cólons e Reto
Ano 3 – Volume 1/2016 – Terapêutica Endoscópica nas Vias Biliares e Pancreáticas

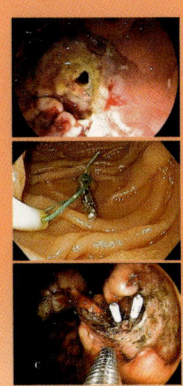

Atualização em Endoscopia Digestiva

Terapêutica Endoscópica no Estômago e Intestino Delgado

Ano 2 – Volume 1/2015

Editor
Luiz Leite Luna

Coeditores
Cleber Vargas
Alexandre Pelosi

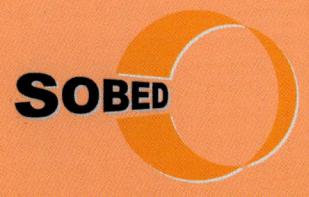

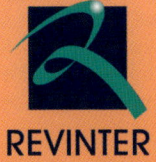

Atualização em Endoscopia Digestiva –
Terapêutica Endoscópica no Estômago e Intestino Delgado, Ano 2 – Volume 1

Copyright © 2016 by Livraria e Editora Revinter Ltda.

ISBN 978-85-372-0525-9

Todos os direitos reservados.
É expressamente proibida a reprodução
deste livro, no seu todo ou em parte,
por quaisquer meios, sem o consentimento,
por escrito, da Editora.

Contato com os autores:
luizlluna@gmail.com

```
CIP-BRASIL. CATALOGAÇÃO-NA-FONTE
SINDICATO NACIONAL DOS EDITORES DE LIVROS, RJ

L983a

    Luna, Luiz Leite
        Atualização em endoscopia digestiva: terapêutica endoscópica no estômago
e intestino delgado, n2, v1 / Luiz Leite Luna. - 1. ed. - Rio de Janeiro: Revinter, 2016.
        il.

    Inclui bibliografia e índice
    ISBN 978-85-372-0525-9

    1. Endoscopia digestiva. 2. Aparelho digestivo - Doenças - Diagnóstico. 3. Apare-
lho digestivo - Doenças - Tratamento. I. Título.

15-22492                    CDD: 616.3307545
                            CDU: 616-072.1
```

A precisão das indicações, as reações adversas e as relações de dosagem para as drogas citadas nesta obra podem sofrer alterações.
Solicitamos que o leitor reveja a farmacologia dos medicamentos aqui mencionados.
A responsabilidade civil e criminal, perante terceiros e perante a Editora Revinter, sobre o conteúdo total desta obra, incluindo as ilustrações e autorizações/créditos correspondentes, é do(s) autor(es) da mesma.

Livraria e Editora REVINTER Ltda.
Rua do Matoso, 170 – Tijuca
20270-135 – Rio de Janeiro – RJ
Tel.: (21) 2563-9700 – Fax: (21) 2563-9701
livraria@revinter.com.br – www.revinter.com.br

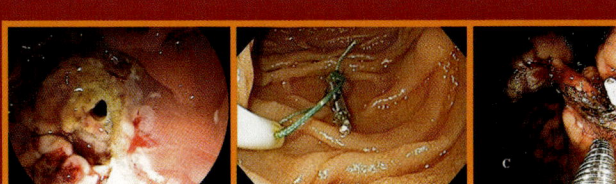

PREFÁCIO

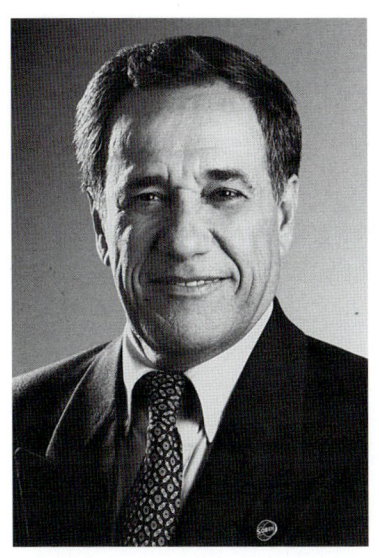

Após a boa recepção dos Volumes 1 e 2 – Ano 1 de *Atualização em Endoscopia Digestiva*, versando, respectivamente, sobre *Hemorragia Digestiva e Terapêutica Endoscópica no Esôfago*, a nova direção da Sociedade Brasileira de Endoscopia Digestiva, SOBED, encabeçada pelo presidente Dr. Ramiro Mascarenhas, aprovou a continuação das publicações desta série, como anteriormente planejado. Assim, o atual número (Ano 2 – Volume 1) versa sobre *Terapêutica Endoscópica no Estômago e Intestino Delgado*. Os dois próximos a serem lançados, no fim de 2015 (Ano 2 – Volume 2), serão sobre *Terapêutica Endoscópica nos Cólons e Reto* e o último, já em 2016 (Ano 3 – Volume 1), sobre *Terapêutica Endoscópica nas Vias Biliares e Pancreáticas,* encerrando, assim, o nosso compromisso com a SOBED, feito ainda na gestão do Dr. Sérgio Luiz Bizinelli. Quero aqui, publicamente, agradecer todo o apoio e estímulo que nos foram dados pelo ex-presidente, o Dr. João Carlos Andreoli, e desejamos muito sucesso em suas novas funções. A SOBED tem com o Dr. Andreoli e sua equipe uma dívida de gratidão pelo excelente desempenho da sua gestão. Seu trabalho e de sua equipe dignificaram e honraram a nossa Sociedade.

Este número versa sobre *Terapêutica Endoscópica no Estômago e Intestino Delgado*. É missão impossível atualizarmos todo o progresso neste campo, tendo em vista os extraordinários avanços, mas estou certo de termos atualizado os temas mais importantes.

No capítulo 1, o Dr. Ângelo Paulo Ferrari Jr., de São Paulo, reviu e atualizou o tratamento endoscópico dos pólipos gastroduodenais. Faz uma ótima revisão clínica e apresenta excelente iconografia.

No capítulo 2, o Dr. Luis Masuo Maruta, também de São Paulo, discorre sobre mucossectomia e ressecção de lesões gástricas usando a recente técnica desenvolvida no Japão, dissecção endoscópica da submucosa. Vários endoscopistas brasileiros estão em curva ascendente de aprendizado nesta técnica.

O Dr. Walton Albuquerque, de Belo Horizonte, no capítulo 3, discute muito bem sobre uma das complicações mais temidas da endoscopia digestiva, qual seja a perfuração iatrogênica do estômago e do duodeno, complicação esta que aumenta na medida em que aumentam os procedimentos terapêuticos endoscópicos nestes órgãos. Aplicação de técnica precisa que previna a perfuração, seu reconhecimento imediato e tratamento rápido, endoscópico, se possível, ou cirúrgico, são fundamentais.

O Dr. Gilberto Mansur faz excelente atualização sobre a gastrostomia e a jejunostomia endoscópicas no capítulo 4. A primeira é, sem dúvida, uma técnica altamente eficaz na manutenção nutricional de crianças e adultos impossibilitados de nutrição por via oral, com muitas vantagens em relação à gastrostomia cirúrgica, tornando esta raramente realizada em todo o mundo nos dias atuais. Muito nos orgulha o fato de que seu idealizador foi um médico brasileiro graduado na Faculdade Nacional de Medicina da Universidade do Brasil, Rio de Janeiro, atualmente Universidade Federal do Rio de Janeiro. Falamos do Dr. Michel Gauderer formado em 1978, um ano após nós. No nosso convívio como acadêmicos de Medicina já me impressionara seu profundo empenho e censo prático. O Dr. Gauderer foi fazer especialização nos Estados Unidos da América do Norte em cirurgia pediátrica e lá desenvolveu a gastrostomia endoscópica, e por lá permanece ativo até hoje.

No capítulo 5, o Dr. Luiz Cláudio Miranda da Rocha, de Belo Horizonte, faz excelente atualização do posicionamento de sondas nasoenterais para nutrição. Com fotos e ilustrações soberbas nos ensina técnicas para sua passagem e fixação.

Achamos importante convidar o Dr. Edson Lameu, professor de Nutrologia da Faculdade de Medicina da UFRJ, para, no capítulo 6, atualizar as técnicas de administração de nutrição enteral nos pacientes com sonda nasoentérica ou gastrostomia/jejunostomia, assunto este pouco abordado e conhecido pelos endoscopistas.

O Dr. Fauze Maluf Filho, de São Paulo, faz, no capítulo 7, excelente atualização sobre o tratamento endoscópico das estenoses antropilóricas duodenais, revendo as técnicas para patologias benignas e malignas.

No capítulo 8, a Dra. Simone Guaraldi e seu marido, o Dr. Evandro de Oliveira, do Rio de Janeiro, revisam o tratamento endoscópico das lesões subepiteliais do estômago, especialmente dos tumores neuroendócrinos (NET), tema este muito atual. Com os progressos em imagem da endoscopia digestiva e com o uso do ultrassom endoscópico, estas patologias passaram a ser mais bem diagnosticadas e tratadas endoscopicamente, quando indicado, ou cirurgicamente.

No capítulo 9, o Dr. Celso Ardengh, de São Paulo, revê e atualiza o tratamento endoscópico dos tumores da papila de Vater. A indicação e a técnica do tratamento endoscópico são ilustradas com excelentes fotografias. Quando bem indicado e realizado, o tratamento endoscópico para esta patologia tem evidentes vantagens em relação à cirurgia clássica.

O Dr. Lincoln Eduardo Villela Vieira de Castro Ferreira, de Juiz de Fora, MG, faz uma revisão didática do volvo gástrico, seus tipos, diagnóstico e tratamento no capítulo 10. Em alguns casos, o endoscopista consegue desfazer a torção do estômago e fixá-lo na parede abdominal com uma gastrostomia endoscópica, evitando a sua recidiva.

A epidemia mundial da obesidade, por vezes mórbida, também é prevalente no Brasil. Muitos endoscopistas no mundo têm-se aventurado na pesquisa de técnicas endoscópicas menos invasivas que as cirúrgicas, para o controle deste flagelo. No capítulo 11, o Dr. Manoel dos Passos Galvão Neto, radicado em São Paulo, é reconhecidamente *expert* mundial no assunto. Revisa com profundidade as técnicas endoscópicas que vêm sendo desenvolvidas para tal finalidade, deixando-nos com grande esperança de que no futuro possamos tratar endoscopicamente muitos destes obesos.

No capitulo 12, o Dr. Josemberg Marins Campos, do Recife, PE, também reconhecida autoridade no tratamento cirúrgico da obesidade e pioneiro no nosso País no tratamento endoscópico das complicações da cirurgia bariátrica, já com livros publicados sobre o assunto e com várias técnicas pessoais desenvolvidas, presenteia-nos com excelente revisão sobre o tema.

A Drª Adriana Costa-Genzini, de São Paulo, faz, no capítulo 13, ótima atualização dos vários métodos endoscópicos terapêuticos utilizados nas patologias do intestino delgado, por meio das enteroscopias assistidas ou não com balões.

Luiz Leite Luna, do Rio de Janeiro, revisa e atualiza, no capítulo 14, a incidência da patologia, a clínica, os aspectos endoscópicos e as técnicas de tratamento endoscópico, farmacológico e cirúrgico na ectasia vascular gástrica antral (GAVE), também chamado de "estômago em melancia". Embora patologia rara, muito se presta ao tratamento endoscópico, tendo em vista a sua localização no antro gástrico, permitindo excelente visualização endoscópica e o surgimento de várias técnicas endoscópicas de tratamento.

Finalmente, o Dr. Dalton Marques Chaves, de São Paulo, no capítulo 15, apresenta-nos a técnica pioneira da piloromiotomia endoscópica pela dissecção do túnel gástrico submucoso, procedimento este ainda em fase de estudo, quase uma *proof of concept*, que foi motivo de recente publicação sua na revista *Endoscopy*.

Agradecemos a todos os autores e coautores pelo excelente trabalho e nos desculpamos pelos repetidos e-mails e telefonemas muitas vezes em horas inconvenientes.

Que este modesto compêndio seja de utilidade para a classe de endoscopistas e outras especialidades interessadas nos temas aqui abordados.

Os temas sobre o tratamento endoscópico dos sangramentos gastrointestinais e corpos estranhos do estômago e duodeno já foram exaustivamente discutidos no volume anterior desta série e, portanto, não são novamente revistos.

Infelizmente, por falta de tempo, não incluímos neste número uma recente aquisição da terapêutica endoscópica gástrica qual seja a gastrojejunostomia endoscópica.

Luiz Leite Luna
Editor

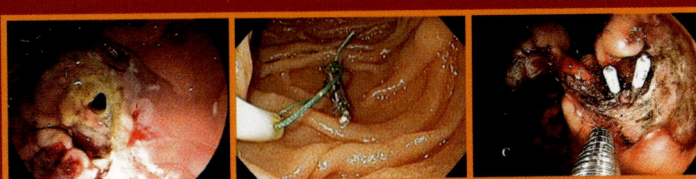

COLABORADORES

ADRIANA COSTA-GENZINI
Membro Titular da SOBED
Coordenadora Médica do Setor de Endoscopia Digestiva do Hospital UNIMED Santa Helena – SP-CET-SOBED

ALEXANDRE PELOSI
Membro Titular Especialista da SOBED
Médico do Serviço de Endoscopia Digestiva do Hospital Federal de Ipanema – RJ
Médico do Serviço de Endoscopia Digestiva I do Instituto Nacional de Câncer – RJ
Médico do Serviço de Endoscopia Digestiva do Hospital São Vicente de Paulo – RJ

ÂNGELO PAULO FERRARI Jr.
Livre-Docente em Gastroenterologia – UNIFESP
Médico-Endoscopista do Hospital Israelita Albert Einstein – São Paulo, SP

CINTHIA BARBOSA DE ANDRADE
Enfermeira do Grupo de Pesquisa CNPq/UFPE
Mestranda da Pós-Graduação em Cirurgia pela UFPE

DALTON MARQUES CHAVES
Médico do Serviço de Endoscopia do HCFMUSP
Doutorado pelo Departamento de Gastroenterologia da FMUSP

DÉBORA LUCCIOLA COELHO
Médica Graduada pela Universidade Federal de Minas Gerais (UFMG)
Cirurgiã Geral do Hospital Júlia Kubitschek (FHEMIG) – Belo Horizonte, MG
Especializanda em Endoscopia Digestiva pela Fundação Lucas Machado (FELUMA)/Hospital Mater Dei – Belo Horizonte, MG

EDSON LAMEU
Professor-Associado do Serviço de Nutrologia do Departamento de
Clínica Médica da Faculdade de Medicina da UFRJ
Chefe do Serviço de Nutrição Enteral e Parenteral do
Hospital São Vicente de Paulo – RJ

EMELIANO FOLLY
Médico de Rotina da Unidade de Pós-Operatório do Hospital São Vicente de Paulo – RJ
Membro do Serviço de Nutrição Enteral e Parenteral do
Hospital São Vicente de Paulo – RJ

ERIKA PEREIRA MACEDO
Mestrado em Gastroenterologia pela UNIFESP
Médica-Endoscopista do Hospital Israelita Albert Einstein – São Paulo, SP
Médica-Endoscopista do Hospital Sírio-Libanês – São Paulo, SP

EVANDRO DE OLIVEIRA SÁ
Médico do Serviço de Endoscopia Digestiva do
Hospital Federal de Ipanema – MS/RJ
Titular da SOBED

FAUZE MALUF FILHO
Coordenador do Serviço de Endoscopia do ICESP
Livre-Docente do Departamento de Gastroenterologia da FMUSP
Editor-Associado da *Gastrointestinal Endoscopy*

FILADÉLFIO VENCO
Fundador do Laboratório Diagnóstika de Patologia

FLÁVIA ANDRADE
Nutricionista
Diretora da Nutricritical
Mestrado em Ciências da Saúde (Nutrologia) pela UFRJ
Especialista em Terapia Nutricional – SBNPE

FLÁVIO COELHO FERREIRA
Médico-Endoscopista da Neogastro
Mestrado em Cirurgia pelo HC/UFPE
Membro Titular da SOBED

GILBERTO REYNALDO MANSUR
Doutorado em Oncologia pelo Instituto Nacional de Câncer (INCA) – RJ
Médico da Seção de Endoscopia Digestiva do HC I (INCA) – RJ
Docente Colaborador do Programa de Pós-Graduação *Stricto Sensu* em Oncologia (INCA) – RJ
Título de Especialista em Endoscopia Digestiva pela SOBED
Membro Titular da SOBED
Presidente da SOBED Estadual RJ (Biênio 1990-1992)

GUSTAVO FRANCISCO DE SOUZA E MELLO
Chefe da Seção de Endoscopia do HC I (INCA) – RJ
Médico-Endoscopista do INTO – RJ
Mestrado e Doutorando em Oncologia pelo INCA – RJ
Título de Especialista em Endoscopia Digestiva pela SOBED/AMB
Membro Titular da SOBED

HELGA CRISTINA ALMEIDA WAHNON ALHINHO CAHETÉ
Médica do Grupo de Pesquisa CNPq/UFPE
Mestranda da Pós-Graduação em Cirurgia pela UFPE

JOÃO CAETANO MARCHESINI
Membro Titular da SOBED
Membro Titular do CBC
Membro Titular da SBCBM
Membro Internacional do ASMBS e IFSO

JOSÉ CELSO ARDENGH
Livre-Docente em Gastroenterologia da USP
Médico-Assistente do Setor de Endoscopia Digestiva do Hospital 9 de Julho – SP
Membro Titular da SOBED

JOSÉ SEBASTIÃO DOS SANTOS
Professor Titular do Departamento de Cirurgia e Anatomia do Hospital das Clínicas da Faculdade de Medicina de Ribeirão Preto da USP

JOSEMBERG MARINS CAMPOS
Presidente da Sociedade Brasileira de Cirurgia Bariátrica e Metabólica (SBCBM)
Vice-Coordenador da Pós-Graduação em Cirurgia – CCS/UFPE
Professor Adjunto do Departamento de Cirurgia – CCS/UFPE
Membro Titular da SOBED

Julia Bergonso
Médica-Endoscopista do Centro Avançado de Endoscopia do Hospital Santa Helena – São Paulo, SP
Médica-Endoscopista do Hospital Bandeirantes – São Paulo, SP

Juliana Trazzi Rios
Médica-Estagiária do Serviço de Endoscopia do ICESP

Laura Cotta Ornellas Halfeld
Médica do Serviço de Endoscopia do Hospital Monte Sinai – Juiz de Fora, MG
Doutorado em Medicina pela Universidade Federal de São Paulo
Pós-Doutorado em Gastroenterologia pela *Harvard Medical School* (EUA)

Lincoln Eduardo Villela Vieira de Castro Ferreira
Membro Titular da SOBED
Chefe do Serviço de Endoscopia do HU da Faculdade de Medicina da UFJF
Chefe do Serviço de Endoscopia do Hospital Monte Sinai – Juiz de Fora, MG
Doutorado em Medicina pela Universidade Federal de São Paulo
Pós-Doutorado em Endoscopia Digestiva pela *Mayo Clinic Medical School* – Rochester, MN (EUA)

Luis Masuo Maruta
Chefe do Serviço de Apoio e Diagnóstico do Hospital Universitário da USP
Endoscopista do Hospital Santa Cruz – São Paulo, SP
Endoscopista do Hospital Israelita Albert Einstein – São Paulo, SP

Luiz Cláudio Miranda da Rocha
Mestrado em Gastroenterologia pela UFMG
Titular da Sociedade Brasileira de Endoscopia Digestiva (SOBED)
Endoscopista do Hospital Mater Dei e da Clínica GastroMed – Belo Horizonte, MG

Luiz Leite Luna
Membro Titular Especialista, Fundador e Honorário da Sociedade Brasileira de Endoscopia Digestiva (SOBED)
Membro Titular da Federação Brasileira de Gastroenterologia (FBG)
Fellow em Gastroenterologia da *Lahey Clinic Foundation* – Boston (EUA)
Staff do Serviço de Endoscopia Digestiva do Hospital São Vicente de Paulo – RJ

Manoel dos Passos Galvão Neto
Committee Chair – *Investigational Surgical and Endoscopic Procedures Committee* (IFSO)
Professor de Cirurgia – *Florida International University*
Professor Afiliado da Faculdade de Medicina do ABC
Membro Titular da SOBED

Marco Túlio Ribeiro
Médico-Endoscopista do Centro Avançado de Endoscopia do Hospital Santa Helena – São Paulo, SP
Médico-Endoscopista do Hospital Bandeirantes – São Paulo, SP

Matheus Cavalcante Franco
Médico-Estagiário do Serviço de Endoscopia do ICESP
Mestrado em Ciências pela Universidade Federal de São Paulo (UNIFESP)

Oscar Armando Ayub Pérez
Titular da Sociedade Brasileira de Endoscopia Digestiva (SOBED)
Titular da Federação Brasileira de Gastroenterologia (FBG)
Endoscopista do Hospital Mater Dei – Belo Horizonte, MG

Patrícia Abrantes Luna
Membro Titular Especialista da SOBED
Membro Titular Especialista da FBG
Médica do Serviço de Endoscopia Digestiva do Hospital Federal de Bonsucesso – Rio de Janeiro, RJ
Médica do Serviço de Endoscopia Digestiva II do Instituto Nacional de Câncer – Rio de Janeiro RJ
Médica do Serviço de Endoscopia Digestiva do Hospital São Vicente de Paulo – Rio de Janeiro, RJ

Rafael Kemp
Professor do Departamento de Cirurgia e Anatomia do Hospital das Clínicas da Faculdade de Medicina de Ribeirão Preto da USP

Renata Figueiredo Rocha
Endoscopista do Hospital Madre Teresa – Belo Horizonte, MG
Titular da SOBED

RENATO ABRANTES LUNA
Membro Titular do Colégio Brasileiro de Cirurgiões
Médico do Serviço de Cirurgia Geral II do Hospital Federal dos Servidores do Estado do Rio de Janeiro
Fellow em Cirurgia Minimamente Invasiva – *Oregon Health and Sciency University* – Portland Oregon (EUA)

RENATO TAKAYUKI HASSEGAWA
Médico-Assistente do Serviço de Endoscopia do Hospital Universitário da USP
Endoscopista do Hospital Santa Cruz – São Paulo, SP

RODRIGO ALBUQUERQUE CARREIRO
Endoscopista do Hospital Madre Teresa – Belo Horizonte, MG
Titular da SOBED

SIMONE GUARALDI
Médica do Serviço de Endoscopia Digestiva do Hospital de Câncer I (INCA) – RJ
Titular da SOBED

WAGNER TAKAHASHI
Membro Titular da SOBED
Coordenador do Setor de Endoscopia do Hospital Santa Helena – SP/CET SOBED
Coordenador do Setor de Endoscopia do Hospital Bandeirantes – São Paulo, SP

WALTON ALBUQUERQUE
Doutorado em Gastroenterologia pela Universidade Federal de Minas Gerais
Titular da SOBED

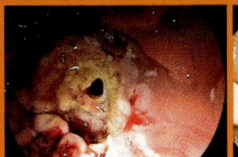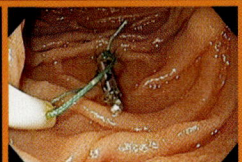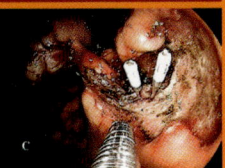

SUMÁRIO

1 Pólipos no Estômago e Duodeno 1
Erika Pereira Macedo ▪ Ângelo Paulo Ferrari Jr.

2 Tratamento Endoscópico do Câncer Gástrico – Mucossectomia e Dissecção Endoscópica Submucosa 25
Luis Masuo Maruta ▪ Renato Takayuki Hassegawa
Filadélfio Venco

3 Tratamento Endoscópico das Perfurações Iatrogênicas do Estômago e do Duodeno 47
Walton Albuquerque ▪ Renata Figueiredo Rocha
Rodrigo Albuquerque Carreiro

4 Acessos Enterais Percutâneos por Via Endoscópica – Gastrostomia e Jejunostomia 67
Gilberto Reynaldo Mansur ▪ Gustavo Francisco de Souza e Mello

5 Posicionamento Endoscópico de Sondas Nasoenterais – Indicações, Técnicas e Complicações 109
Luiz Cláudio Miranda da Rocha ▪ Oscar Armando Ayub Pérez
Débora Lucciola Coelho

6 Formas de Nutrição Enteral 135
Edson Lameu ▪ Emeliano Folly ▪ Flávia Andrade

7 Tratamento Endoscópico da Síndrome da Estenose Antropilórica Duodenal 177
Juliana Trazzi Rios ▪ Matheus Cavalcante Franco ▪ Fauze Maluf Filho

8 Tumores Subepiteliais/Submucosos do Estômago – Diagnóstico e Tratamento Endoscópico 191
Simone Guaraldi ▪ Evandro de Oliveira Sá

9 Análise Crítica da Papilectomia Endoscópica em Pacientes com Tumores da Papila Duodenal 215
José Celso Ardengh ▪ José Sebastião dos Santos ▪ Rafael Kemp

10 Volvo Gástrico.......................................229
Lincoln Eduardo Villela Vieira de Castro Ferreira
Laura Cotta Ornellas Halfeld

11 Tratamento Endoscópico da Obesidade 241
João Caetano Marchesini ▪ Manoel dos Passos Galvão Neto
Helga Cristina Almeida Wahnon Alhinho Cahetê
Cinthia Barbosa de Andrade ▪ Flávio Coelho Ferreira

12 Terapêutica Endoscópica nas Complicações da Cirurgia Bariátrica..281
Flávio Coelho Ferreira ▪ Cinthia Barbosa de Andrade
Manoel dos Passos Galvão Neto ▪ Josemberg Marins Campos

13 Tratamento Endoscópico das Patologias do Jejuno e Íleo na Era da Enteroscopia Assistida por Balão.........307
Adriana Costa-Genzini ▪ Luiz Leite Luna ▪ Wagner Takahashi
Julia Bergonso ▪ Marco Túlio Ribeiro

14 Ectasia Vascular Gástrica Antral (GAVE) – Estômago em Melancia (Watermelon Stomach) – Opções do Tratamento Endoscópico...................................331
Luiz Leite Luna ▪ Patrícia Abrantes Luna ▪ Alexandre Pelosi
Renato Abrantes Luna

15 Piloromiotomia Endoscópica pela Técnica de Dissecção do Túnel Gástrico Submucoso 353
Dalton Marques Chaves

Índice Remissivo......................................359

Atualização em
Endoscopia Digestiva

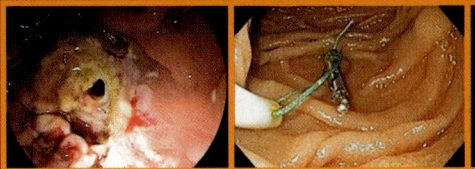
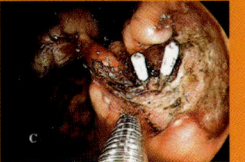

PÓLIPOS NO ESTÔMAGO E DUODENO – TRATAMENTO ENDOSCÓPICO

Erika Pereira Macedo
Ângelo Paulo Ferrari Jr.

Com o aumento do uso de endoscopias digestivas altas, os pólipos de estômago e duodeno são descritos cada vez mais frequentemente. Tal achado pode deixar o médico responsável pelo paciente com questões que não são formalmente abordadas na maioria das recomendações da literatura: todos os pólipos devem ser ressecados? Todos devem ser biopsiados? Qual o acompanhamento nestes pacientes? Este capítulo visa oferecer revisão sobre o diagnóstico e a conduta nos pólipos mais frequentemente encontrados no estômago e duodeno.

PÓLIPOS GÁSTRICOS

Pólipo gástrico pode ser definido como qualquer crescimento de tecido que se projeta além da mucosa gástrica. Sempre que nos deparamos com um deles, a questão é definir a possível etiologia e se é necessária alguma atitude terapêutica. Recentemente, algumas alterações importantes são dignas de nota, principalmente no mundo ocidental: diminuição da incidência do *Helicobacter pylori* (HP), aumento significativo no uso de inibidores da bomba de prótons (IBP) e o uso indiscriminado dos exames endoscópicos, com ênfase no diagnóstico e acompanhamento de pacientes com doença do refluxo gastroesofágico para diagnóstico precoce do carcinoma de esôfago.

Tais mudanças tiveram consequências tanto no aumento de sua incidência como no tipo de pólipo gástrico.[14] Além do aumento geral da incidência, houve mudança nos tipos de pólipos diagnosticados, sendo que, atualmente, os pólipos de glândulas fúndicas (na maioria sem significado clínico) são os mais comuns e os associados a HP (adenomas e pólipos hiperplásicos) menos comuns.[50]

Pólipos geralmente são achados incidentais durante a realização de endoscopia digestiva alta, e muito raramente são a causa de algum sintoma. São encontrados em aproximadamente 6% das endoscopias realizadas nos EUA.[14]

Pólipos de Glândulas Fúndicas

São o tipo mais comum de pólipos gástricos nos países ocidentais (até 23% das endoscopias) e representam 74% de todos os pólipos gástricos encaminhados para estudo histológico.[14,27]

Ocorrem mais frequentemente em mulheres que em homens.[35] Endoscopicamente, caracterizam-se como sendo, geralmente, múltiplos (40% pacientes), pequenos (até 0,8 cm), de superfície lisa, sésseis (Fig. 1-1A-C). Se avaliados com cromoscopia virtual *(Narrow Banding Imaging)*, têm aparência de favo de mel com vascularização densa (Fig. 1-2), sendo este um aspecto não específico que também pode estar presente em pólipos hiperplásicos.[42] Sua associação

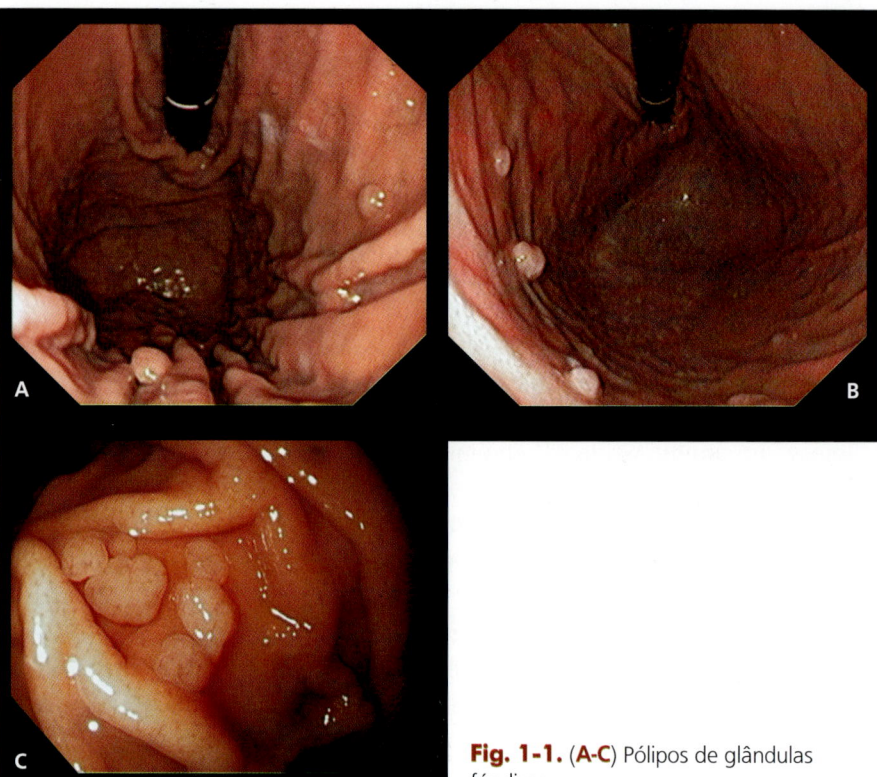

Fig. 1-1. (**A-C**) Pólipos de glândulas fúndicas.

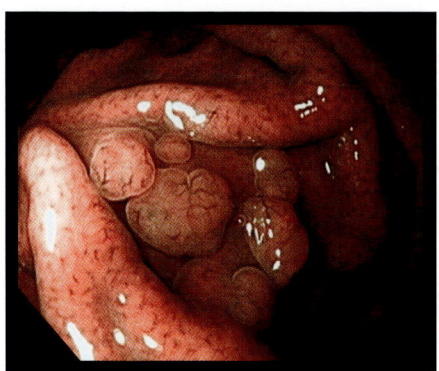

Fig. 1-2. Aspecto sob NBI dos mesmos pólipos da Figura 1-1C.

ao uso de IBP, confirmada em vários estudos, sugere que mecanismos relacionados com a supressão ácida devam estar envolvidos em sua patogênese.[44,50] Estudos com grande número de pacientes, em uso de IBP por longo tempo (mais de 5 anos), têm prevalência de pólipos de glândulas fúndicas 4 vezes maior do que a população geral.[60] Podem, ainda, estar relacionados com a presença de hipergastrinemia secundária à síndrome de Zollinger-Ellison.[27,29]

Histologicamente, são constituídos de uma ou mais glândulas oxínticas dilatadas, circundadas por células mucosas ou parietais achatadas, sendo este um aspecto muito peculiar e patognomônico.[50]

O achado de múltiplos pólipos com as características descritas na porção das glândulas oxínticas gástricas em pacientes um uso de IBP é, essencialmente, diagnóstico de pólipos de glândulas fúndicas. Estes pólipos podem ser examinados cuidadosamente por endoscopia e lesões com características especiais podem ser biopsiadas e, se possível, retiradas.[35] Pólipos de glândulas fúndicas têm potencial maligno geralmente nulo, mas, quando grandes (> 1 cm), devem ser retirados para confirmação diagnóstica porque raramente excedem este tamanho.[13] Nestes casos, apenas biópsia não é recomendada em razão de possível erro amostral para o diagnóstico de displasia ou neoplasia. Pólipos maiores do que 1 cm, com ulceração e localização não usual (como antro) sinalizam para tratamento mais agressivo. Quando diagnosticados em jovens, especialmente se numerosos (> 20) a possibilidade de síndrome polipoide deve ser aventada.

Pólipos de glândulas fúndicas raramente são encontrados em pacientes com infecção pelo HP, e, assim, na ausência de síndrome polipoide, deve ser considerada, nestes casos, a possibilidade de pólipo neoplásico.[22]

Não há recomendação específica para acompanhamento regular nestes pacientes.[35]

Pólipos Hiperplásicos

Pólipos hiperplásicos são proliferações inflamatórias das células gástricas foveolares (produtoras de mucina que recobrem as glândulas gástricas).[50]

Os pólipos hiperplásicos estão classicamente associados à atrofia mucosa, tanto causada pela infecção pelo HP como a gastrite autoimune.[19] Apesar disso, recentemente, tem-se verificado aumento da incidência destes pólipos na mucosa normal ou reativa, sem infecção atual pelo HP. Nos países ocidentais, estes pólipos, antes os mais comumente encontrados no estômago, hoje são aproximadamente 20% do total dos pólipos.[14] São igualmente diagnosticados nos dois sexos, geralmente na 6ª ou 7ª década de vida.

Endoscopicamente, seu aspecto característico é a localização no antro, geralmente múltiplos, lisos, ovalados, medindo de 0,5 a 1,5 cm (Figs. 1-3 a 1-5), embora possam atingir tamanhos bem maiores e tornarem-se lobulados e pediculados.[3,24] A superfície pode conter erosões ou ulcerações, que, ocasionalmente, podem levar a sangramento.[16]

Histologicamente, caracterizam-se pela presença de fovéolas hiperplásicas, alongadas, distorcidas e dilatadas, sobre um estroma edematoso muito vascularizado, com fibras musculares com vários graus de inflamação aguda e crônica. Diferente dos pólipos hiperplásicos incidentais no cólon, pólipos gástricos hiperplásicos têm significância clínica apesar da nomenclatura semelhante. Displasia pode estar presente em até 20% dos pólipos hiperplásicos, o que pode ser decorrente de diferentes critérios diagnósticos.[50]

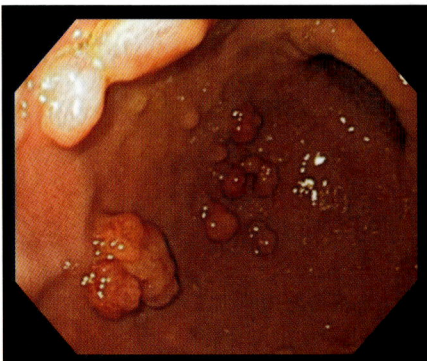

Fig. 1-3. Pólipos hiperplásicos em antro gástrico.

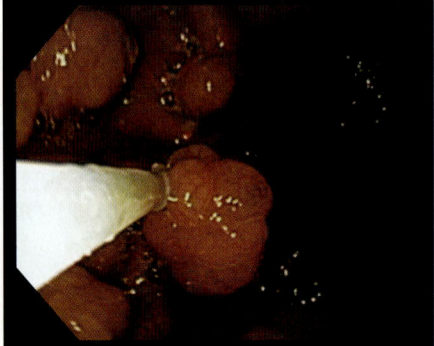

Fig. 1-4. Ressecção endoscópica com alça diatérmica em pólipos hiperplásicos em antro gástrico.

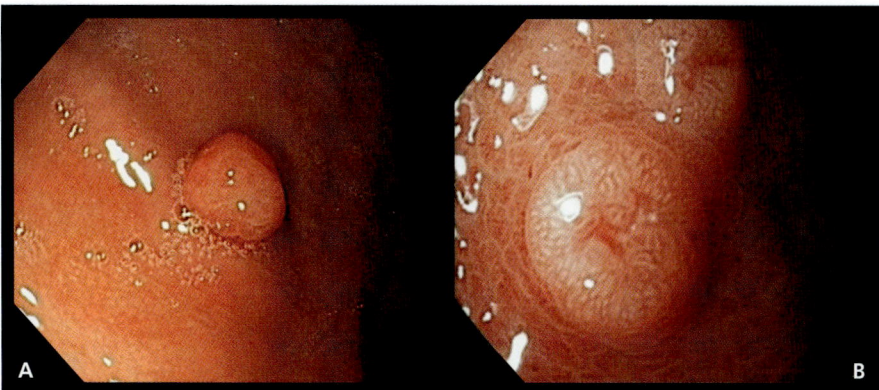

Fig. 1-5. (A e B) Pólipos hiperplásicos em antro gástrico.

Sempre que existem focos de displasia, existe a preocupação de estes pólipos serem, na realidade, um adenoma ou carcinoma erroneamente classificado como pólipo hiperplásico, o que quase nunca é verdade, dadas as características histológicas nítidas (Fig. 1-6). Pólipos hiperplásicos com mais de 1 cm podem conter tanto displasia quanto carcinomas.[5,50]

Em razão do risco potencial da presença de câncer, todos os pólipos maiores do que 1 cm devem ser completamente removidos. Se estiver presente displasia, mas o pedículo não estiver comprometido, a lesão é considerada curada.[49,50]

Quando pólipos hiperplásicos têm como tecido de fundo gastrite crônica com atrofia (lesão precursora de carcinoma), a gravidade e a extensão da atrofia devem ser avaliadas, de acordo com a *Operative Link for Gastritis Assessment* (OLGA), que estima o risco de carcinoma com base na avaliação de biópsias de fundo e corpo.[12,19] Sempre que houver infecção concomitante pelo HP, esta

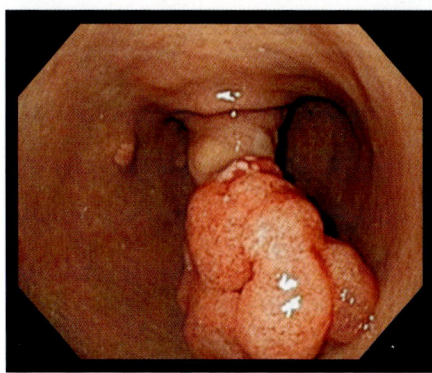

Fig. 1-6. Adenocarcinoma pediculado em antro gástrico, inicialmente diagnosticado como pólipo hiperplásico.

deve ser tratada. Pacientes com estádio OLGA III ou IV (atrofia moderadamente difusa ou severa em ambos, corpo e antro, geralmente acompanhada por metaplasia intestinal extensa) devem ser acompanhados com endoscopias repetidas, embora o intervalo ideal seja incerto, provavelmente a cada 1 a 2 anos.[24,50]

Adenomas

Adenomas (ou displasia polipoide gástrica), resultado de crescimento epitelial displásico, são os pólipos gástricos neoplásicos mais comuns, apesar da nova nomenclatura sugerida pela Organização Mundial de Saúde – neoplasia intraepitelial elevada.[33] Nos países ocidentais, onde são aproximadamente 6 a 10% dos pólipos gástricos, a ocorrência de adenomas esporádicos relacionados com infecção pelo HP vem diminuindo significativamente (< 1%), ao contrário de países asiáticos, nos quais os adenomas representam aproximadamente 25% dos pólipos gástricos.[15,54] Ocorrem, como os pólipos hiperplásicos, em ambos os sexos, na 6ª ou 7ª década de vida.

Endoscopicamente, têm aspecto lobulado, aveludado e, geralmente, são únicos, mais comumente localizados em antro, embora possam ocorrer em todo o órgão (Fig. 1-7). São lesões planas ou sésseis, medindo de poucos milímetros até centímetros.[15] Seu aspecto sob *narrow banding imaging* (NBI) ainda não é bem definido.[42]

Histologicamente, são constituídos por células epiteliais displásicas, que, em geral, originam-se de tecido com atrofia e metaplasia intestinal, tipicamen-

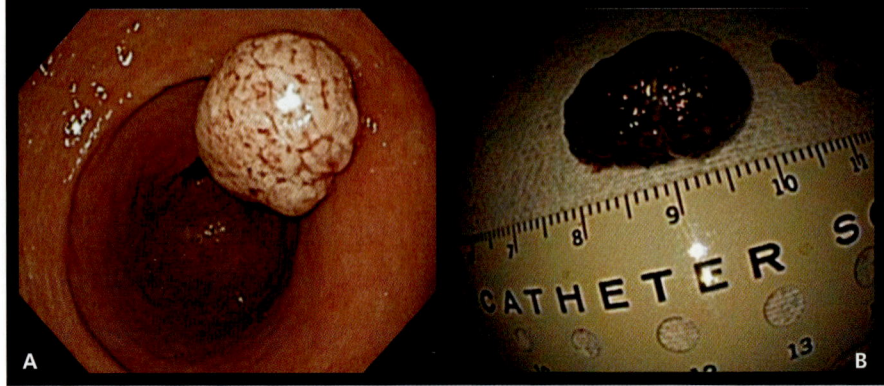

Fig. 1-7. (**A**) Adenoma em parede posterior de antro gástrico. (**B**) Aspecto após ressecção do pólipo.

te associados à infecção pelo HP. À semelhança das lesões de cólon, adenomas gástricos podem ser vistos como parte da sequência adenoma-carcinoma. Quanto maior o adenoma, maior a possibilidade da presença de focos de adenocarcinoma, e a presença de carcinoma sincrônico em outras áreas do estômago pode chegar a 30%.[2] Pólipos maiores que 2 cm têm 28 a 40% de chance de apresentar neoplasia.[48]

As lesões devem, sempre que possível, ser completamente retiradas para diagnóstico histológico preciso. Além disso, a gravidade e a extensão da gastrite devem ser avaliadas (OLGA, como nos pólipos hiperplásicos).

Todos os pacientes dos quais foram retirados adenomas devem estar sob constante acompanhamento e vigilância endoscópica, independente do grau de atrofia gástrica. A infecção pelo HP deve sempre ser tratada.[50] A melhor forma de acompanhamento para pacientes com adenomas gástricos ainda não está determinada.[26]

Tumores Estromais Gastrointestinais (GIST)

Por definição, tumores estromais gastrointestinais (GIST's) são proliferações neoplásicas das células intersticiais de Cajal (ou seus precursores), e podem surgir em qualquer segmento do trato digestório, e ainda mais raramente, na cavidade pélvica e abdominal.[56] Segundo dados americanos, 40 a 60% localizam-se no estômago (aproximadamente 2% do total de tumores), em um total de 4.000 novos casos/ano.[17] São mais comuns em homens e no fundo gástrico, e não são conhecidos fatores predisponentes.[38]

Endoscopicamente, GIST's são lesões submucosas bem delimitadas recobertas por mucosa geralmente normal, mas que pode apresentar erosões ou ulcerações. Biópsias destes tumores, geralmente, são inúteis, pois só são capazes de coletar a mucosa normal. A melhor maneira de se obter tecido para estudo histológico é a punção ecoguiada, embora sejam descritas a técnica de realizar várias biópsias em um mesmo ponto, para conseguir tecido das camadas profundas, ou mesmo a abertura da mucosa normal com agulha diatérmica para realizar a biópsia nas camadas profundas.

Histologicamente, são compostos por agregados densos de células fusiformes alinhadas em feixes orientados em direções diversas.

A maioria das lesões com menos de 1 cm de diâmetro é assintomática e detectada, incidentalmente, durante endoscopia digestiva alta. Conforme eles crescem, podem causar erosões ou úlceras na mucosa que os recobre, sendo, portanto, os dois principais sintomas o sangramento (oculto ou não) e epigastralgia.

Todos os GIST's devem ser considerados como potencialmente malignos, e até 50% dos portadores de lesões com mais de 2 cm têm metástase, mais comum no fígado. Existe boa correlação entre tamanho, atividade mitótica e o comportamento maligno destes tumores. Assim, a cirurgia deve ser realizada em todas as lesões maiores do que 2 cm, sendo a enucleação endoscópica (quando factível) e, acompanhamento, reservadas para lesões menores. Importante lembrar que a ressecção endoscópica é discutível pelo risco da presença de margens pós-ressecção comprometidas, disseminação das células tumorais e perfuração devido ao acometimento submucoso (Fig. 1-8).

Para o diagnóstico é importante o estudo imuno-histoquímico para c-KIT, CD117 e DOG-1. Lesões negativas para estes marcadores podem ser leiomiomas, neuromas ou schwanomas.[37]

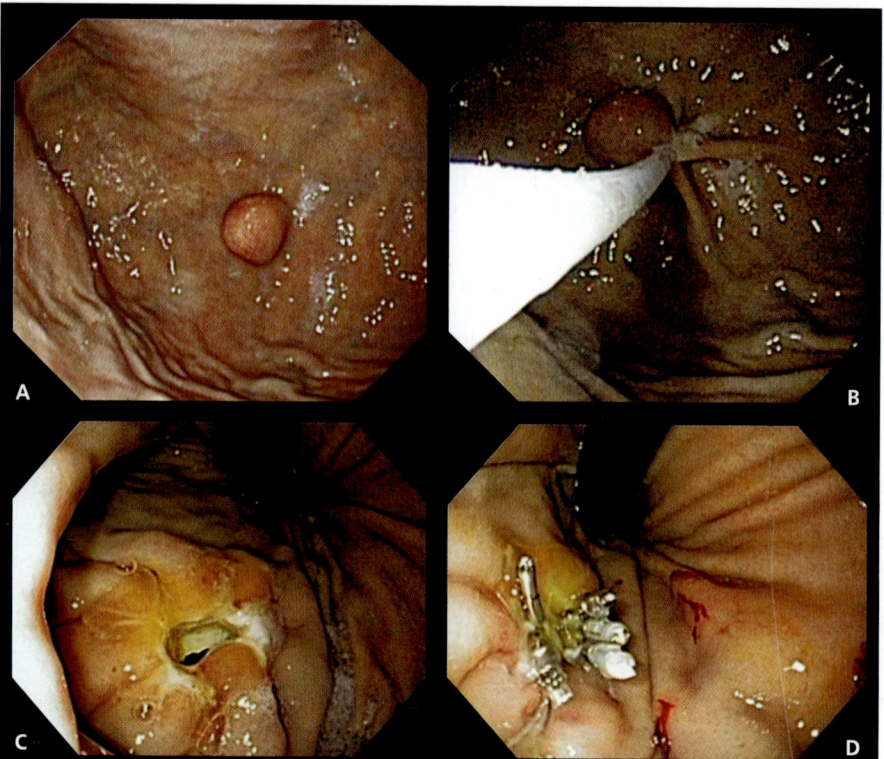

Fig. 1-8. (**A**) GIST em fundo gástrico. (**B**) Apreensão com alça diatérmica para tentativa de ressecção do GIST. (**C**) Após remoção, nota-se perfuração de fundo gástrico. (**D**) A perfuração foi tratada com colocação endoscópica de clipes metálicos, e a paciente evoluiu bem com tratamento conservador.

Pólipos Fibroides Inflamatórios

Também conhecidos como tumores de Vanek, são lesões raras (< 0,1% dos pólipos gástricos). Endoscopicamente, caracterizam-se como lesões endurecidas, isoladas, sésseis ou pediculadas, geralmente ulceradas.

Sua característica histológica é característica: são proliferações submucosas de células alongadas, pequenos vasos e infiltrado inflamatório intenso com predominância de eosinófilos, o que faz com que sejam ocasional e erroneamente, denominados como granuloma eosinofílico. Não há patogenia definida, mas parece haver tendência familiar.[7]

A maioria deles é assintomática, mas, quando grandes, podem causar dor abdominal, saciedade precoce, anemia e mal esvaziamento gástrico.[46]

O aspecto ecoendoscópico mostra margens pouco definidas em uma lesão homogênea, hipoecoica que se origina da segunda ou terceira camada da parede gástrica, deixando a quarta camada intacta.[36]

Tumores Neuroendócrinos (Carcinoides)

Carcinoides são tumores derivados das células *enterocromafin-like* (ECL). O termo carcinoide, embora consagrado pelo uso, foi substituído na classificação de tumores da Organização Mundial de Saúde pelo termo tumores neuroendócrinos.[50]

Os tumores neuroendócrinos são classificados em quatro tipos distintos:

- *Tipo I:* representam 70 a 80% dos tumores neuroendócrinos gástricos e, geralmente, estão associados à hipergastroinemia secundária à gastrite atrófica, portanto mais comuns em idosos, particularmente mulheres.[52] Geralmente têm menos de 1 cm, restritos à mucosa oxíntica e, geralmente, múltiplos (Fig. 1-9). São encontrados em endoscopias de rotina e, histologicamente, consis-

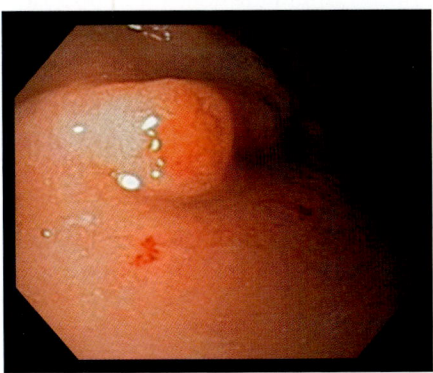

Fig. 1-9. Tumor neuroendócrino (carcinoide) em fundo gástrico.

tem em fitas de células endócrinas (poligonais, com núcleos arredondados e cromatina em aspecto de sal-e-pimenta), com baixa proliferação.
- *Tipo II:* são associados à hipergastroinemia decorrente de tumor secretor de gastrina, como na síndrome MEN-I ou de Zollinger-Ellison.[57] Geralmente pequenos (< 1 cm), representam 5 a 8% de todos os tumores neuroendócrinos.[32]
- *Tipo III:* geralmente solitários, não associados à hipergastroinemia, localizados em mucosa gástrica e não são acompanhados por hiperplasia de ECL. Representam aproximadamente 20% dos tumores neuroendócrinos gástricos e, geralmente, detectados quando se tornam sintomáticos: erosões de mucosa, perda sanguínea ou presença de metástases. Por causa disso, geralmente são diagnosticados quando têm > 1,5 cm. Seu índice de proliferação é alto (> 20%/cga ou índice Ki-67 > 20%). Tem prognóstico ruim, com sobrevida média de 28 meses.[45]
- *Tipo IV:* são raros, solitários, também conhecidos como carcinomas neuroendócrinos indiferenciados. Podem ocorrer em qualquer parte do estômago, geralmente em homens acima dos 60 anos. Quando diagnosticados, geralmente são grandes (5 a 7 cm), ulcerados. Infelizmente, no momento do diagnóstico, a maioria já está em estádio avançado, com metástases e associados a prognóstico ruim.[31]

Tumores dos tipos I e II podem ser removidos endoscopicamente. Se numerosos, antrectomia está recomendada, pois reduz o número de células produtoras de gastrina.[9] Tratamentos clínicos ainda são considerados experimentais.[21] Para os tumores do tipo III, remoção cirúrgica seguida por quimioterapia é o tratamento de escolha.

Pâncreas Ectópico

Pâncreas ectópico é tecido pancreático sem continuidade anatômica ou vascular com o corpo da glândula pancreática. Localizam-se, geralmente, no estômago e são achados acidentais. Endoscopicamente, caracterizam-se como massas submucosas que podem ser confundidos com outras lesões submucosas (GIST's ou leiomiomas). Umbilicação central é citada como aspecto endoscópico característico (Fig. 1-10). O potencial maligno geralmente é nulo.[30]

Adenoma de Glândulas Pilóricas

São neoplasias raras com diferenciação epitelial gástrica. Compostos de túbulos que se assemelham a glândulas pilóricas, acumulados, com cobertura de células epiteliais ou cuboides. Geralmente ocorrem no corpo, em mucosa com gastrite

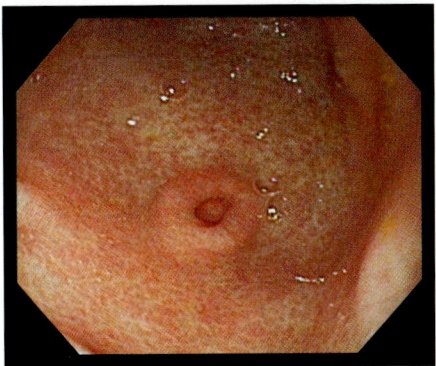

Fig. 1-10. Pâncreas ectópico.

autoimune ou metaplasia gástrica, com predomínio em mulheres. Macroscopicamente, podem ser confundidos com pólipos de glândulas fúndicas.[26]

Leiomiomas

São tumores benignos de musculatura lisa, antigamente classificados como GIST. Ao contrário destes, os leiomiomas são desmina-positivos e c-kit negativos. Podem variar de 0,5 a 20 cm.

São tipicamente assintomáticos e achados de forma incidental. A característica endoscópica é de lesão submucosa arredondada, com mucosa de aspecto normal. A diferenciação histológica pode ser feita com punção por agulha fina guiada por ecoendoscopia.[26]

Tumor de Células Granulares

Embora sejam mais comuns no esôfago, podem ocorrer no estômago, em geral acompanhados de lesões esofágicas. Endoscopicamente, são lesões arredondadas, amareladas, muitas vezes confundidas com lipoma, provenientes da submucosa, com caráter benigno.[58]

Conduta nos Pólipos Gástricos Encontrados em Endoscopia Rotineira

O Quadro 1-1 mostra, de forma resumida, os pólipos mais comumente encontrados nos exames endoscópicos de rotina. Se a aparência do pólipo sugere pólipo de glândula fúndica, devem ser realizadas biópsias de 1 ou mais deles: se maiores do que 1 cm devem ser retirados. Nestes casos, deve-se atentar para lesões com aparência atípica. Se a aparência não é sugestiva de pólipo de glândulas fúndicas, o endoscopista sempre deve considerar a ressecção completa de todas as lesões com mais de 1 cm. Na impossibilidade da remoção, biópsias devem ser realizadas

Quadro 1-1. Características dos pólipos gástricos mais comuns[26]

Tipo	Potencial malignidade	Localização	Conduta inicial	Acompanhamento
Glândulas fúndicas	Baixo	Fundo e corpo (todo o estômago em FAP)	Biópsia ou polipectomia se > 1 cm	Nenhum se não houver displasia; colonoscopia se FAP ou displasia
Hiperplásico	Mínimo, mas associação a câncer sincrônico	Qualquer parte estômago	Biópsia ou polipectomia + múltiplas biópsias da mucosa + pesquisa e erradicação HP	EDA em 1 ano; parar se não houver recidiva
Adenoma	Alto	Qualquer parte estômago	Polipectomia + exame cuidadoso todo estômago	6 m se ressecção incompleta ou displasia; 1 ano se ressecção completa sem displasia alto grau
Fibroide inflamatório	Muito baixo	Antro ou pré-pilórico	Biópsia; polipectomia se sintomas obstrutivos	Nenhum
Tumor neuroendócrino gástrico	Depende do tipo	Qualquer parte estômago: I: fundo e corpo II: fundo e corpo III: solitário, qualquer lugar IV: qualquer lugar no estômago, solitário, prognóstico ruim	Biópsia ou polipectomia se < 1 cm e poucos (3-5) do tipo I; biópsias aleatórias da mucosa	Acompanhamento é controverso: I: sem acompanhamento se totalmente ressecado II: avaliar tumor secretor de gastrina ou síndrome MEN1 III: avaliar metástases, cirurgia na ausência delas IV: avaliar metástases, cirurgia na ausência delas
Pâncreas ectópico	Nenhum	Pequena massa submucosa com umbilicação central	Biópsia se houver dúvida	Nenhum

GIST	Alto	Massa submucosa com umbilicação central	Biópsia ou EE-PAF	Controverso: se não removido, acompanhamento por EE
Leiomioma	Baixo	Lesão submucosa arredondada, consistência de "borracha" a endoscopia	Biópsia ou EE-PAF	Nenhum, se assintomático
Tumor de células granulares	Baixo	Estômago proximal, nódulo submucoso amarelado	Biópsia	Nenhum, se benigno

FAP = *Familial adenomatous polyposis* (polipose adenomatosa familial); EDA = endoscopia digestiva alta; EE = ecoendoscopia; EE-PAF = punção com agulha fina ecoguiada.

em número adequado, na dependência do tamanho das lesões. Sempre que a decisão é a ressecção, o endoscopista deve estar preparado para complicações. A maioria destas lesões é altamente vascularizada e tende a sangrar. Alguns deles (pólipos inflamatórios fibroide, carcinoides e GIST's) têm componentes submucosos que aumentam a possibilidade de perfuração.

Importante também é a noção de que pólipos gástricos não são lesões isoladas. Assim, após ressecção, pelo menos 3 biópsias do antro e 2 a 4 do corpo devem ser realizadas (pequena e grande curvatura), para investigar infecção por HP, gastrite atrófica e hiperplasia neuroendócrina difusa.[50]

Há poucos dados sobre o acompanhamento a curto e longo prazo; portanto, não existem recomendações adequadas.[18]

Acompanhamento em 1 ano parece razoável. Após ressecção de pólipos com displasia de alto grau ou câncer precoce deve ser individualizada, mas pelo menos a cada 6 meses nos 2 ou 3 primeiros anos. Pacientes com carcinoides gástricos tratados endoscopicamente devem ser reavaliados em 1 a 2 anos.[47]

PÓLIPOS DUODENAIS

Pólipos duodenais podem ocorrer em duas situações diferentes: síndrome de polipose familial adenomatosa (na qual os pólipos duodenais são comuns) e pólipos esporádicos (pouco comuns).[6]

Pólipos duodenais esporádicos, geralmente, são assintomáticos, e achados incidentais durante endoscopia digestiva alta, em até 4,6% dos pacientes.[51] Podem envolver a papila (maior ou menor), e os pólipos não ampulares ocorrem mais frequentemente na primeira (bulbo) e segunda porção duodenais. Geralmente são sésseis e podem atingir alguns centímetros de tamanho. Aqueles com mais de 10 mm, em geral são adenomas. No bulbo, embora raros, os pólipos mais comuns são os pólipos de glândulas de Brunner e os carcinoides.

Independente do tipo de pólipo, o objetivo é sempre tentar determinar sua histologia e eliminar o possível risco de câncer. Assim como no cólon, a remoção de adenomas de duodeno impede a progressão para câncer.[6] A ressecção endoscópica de pólipos duodenais é sempre um desafio, em razão de a parede duodenal ser pouco espessa e ricamente vascularizada.

A EE pode ser útil se houver suspeita de malignidade (presença de sangramento espontâneo, ulceração ou endurecimento). O uso rotineiro de EE aumenta os custos sem acrescentar benefícios.

Lesões Submucosas

Pólipos inflamatórios fibroides são achados raros no duodeno, sendo muito mais comuns no estômago. Se pequenos, devem ser deixados sem tratamento e acompanhados.[59]

▪ Tumores Carcinoides

Tumores carcinoides no duodeno são raros (< 5% dos carcinoides), e a maioria localizada no bulbo. Os dados sobre a retirada endoscópica destas lesões são esparsos, embora acredite-se que lesões até 2 cm possam ser retiradas endoscopicamente. A EE antes da ressecção pode auxiliar na determinação desta possibilidade terapêutica. O risco de perfuração e sangramento é alto em virtude da natureza submucosa destas lesões, assim, este tratamento deve ser reservado a centros com *expertise*.[28]

▪ Pólipos Solitários de Peutz-Jeghers

Pólipos solitários tipo Peutz-Jeghers podem ser encontrados no duodeno, embora raros casos tenham sido descritos. Endoscopicamente, têm superfície lobular ou nodular, com coloração esbranquiçada (ou presença de pontilhado esbranquiçado), e sua ressecção está indicada por haver pequeno risco de transformação maligna.[55]

▪ Tumores Estromais Gastrointestinais (GIST)

GIST's duodenais são bem menos comuns do que gástricos, mas, geralmente, mais sintomáticos. Alguns autores sugerem que estes têm pior prognóstico do que os gástricos, e que a recorrência após ressecção seja mais frequente.[39] Valem as mesmas recomendações sobre o uso de EE e possível ressecção do que nos GIST's gástricos.

Lesões Mucosas

A heterotopia de mucosa gástrica é o achado mais comum na presença de pólipos pequenos e múltiplos no bulbo, e, provavelmente, pouco relatadas pela maioria dos endoscopistas (Figs. 1-11 e 1-12). Não há potencial maligno ou significado clínico, e não requerem tratamento endoscópico.

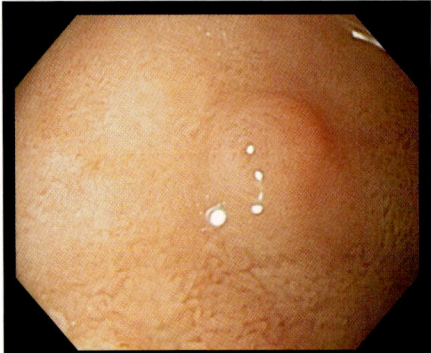

Fig. 1-11. Metaplasia gástrica em bulbo duodenal.

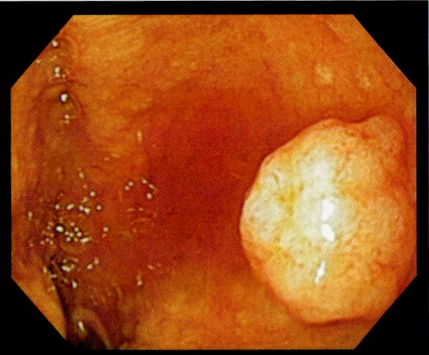

Fig. 1-12. Metaplasia gástrica em segunda porção duodenal.

▪ Tumor (ou Hiperplasia) das Glândulas de Brunner

São muito raros, com prevalência de 1:10.000 autópsias. São encontradas no bulbo, na forma de pólipos pequenos e, geralmente, assintomáticos. Embora tenham sido descritas displasia e presença de malignidade, geralmente são totalmente benignos (Figs. 1-13 e 1-14). Quando grandes, podem ser pediculados e apresentar quadro de hemorragia, necessitando de tratamento, geralmente por ressecção endoscópica.[8]

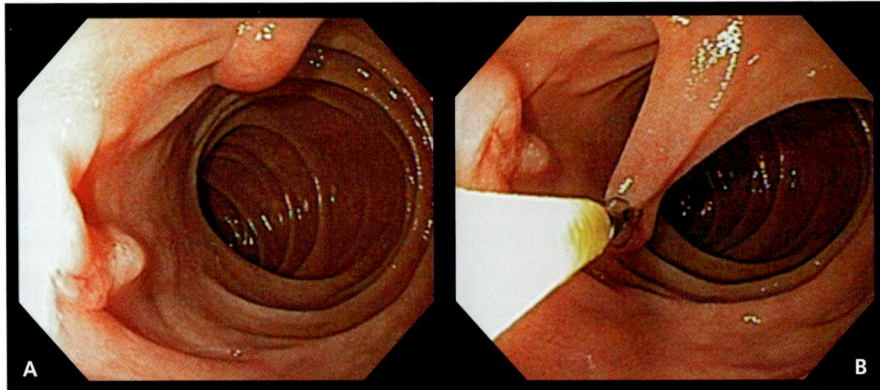

Fig. 1-13. (**A**) Hiperplasia de glândula de Brunner na segunda porção duodenal (12 h) próxima à papila duodenal maior (9 h). (**B**) Biópsia da lesão.

Pólipos no Estômago e Duodeno – Tratamento Endoscópico 17

Fig. 1-14. (A) Hiperplasia de glândulas de Brunner em segunda porção duodenal.
(B) Aspecto pós-ressecção endoscópica.
(C) Histologia mostrando hiperplasia e distorção glandular.

▪ Adenomas Duodenais

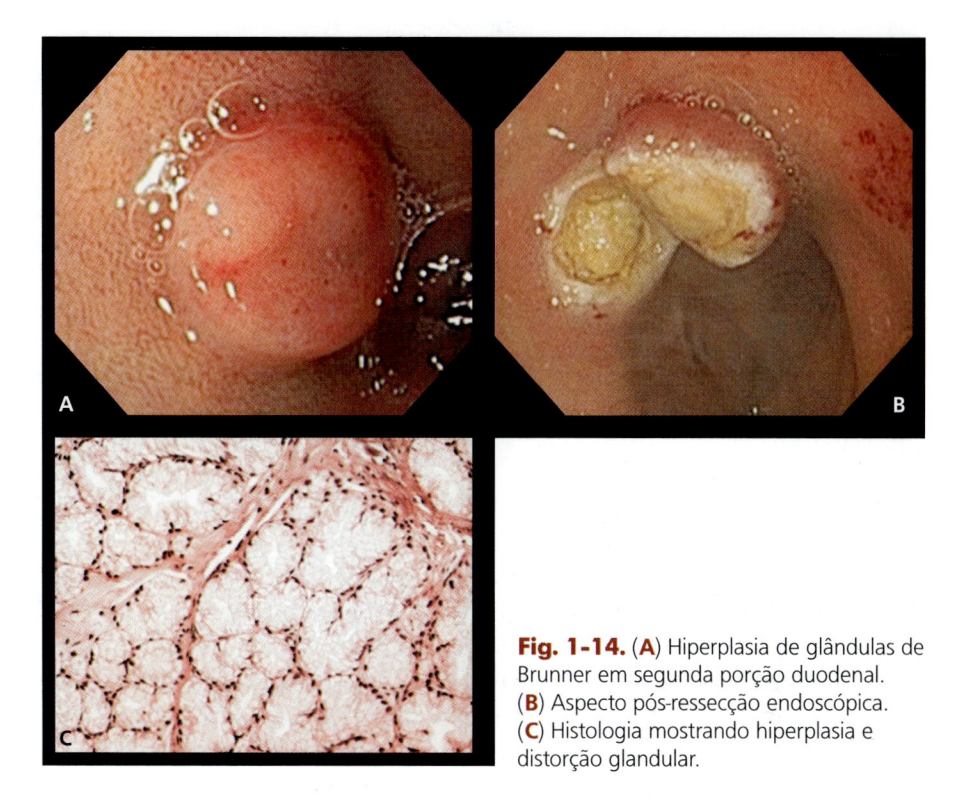

Adenomas duodenais têm risco de malignização de maneira similar aos adenomas do cólon. O risco de malignização é maior nos adenomas ampulares do que nos não ampulares, e aumenta com aumento do tamanho da lesão.[20] Geralmente são achados incidentais, já que até 80% dos pacientes são assintomáticos.[1]

Adenomas esporádicos duodenais não ampulares são aqueles diagnosticados em pacientes que não são portadores de síndrome polipoide conhecida (síndromes polipoides serão comentadas adiante). Geralmente, são diagnosticados na 6ª ou 7ª década de vida, com igual incidência em homens e mulheres. Embora possam ocorrer sangramento, anemia e dor abdominal, a maioria dos pacientes é assintomática.

Dentre os adenomas esporádicos não ampulares, 80 a 90% são encontrados na segunda porção duodenal, com tamanho que varia de alguns milímetros até centímetros (3 ou mais), sendo a endoscopia digestiva o método usual de diagnóstico (Fig. 1-15). O diagnóstico é importante em decorrência do risco de

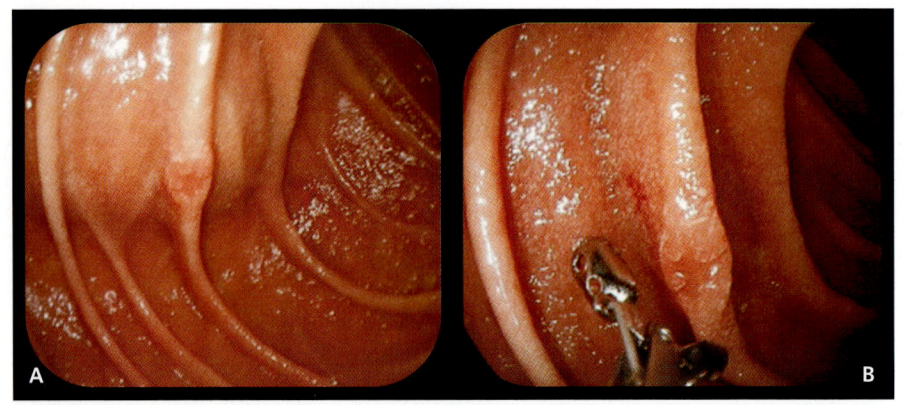

Fig. 1-15. (**A**) Adenoma duodenal na segunda porção. (**B**) Por seu tamanho (4-5 mm se comparado com a pinça de biópsia aberta), o adenoma pôde ser totalmente retirado com a pinça de biópsia.

malignização destas lesões. Séries cirúrgicas mostram a presença de câncer em até 47% dos pólipos ressecados, mas provavelmente menor nas ressecções endoscópicas, geralmente realizadas em lesões menores.[8] O risco do tratamento cirúrgico radical (cirurgia de Whipple ou duodenopancreatectomia com preservação de piloro) tem alta mortalidade (até 6%) e morbidade até 40%.[40]

É preciso avaliação criteriosa antes da tentativa de ressecção endoscópica, principalmente na identificação de qualquer sinal que sugira invasão submucosa, como depressão (IIc), padrão de criptas do tipo V de Kudo, sangramento superficial, erosões, endurecimento ou sinal da não elevação após injeção submucosa (Fig. 1-16). O papel da EE nestas lesões não está bem-definido.[8] Embo-

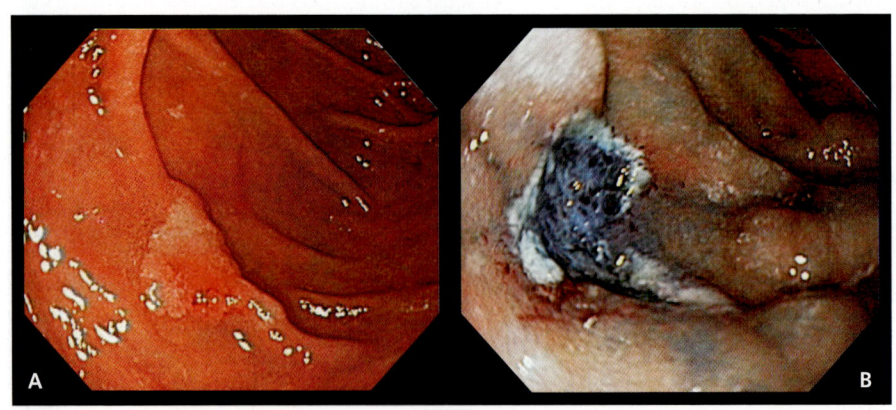

Fig. 1-16. (**A**) Adenoma de segunda porção duodenal. (**B**) Pós-ressecção em bloco, por mucossectomia.

ra poucos, os trabalhos publicados mostram sucesso na mucossectomia destas lesões de 80 a 100%, com até 2% de perfurações, 18% de sangramento e 30% de recidiva após seguimento de 70 meses.[8] A recidiva é frequente, chegando a 36% em 3 anos.[51] Portanto, após ressecção com sucesso destas lesões, é necessária vigilância endoscópica a cada 3-6 meses no primeiro ano, seguida por avaliações anuais.[4] A dissecção endoscópica submucosa (DES) tem sido utilizada para ressecar lesões "em bloco". A taxa de ressecção é maior com DES, assim como a de complicações, devendo este método ser reservado a centro e profissionais com experiência.[41] Os portadores de adenoma de cólon devem ser submetidos à colonoscopia, pois já foi demonstrada maior incidência de neoplasia de cólon nestes pacientes.[8]

▪ Síndrome de Polipose Adenomatosa Familial (PAF) e Outras Poliposes

Pacientes com PAF apresentam adenomas duodenais em 90% dos casos. A localização mais comum é a papila (região ampular e periampular), sugerindo que a exposição da mucosa a bile seja um fator importante na sua gênese (Fig. 1-17). O risco de ocorrência de câncer de duodeno nestes pacientes é de 3-5%, e são a causa mais comum de morte, suplantando o câncer colorretal.[34]

A gravidade dos pólipos duodenais pode ser avaliada pela classificação proposta por Spigelman *et al.*, sendo utilizada também para a predição de risco de desenvolvimento de câncer duodenal (Quadro 1-2).[53]

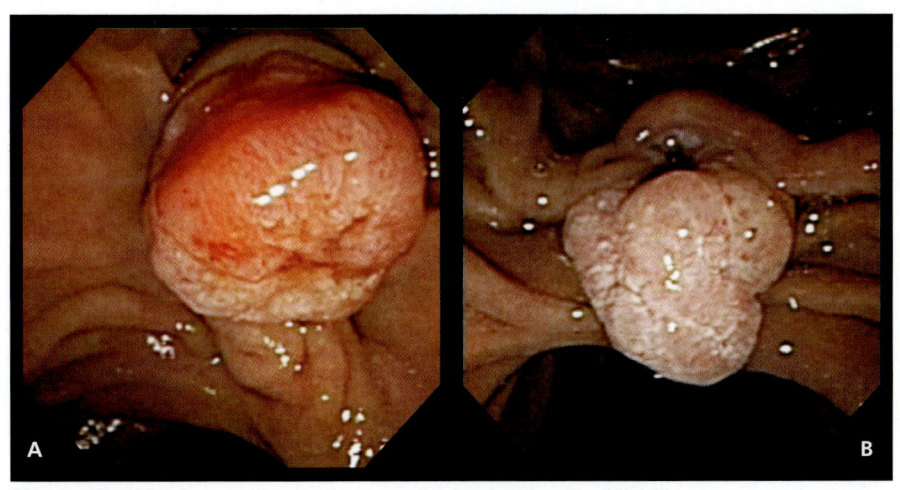

Fig. 1-17. (**A**) Adenoma localizado na papila duodenal maior. (**B**) NBI.

Quadro 1-2. Graduação de adenomas duodenais na síndrome de polipose adenomatosa familial[53]

Pontos	1	2	3
Número de pólipos	1-4	5-20	> 20
Tamanho dos pólipos (mm)	1-4	5-10	> 10
Histologia	Tubular	Tubuloviloso	Viloso
Displasia	Leve	Moderada	Grave

Estádio 0 (0 pontos); estádio 1 (1-4 pontos); estádio 2 (5-6 pontos); estádio 3 (7-8 pontos); estádio 4 (9-12 pontos).

O risco de desenvolvimento de câncer é maior em pacientes no estádio 4, chegando a 36% após acompanhamento de 10 anos. Em comparação, o risco de desenvolvimento de câncer nos estádios 0 a 3, em período similar, são de 0,7%.[10] Os pacientes podem apresentar progressão do estádio, e aproximadamente 15% podem passar de estádios 0-3 para 4 em um período de 8 anos.[10]

Existe alguma evidência de que o uso de anti-inflamatórios não hormonais (AINH) possa reduzir a progressão, ou mesmo causar a regressão de adenomas, lembrando-se sempre o risco de lesões provocadas por estas drogas.[43]

Em decorrência da alta taxa de câncer de duodeno, pacientes com PAF devem iniciar vigilância endoscópica a partir dos 25-30 anos, com aparelhos habituais e também de visão lateral para melhor avaliação da região ampular.[11] Pacientes sem nenhum pólipo visível apresentam tecido adenomatoso em biópsias aleatórias em até 7% dos casos. Apesar disso, com o uso de cromoscopia e das novas técnicas endoscópicas (NBI, FICE, iScan), esta rotina não tem mais indicação (Fig. 1-18). A frequência das endoscopias varia com a gravidade predita na classificação de Spigelman. Pacientes em estádio 0 e 1 podem realizar endoscopia a cada 5 anos, estádio 2 a cada 3 anos, e aqueles com estádio 3

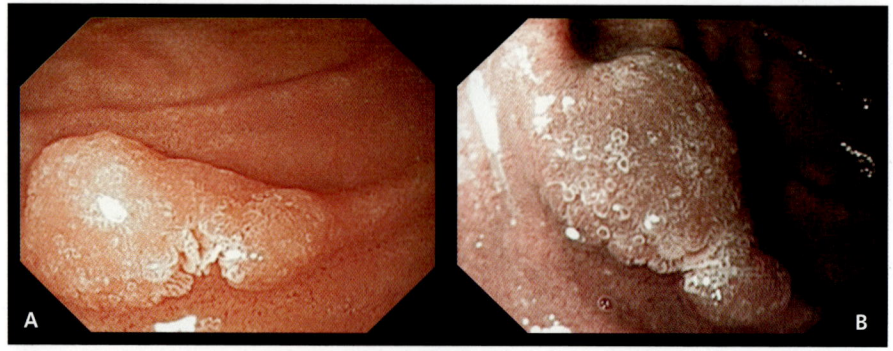

Fig. 1-18. (**A**) Adenoma localizado na segunda porção duodenal. (**B**) Avaliação do adenoma com NBI, que pôde ser aplicado ao restante da mucosa na pesquisa por lesões sincrônicas.

a cada 1 ou 2 anos. Nos pacientes com estádio 4, sugere-se encaminhamento para tratamento cirúrgico radical (duodenectomia, e suas variações). Apesar destas recomendações, não há estudos demonstrando que a vigilância endoscópica aumenta a sobrevida nestes pacientes.

Lesões detectadas em pacientes com estádio 0 a 3 devem ser submetidas à ressecção endoscópica. A técnica de ressecção é habitual, com mucossectomia, dissecção endoscópica da submucosa ou papilectomia, na dependência do tamanho e localização da lesão e também da expertise local. Embora não existam dados que mostrem que o tratamento endoscópico altere a história natural da doença, devemos individualizar o tratamento endoscópico nestes pacientes.[8]

A síndrome de Gardner é considerada variação da PAF, na qual existem manifestações extradigestivas (osteoma, fibromatose desmoide). Embora existam diferenças na etiologia e na alteração genômica, do ponto de vista de diagnóstico e controle das lesões polipoides duodenais podem ser aplicadas as mesmas orientações da PAF.[25]

A síndrome de Peutz-Jeghers é doença hereditária autossômica dominante caracterizada por hamartoma gastrointestinal e hiperpigmentação mucosa e cutânea, com prevalência estimada de 1:120.000 nascidos vivos, sem predileção por sexo ou raça. Os hamartomas são pólipos compostos por elementos celulares normais do trato gastrointestinal, mas com arquitetura totalmente deformada. A localização mais comum é no delgado (64%), embora possa haver envolvimento do cólon (53%), estômago (49%) e reto (32%).[23] Sempre que possível, os pólipos devem ser retirados endoscopicamente para impedir aparecimento de sangramento, dor abdominal e até mesmo intussuscepção.

REFERÊNCIAS BIBLIOGRÁFICAS

1. Abbass R, Rigaux J, Al-Kawas FH. Nonampullary duodenal polyps: characteristics and endoscopic management. *Gastrointest Endosc* 2010;71:754-59.
2. Abraham SC, Park SJ, Lee JH. Genetic alterations in gastric adenomas of intestinal and foveolar phenotypes. *Mod Pathol* 2003;16:786-95.
3. Abraham SC, Singh VK, Yardley JH et al. Hyperplastic polyps of the esophagus and esophagogastric junction: histologic and clinicopathologic findings. *Am J Surg Pathol* 2001;25:1180-87.
4. Ahmad NA, Kochman ML, Long WB et al. Efficacy, safety, and clinical outcomes of endoscopic mucosal resection: a study of 101 cases. *Gastrointest Endosc* 2002;55:390-96.
5. Ahn JY, Son da H, Choi KD et al. Neoplasms arising in large gastric hyperplastic polyps: endoscopic and pathologic features. *Gastrointest Endosc* 2014;80:1005-13.e2.
6. Al-Kawas FH. The significance and management of nonampullary duodenal polyps. *Gastroenterol Hepatol* (NY). 2011;7:329-32.

7. Allibone RO, Nanson JK, Anthony PP. Multiple and recurrent inflammatory fibroid polyps in a Devon family ('Devon polyposis syndrome'): an update. *Gut* 1992;33:1004-5.
8. Basford PJ, Bhandari P. Endoscopic management of nonampullary duodenal polyps. *Therap Adv Gastroenterol* 2012;5:127-38.
9. Borch K, Ahren B, Ahlman H et al. Gastric carcinoids: biologic behavior and prognosis after differentiated treatment in relation to type. *Ann Surg* 2005;242:64-73.
10. Bulow S, Bjork J, Christensen IJ et al. Duodenal adenomatosis in familial adenomatous polyposis. *Gut* 2004;53:381-86.
11. Cairns SR, Scholefield JH, Steele RJ et al. Guidelines for colorectal cancer screening and surveillance in moderate and high risk groups (update from 2002). *Gut* 2010;59:666-89.
12. Capelle LG, de Vries AC, Haringsma J et al. The staging of gastritis with the OLGA system by using intestinal metaplasia as an accurate alternative for atrophic gastritis. *Gastrointest Endosc* 2010;71:1150-58.
13. Carmack SW, Genta RM, Graham DY et al. Management of gastric polyps: a pathology-based guide for gastroenterologists. *Nat Rev Gastroenterol Hepatol* 2009;6:331-41.
14. Carmack SW, Genta RM, Schuler CM et al. The current spectrum of gastric polyps: a 1-year national study of over 120,000 patients. *Am J Gastroenterol* 2009;104:1524-32.
15. Chandrasekhara V, Ginsberg GG. Endoscopic management of gastrointestinal stromal tumors. *Curr Gastroenterol Rep* 2011;13:532-39.
16. Chandrasekhara V, Ginsberg GG. Endoscopic management of large sessile colonic polyps: getting the low down from down under. *Gastroenterology* 2011;140:1867-71.
17. Dematteo RP, Ballman KV, Antonescu CR et al. Adjuvant imatinib mesylate after resection of localised, primary gastrointestinal stromal tumour: a randomised, double-blind, placebo-controlled trial. *Lancet* 2009;373:1097-104.
18. Dinis-Ribeiro M, Areia M, de Vries AC et al. Management of precancerous conditions and lesions in the stomach (MAPS): guideline from the European Society of Gastrointestinal Endoscopy (ESGE), European Helicobacter Study Group (EHSG), European Society of Pathology (ESP), and the Sociedade Portuguesa de Endoscopia Digestiva (SPED). *Endoscopy* 2012;44:74-94.
19. Dirschmid K, Platz-Baudin C, Stolte M. Why is the hyperplastic polyp a marker for the precancerous condition of the gastric mucosa? *Virchows Arch* 2006;448:80-84.
20. Eswaran SL, Sanders M, Bernadino KP et al. Success and complications of endoscopic removal of giant duodenal and ampullary polyps: a comparative series. *Gastrointest Endosc* 2006;64:925-32.
21. Fossmark R, Sordal O, Jianu CS et al. Treatment of gastric carcinoids type 1 with the gastrin receptor antagonist netazepide (YF476) results in regression of tumours and normalisation of serum chromogranin A. *Aliment Pharmacol Ther* 2012;36:1067-75.
22. Genta RM, Schuler CM, Robiou CI, Lash RH. No association between gastric fundic gland polyps and gastrointestinal neoplasia in a study of over 100,000 patients. *Clin Gastroenterol Hepatol* 2009;7:849-54.
23. Georgescu EF, Stanescu L, Simionescu C et al. Peutz-Jeghers syndrome: case report and literature review. *Rom J Morphol Embryol* 2008;49:241-45.

24. Goddard AF, Badreldin R, Pritchard DM et al. The management of gastric polyps. *Gut* 2010;59:1270-76.
25. Gu GL, Wang SL, Wei XM et al. Diagnosis and treatment of Gardner syndrome with gastric polyposis: a case report and review of the literature. *World J Gastroenterol* 2008;14:2121-23.
26. Islam RS, Patel NC, Lam-Himlin D et al. Gastric polyps: a review of clinical, endoscopic, and histopathologic features and management decisions. *Gastroenterol Hepatol* (NY) 2013;9:640-51.
27. Jalving M, Koornstra JJ, Wesseling J et al. Increased risk of fundic gland polyps during long-term proton pump inhibitor therapy. *Aliment Pharmacol Ther* 2006;24:1341-48.
28. Karagiannis S, Eshagzaiy K, Duecker C et al. Endoscopic resection with the cap technique of a carcinoid tumor in the duodenal bulb. *Endoscopy* 2009;41(Suppl 2):E288-89.
29. Kazantsev GB, Schwesinger WH, Heim-Hall J. Spontaneous resolution of multiple fundic gland polyps after cessation of treatment with lansoprazole and Nissen fundoplication: a case report. *Gastrointest Endosc* 2002;55:600-2.
30. Kim JY, Lee JM, Kim KW et al. Ectopic pancreas: CT findings with emphasis on differentiation from small gastrointestinal stromal tumor and leiomyoma. *Radiology* 2009;252:92-100.
31. Kloppel G. Classification and pathology of gastroenteropancreatic neuroendocrine neoplasms. *Endocr Relat Cancer* 2011;18(Suppl 1):S1-16.
32. Kulke MH, Chan JA, Meyerhardt JA et al. A prospective phase II study of 2-methoxyestradiol administered in combination with bevacizumab in patients with metastatic carcinoid tumors. *Cancer Chemother Pharmacol* 2011;68:293-300.
33. Lauwers GY, Srivastava A. Gastric preneoplastic lesions and epithelial dysplasia. *Gastroenterol Clin North Am* 2007;36:813-29, vi.
34. Lepisto A, Kiviluoto T, Halttunen J et al. Surveillance and treatment of duodenal adenomatosis in familial adenomatous polyposis. *Endoscopy* 2009;41:504-9.
35. Mahachai V, Graham Dy, Odze RD. Gastric Polyps. www.uptodate. 2015.
36. Matsushita M, Okazaki K. Atypical EUS features of gastric inflammatory fibroid polyps. *Gastrointest Endosc* 2005;61:637-38.
37. Miettinen M, Lasota J. Gastrointestinal stromal tumors: review on morphology, molecular pathology, prognosis, and differential diagnosis. *Arch Pathol Lab Med* 2006;130:1466-78.
38. Miettinen M, Lasota J. Histopathology of gastrointestinal stromal tumor. *J Surg Oncol* 2011;104:865-73.
39. Miki Y, Kurokawa Y, Hirao M et al. Survival analysis of patients with duodenal gastrointestinal stromal tumors. *J Clin Gastroenterol* 2010;44:97-101.
40. Mukherjee S, Kocher HM, Hutchins RR et al. Impact of hospital volume on outcomes for pancreaticoduodenectomy: a single UK HPB centre experience. *Eur J Surg Oncol* 2009;35:734-38.
41. Nonaka S, Oda I, Tada K et al. Clinical outcome of endoscopic resection for nonampullary duodenal tumors. *Endoscopy* 2015;47:129-35.
42. Omori T, Kamiya Y, Tahara T et al. Correlation between magnifying narrow band imaging and histopathology in gastric protruding/or polypoid lesions: a pilot feasibility trial. *BMC Gastroenterol* 2012;12:17.
43. Phillips RK, Wallace MH, Lynch PM et al. A randomised, double blind, placebo controlled study of celecoxib, a selective cyclooxygenase 2 inhibitor, on duodenal polyposis in familial adenomatous polyposis. *Gut* 2002;50:857-60.

44. Raghunath AS, O'Morain C, McLoughlin RC. Review article: the long-term use of proton-pump inhibitors. *Aliment Pharmacol Ther* 2005;22(Suppl 1):55-63.
45. Rindi G, Azzoni C, La Rosa S *et al*. ECL cell tumor and poorly differentiated endocrine carcinoma of the stomach: prognostic evaluation by pathological analysis. *Gastroenterology* 1999;116:532-42.
46. Rossi P, Montuori M, Balassone V *et al*. Inflammatory fibroid polyp. A case report and review of the literature. *Ann Ital Chir* 2012;83:347-51.
47. Rugge M, Cassaro M, Di Mario F *et al*. The long term outcome of gastric non-invasive neoplasia. *Gut* 2003;52:1111-16.
48. Rugge M, Correa P, Di Mario F *et al*. OLGA staging for gastritis: a tutorial. *Dig Liver Dis* 2008;40:650-58.
49. Rugge M, Leandro G, Farinati F *et al*. Gastric epithelial dysplasia. How clinicopathologic background relates to management. *Cancer* 1995;76:376-82.
50. Shaib YH, Rugge M, Graham DY *et al*. Management of gastric polyps: an endoscopy-based approach. *Clin Gastroenterol Hepatol* 2013;11:1374-84.
51. Singh KL, Prabhu T, Gunjiganvi M *et al*. Isolated duodenal adenoma presenting as gastrointestinal bleed – A case report. *J Clin Diagn Res* 2014;8:ND01-2.
52. Solcia E, Rindi G, Paolotti D *et al*. Natural history, clinicopathologic classification and prognosis of gastric ECL cell tumors. *Yale J Biol Med* 1998;71:285-90.
53. Spigelman AD, Talbot IC, Penna C *et al*. Evidence for adenoma-carcinoma sequence in the duodenum of patients with familial adenomatous polyposis. The Leeds Castle Polyposis Group (Upper Gastrointestinal Committee). *J Clin Pathol* 1994;47:709-10.
54. Stolte M, Sticht T, Eidt S *et al*.Frequency, location, and age and sex distribution of various types of gastric polyp. *Endoscopy* 1994;26:659-65.
55. Suzuki S, Hirasaki S, Ikeda F *et al*. Three cases of Solitary Peutz-Jeghers-type hamartomatous polyp in the duodenum. *World J Gastroenterol* 2008;14:944-47.
56. Tan CB, Zhi W, Shahzad G *et al*. Gastrointestinal stromal tumors: a review of case reports, diagnosis, treatment, and future directions. *ISRN Gastroenterol* 2012;2012:595968.
57. von Rosenvinge EC, Wank SA, Lim RM. Gastric masses in multiple endocrine neoplasia type I-associated Zollinger-Ellison syndrome. *Gastroenterology* 2009;137:1222, 537.
58. Wang LM, Chetty R. Selected unusual tumors of the stomach: a review. *Int J Surg Pathol* 2012;20:5-14.
59. Wysocki AP, Taylor G, Windsor JA. Inflammatory fibroid polyps of the duodenum: a review of the literature. *Dig Surg* 2007;24:162-68.
60. Zelter A, Fernandez JL, Bilder C *et al*. Fundic gland polyps and association with proton pump inhibitor intake: a prospective study in 1,780 endoscopies. *Dig Dis Sci* 2011;56:1743-48.

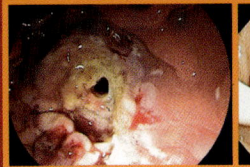

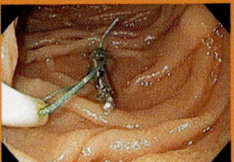

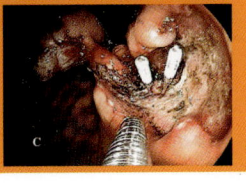

Tratamento Endoscópico do Câncer Gástrico – Mucossectomia e Dissecção Endoscópica Submucosa

Luis Masuo Maruta
Renato Takayuki Hassegawa
Filadélfio Venco

INTRODUÇÃO

O objetivo principal do tratamento endoscópico do câncer gástrico através de mucossectomia ou dissecção endoscópica é remover o câncer precoce que não apresente metástase linfonodal, invasão vascular ou linfática.

A cura do câncer gástrico, através do tratamento endoscópico tem como premissa a retirada completa da lesão em bloco único, permitindo a análise histopatológica criteriosa de todo o espécime para confirmar a obtenção dos critérios de cura.[1] Por este motivo, a mucossectomia, em geral, está indicada somente para lesões até 1 (um) cm de diâmetro. Para lesões maiores, a possibilidade de ressecção em fragmento único por mucossectomia diminui de modo significativo e, desta forma, a técnica indicada é de dissecção endoscópica, por possibilitar a retirada de lesões maiores.

Os objetivos da mucossectomia e dissecção endoscópica são comuns, porém, apresentam índices diferentes de ressecção completa, recorrência e complicações.

A dissecção endoscópica apresenta maior complexidade de execução técnica e elevado índice de complicações e deve ser realizada em centros com boa estrutura. As técnicas de mucossectomia e, principalmente, dissecção endoscópica exigem participação em programas de treinamento para realizar os procedimentos com segurança.

Antes de realizar o tratamento, o endoscopista também deve ter domínio completo sobre o diagnóstico da lesão a ser tratada. Há necessidade de analisar cuidadosamente as margens da lesão, a presença de úlceras ou retrações cicatriciais, rigidez local e confirmar o tipo histológico da lesão.

INDICAÇÕES

O tratamento endoscópico é indicado para tumores gástricos sem metástase linfonodal onde houver possibilidade de ressecção em bloco único. Para os casos em que a possibilidade de metástase linfonodal for muito baixa ou desprezível, o tratamento endoscópico pode ser considerado, desde que seja parte de protocolo investigativo.[2]

A indicação absoluta do tratamento endoscópico por mucossectomia ou dissecção endoscópica preconizado pela *Japanese Gastric Cancer Association*[2] é o seguinte: adenocarcinoma do tipo bem diferenciado restrito à mucosa, sem presença de úlcera e com diâmetro máximo de 2 cm, sem envolvimento venoso ou linfático.

A análise histopatológica da lesão excisada deve confirmar os critérios de cura:[2] ressecção em bloco único, lesão menor que 2 cm, tipo histológico bem diferenciado em todo o espécime, acometimento somente intramucoso, margem horizontal negativa (HM0), margem vertical negativa (VM0), e ausência de infiltração linfática (ly-) ou vascular (v-).

No Japão, a indicação expandida é indicada somente como protocolo investigativo, e as indicações podem variar de uma Instituição à outra. Apresentaremos o protocolo investigativo proposto por Gotoda no seu serviço englobando lesões em que a possibilidade de metástase linfonodal é mínima.[3,4]

1. Adenocarcinoma bem diferenciado intramucoso sem invasão linfática ou vascular menor que 3 cm de diâmetro, com ou sem úlcera.
2. Adenocarcinoma bem diferenciado intramucoso sem invasão linfática ou vascular, sem úlcera, independente do tamanho.
3. Adenocarcinoma indiferenciado intramucoso, sem invasão linfática ou vascular, sem úlcera e menor que 2 cm de diâmetro.
4. Adenocarcinoma bem diferenciado com invasão submucosa mínima (sm1), sem invasão linfática ou vascular e menor que 3 cm em diâmetro.

O critério de indicação expandida é sempre praticada comparando-se o risco de metástase linfonodal *versus* risco cirúrgico considerando a morbidade, mortalidade e obtendo-se consentimento do paciente após esclarecimento.[5] Deve-se sempre ter em conta que o risco de metástase linfonodal não é zero quando praticamos a indicação expandida de dissecção endoscópica (ESD) para o tratamento do câncer gástrico.[3,6]

São critérios de cura para ressecções com indicação expandida segundo Gotoda:[3,4]

- Ressecção em um único bloco, margem horizontal negativa (HM0), margem vertical negativa (VM0), ausência de invasão linfática ly(-) e vascular v(-) e:
  A) Câncer intramucoso do tipo bem diferenciado com tamanho inferior a 2 cm, sem úlceras (UL(-)).
  B) Câncer intramucoso do tipo diferenciado até 3 cm, com ou sem úlcera.
  C) Câncer intramucoso do tipo indiferenciado menor que 2 cm, sem úlceras UL(-).
  D) Câncer do tipo diferenciado com invasão submucosa menor que 500 microns da *muscularis* mucosa menor que 3 cm.
- Para exames histopatológicos que demonstrem câncer do tipo diferenciado associado às áreas do tipo indiferenciado, as ressecções endoscópicas são consideradas não curativas, e o tratamento cirúrgico deve ser indicado.

Desta forma, qualquer componente de câncer indiferenciado que excedam 2 cm ou estejam associados aos diferenciados, são considerados não curativas.

DIAGNÓSTICO

Avaliação Pré-Tratamento Endoscópico do Câncer Gástrico Precoce

A avaliação da extensão lateral e profundidade da neoplasia precoce gástrica deve ser cuidadosa, pois o risco de metástase linfonodal está intimamente relacionado com a extensão lateral e a profundidade de acometimento da lesão.

Cerca de 80% das neoplasias gástricas precoces apresentam características macroscópicas como cor e relevo que permitem identificar claramente os limites da lesão e que ficam mais evidentes com o uso de índigo carmim 0,2 a 2%. Todavia, os 20% restantes, do tipo IIb ou mistos com componentes do tipo IIb, não apresentam limites nítidos ao exame endoscópico convencional. Nestes casos, o uso da magnificação de imagem e cromoscopia virtual é fundamental para o mapeamento da lesão.[7-10]

O Quadro 2-1 apresenta a estimativa de metástase linfonodal no câncer gástrico precoce com relação ao tipo histológico, tamanho, profundidade de invasão e presença de úlcera.

Quadro 2-1. Estimativa de metástase linfonodal, com intervalo de confiança (IC) de 95%, no câncer gástrico precoce em relação ao tipo histológico, tamanho, profundidade de invasão e presença de úlcera, segundo Gotoda[4]

Profundidade	Tipo histológico	Úlcera/cicatriz	Tamanho	Metástase linfonodal/IC (95%)
Intramucosa	Diferenciado	Ausente	Qualquer	0% (0-0,8%)
Intramucosa	Diferenciado	Presente	< 3 cm	0% (0-0,6%)
Intramucosa	Diferenciado	Presente	> 3 cm	3% (1,5-6,1%)
Intramucosa	Indiferenciado	Ausente	< 2 cm	0% (0-0,96%)
Intramucosa	Indiferenciado	Ausente	> 2 cm	5% (2,9-7,0%)
Intramucosa	Indiferenciado	Presente	Qualquer	5,9% (4,6-7,1%)
Submucosa (< 500 micra)	Diferenciado	Não se aplica	< 3 cm	0% (0-2%)
Submucosa (< 500 micra)	Diferenciado	Não se aplica	> 3 cm	2,6% (0,3-9,0%)
Submucosa (< 500 micra)	Indiferenciado	Não se aplica	Qualquer	10,6% (5-19,2%)

Para a avaliação das margens da lesão com uso de magnificação de imagem e cromoscopia eletrônica, utiliza-se a análise de três variáveis: a avaliação da microestrutura superficial da mucosa gástrica, da microestrutura vascular e a visualização de linha demarcatória.[8-10]

- **Estrutura Microvascular**

A mucosa gástrica normal apresenta um arranjo microvascular regular característico. No corpo gástrico, observam-se as vênulas coletoras (CV) e trama capilar subpepitelial (SECN). A alteração e o desarranjo dessa estrutura vascular e a presença de capilares anômalos, como vasos em *cork-screw*, são alguns dos critérios para diferenciação do tecido neoplásico com relação à mucosa normal. O aspecto da alteração microvascular pode ser visto na Figura 2-1.

- **Estrutura de Superfície da Mucosa Gástrica**

A mucosa do corpo gástrico apresenta pequenas criptas arredondadas e capilares que formam aspecto em colmeia. A mucosa do antro não apresenta vênulas coletoras, o formato das criptas tem aspecto cerebriforme e apresenta uma trama vascular subepitelial em rede de aspecto regular. No tecido neoplásico, as criptas desaparecem ou tornam-se irregulares em tamanho, forma e distribui-

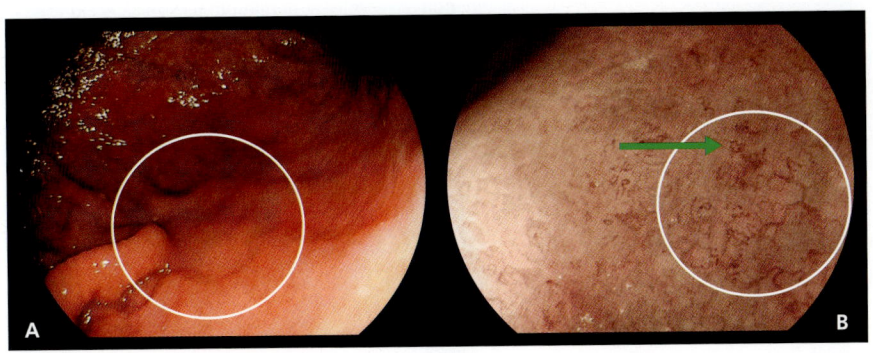

Fig. 2-1. (**A**) Área com discreta depressão na mucosa, sem alterações visíveis de coloração com a luz branca. (**B**) Alterações microvasculares em área de neoplasia gástrica de tipo indiferenciado.

ção. Esta alteração microestrutural pode ser observada com equipamentos de alta resolução de imagem e, principalmente, com magnificação de imagem e cromoscopia eletrônica. A Figura 2-2 mostra alterações microestruturais em adenocarcinoma bem diferenciado de antro gástrico.

▪ Linha Demarcatória (DL)

A linha demarcatória pode ser visível delimitando claramente o tecido neoplásico. Em tumores bem diferenciados, a DL pode não ser identificável, sendo necessário avaliar a estrutura das criptas e a estrutura microvascular para determinar os limites da lesão. A Figura 2-3 demonstra a linha demarcatória nítida em carcinoma indiferenciado de corpo gástrico.

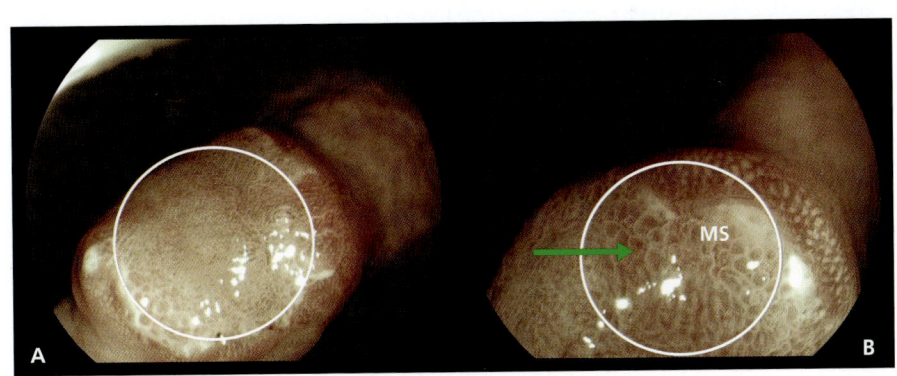

Fig. 2-2. (**A**) Adenocarcinoma bem diferenciado em incisura *angularis*. (**B**) Alterações microestruturais na superfície na neoplasia.

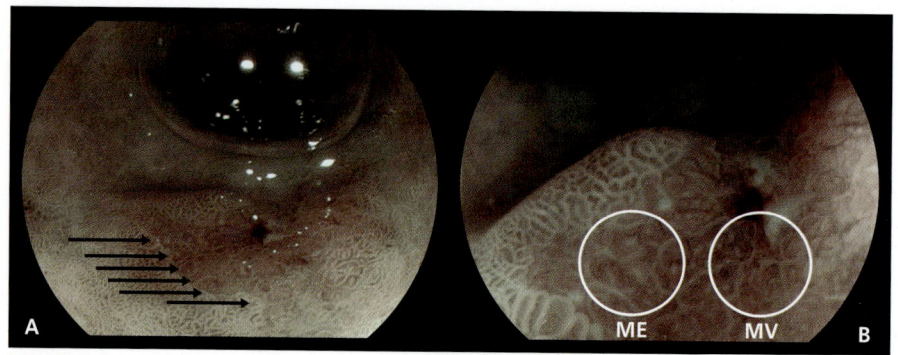

Fig. 2-3. (**A**) Observar a linha demarcatória nítida entre a área neoplásica e a mucosa gástrica adjacente. (**B**) À magnificação notamos a coexistência de linha demarcatória, alteração microvascular e alteração microestrutural.

A determinação da profundidade de invasão (intramucosa, submucosa ou avançada) também pode ser realizada pela observação endoscópica, que permite inferir a infiltração e fixação da parede gástrica. O método ultrassonográfico com *probe* de alta frequência pode ser útil.

ACESSÓRIOS

Para a realização de dissecção endoscópica são necessários acessórios, indispensáveis ao procedimento. Existem diversos acessórios disponíveis para esta finalidade.

É indispensável contar com uma agulha injetora, um acessório para dissecção endoscópica, um acessório para hemostasia e clipes metálicos. Entretanto, em razão da complexidade do tratamento, o ideal é contar com mais de um tipo de instrumento para a fase de dissecção.

Existem diversos acessórios disponíveis no mercado brasileiro: *needle knife* (KD-1L-1, Olympus, Tóquio, Japão) o IT knife, (KD-610L/KD-611L, Olympus), O *Hook knife* (KD-620LR/KD-620QR, Olympus), Flush *knife* (DK2618JB/DK2618JN, Fujifilm, Saitama, Japão) e o TT *knife* (KD-640 L, Olympus).

Os principais acessórios estão ilustrados na Figura 2-4.

Tratamento Endoscópico do Câncer Gástrico – Mucossectomia... 31

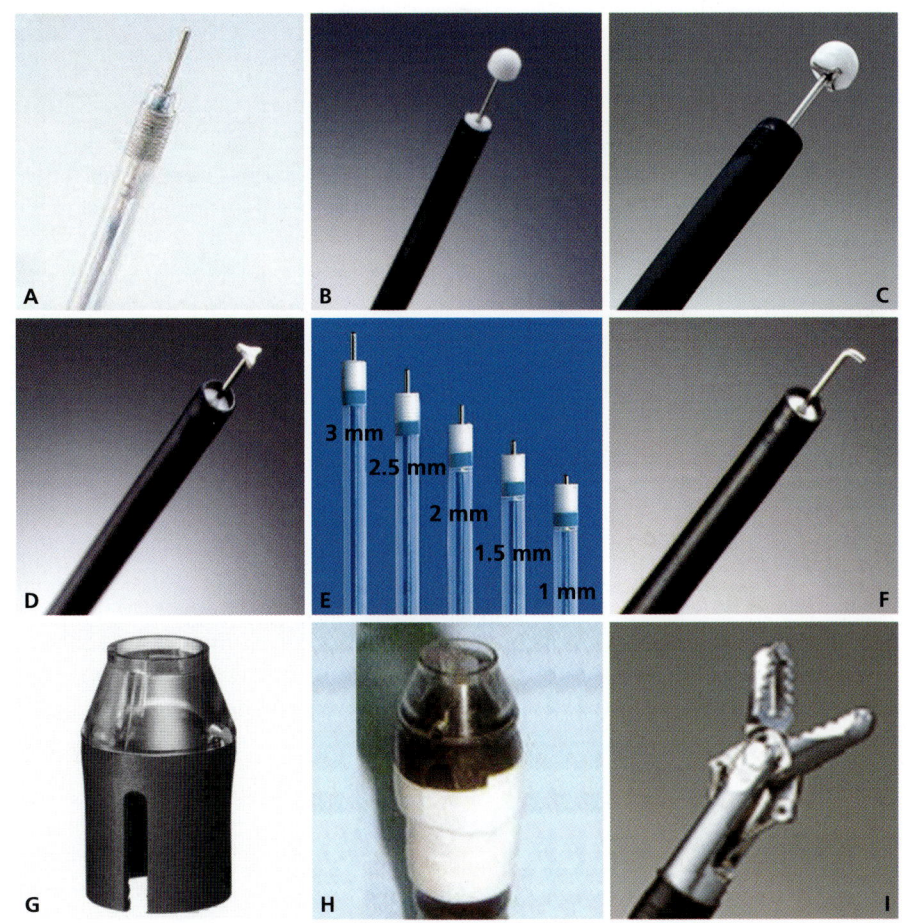

Fig. 2-4. Acessórios utilizados em dissecção endoscópica: (**A**) *Needle knife*®; (**B**) *IT1 knife*®; (**C**) *IT2 knife*®; (**D**) *TT knife*®; (**E**) *Flush knife*®; (**F**) *Hook knife*®; (**G** e **H**) *Cap*; (**I**) Pinça hemostática *Coasgrasper*®.

Estilete Diatérmico *(Needle knife)*

Estilete que transmite corrente elétrica monopolar. Utilizado para incisões na mucosa.

IT knife IT1 e IT2

O acessório consiste em um estilete de dissecção diatérmica com uma pequena bola de cerâmica anexada à ponta. A bola de cerâmica funciona como um isolante para evitar penetração profunda da ponta do estilete. Desta forma, a incisão lateral e dissecção da submucosa pode ser realizada com maior segurança. O isolador ajuda a prevenir perfuração, em razão do corte acidental da camada *muscularis propria*.

A desvantagem deste instrumento é que não temos contato visual direto da linha de incisão ou da dissecção submucosa.

A faca IT 2 é uma versão aprimorada do acessório, com pequena placa metálica fixada na borda interna da ponta de cerâmica, facilitando os procedimentos no sentido transversal.

Hook knife

Estilete diatérmico com uma angulação de 1 mm em 90 graus na ponta do acessório. Permite aumentar a segurança na dissecção, pois o tecido submucoso pode ser tracionado lateralmente para a passagem de corrente elétrica e dissecção.

Este acessório permite rotação em 360 graus para facilitar a apreensão de tecido.

Flush Knife

O *Flush knife* é um estilete com bainha externa de 2,6 mm de diâmetro que permite a injeção de líquido (soro fisiológico ou solução hipertônica). Desta forma, podemos realizar a dissecção e, quando necessário, aplicar jato de soro fisiológico para lavagem do local ou mesmo a injeção submucosa para elevar a lesão. Existem modelos com exposição de estilete de 1, 1,5, 2, 2,5 e 3 mm de comprimento.

TT Knife

O *TT knife* consiste na presença de ponta triangular na ponta do estilete para facilitar a disseção, permitindo a operação da ponta em qualquer direção.

Pinça Hemostática (Coasgrasper)

Acessório imprescindível durante o procedimento, pois permite a hemostasia de vasos mais calibrosos. Durante o exame, a maioria dos vasos visíveis pode ser hemostasiada com o estilete diatérmico. Entretanto, os vasos de maior calibre e nos casos de sangramento mais importante a pinça hemostática deve ser utilizada.

Capuz Transparente

O uso de capuz transparente acoplado na ponta do endoscópio é imprescindível para transformar o espaço virtual da submucosa em campo operatório visível. A boa visualização da submucosa facilita a identificação dos vasos e plano de dissecção. Existem diversos modelos e tamanhos de capuzes. O mesmo deve ser acoplado na ponta do endoscópio. É conveniente fixá-lo com fita adesiva de boa qualidade. A imagem fixada na ponta do endoscópio pode ser visualizada na Figura 2-4G.

Bomba de Infusão de Soro

A bomba de infusão é útil para limpeza do campo visual e para uso com acessórios do tipo *flush knife*, que permitem infusão líquida. A infusão líquida é acionada por pedal, facilitando o manuseio.

Unidade Eletrocirúrgica

É importante utilizar o bisturi elétrico apropriado contendo os recursos de corte pulsado e coagulação no modo *soft*. O corte pulsado apresenta a particularidade de funcionamento intermitente, mesmo com acionamento contínuo do bisturi; o pulso é constituído parte por corrente de corte e parte por corrente de coagulação, minimizando o risco de corte descontrolado e hemorragia. A coagulação *soft* permite coagulação com apreensão do vaso com pinça ou diretamente por contato com acessório com baixa potência sem emissão de faísca, minimizando a lesão tecidual e, consequentemente, o risco de perfuração.[11]

O Quadro 2-2 mostra o ajuste recomendado por Toyonaga para a realização de dissecção endoscópica gástrica utilizando unidade eletrocirúrgica da marca ERBE e acessórios *Flush knife, IT knife* e pinça de *hot biopsy*.

MUCOSSECTOMIA *VERSUS* DISSECÇÃO ENDOSCÓPICA

A mucossectomia e a dissecção endoscópica têm objetivos comuns. A diferença principal é que a mucossectomia tem limitação quanto à capacidade de retirada de fragmentos maiores em bloco único. A dissecção endoscópica foi desenvolvida para retirada destas lesões.[12,13]

A indicação de mucossectomia para o tratamento de câncer gástrico é restrita ao adenocarcinoma intramucoso de tipo histológico bem diferenciado, de forma deprimida ou plana até 1 cm ou da forma elevada até 2 cm.

A dissecção endoscópica (ESD) ampliou a possibilidade de retirada de fragmentos maiores em bloco único; porém, houve aumento da complexidade na execução, tempo de procedimento e índice de complicações.[12] Para a realização de dissecção endoscópica há necessidade do endoscopista participar de programa de treinamento iniciando com acompanhamento do procedimento como auxiliar, seguido de prática em animais em cursos *hands-on* e, a seguir, realizar procedimentos mais simples de lesões com tamanho pequeno e localização favorável, sempre acompanhado por endoscopista experiente na prática. Estima-se que, após 40 procedimentos mais simples, o endoscopista estará apto

Quadro 2-2. Ajustes do bisturi elétrico modelo VIO 300D e ICC 200 na dissecção submucosa[11]

Estômago		VIO 300D	ICC 200
Etapa	Acessório	Modo	Modo
Demarcação	Flush knife 1,5 mm	Coag. forçada – efeito 3, 20 W	Coag. forçada – 20 W
		Coag. soft – efeito 5, 100 W	Coag. soft – 80
Incisão	Flush knife 2,5 mm	Endo cut I – efeito 4, duração 3, intervalo 3	Endo cut – efeito 3, 80 W
	IT knife	Endo cut I ou Q – efeito 4, duração 3, intervalo 2	Endo cut – efeito 3, 80 W
Trimming	Flush knife 2,5 mm	Coag. forçada – efeito 2, 45 W	Coag. forçada – 45 W
		Coag. swift – efeito 3, 80 W	
	IT knife	Coag. swift – efeito 5, 80 W	Coag. forçada – 50 W
Dissecção sm	Flush knife 2,5 ou 1,5 mm	Coag. forçada – efeito 2, 40 W	Coag. forçada – 35 W
		Coag. swift – efeito 3, 80 W	
	IT knife	Coag. swift – efeito 5, 80 W	Coag. forçada – 50 W
Hemostasia	Pinça de hot biopsy	Coag. soft – efeito 6, 80 W	Coag. soft – 80 W

para realizar procedimentos com indicação estendida de dissecção endoscópica ou lesões com localizações desfavoráveis (cárdia, região proximal do corpo, piloro etc.).[14]

Técnica

▪ Técnica de Mucossectomia

A técnica mais utilizada de mucossectomia é a técnica de *strip biopsy* descrita por Tada.[15] Inicia-se com demarcação da lesão com ponta de alça diatérmica. A seguir efetua-se a injeção submucosa de solução salina 0,9% ou solução hipertônica. O volume deve ser suficiente para elevar completamente a lesão. Deve-se evitar a punção da área de neoplasia. A técnica ideal é posicionar a agulha em angulação oblíqua (cerca de 30 graus de ângulo), iniciando-se a injeção na margem distal da lesão e, em seguida, na margem proximal. Em geral, para lesões até 1 cm, estas duas punções com volume de 5 a 7 mL, são suficientes para promover a elevação adequada da lesão.[16]

A injeção de grandes volumes pode dificultar a alocação da alça diatérmica pela ampliação excessiva da base da elevação.

A rigidez da alça diatérmica deve ser suficiente para não se deformar durante a apreensão da lesão.

Durante a apreensão deve-se verificar se todas as marcações efetuadas inicialmente estão englobadas na apreensão.

A corrente para a mucossectomia deve ser mista para promover corte e coagulação.

A Figura 2-5 demonstra o procedimento de mucossectomia em câncer gástrico bem diferenciado de 8 mm.

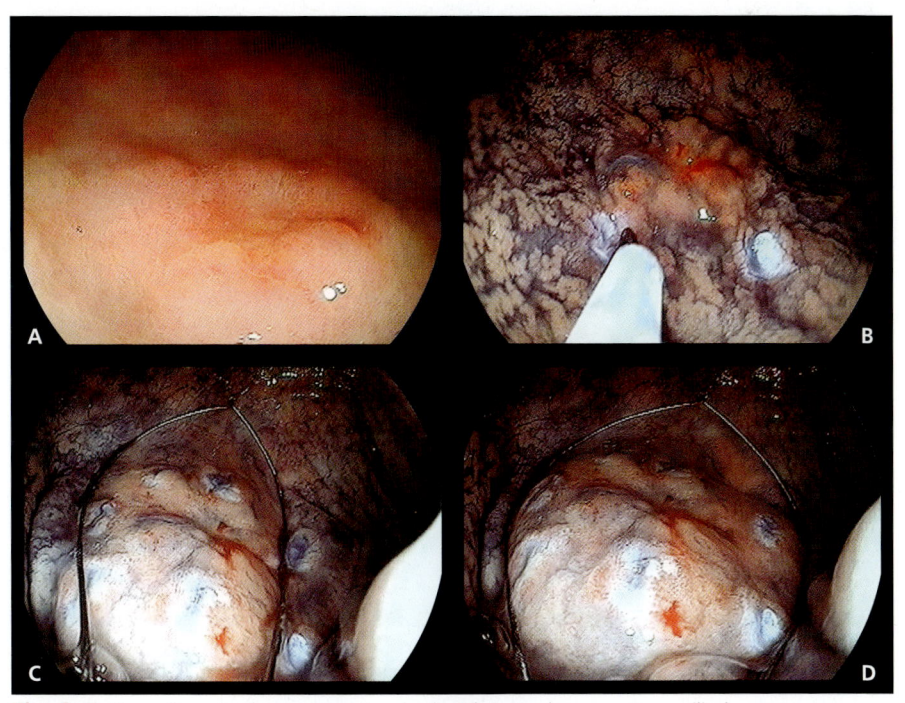

Fig. 2-5. Procedimento de mucossectomia. (**A-D**) Após demarcação auxiliada por cromoscopia, efetuado alocação da alça de polipectomia englobando todas as marcações efetuadas ao redor da lesão, após injeção submucosa de soro fisiológico.

▪ Técnica de Dissecção Endoscópica

A técnica de dissecção endoscópica (ESD) é realizada com equipamento com boa flexibilidade de angulação e calibre adequado. O capuz deve ser colocado de forma adequada para proporcionar campo visual englobando a ponta do acessório de dissecção.

A Figura 2-6 ilustra um procedimento de dissecção endoscópica em lesão gástrica situada na face anterior de antro proximal.

Os passos da dissecção endoscópica são:

1. Marcação do contorno da lesão a cerca de 0,5 cm da margem, com ponta de alça de polipectomia ou acessório que conduza corrente elétrica. A potência deve ser baixa para evitar aprofundamento no local da marcação. A delimitação da lesão e a marcação do contorno devem ser realizadas, de preferência, com equipamento que realize magnificação de imagem e cromoscopia eletrônica por permitir diagnóstico preciso da margem da lesão.

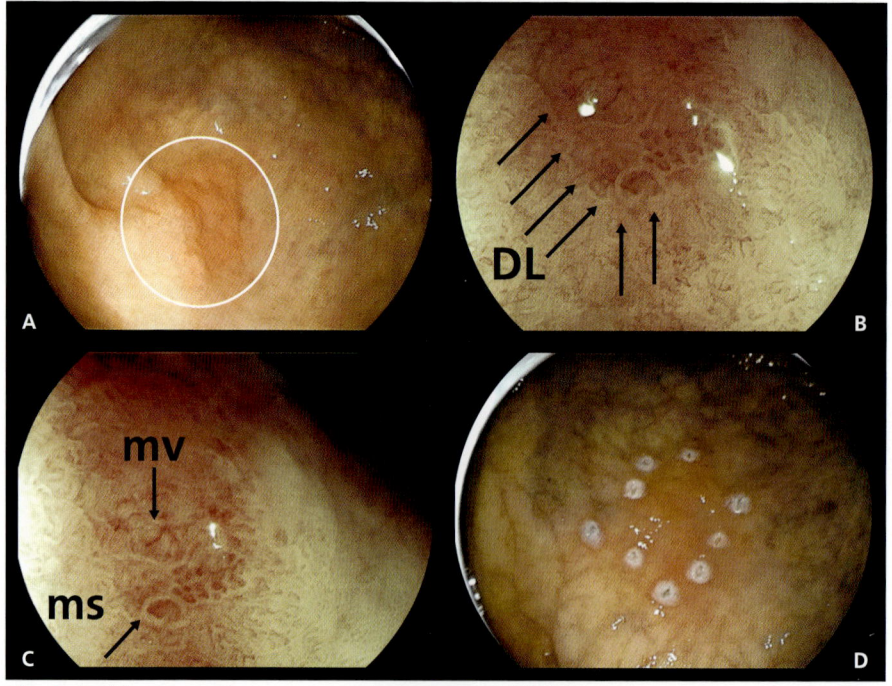

Fig. 2-6. (**A**) Câncer gástrico precoce do tipo superficial IIb+IIc com enantema na face anterior; (**B**) identificação clara da linha demarcatória (DL) com cromoscopia virtual e magnificação de imagem; (**C**) alterações microvasculares (mv) e microestruturais (ms) que permitem diferenciar a neoplasia gástrica da gástrica crônica; (**D**) marcação dos limites de ressecção com base nos limites obtidos pela magnificação/cromoscopia virtual.

Tratamento Endoscópico do Câncer Gástrico – Mucossectomia... 37

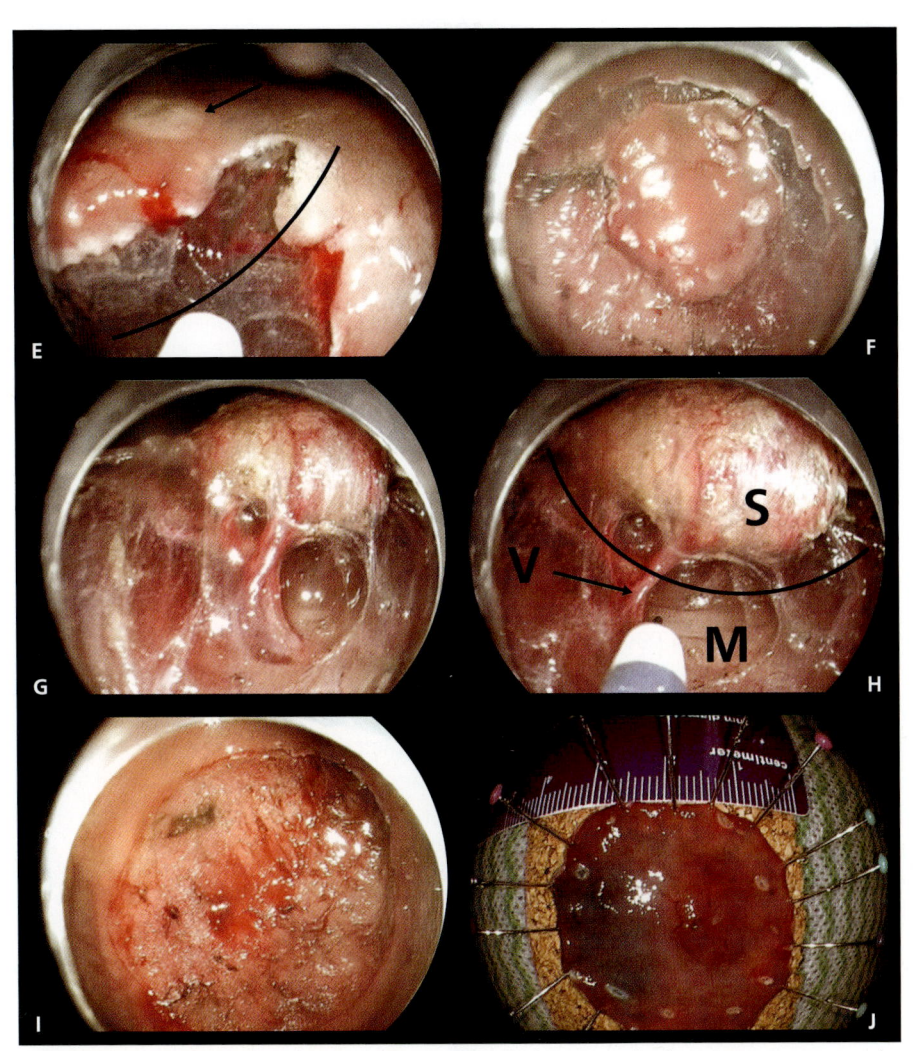

Fig. 2-6. *(Cont.)* (**E**) Incisão da mucosa com corrente de corte pulsada externa aos pontos de marcação da margem da lesão; (**F**) mucosa totalmente incisada acompanhando as marcas indicativas de margem de ressecção; (**G**) plano submucoso com vasos visíveis; (**H**) plano correto de dissecção submucosa, com exposição da camada muscular própria (M), da submucosa (S) e dos vasos submucosos (V) que devem ser isolados com dissecção romba e hemostasiados com corrente de coagulação; (**I**) aspecto final do leito de ressecção praticamente sem submucosa; (**J**) peça preparada para ser enviada à anatomia patológica.

2. Injeção submucosa de solução fisiológica, solução hipertônica ou ácido hialurônico.[17]
3. Incisão de acesso ao plano submucoso com acessório tipo *needle knife ou flush knife*.
4. Incisão circunferencial externa aos pontos de marcação, respeitando margem de resseção com *needle knife, flush knife* ou *IT knife*.
5. Dissecção submucosa cuidadosa até retirada total da lesão com hemostasia preventiva de vasos expostos. Deve-se procurar dissecar junto ao plano adjacente à muscular própria, pois, neste plano, há menor número de ramificações vasculares embora os vasos sejam mais calibrosos. Na Figura 2-6H, está indicado o plano ideal para trabalho.

Ao se programar uma dissecção endoscópica ou mucossectomia, deve-se analisar a lesão de forma minuciosa e efetuar o planejamento adequado. Toyonaga preconiza a seguinte estratégia.[11]

1. Abordar inicialmente regiões anatomicamente mais estreitas, por exemplo, junto ao piloro ou cárdia, mobilizando a lesão para regiões mais amplas e favoráveis para a sequência da resseção.
2. Realizar a incisão e dissecção primeiro na borda aonde a lesão irá se deslocar pela ação da gravidade, por exemplo, na grande curvatura do corpo.
3. Beneficiar-se da ação da gravidade, nas diversas partes do esôfago e do estômago, sendo necessário o conhecimento da anatomia, observar os locais de acúmulo de secreções e o sentido em que a água e os corantes se deslocam.
4. Avaliar as características da lesão, principalmente quanto à presença de cicatrizes. Estas áreas apresentam menor elevação com a injeção, maior dificuldade na incisão, dissecção e na identificação dos planos. A incisão deve ser realizada a certa distância da cicatriz para identificar o plano correto de dissecção.[11]

COMPLICAÇÕES

Sangramento

O sangramento durante a realização de dissecção endoscópica é praticamente inevitável. Pode ocorrer durante a incisão na mucosa, durante a fase de dissecção endoscópica ou após o término do procedimento.

A maioria dos sangramentos podem ser controlados por hemostasia endoscópica com o acessório de dissecção ou pinça hemostática *(coasgrasper)*, ou por aplicação de clipes metálicos.[18]

Durante o procedimento de dissecção endoscópica, devemos procurar realizar cauterização preventiva dos vasos visíveis previamente à sua secção. Este procedimento ajuda a manter o campo visual limpo para continuar a dissecção endoscópica de forma segura. A injeção de soro fisiológico para lavagem do leito é útil para facilitar a visualização dos pontos hemorrágicos.

A localização da lesão tem relação com maior risco de sangramento. As lesões localizadas na região proximal do estômago têm vascularização mais acentuada do que o antro.[11,19]

O acesso ao plano correto de dissecção endoscópica ajuda, de forma significativa, a profilaxia de sangramento intraoperatório, pois reduz de forma importante o número de vasos para hemostasia.[11,19]

A utilização de clipes metálicos durante o procedimento deve ser deixada como última opção, pois pode dificultar a continuidade do procedimento de dissecção.

Se, durante o procedimento, a hemostasia endoscópica não for tecnicamente possível, deve-se converter o procedimento para tratamento cirúrgico ou embolização por arteriografia seletiva.

Sangramento Pós-Operatório

Caso haja sangramento pós-operatório é importante realizar a endoscopia digestiva alta e procurar realizar a hemostasia endoscópica o mais rápido possível. A hemostasia pode ser realizada por coagulação dos vasos ou aplicação de clipes metálicos ou os dois procedimentos associados.[18]

Perfuração

A perfuração durante a dissecção endoscópica é uma complicação frequente. Os principais fatores de risco são a pouca experiência do operador, o local de lesão agregando dificuldade técnica, a presença de fibrose submucosa e o tamanho do tumor.[18]

A perfuração pode ser diagnosticada com a visualização de solução de continuidade da camada da muscular própria, a formação de pneumoperitôneo ou visualização de tecido gorduroso ou órgãos adjacentes.[11]

O tratamento da perfuração depende da sua extensão. A aplicação de clipes metálicos é o tratamento de escolha.[11,20] A punção abdominal para esvaziamento do pneumoperitônio pode ser crucial para evitar insuficiência respiratória.

O dióxido de carbono é de uso rotineiro nas dissecções de esôfago e cólon.

É crescente a recomendação de utilização de dióxido de carbono para a insuflação gástrica durante a dissecção endoscópica. O uso de dióxido de carbono permite diminuir o volume de gás residual no trato digestório e reduz efeitos durante os acidentes perfurativos.

A perfuração pós-operatória pode ocorrer cerca de 1 a 2 dias após o procedimento ESD e tem sido relatada como sendo uma complicação rara. Tem sido correlacionada com a coagulação excessiva dos vasos submucosos perfurantes. Por este motivo, Toyonaga sugere a utilização da corrente de coagulação *soft* para evitar coagulação excessiva dos vasos visíveis.

Estenose

A estenose pós-realização de ESD pode ocorrer durante a fase de cicatrização de retirada de tumores, cuja ferida ultrapasse 75% da circunferência do segmento.[18,21] Ocorre, com maior frequência, próximo à cárdia e ao piloro. A estenose pode ser tratada com dilatações precoces, com balões hidrostáticos de baixo calibre. Caso o tratamento não seja efetivo, indica-se tratamento cirúrgico.

Pneumonia Aspirativa

Por ser um procedimento de longa duração, há possibilidade de ocorrer aspiração de conteúdo gástrico refluído durante o procedimento.[18] Para a sua prevenção, deve-se evitar a insuflação excessiva do estômago e durante a realização de dissecção endoscópica, proceder, periodicamente, à aspiração do conteúdo gástrico.

Caso ocorra a pneumonia aspirativa, eventualmente poderá estar indicado uma broncoaspiração, sendo obrigatórias internação e antibioticoterapia.

Seguimento após Tratamento

Para seguimento pós-ressecção endoscópica curativa, é preconizado o tratamento de *Helicobacter pylori*, se positivo, e acompanhamento anual ou bianual por endoscopia.[12]

Deve-se levar em conta que, no seguimento endoscópico, o paciente já apresenta algum grau de predisposição ao câncer gástrico e devemos ficar atentos para a ocorrência de lesões neoplásicas sincrônicas ou metacrônicas.[22]

Para seguimento pós-tratamento curativo pela indicação expandida é preconizado o acompanhamento com ultrassonografia abdominal ou tomografia computadorizada e endoscopia digestiva alta anual ou bianual.

MANIPULAÇÃO DO FRAGMENTO RESSECADO E ANÁLISE HISTOLÓGICA

O principal objetivo da avaliação histológica dos produtos de ressecções endoscópicas é avaliar, do ponto de vista anatomopatológico, se o procedimento foi curativo ou se será necessário tratamento complementar. Nestes espécimes deverão ser avaliados: tipo histológico; nível de invasão; invasão vascular e margens cirúrgicas laterais e profunda (Fig. 2-7). Técnicas complementares como imuno-histoquímica e patologia molecular também podem ser necessárias e possíveis de serem realizadas.

Para que tais parâmetros sejam informados é **essencial** que o material tenha preparo prévio para ser entregue ao serviço de patologia em condições adequadas para ser examinado. Sugerimos os procedimentos descritos a seguir:

- *Fixação do espécime:* o fragmento ressecado endoscopicamente deve ser colocado sobre uma placa rígida para ser preso por agulhas em suas bordas. Nos casos da dissecção endoscópica ou mucossectomia, a imersão em antiespasmódico *(butilbrometo de escopolamina, p.e.)* por 30 segundos, promove adequado relaxamento da muscular da mucosa para facilitar a fixação. As agulhas devem transfixar todas as camadas do fragmento.
- *Orientação do espécime:* muito importante que haja informação da orientação espacial do fragmento (desenho no pedido de exame, agulhas coloridas ou marcação na peça), para facilitar o patologista para reconhecer as margens proximal, distal, paredes anterior e posterior.

Colocar imediatamente em solução de formalina a 10% com o fragmento gástrico colocado em contato com o fixador na sua totalidade.

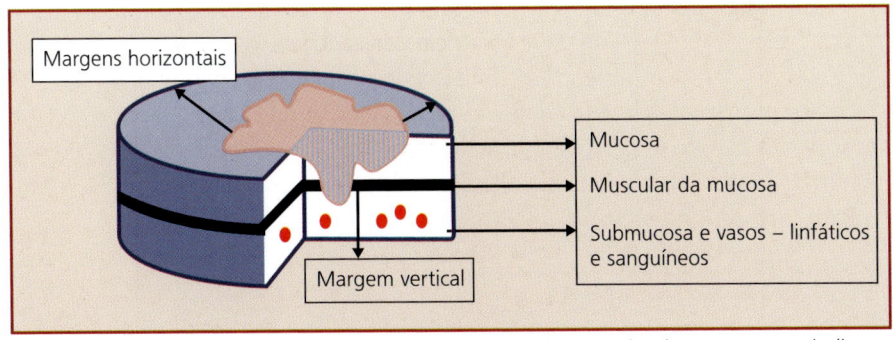

Fig. 2-7. Camadas mucosas e submucosas separadas pela muscular da mucosa para indicar a necessidade de avaliação da margem vertical e horizontal.

No Laboratório

- *Coloração do espécime macroscópico:* espécime mergulhado em hematoxilina para que possa ser examinado em microscópio estereoscópico para se obter as medidas da lesão, seus respectivos limites e a presença de úlceras. A seguir, orientam-se os cortes no fragmento para que incidam, precisamente, sobre as áreas de interesse. As margens são pintadas com tinta da China para que sejam visíveis ao exame histológico.
- *Cortes macroscópicos:* cortes paralelos e sequenciais a cada 2 mm ao longo do menor eixo (Fig. 2-8). Em casos com depressão ou úlcera, procurar fazer o primeiro corte nestes locais, seguido dos demais em direção às margens. Todo o material é emblocado em parafina, numerados e mapeados para posterior exame histológico.
- *Exame microscópico:* o exame deve descrever os seguintes parâmetros para verificar os critérios de cura endoscópica preconizados pelo *Japanese Gastric Cancer Treatment Guidelines*.[2,3,23,24]

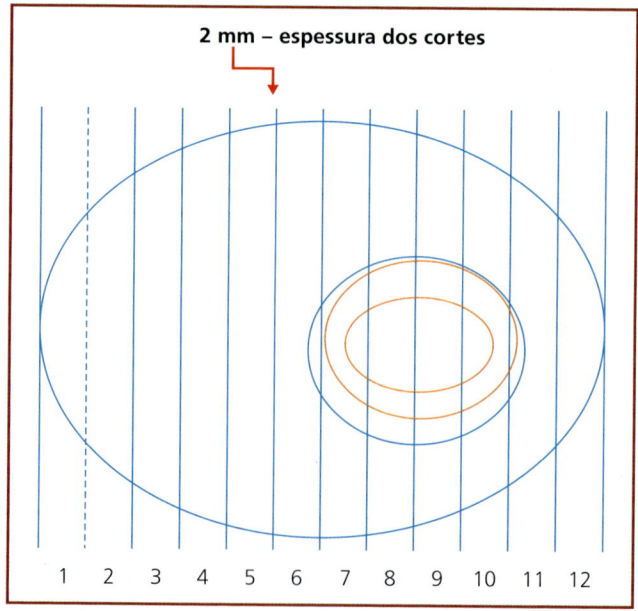

Fig. 2-8. Ilustração do planejamento dos cortes no espécime. O corte inicial deve ser dirigido para o ponto de maior interesse como depressões ou úlceras.

Tipo Histológico

Devem ser reconhecidos dois amplos grupos de adenocarcinomas:

1. **Diferenciado:** refere-se à presença de túbulos bem formados.
2. **Indiferenciado:** aquele que contenha alguma característica de adenocarcinoma pouco diferenciado, anaplásico, mucinoso ou anel de sinete.

Nível de Invasão

1. **Intramucoso:** a lâmina própria está permeada.
2. **Submucoso:** com a muscular da mucosa íntegra realizam-se medidas a partir do limite inferior da mesma. Caso ela esteja pouco evidente, sua marcação imuno-histoquímica pela desmina permite exame adequado utilizando-a como parâmetro de medida da invasão. É importante, nesta condição, informar se o tipo histológico que invade possui componente de alto grau.
   - Submucosa 1 – sm1 – duas categorias:
     a) pT1b1 – profundidade menor que 0,5 mm.
     b) pT1b2 – profundidade de 0,5 mm ou mais: risco aumentado de metástase linfonodal.

Invasão Vascular

A invasão vascular pode ocorrer mesmo em lesões intramucosas (pT1a). Exame cuidadoso pode revelar se a invasão é vascular linfática ou sanguínea. O exame imuno-histoquímico que para evidenciar vasos pode ser útil: D2-40 para linfáticos e CD31 ou 34 podem marcar ambas as estruturas. A invasão vascular é decisiva para avaliar necessidade de tratamento complementar.[24]

Úlcera

Seguindo os critérios de cura, a presença de úlcera ou cicatriz, confirmadas histologicamente – e não endoscopicamente – pode alterar a decisão terapêutica. Daí a importância do exame estereomicroscópico para que os cortes macroscópicos sejam direcionados a uma possível úlcera e que esta não seja secundária ao ato de biópsia prévia.

Margens

A avaliação das margens deve ser cuidadosa. Caso haja danificação das margens da lesão causada pelo efeito cautério, o prejuízo na avaliação deve ser relatado. Os limites histológicos são evidenciados pela tinta da China utilizada no preparo macroscópico, descrito anteriormente.

1. **Margens horizontais:** os cortes seriados designados como margens devem estar livres de neoplasia. As medidas da margem de maior extensão e a margem de menor extensão e suas localizações devem ser relatadas. Deve-se afastar a possibilidade de duplo foco de câncer nos casos de dissecção ampla.
2. **Vertical ou profunda:** a margem vertical deve ser medida e descrita. Caso a margem seja exígua, mesmo que livre, deve-se descrever para ser considerada durante o acompanhamento. Caso a margem profunda esteja comprometida, a extensão vertical do comprometimento a partir da base da muscular da mucosa deve ser relatada.

REFERÊNCIAS BIBLIOGRÁFICAS

1. Omae M, Fujisaki J, Horiuchi Y et al. Safety, efficacy, and long-term outcomes for endoscopic submucosal dissection of early esophagogastric junction cancer. *Gastric Cancer* 2013;16:147-54.
2. Japanese Gastric Cancer Association Japanese gastric cancer treatment guidelines 2010 (ver. 3). *Gastric Cancer* 2011;14:113-23.
3. Gotoda T, Ho KY, Soetikno R et al. Gastric ESD: Current Status and Future Directions of Devices and Training. *Gastrointest Endoscopy Clin N Am* 2014;24:213-33.
4. Nonaka S, Oda I, Nakaya T et al. Clinical impact of a strategy involving endoscopic submucosal dissection for early gastric cancer: determining the optimal pathway. *Gastric Cancer* 2011;14:56-62.
5. Yamada T, Sugiyama H, Ochi D et al. Risk factors for submucosal and lymphovascular invasion in gastric cancer looking indicative for endoscopic submucosal dissection. *Gastric Cancer* 2014;17:692-96.
6. Hirasawa T, Fujisaki J, Fukunaga T et al. Lymph node metastasis from undifferentiated-type mucosal gastric cancer satisfying the expanded criteria for endoscopic resection based on routine histological examination. *Gastric Cancer* 2010;13:267-70.
07. Eleftheriadis E, Inoue H, Ikeda H et al. Improved optical identification of laterally spreading type "0-IIb" gastric lesion with narrow band imaging magnification endoscopy. *Ann Gastroenterol* 2014;27:267-69.
8. Yao K, Takaki Y, Matsui T et al. Clinical application of magnification endoscopy and narrow-band imaging in the upper gastrointestinal tract: new imaging techniques for detecting and characterizing gastrointestinal neoplasia. *Gastrointest Endosc Clin N Am* 2008;18:415-33.
9. Yao K, Anagnostopoulos GK, Ragunath K. Magnifying endoscopy for diagnosing and delineating early gastric cancer. *Endoscopy* 2009;41:462-67.
10. Yao K, Iwashita A, Yao T. Early gastric cancer: proposal for a new diagnostic system based on microvascular architecture as visualized by magnified endoscopy. *Dig Endoscopy* 2004;16:S110-17.
11. Miyajima NT, Toyonaga T. Dissecção submucosa endoscópica. In: Ferrari Jr AP, Maruta LM, Averbach M. *Endoscopia digestiva terapêutica*. Rio de Janeiro: Revinter, 2012. p. 109-19.

12. Facciorusso A, Matteo A, Di Maso M et al. Endoscopic submucosal dissection vs endoscopic mucosal resection for early gastric cancer: a meta-analysis. *World J Gastrointest Endosc* 2014 Nov. 16;6(11):555-63.
13. Oka S, Tanaka S, Kaneko I et al. Advantage of endoscopic submucosal dissection compared with EMR for early gastric cancer. *Gastrointest Endosc* 2006;64:877-83.
14. Yamamoto N. Fujisaki J, Ishiyama A et al. Current status of training for endoscopic submucosal dissection for gastric epithelial neoplasm at Cancer Institute Hospital, Japanese Foundation for Cancer Research. *Digestive Endoscopy* 2012;24(Suppl 1): 148-53.
15. Tada M, Murakami A, Karita M et al. Endoscopic resection of early gastric cancer. *Endoscopy* 1993;25:445-50.
16. Hashimoto C, Hassegawa RT, Maruta L. mucossectomia endoscopica em esôfago, estomago e duodeno. In: Ferrari Jr AP, Maruta LM, Averbach M. Endoscopia digestiva terapêutica. Rio de Janeiro: Revinter, 2012. p. 84-91.
17. Fujishiro M, Yahagi N, Kashimura K et al. Comparison of various submucosal injection solutions for maintaining mucosal elevation during endoscopic mucosal resection. *Endoscopy* 2004;36:579-83.
18. Saito I, Tsuji Y, Sakaguchi Y et al. Complications related to gastric endoscopic submucosal dissection and their managements. *Clin Endosc* 2014;47:398-403.
19. Toyonaga T, Nishino E, Hirooka T et al. Intraoperative bleeding in endoscopic submucosal dissection in the stomach and strategy for prevention and treatment. *Dig. Endoscopy* 2006;18:S136-40.
20. Minami S, Gotoda T, Ono H et al. Complete endoscopic closure of gastric perforation induced by endoscopic resection of early gastric cancer using endoclips can prevent surgery (with video). *Gastrointest Endosc* 2006;63:596-601.
21. Kakushima N, Tanaka M, Sawai H et al. Gastric obstruction after endoscopic submucosal dissection. *United European Gastroenterol J* 2013;1(3):184-90.
22. Nishida T, Tsujii M, Kato M et al. Endoscopic surveillance strategy after endoscopic resection for early gastric cancer. *World J Gastrointest Pathophysiol* 2014;5(2):100-6.
23. Nagata K, Shimizu M. Pathological evaluation of gastrointestinal endoscopic submucosal dissection materials based on Japanese guidelines. *World J Gastrointest Endosc* 2012 Nov. 16;4(11):489-99.
24. Fujii M, Egashira Y, Akutagawa H et al. Pathological factors related to lymph node metastasis of submucosally invasive gastric cancer: criteria for additional gastrectomy after endoscopic resection. *Gastric Cancer* 2013;16:521-30.

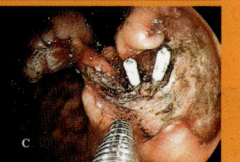

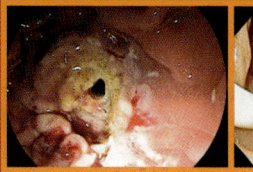

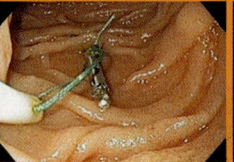

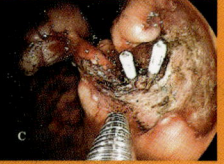

Tratamento Endoscópico das Perfurações Iatrogênicas do Estômago e Duodeno

Walton Albuquerque
Renata Figueiredo Rocha
Rodrigo Albuquerque Carreiro

INTRODUÇÃO

O estômago e o duodeno são órgãos ocos, flácidos, de paredes finas, de fácil acesso a procedimentos endoscópicos e, portanto, sujeitos a complicações, dentre elas a perfuração, que é a mais temida. As perfurações podem ocorrer por iatrogenia ou por diversas causas não iatrogênicas, como: úlcera péptica, lesões por anti-inflamatórios, cânceres, doenças infecciosas, corpos estranhos, vólvulos e traumas. Como essas últimas raramente são de tratamento endoscópico, serão abordadas apenas as primeiras (Figs. 3-1 e 3-2).

A perfuração iatrogênica (iatros = médico; gennam = produzir) do trato gastrointestinal (TGI) pode estar relacionada com procedimentos cirúrgicos ou endoscópicos.[1] Com a tendência atual de procedimentos minimamente invasivos, na qual a endoscopia se inclui, associados aos avanços tecnológicos endoscópicos, perfurações do estômago e do duodeno, que eram tratadas quase que exclusivamente por cirurgia, têm aberto espaço para o tratamento endoscópico. Esse deve ser realizado apenas se houver todas as condições necessárias para uma abordagem segura e efetiva, em comum acordo entre as equipes endoscópica e cirúrgica.

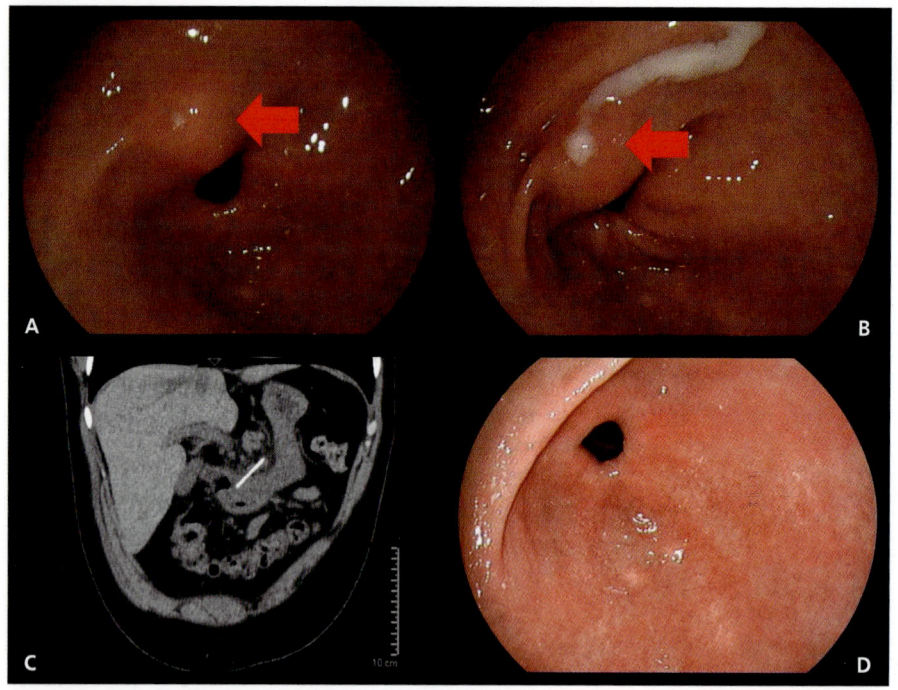

Fig. 3-1. (**A**) Abaulamento em antro com ponto central brancacento; (**B**) drenagem de secreção brancacenta pelo ponto central do abaulamento; (**C**) tomografia computadorizada de abdome evidenciando corpo estranho adjacente à coleção; (**D**) exame endoscópico de controle tardio após tratamento cirúrgico (laparotomia exploradora com retirada do corpo estranho e limpeza da cavidade).

A perfuração relacionada com a endoscopia diagnóstica ou terapêutica é um evento adverso raro, mas grave, associado à significativa morbidade e mortalidade se não identificado e tratado em tempo hábil. Atualmente, esse tipo de complicação tende a aumentar em virtude da ampla implementação de programas de rastreamento endoscópico e da expansão das indicações para endoscopia terapêutica, como mucossectomias, dissecção endoscópica de submucosa (DES), dilatações de estenoses, intervenções biliopancreáticas, entre outras.[2,3]

Técnicas endoscópicas de fechamento dessas perfurações usando clipes, *stents*, suturas, *loops*, colas e *staples* já foram descritas na literatura.[4] O objetivo deste capítulo é fazer uma atualização dessas técnicas para abordagem endoscópica das perfurações iatrogênicas do estômago e do duodeno causadas por procedimentos endoscópicos. Relatos esporádicos de fechamento de perfurações por endoscopia não serão abordados.

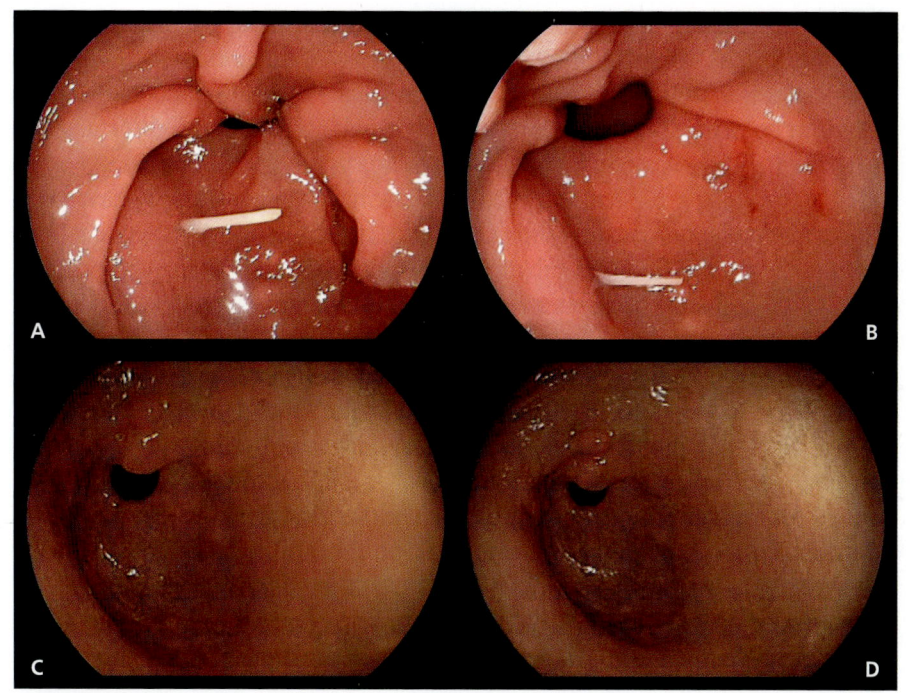

Fig. 3-2. (**A** e **B**) Imagem endoscópica evidenciando corpo estranho impactado em antro, que foi retirado por endoscopia com auxílio de pinça de tipo Jacaré; (**C** e **D**) exame endoscópico de controle após 6 meses, mostrando reepitelização completa do local, apenas com discreta cicatriz.

INCIDÊNCIA

É muito difícil estabelecer a real incidência, morbidade e mortalidade dos eventos iatrogênicos pela tendência natural de serem subrelatados na literatura. Geralmente aqueles publicados são os que foram bem-sucedidos e, portanto, deve-se ter muito cuidado para saber se realmente há segurança em realizar esses procedimentos.

Perfurações gástricas iatrogênicas são mais frequentemente relacionadas com procedimentos terapêuticos, incluindo: dilatação de anastomose gastroentérica (2%), coagulação com plasma de argônio ou crioterapia (< 0,5%), polipectomias, mucossectomias (0,5%) e, mais frequentemente, DES (aproximadamente 4%, com estudos variando de 1,8 a 9,6%).[2,5-9] Estudo realizado por *expert* mostrou que o risco de perfuração gástrica em DES varia de acordo com a localização da lesão, sendo de 7% (13/176) no terço superior, 4% (16/431) no terço médio e 1% (6/426) no terço inferior.[7] Fatores de risco para perfuração durante mucossectomia e DES são: presença de ulceração, fibrose, idade avançada (> 80 anos), tamanho do tumor, profundidade da invasão, localização da lesão (proximal), tempo de procedimento (> 2 horas), além da experiência do endoscopista.[9]

Perfurações duodenais iatrogênicas por esofagogastroduodenoscopias relatadas em grande estudo foi de 0,01% (25/217,507 EDAs diagnósticas e terapêuticas, excluindo-se procedimentos complexos, como DES, mucossectomias e biliopancreáticas).[10] Perfurações da parede lateral ou medial do duodeno causadas pelo próprio endoscópio geralmente são grandes e possuem elevada mortalidade.[10,11] O principal fator de risco para esse tipo de perfuração é a gastrectomia à Billroth II.[2] Dentre os procedimentos terapêuticos, a DES tem um risco particularmente elevado de perfuração.[12] Perfurações tardias após DES são mais frequentes no duodeno (14%) que no estômago (0,45%).[13] A elevada incidência de perfurações tardias pode ocorrer em razão de pequena espessura da parede duodenal, associada à irritação química causada por secreções biliopancreáticas.[2*]

MECANISMO

Os principais mecanismos das perfurações gastroduodenais são: trauma mecânico causado por pressão excessiva do aparelho ou acessórios na parede do órgão, ressecção direta da muscular própria ou necrose por queimadura.[14,15]

PRINCIPAIS MÉTODOS TERAPÊUTICOS PARA A ABORDAGEM DAS PERFURAÇÕES GASTRODUODENAIS

Alguns princípios devem ser obedecidos para se alcançar um bom resultado nesse evento adverso:

1. Treinamento técnico e preparo psicológico que o endoscopista deverá desenvolver antes de começar a realizar procedimentos mais complexos, com possibilidade de perfuração. É desejável que faça treinamento em modelos animais para um bom conhecimento técnico do manuseio dos acessórios, pois a possibilidade de usá-los rotineiramente é muito pequena em razão da baixa incidência do evento e da diluição dele com outros membros da equipe.
2. Antes de procedimentos endoscópicos terapêuticos, fazer o *checklist*.
3. Organização, hierarquia e disciplina na sala de endoscopia, cada membro da equipe exercendo a sua função previamente definida.
4. Pré-operatório minucioso.

---

*As perfurações secundárias a esfincterotomia endoscópica não serão abordadas neste capítulo. Serão discutidas no volume referente a CPER.

5. Não realizar intervenção se houver resíduos não aspiráveis no lúmen gástrico ou duodenal, para evitar vazamento para a cavidade peritoneal desse conteúdo em caso de perfuração.
6. O reconhecimento precoce da perfuração e, consequentemente, o tratamento, são fatores decisivos para o sucesso. O endoscopista deve ter extrema atenção a qualquer área vulnerável suspeita de perfuração e realizar métodos de imagens sempre que houver essa possibilidade, sobretudo a tomografia computadorizada, imediatamente após o procedimento endoscópico.

CO_2

O uso do dióxido de carbono (CO_2) para a insuflação em procedimentos endoscópicos complexos tem sido cada vez mais difundido. O CO_2 é rapidamente absorvido pela mucosa intestinal e facilmente expirado através do trato respiratório. Existe um interesse crescente no uso do CO_2 em procedimentos endoscópicos de longa duração e com risco de perfuração, como nas DES gástrica e esofágica, bem como em terapêutica biliopancreática complexa. As vantagens potenciais do uso do CO_2 são: diminuir a dor e o desconforto abdominal durante e após os procedimentos e, em caso de perfuração, absorção mais rápida pelo organismo.[16]

Uma preocupação com a utilização do CO_2 é a possível elevação da pCO_2 parcial sistêmica. A hipercapnia pode ter uma variedade de efeitos em adição à estimulação respiratória, predominando os cardiovasculares, incluindo vasoconstrição periférica e taquicardia, e neurológicos, incluindo confusão e consciência reduzida. Mais estudos são necessários para avaliar os possíveis riscos da insuflação com CO_2 em procedimentos endoscópicos, principalmente em pacientes cardiopatas ou com afecções respiratórias.[16]

As empresas fabricantes dos aparelhos de endoscopia desenvolveram insufladores de CO_2 para videoendoscopia flexível. O insuflador é conectado à bala de CO_2. Por uma saída frontal que ele possui, será conectada a uma mangueira de silicone e esta ao reservatório de água por uma tampa modificada. A insufladora original da fonte de luz deverá estar desligada, permitindo apenas a entrada do CO_2 (Fig. 3-3).

Clipes

Atualmente o clipe é a principal ferramenta do endoscopista para tratar intercorrências como perfuração e sangramento nos procedimentos endoscópicos e, portanto, deve-se ter intimidade com o seu uso e treinar a equipe para utilizá-lo corretamente. Os clipes foram inicialmente projetados para hemostasia e marcação, mas rapidamente foram utilizados para o fechamento de perfurações

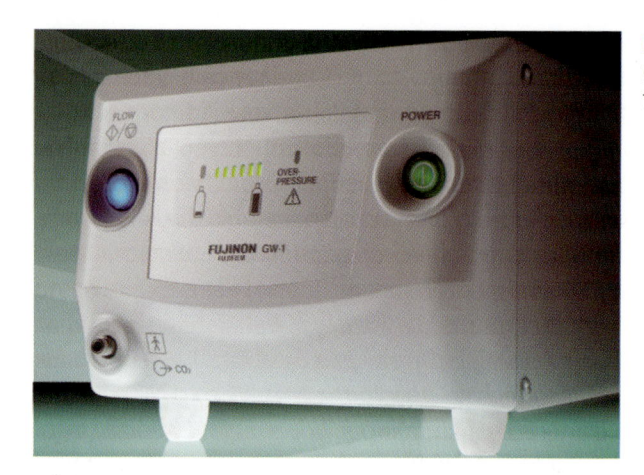

Fig. 3-3. Insuflador de CO_2 para videoendoscópios flexíveis.

em endoscopia gastrointestinal. Eles parecem fornecer apreensão adequada de mucosa e submucosa. No entanto a sua ação na muscular própria e serosa é raramente obtida devido ao seu efeito relativamente superficial.[4] Existem vários tipos de clipes disponíveis no mercado: carregável e pré-carregado, rotatório e não rotatório, recapturável e não recapturável. Além disso, existem diferentes larguras de abertura da mandíbula de acordo com o fabricante.[4] Na Figura 3-4 são mostradas as principais características dos clipes mais comumente utilizados no nosso meio.

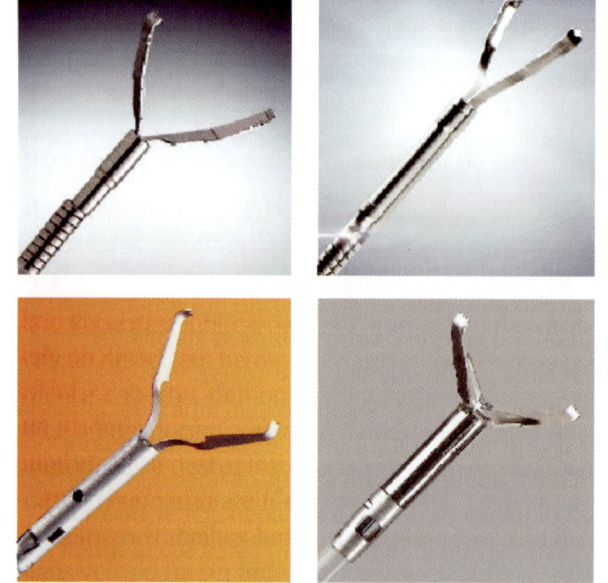

Fig. 3-4. Clipes endoscópicos disponíveis em nosso meio. Observar a largura de abertura de cada clipe para escolher o correto dependendo do diâmetro da perfuração.

Um tipo específico de clipe, o *over-the-scope-clip* (OTSC) (Ovesco Endoscopy, Tübingen, Alemanha) pode ser encontrado em vários tamanhos e inclui um clipe de nitinol de grande calibre que se encaixa sobre um *cap* que é implantado na ponta do endoscópio à semelhança da ligadura elástica de varizes. As duas extremidades da perfuração podem ser simplesmente aspiradas para dentro desse *cap*, ou agarradas com uma pinça e tracionada para dentro do *cap*. Este tipo de clipe foi projetado para proporcionar maior resistência e melhor captura de tecido.[4,17]

O OTSC apresenta *caps* com três diâmetros (11, 12 e 14 mm) e duas profundidades (3 e 6 mm). Os clipes podem estar disponíveis em três tamanhos e com três formas de dentes. Clipes com dentes arredondados são utilizados para a compressão do tecido durante a hemostasia, particularmente em paredes mais finas do esôfago e do cólon. Clipes com dentes pontiagudos apresentam melhor captura de tecido e menor risco de escorregar no tecido fibrótico ou endurecido como nas fístulas. Clipes com dentes pontiagudos mais longos foram projetados para o uso em paredes mais espessas como a do estômago.[18]

Os três modelos disponíveis até o momento bem como a demonstração de sua aplicação são mostrados na Figura 3-5.

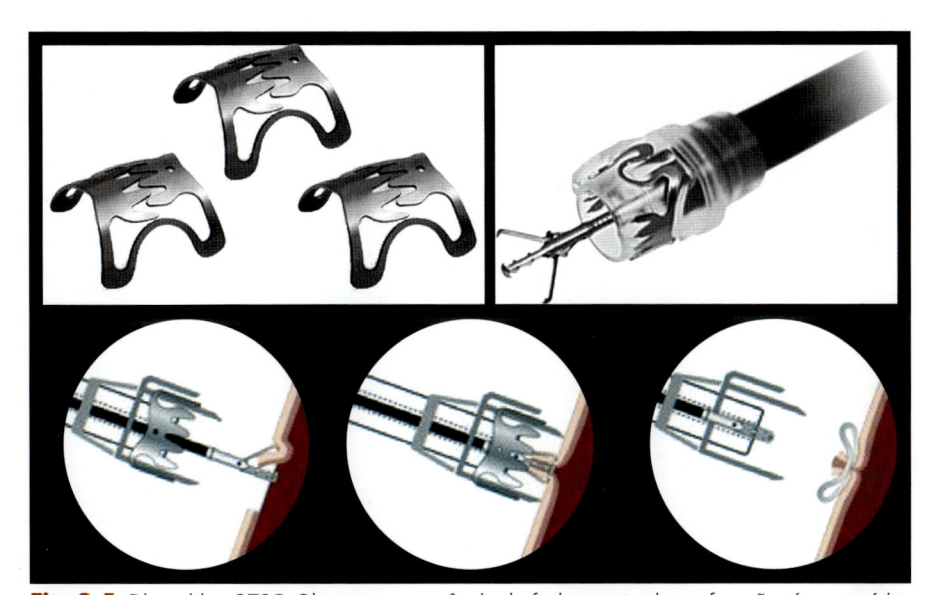

Fig. 3-5. Dispositivo OTSC. Observar a sequência de fechamento da perfuração: é necessário que as bordas da perfuração entrem para o *cap* antes de acionar o clipe para que ocorra uma boa aproximação das bordas.

Suturas Endoscópicas

Elas foram inicialmente descritas no fechamento de aberturas gástricas feitas durante cirurgia por orifícios. Algumas delas possuem eficácia comparável às suturas cirúrgicas feitas à mão, mas são muito difíceis de utilizar.

O *T-tag* parece ser um método simples. No entanto, a inserção da agulha no interior da cavidade peritoneal, através da parede gastrointestinal, como proposto em alguns deles, parece ser perigoso. Um estudo apresentou uma câmara adaptada à extremidade do endoscópio que foi usada para proteger outros órgãos abdominais durante a colocação da agulha *T-tag*, a fim de fazer uma sutura interrompida que foi aplicada para fechar uma perfuração gástrica de espessura total.[3]

O uso de *T-tag* não é novo. O primeiro dispositivo utilizado para este objetivo não era para reparação de perfuração, mas para tratar a doença do refluxo gastroesofágico. Entretanto, a inserção do *T-tag* através da parede do TGI por meio de uma agulha é um procedimento cego. Isto significa que o operador não pode ver o que a ponta da agulha encontra quando ela passa a parede, mesmo com a ajuda de um mecanismo de limitação para evitar a inserção de uma agulha muito profundamente. Às vezes, principalmente quando o intestino estiver distendido, na etapa final de um procedimento longo, a punção pode atingir outro órgão.[3]

O *OverStitch* (Apollo Endosurgery) é um dispositivo de sutura endoscópica de uso único, que é adaptado em um endoscópio terapêutico de duplo canal e permite a execução de suturas interrompidas de espessura total. Estão disponíveis suturas com fios absorvíveis e não absorvíveis. A sua versão comercializada inicialmente era de uso complexo, porém a nova versão foi significativamente simplificada, e está demonstrada em um endoscópico de duplo canal na Figura 3-6.[18]

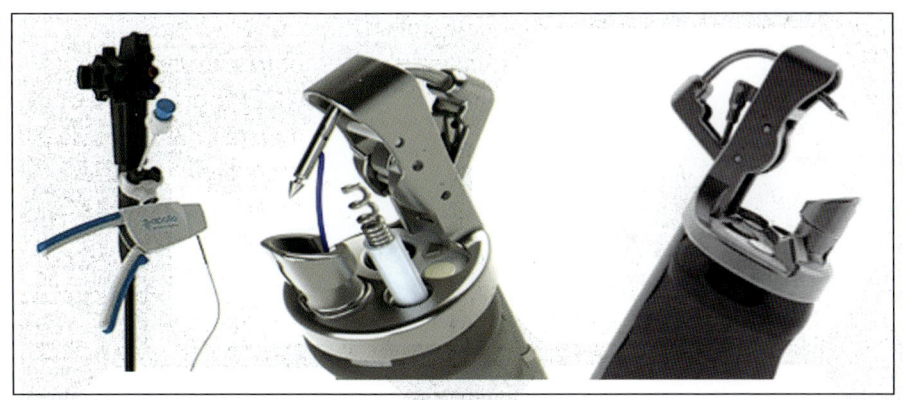

Fig. 3-6. Dispositivo *OverSwitch* em aparelho de duplo canal.

Stapler

Power Stapler (Poder Medical Interventions, Langhorne, PA, EUA) é um instrumento endoscópico que consiste em um grampeador com uma extremidade flexível que mede 75 × 17 mm. Ele foi avaliado em estudos experimentais em animais, com resultados encorajadores, mas não é mais comercializado em decorrência de dificuldades técnicas relacionadas com a sua introdução ao longo de um fio-guia sob orientação endoscópica e da complexidade da sua manipulação no trato digestório.[4] A comunidade endoscópica aguarda com grande expectativa que um dia as empresas possam desenvolver esse acessório, à semelhança da cirurgia laparoscópica, permitindo um salto enorme para a cirurgia endoluminal.

Cola Biológica

As colas biológicas mais comumente utilizadas são baseadas em fibrina. Elas são uma combinação de fibrinogênio e trombina para formar um coágulo acelular e têm propriedades cicatriciais dos tecidos. Elas são completamente absorvidas pelos macrófagos e fibroblastos dentro de quinze dias. Outro tipo de vedação à base de cianoacrilato foi descrito. A utilização da cola biológica pode ser considerada no tratamento de fístulas pós-cirúrgicas (Fig. 3-7).[4]

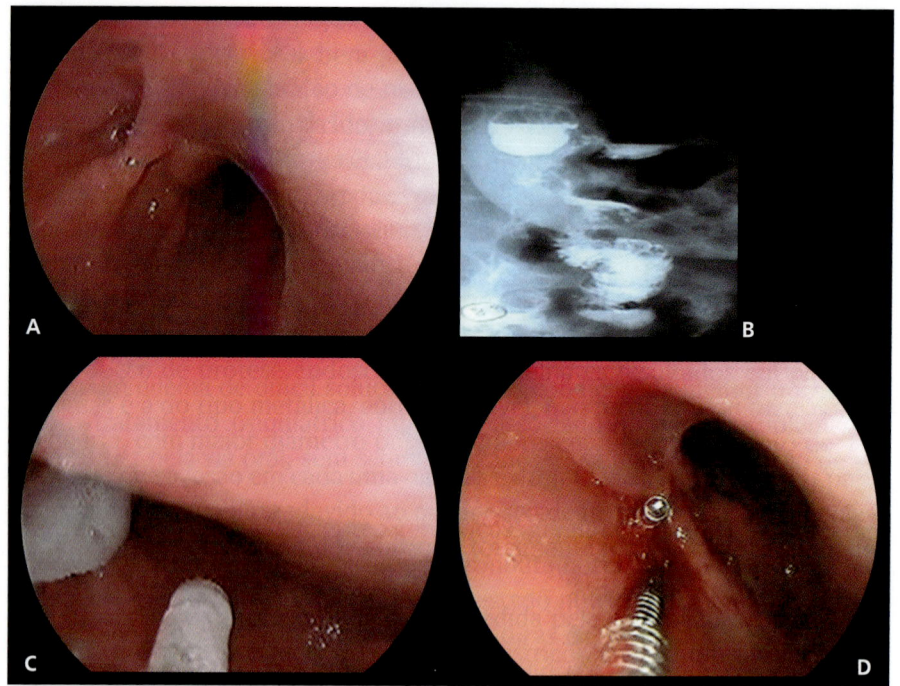

Fig. 3-7. (**A**) Imagem endoscópica de orifício fistuloso na parte alta do estômago pós-cirurgia de Capella; (**B**) estudo baritado mostrando o extravasamento de contraste no orifício fistuloso em direção à pele; (**C**) injeção de cola biológica para fechamento da fístula; (**D**) complementação do tratamento com aproximação das bordas do orifício com clipes metálicos.

Ácido Poliglicólico

Estudo recente mostra a aplicação de folhas de ácido poliglicólico, composto de material bioabsorvível, para reforçar a área de ressecção de lesão gástrica por DES ou para tratamento conservador de perfuração gástrica tardia após DES. Esse método pode ser utilizado quando o fechamento tardio com uso de clipes for difícil.[19]

Stent

Implantação de *stent* revestido após perfuração endoscópica ajuda a cobrir o defeito parietal, evitando a contaminação dos tecidos circundantes. Sua colocação promove a reepitelização e permite a retomada da alimentação rápida por via oral. Existem vários tipos de *stents*, que devem ser escolhidos de acordo com o local e o tipo de perfuração: metálicos, plásticos ou biodegradáveis que devem ser cobertos, parcialmente ou totalmente, expansíveis ou não.[4]

TRATAMENTO

Perfuração Gástrica

Quando a perfuração é diagnosticada durante o procedimento, o fechamento endoscópico tem sido associado a um bom resultado. Se a perfuração é assintomática e reconhecida no prazo máximo de 12 horas, a abordagem pode ser conservadora.[2] Em uma série retrospectiva recente, 38 pacientes com perfurações foram inicialmente tratados conservadoramente.[10] A maioria mostrou não ter evidência clínica de peritonite, nem intervenções necessárias além do tratamento conservador e apenas 18% necessitaram de cirurgia. Os únicos fatores associados à falha do tratamento conservador foram líquido livre ou extravasamento de contraste visto à tomografia computadorizada (75 *vs.* 23%, P < 0,005, e 33 *vs.* 0%, P = 0,047, respectivamente). A morbidade em pacientes operados após tratamento conservador inicial foi equivalente à observada em pacientes que se submeteram ao tratamento cirúrgico inicial (63 *vs.* 61%; P valor não significativo). No entanto, a mortalidade foi maior naqueles que foram submetidos a tratamento cirúrgico após falha do tratamento endoscópico, com relação àqueles que foram submetidos a tratamento cirúrgico precoce (43 *vs.* 21%, P = 0,09).[2,10]

Em caso de reconhecimento tardio da perfuração, o tratamento conservador pode ser tentado após uma avaliação por tomografia computadorizada que confirme a ausência de líquido e contraste na cavidade peritoneal e com estreita monitorização para os sinais de sepse. Reconhecimento tardio de perfurações gástricas com sintomas sépticos geralmente é associado à peritonite em decorrência de extravasamento de líquido intra-abdominal. Esses pacientes requerem quase sempre tratamento cirúrgico.[2]

Em casos de perfurações gástricas menores que 10 mm com uma forma linear, o grampeamento endoscópico é um método aceitável e deve ser tentado. Por vezes, a colocação de clipes pode ser difícil em razão da localização da perfuração. Em tais casos, a técnica de ligadura elástica foi recentemente descrita e pode ser uma alternativa interessante.[20] Na literatura existem apenas alguns estudos sobre perfurações iatrogênicas endoscópicas agudas do estômago, algumas após procedimentos de mucossectomias ou DES, que foram tratadas com endoclipes. Reunindo estes estudos, a taxa de sucesso global usando clipes TTS foi maior que 99% (Figs. 3-8 a 3-10).[2]

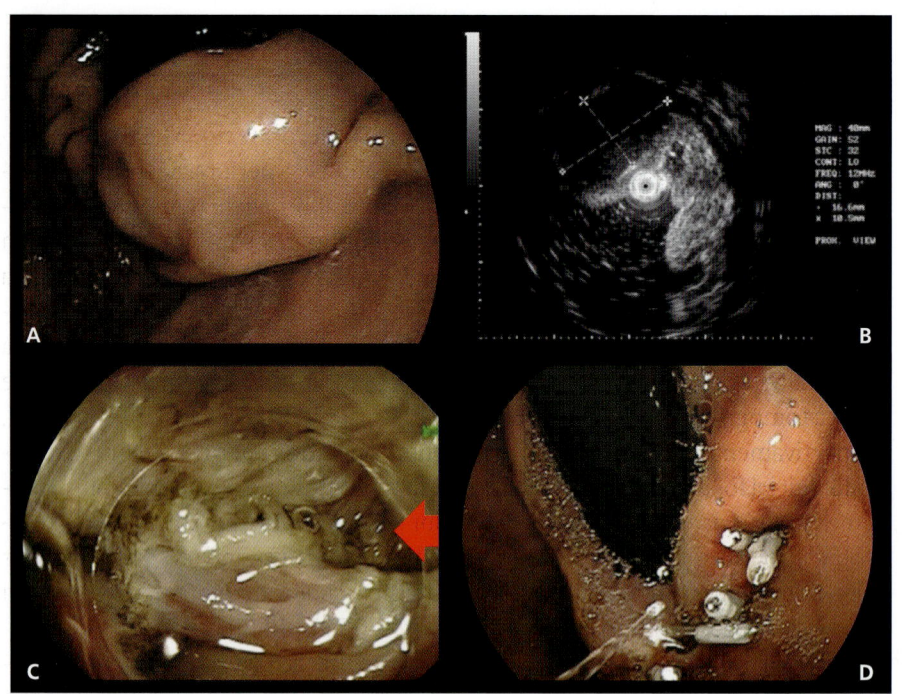

Fig. 3-8. (**A**) Durante a EDA, em retroflexão, identificou-se abaulamento em cárdia com mucosa íntegra; (**B**) a ecoendoscopia identificou lesão hipoecogênica na submucosa em íntimo contato com a muscular própria; (**C**) durante a DES, foi identificada uma pequena perfuração *(seta vermelha)*; (**D**) fechamento com clipes metálicos e boa evolução.

Clipes TTS são menos recomendados para perfurações maiores que 10 mm, embora possa ser realizado iniciando-se a sua colocação em uma das extremidades da perfuração e continuando a clipagem à semelhança de uma sutura cirúrgica.[21] No caso de perfurações medindo entre 10 e 30 mm, o sistema OTSC tem sido a técnica mais avaliada e tem demonstrado sua eficácia em estudos clínicos para o tratamento de perfurações pós-operatórias ou fístulas.[22,23] Com relação às perfurações gástricas agudas, alguns artigos relevantes têm destacado a eficácia do OTSC, com uma taxa de sucesso total de mais de 95%.[24-26] Todos estes estudos experimentais e clínicos recomendam o OTSC para o tratamento de defeitos gástricos entre 10 e 30 mm de diâmetro, com ou sem o uso de dispositivos de suporte que facilitam seu uso.[2] Entretanto, perfurações maiores que 20 mm são desafiadoras para tratar por via endoscópica, exigindo experiência do endoscopista e disponibilidade da equipe cirúrgica em caso de falha. Se a técnica OTSC não estiver disponível, a técnica combinada usando clipes TTS mais *endoloop* pode ser recomendada.[27,28] Quando o omen-

Fig. 3-9. (**A**) Imagem endoscópica de um adenocarcinoma gástrico intramucoso, tipo 0-I, na grande curvatura do corpo gástrico; (**B**) realizada a mucossectomia com a técnica de *strip biopsy* ocorrendo grande perfuração com identificação de vísceras intraperitoneais; (**C**) tratamento endoscópico com clipes metálicos e boa evolução.

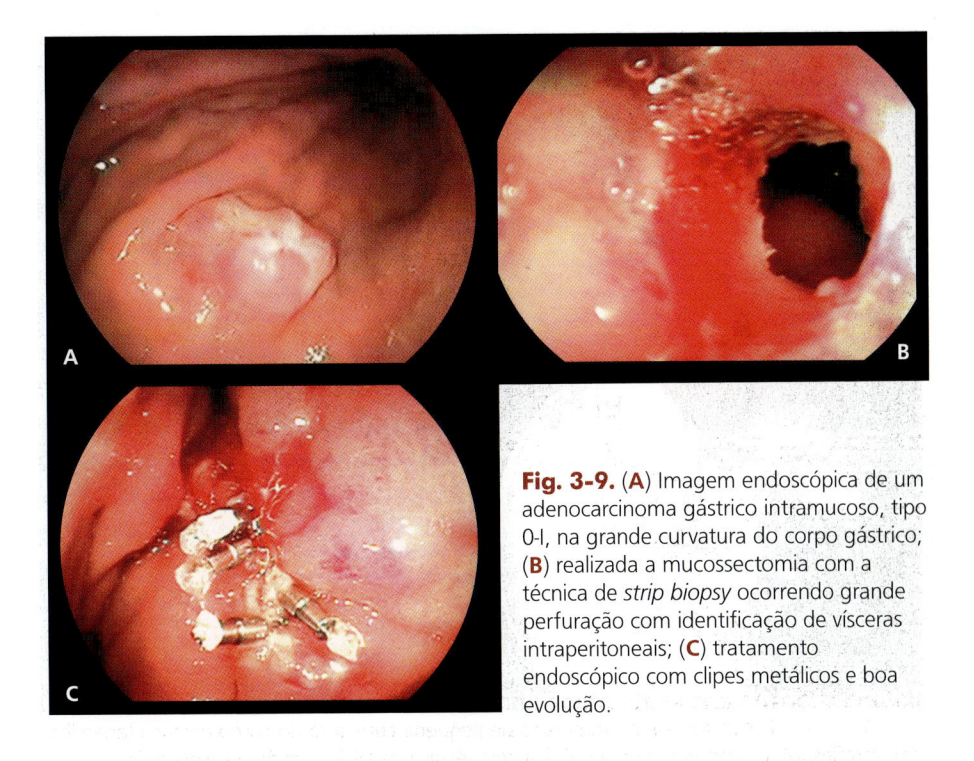

to é visibilizado através do defeito, a técnica de *patch* omental pode ser utilizada, especialmente se o defeito for muito grande.[29] O uso dos novos dispositivos de sutura deve ser restrito a centros especializados e/ou estabelecimentos de ensaios clínicos.[2]

Finalmente, o tratamento não cirúrgico de perfurações gástricas pode incluir o uso de próteses metálicas autoexpansíveis totalmente cobertas removíveis ou próteses plásticas autoexpansíveis. Essas próteses são indicadas para perfurações causadas por dilatação de uma anastomose gastroentérica, dilatação de um estreitamento antral ou relacionadas com gastrostomia.[2]

A Figura 3-11 mostra o fluxograma recomendado pela Sociedade Europeia de Endoscopia gastrointestinal para tratamento das perfurações gástricas.[2]

Perfuração Duodenal

No caso do reconhecimento imediato da perfuração, um tratamento endoscópico deve ser tentado. Isto é eficaz somente em uma minoria de casos.[2] Entretanto, quando o tratamento endoscópico foi possível (24% dos casos), a taxa de sucesso clínico foi elevada (94,4%). Nos casos de tratamento endoscópico bem-sucedido, a maioria das perfurações apresentava diâmetro máximo de 13 mm e

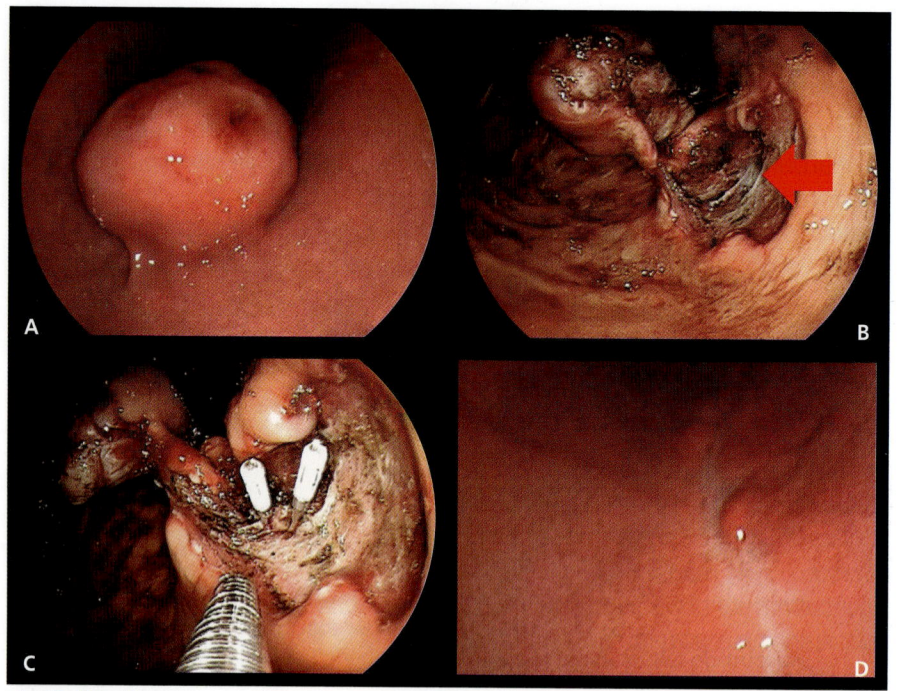

Fig. 3-10. (**A**) Lesão polipoide submucosa de pequena curvatura do corpo gástrico (aparelho em retroflexão); (**B**) ressecção endoscópica pela técnica de DES, com área suspeita de perfuração *(seta vermelha)*; (**C**) fechamento com clipes; (**D**) exame de controle após 6 meses mostrando uma linha cicatricial brancacenta.

foram tratadas com clipes TTS. Outras perfurações, de 10 mm e 30 mm, foram tratadas com uma combinação de clipes TTS e *endoloops*; e as perfurações com diâmetro máximo de 28 mm foram tratadas com um OTSC. Acredita-se que o fechamento endoscópico imediato seja tecnicamente mais fácil em comparação com uma tentativa tardia, porque as margens da perfuração são suaves, ainda não estando envolvidas por inflamação.[2]

Se a perfuração iatrogênica é diagnosticada várias horas depois da endoscopia e o paciente apresenta sintomas de peritonite generalizada e/ou sepse, a cirurgia está indicada. A mortalidade aumenta drasticamente com o tratamento cirúrgico tardio (> 24 horas) (Figs. 3-12 e 3-13).[2]

TRATAMENTO ENDOSCÓPICO DAS PERFURAÇÕES IATROGÊNICAS... 61

```
                    PERFURAÇÃO GÁSTRICA
                            │
                            ▼
          Diagnóstico precoce ou durante a endoscopia
                   │                     │
                   ▼                     ▼
             Sem sepse             Sem sepse
           Perfuração pequena    Perfuração grande
                   │              │          │
                   ▼              ▼          ▼
              Endoclipes        OTSC    Endoloop + Clipes
                                        (se OTSC não disponível)
                   │              │          │
                   ▼              ▼          ▼
                    Falência (sepse/peritonite)
                            │
                            ▼
                   TRATAMENTO CIRÚRGICO
```

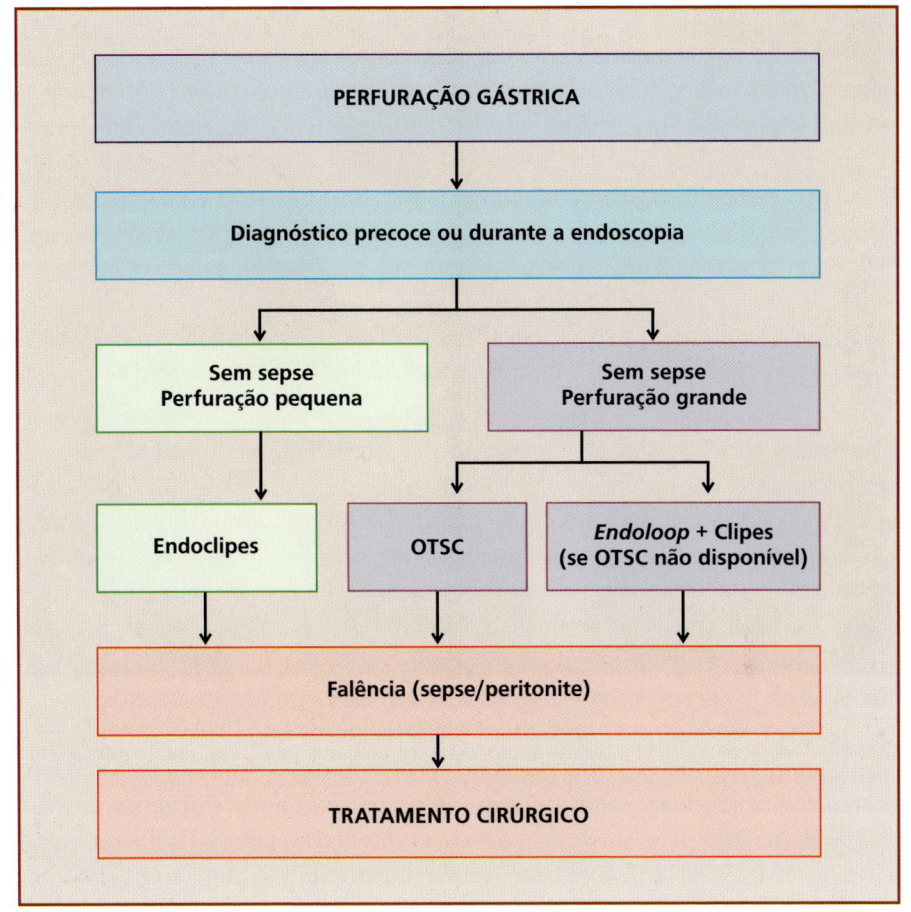

Fig. 3-11. Algoritmo para tratamento em casos de perfurações gástricas (modificada da ESGE, 2014).

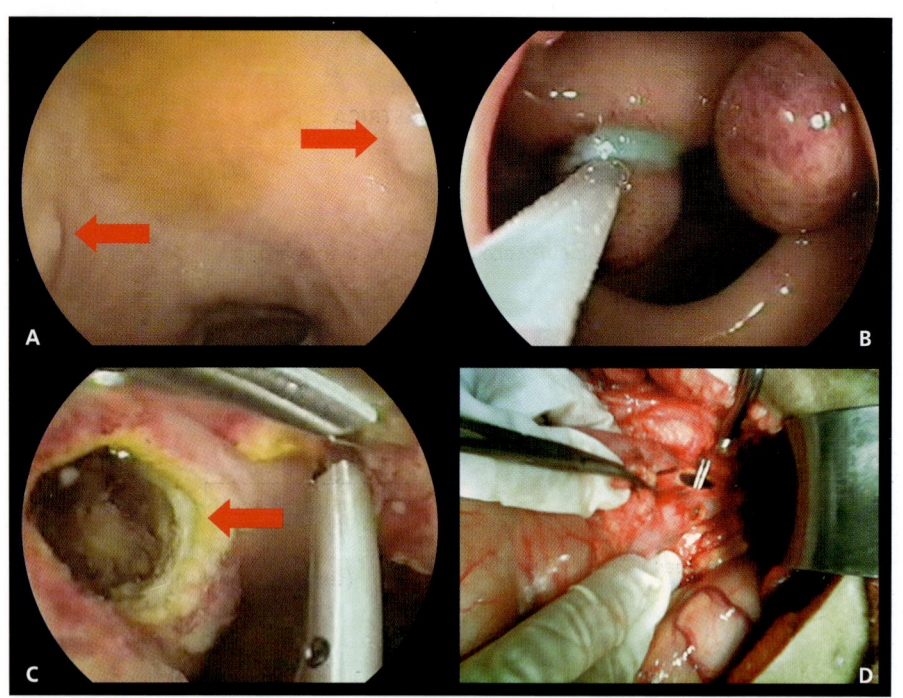

Fig. 3-12. (**A**) Imagem endoscópica que evidencia dois carcinoides no bulbo duodenal *(setas)*; (**B**) realizada a ligadura elástica das duas lesões e ressecção com alça de polipectomia; (**C**) identificado perfuração nos dois locais, sendo possível fechamento com clipes metálicos em apenas uma delas; (**D**) tratamento cirúrgico pela falha do tratamento endoscópico em razão da dificuldade técnica de aproximar as bordas da perfuração pelo espaço limitado do bulbo e a proximidade do piloro.

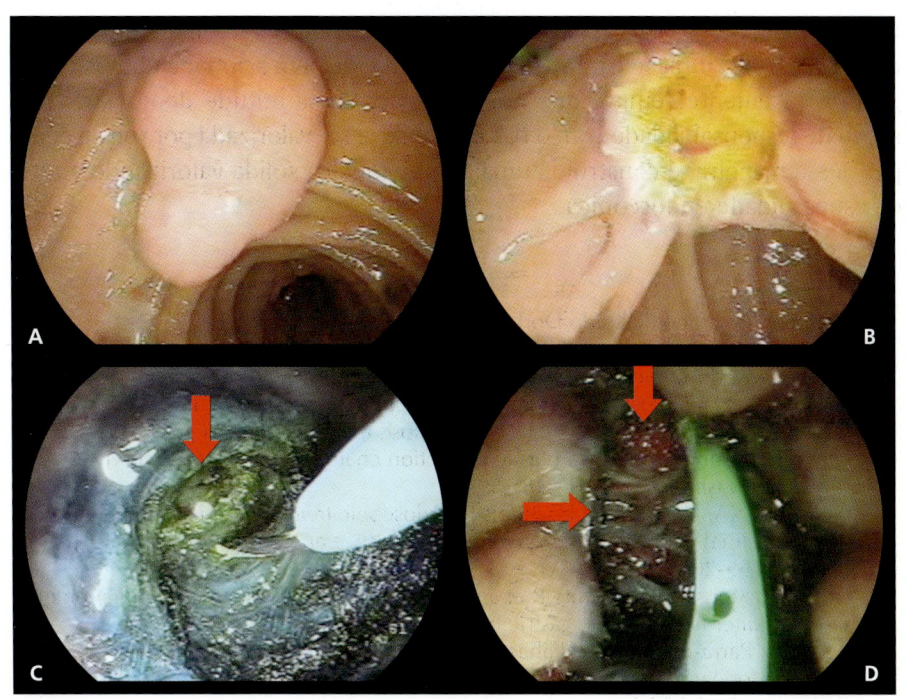

Fig. 3-13. (**A**) Imagem endoscópica do adenoma da papila duodenal aumentada; (**B**) área de ressecção pós-papilectomia; (**C**) cateterização com fio-guia do Wirsung para passagem de prótese pancreática para minimizar o risco de pancreatite; (**D**) após o posicionamento da prótese pancreática, foi identificada perfuração duodenal *(setas vermelhas)* confirmada pela tomografia computadorizada com ar no retroperitônio. Como não houve extravasamento do contraste, foi realizado o tratamento conservador com boa evolução.

CONSIDERAÇÕES FINAIS

Eventos adversos fazem parte de toda abordagem médica, sobretudo nas terapêuticas. As perfurações do TGI por endoscopia flexível produzem um impacto negativo para o paciente e equipe endoscópica, pois espera-se que um paciente que foi encaminhado a uma sala de endoscopia saia melhor do que entrou, sobretudo quando foi criado um ambiente de uma intervenção minimamente invasiva.

Para se resolver essa importante intercorrência, é necessário o diagnóstico preciso e o tratamento imediato. Para tal, é necessário que a equipe endoscópica esteja preparada para a ocorrência de eventos adversos e atue com equilíbrio técnico e emocional. É desejável que todos da equipe façam treinamento em modelos animais e, de tempo em tempo, se simule esses eventos para manter o grupo atento e preparado para resolvê-los que, felizmente, são raros. O endoscopista titular deve ter a sabedoria para reconhecer serenamente se o fechamento da perfuração está seguro e a humildade para acionar a equipe cirúrgica precocemente sempre que houver dúvida. Essa atitude demonstra alto senso de responsabilidade com o paciente e deve ser valorizada por toda a equipe. Dessa maneira, é construída uma equipe médica sólida valorizando a arte da especialidade endoscópica.

REFERÊNCIAS BIBLIOGRÁFICAS

1. Dicionário Médico Ilustrado Dorland, 28. ed. São Paulo: Manole, 1999.
2. Paspatis GA, Dumonceau JM, Barthet M et al. Diagnosis and management of iatrogenic endoscopic perforations: European Society of Gastrointestinal Endoscopy (ESGE) Position Statement. *Endoscopy* 2014;46:693-711.
3. Hashiba K, Siqueira PR, Brasil HA et al. Endoscopic treatment for gastric perforation using T-tag and a plastic protection chamber: a short-term survival study. *Arq Gastroenterol* 2011;48:159-62.
4. Ghossaini NA, Lucidarmea D, Bulois P. Endoscopic treatment of iatrogenic gastrointestinal perforations: An overview. *Digestive and Liver Disease* 2014;46:195-203.
5. Ukleja A, Afonso BB, Pimente R et al. Outcome of endoscopic balloon dilation of strictures after laparoscopic gastric by-pass. *Surg Endosc* 2008;22:1746-50.
6. Kojima T, Parra-Blanco A, Takahashi H et al. Outcome of endoscopic mucosal resection for early gastric cancer: a review of the Japonese literature. *Gastrointest Endosc* 1998;48:550-54.
7. Gotoda T. Endoscopic resection of early gastric cancer. *Gastric Cancer* 2007;10:1-11.
8. Toyonaga T. 1,635 endoscopic submucosal dissection cases in the esophagus, stomach, and colorectum: complication rates and long-term outcomes. *Surg Endosc* 2013;27:1000-8.
9. Yoo JH, Shin SJ, Lee KM et al. Risk factors for perforations associated with endoscopic submucosal dissection in gastric lesions: emphasis on perforation type. *Surg Endosc* 2012;26:2456-64.
10. Merchea A, Cullinane DC, Sawyer MD et al. Esophagogastroduodenoscopy associated gastrointestinal perforations: a single-center experience. *Surgery* 2010;148:876-80.
11. Stapfer M, Selby RR, Stain SC et al. Management of duodenal perforation after endoscopic retrograde cholangiopancreatography and sphincterotomy. *Ann Surg* 2000;232:191-98.
12. Hoteya S, Yahagi N, Iizuka T et al. Endoscopic submucosal dissection for nonampullary large superficial adenocarcinoma/adenoma of the duodenum: feasibility and long-term outcomes. *Endoscopy International Open* 2013;1:E2-E7.
13. Hanaoka N, Uedo N, Ishihara R et al. Clinical features and outcomes of delayed perforation after endoscopic submucosal dissection for early gastric cancer. *Endoscopy* 2010;42:1112-15.
14. Panteras V, Haringsma J, Kuipers EJ. Colonoscopy perforations rate, mechanisms and outcome: from diagnostic to therapeutic colonoscopy. *Endoscopy* 2009;41:941-51.
15. Raju GS, Saito Y, Matsuda T et al. Endoscopic management of colonoscopic perforations. *Gastrointest Endosc* 2011;74:1380-88.

16. Lord AC, Riss S. Is the type of insufflation a key issue in gastrointestinal endoscopy? *World J Gastroenterol* 2014;20:2193-99.
17. Stavropoulos SN, Modayil R, Friedel D. Closing perforations and postperforation management in endoscopy: esophagus and stomach. *Gastrointest Endosc Clin N Am* 2015;25:29-45.
18. The ASGE Technology Committee. Endoscopic closure devices. *Gastrointest Endosc* 2012;76:244-51.
19. Ono H, Takizawa K, Kakushima N et al. Polyglycolic acid sheets for delayed perforation after ESD of early gastric cancer. *Endoscopy* 2015;47(Suppl 1):E18-19.
20. Han JH, Lee TH, Jung Y et al. Rescue endoscopic band ligation of iatrogenic gastric perforations following failed endoclip closure. *World J Gastroenterol* 2013;19:955-59.
21. Albuquerque W, Arantes V. Large gastric perforation after endoscopic mucosal resection treated by application of metallic clips. *Endoscopy* 2004;36:752-53.
22. Surace M, Mercky P, Demarquay JF et al. Endoscopic management of GI fistulae with the over-the-scope clip system (with video). *Gastrointest Endosc* 2011;74:1416-19.
23. Manta R, Manno M, Bertani H et al. Endoscopic treatment of gastrointestinal fistulas using an over-the-scope clip (OTSC) device: case series from a tertiary referral center. *Endoscopy* 2011;43:545-48.
24. Voermans RP, Le Moine O, von Renteln D. Efficacy of endoscopic closure of acute perforations of the gastrointestinal tract. *Clin Gastroenterol Hepatol* 2012;10:603-8.
25. Kirschniak A, Subotova N, Zieker D et al. The Over-The-Scope Clip (OTSC) for the treatment of gastrointestinal bleeding, perforations, and fistulas. *Surg Endosc* 2011;25:2901-5.
26. Nishiyama N, Mori H, Kobara H et al. Efficacy and safety of over-the-scope clip: including complications after endoscopic submucosal dissection. *World J Gastroenterol* 2013;19:2752-60.
27. Martinek J, Ryska O, Tuckova I et al. Comparing over-the-scope clip versus endoloop and clips (KING closure) for access site closure: a randomized experimental study. *Surg Endosc* 2013;27:1203-10.
28. Ladas SD, Kamberoglou D, Vlachogiannakos J et al. Combined use of metallic endoclips and endoloops using a single-channel scope in closing iatrogenic perforations and fistulas: two cases reports and a literature review. *Eur J Gastroenterol Hepatol* 2014;26:119-22.
29. Minami S, Gotoda T, Ono H et al. Complete endoscopic closure of gastric perforation induced by endoscopic resection of early gastric cancer using endoclips can prevent surgery. *Gastrointest Endosc* 2006;63:596-601.

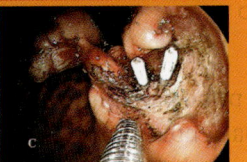

ACESSOS ENTERAIS PERCUTÂNEOS POR VIA ENDOSCÓPICA – GASTROSTOMIA E JEJUNOSTOMIA

Gilberto Reynaldo Mansur
Gustavo Francisco de Souza e Mello

GASTROSTOMIA ENDOSCÓPICA PERCUTÂNEA (GEP)

A GEP é um procedimento que visa oferecer acesso alimentar prolongado para pacientes com trato gastrointestinal (TGI) íntegro e funcional; porém, com anormalidades na deglutição que determinam incapacidade para manter uma ingesta calórica por via oral adequada às suas demandas metabólicas, sendo hoje considerada como o método de escolha para estabelecer um acesso enteral a longo prazo para várias indicações.[1-6]

A GEP deve ser indicada quando houver uma expectativa de uso por tempo superior a 4 semanas.[7,8] A justificativa para esta conduta é que o trajeto parietal da gastrostomia pode levar algumas semanas para cicatrização completa, resultando na fixação segura da parede gástrica à parede abdominal. A sonda não deve ser retirada com menos de 1 mês de uso.[9]

Indicações da GEP

As indicações de GEP são motivo de diversas publicações, na forma de consensos e diretrizes organizados por sociedades médicas e de nutrição americanas e europeias (AGA, ASGE, ASPEN, BAPEN, BSG, ESPEN).[10-14]

Embora a principal indicação de GEP seja o fornecimento de alimentação enteral para pacientes com disfunção neurológica, ingesta oral insuficiente e risco de broncoaspiração, sua aplicação em diversas situações não associadas ao suporte nutricional determinou a expansão do seu espectro de indicações (Quadro 4-1).[2,14,15]

▪ GEP para Suporte Nutricional Enteral

A indicação mais comum da GEP é como via de acesso para nutrição enteral prolongada de pacientes com condições clínicas agudas ou crônicas que apresentem desnutrição ou risco nutricional.[7]

Alterações no mecanismo de deglutição secundárias a disfunções (benignas ou malignas) do sistema nervoso central (SNC) ou decorrentes de lesões

Quadro 4-1. Indicações de GEP

Suporte nutricional enteral

Por disfagia
- Disfunção neurológica benigna: neuropatias, Parkinson, quadros demenciais, AVE, TCE
- Disfunção neurológica maligna: tumores do SNC, lesões metastáticas e sequelas do tratamento
- Doenças musculares: distrofia miotônica, dermato/polimiosite, amiloidose
- Traumatismo de face e mandíbula
- Doenças malignas obstrutivas do trato aerodigestório: tumores de cabeça e pescoço e esôfago

Sem disfagia
- Condições catabólicas: grandes queimados, AIDS, fibrose cística, doença cardíaca congênita
- Necessidade de suplementação nutricional: síndrome do intestino curto, Crohn, má absorção

Descompressão gástrica/gastrointestinal crônica
- Obstrução intestinal por tumor ou carcinomatose peritoneal
- Gastroparesia e gastrectasia

Outros
- Readministração de secreção biliar: fístulas biliocutâneas
- Administração de medicamentos impalatáveis ou não toleráveis
- Fixação de volvo gástrico ou herniação
- Dilatação e colocação de próteses esofágicas
- Permitir acesso para terapêutica intraluminal
- Hiperêmese gravídica

neoplásicas obstrutivas do trato aerodigestório superior (orofaringe, laringe, hipofaringe ou esôfago) são as indicações mais frequentes.[1,3,13,15] Em números absolutos, o acidente vascular encefefálico (AVE) representa a indicação mais comum, na prática clínica.[14]

Menos comumente, a GEP é utilizada em pacientes com disfagia após traumatismos de face, mandíbula ou cranioencefálico (TCE).

Além disso, a GEP tem indicação em pacientes com doença crônica que, mesmo sem disfagia, necessitem de suplementação nutricional (síndrome do intestino curto, doença de Crohn, síndromes de má absorção) ou pacientes com condições catabólicas agudas ou crônicas que requerem suporte nutricional complementar (grandes queimados, síndrome de imunodeficiência adquirida, fibrose cística, cardiopatia congênita).[7,13]

▪ GEP para Descompressão do TGI

Uma utilização menos comum, mas ainda em segundo lugar nas indicações, é a GEP para descompressão gastrointestinal paliativa,[7] sendo indicada em pacientes com distúrbios motores (atonia gástrica crônica, inclusive pós-operatória), obstrução do TGI benigna (bridas ou estenose do trato de saída gástrico em pacientes sem condições cirúrgicas) ou maligna (carcinomatose peritoneal, tumores obstrutivos, congelamento pélvico). Nestes últimos, é medida paliativa quando os pacientes tem alguma expectativa de vida e terão conforto, não utilizando sondas nasogástricas.

▪ Outras Indicações de GEP

Indicações menos comuns são para administração de medicamentos impalatáveis, recirculação de bile, descompressão na hiperêmese gravídica, fixação gástrica em casos de volvo ou hérnias diafragmáticas, facilitação do acesso para dilatação retrógrada ou anterógrada de esôfago ou hipofaringe, colocação de próteses esofágicas em casos especiais e obtenção de acesso gástrico para aplicação de técnicas terapêuticas intraluminais.[7,13,15]

Contraindicações da GEP

Diversas condições, relacionadas com o estado geral do paciente, comorbidades, anormalidades anatômicas e outros fatores, podem impossibilitar (ou dificultar) definitiva (contraindicações absolutas) ou momentaneamente (contraindicações relativas) a realização da GEP (Quadro 4-2).

Quadro 4-2. Contraindicações da GEP

Absolutas
- Recusa do paciente
- Doenças em fase terminal
- Coagulopatia grave ou não compensada
- Contraindicação para realização de EDA
- Impossibilidade de passagem do endoscópio para o estômago
- Impossibilidade de estabelecer um trato (pertuito) seguro
- Estômago intratorácico
- Ausência de motilidade intestinal

Relativas
- Hepatopatia e hipertensão portal
- Distúrbios de coagulação tratáveis
- Ascite maciça
- Diálise peritoneal
- Peritonite
- Hepatomegalia
- Varizes esofagogástricas
- Hérnia hiatal volumosa
- Gastrectomia subtotal
- Obesidade mórbida
- Cirurgia abdominal prévia em andar supramesocólico
- Lesões ulceradas, infiltrativas ou infectadas em parede abdominal, no local da punção
- Fístula esofágica
- Fístula proximal de intestino delgado

▪ Absolutas

Dentre as contraindicações absolutas incluem-se a recusa do paciente, as obstruções completas e não permeáveis do trato aerodigestivo superior, que impossibilitam o acesso ao estômago, a impossibilidade de se conseguir a correta e segura aposição da parede anterior gástrica com a parede abdominal, as coagulopatias não corrigidas e uma expectativa curta de sobrevida.[1,13]

Condições que contraindiquem a realização de exames endoscópicos também impossibilitam a colocação de uma GEP.[3]

▪ Relativas

Contraindicações relativas (corrigíveis, reversíveis ou temporárias) são caracterizadas por uma condição clínica de momento que não permita a realização imediata do procedimento, ou então por condições anatômicas ou funcionais que determinem dificuldades em casos específicos.

São representadas, no primeiro caso, por hepatopatias descompensadas, distúrbios de coagulação tratáveis, peritonite, decurso de diálise peritoneal e presença de ascite maciça. No segundo grupo, a GEP pode ser tecnicamente dificultada (mas não necessariamente impedida) por hepatomegalia, presença de varizes esofagogástricas, presença de cateter de derivação ventriculoperitoneal, obesidade mórbida, hérnia hiatal volumosa, cirurgias prévias em andar superior do abdome e gastrectomias subtotais.[7,13]

A presença de lesões ulceradas, infiltrativas ou infectadas na parede abdominal ou gástrica, no local ideal para a punção, é uma contraindicação relativa. Essas lesões podem ser tratadas, quando benignas, ou manejadas dentro de um contexto paliativo, quando malignas.[13]

A colocação de GEP não é apropriada em um paciente que apresente degradação rapidamente progressiva de sua condição clínica, associada à doença incurável (caracterizando o tratamento fútil), ou quando o retorno da alimentação por via oral é esperado em tempo inferior a 4 semanas, já que o emprego de sonda nasoenteral neste período pode resultar em desfecho semelhante.

Técnicas de GEP

Três técnicas principais para realização de GEP são descritas na literatura. A técnica de tração ou de puxar (Gauderer-Ponsky) é o método original e mais amplamente utilizado para realização de gastrostomia, descrito em 1980.[16] O método de pulsão ou de empurrar (Sachs-Vine), descrito em 1983, difere do método de tração pelo fato da sonda ser empurrada (e não puxada) por sobre um fio-guia através da cavidade oral, esôfago, estomago e parede abdominal.[17] No método de introdução ou punção (Russell), descrito em 1984, um fio-guia é posicionado por punção no estômago, sob visualização endoscópica, e, então, o trato é dilatado progressivamente para permitir a introdução de sonda balonada através da parede abdominal para o estômago, utilizando-se uma bainha descascável (trocarte "banana").[18]

Foram também desenvolvidas variantes técnicas utilizando trocarte para introdução de sondas associados a dispositivos para sutura (gastropexia endoscópica) das paredes gástrica e abdominal.[19-23]

A comparação das diferentes técnicas endoscópicas mostrou equivalência em segurança, morbidade e sucesso no posicionamento da sonda.[10,24-27] O método de introdução, embora mais difícil tecnicamente, é o único que evita a passagem transoral da sonda. Em teoria, essa característica poderia resultar em menores taxas de infecção do estoma ou, no caso de pacientes portadores de tumores de cabeça e pescoço ou esôfago, reduzir a chance de implante metastático no local de punção abdominal.[28-31] Apesar destas considerações, os dados da literatura são conflitantes na comparação dos resultados obtidos.

Não existe consenso, na literatura, sobre qual é o melhor ou mais adequado método para realização da GEP. A escolha, provavelmente, deve levar em consideração fatores como preferência e experiência pessoal com determinada técnica pelo médico endoscopista, disponibilidade de material, doença de base e quadro clínico do paciente.

■ Descrição das Técnicas de GEP

Os preparativos básicos e os procedimentos iniciais são semelhantes para as três técnicas endoscópicas de gastrostomia percutânea (métodos de tração, pulsão e introdução).

Etapas Básicas Comuns para Todas as Técnicas Endoscópicas

O procedimento endoscópico para realização da GEP é, habitualmente, realizado por dois médicos endoscopistas, um sendo responsável pelo procedimento endoscópico e o outro pelo procedimento abdominal. Os médicos podem ficar posicionados do mesmo lado da mesa de exame ou em lados opostos, de acordo com a preferência da dupla ou a disposição da sala. Pelo menos um profissional de enfermagem deve fazer parte da equipe, trabalhando como auxiliar endoscópico.

Existem, entretanto, relatos isolados de procedimentos realizados com segurança por apenas um médico endoscopista, sendo descrito o uso de um dispositivo auxiliar de suporte para o aparelho.[32-34]

Com tempo de jejum adequado e após a administração de antibioticoprofilaxia, o paciente é colocado em decúbito dorsal na maca endoscópica.[15,35]

Durante o exame endoscópico, após a aspiração de líquidos e secreções, todo o trato digestório superior alto (hipofaringe, esôfago, estômago e duodeno) deve ser cuidadosamente avaliado para diagnosticar condições que contraindiquem a realização da GEP.[35]

Em seguida, o estômago deve ser adequadamente insuflado, com o objetivo de deslocar o cólon transverso para baixo e o fígado lateralmente, permitindo a aposição da parede anterior do estômago à parede abdominal.

O local habitual para colocação da GEP normalmente situa-se no quadrante superior esquerdo do abdome, na junção dos terços proximal e médio de uma linha imaginária paramediana que liga a borda costal na altura da linha mamária ao umbigo.

É importante que o ponto escolhido seja o mais curto e direto até o interior do estômago, minimizando o risco de complicações, como a punção de órgãos interpostos e facilitando, posteriormente, as trocas de sondas.

Para confirmação do local adequado e para verificação da segurança do ponto de punção, três manobras básicas são obrigatórias: a transiluminação, a digitopressão e a aspiração com agulha (Fig. 4-1). Através da realização dessas manobras é possível avaliar a presença de vísceras ocas (cólon ou delgado), órgãos sólidos (fígado ou baço) ou de vasos calibrosos no trajeto da agulha, além da adequada aposição da parede gástrica anterior com a parede abdominal.

A transiluminação deve ser observada externamente através da parede abdominal, quando a ponta do endoscópio é posicionada junto a parede anterior do estômago. Nesse momento, a redução da luz ambiente facilita a localização da área transiluminada.

A digitopressão no ponto de melhor transiluminação, feita pelo operador abdominal, é identificada endoscopicamente como impressão aguda e bem delimitada, na parede gástrica.

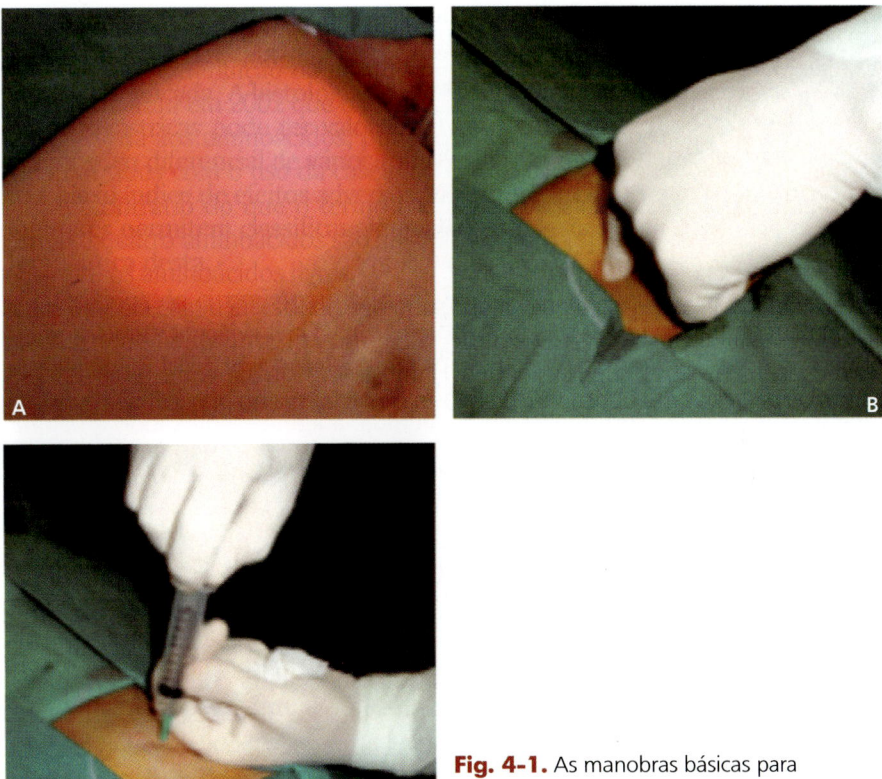

Fig. 4-1. As manobras básicas para avaliação do ponto de punção e da segurança do pertuito, na GEP: (**A**) transiluminação; (**B**) digitopressão; e (**C**) aspiração.

Idealmente, o *kit* de gastrostomia a ser utilizado só deve ser aberto a partir desse momento, para se evitar desperdício de material caso haja impossibilidade técnica de realizar a GEP.

Após assepsia e antissepsia da parede abdominal com solução degermante, seguida de solução alcoólica, coloca-se um campo cirúrgico fenestrado e promove-se a anestesia cutânea e do trajeto da parede abdominal no local escolhido para punção.

Essa mesma agulha da anestesia cutânea acoplada à seringa com líquido é, então, inserida perpendicularmente através da parede abdominal até o interior do estômago, em aspiração mantida, sob visão direta do endoscopista. Isso é necessário para avaliar a adequação do ponto de punção escolhido, a angulação e a extensão do trajeto, e também para exclusão de víscera oca no trajeto de punção (manobra do *safe-tract*).[36] A aspiração de ar no líquido da seringa antes da penetração da agulha na luz gástrica pode indicar a passagem da mesma por uma víscera oca com gás no interior. Com isso, o ponto de punção deve ser trocado e reavaliado em nova posição.

No caso de estômago intratorácico ou com ponto de punção junto à borda costal, a colocação da mesa de exame em céfalo-aclive ("anti-Trendelenburg") pode ajudar no deslocamento caudal das vísceras abdominais, permitindo melhor posicionamento gástrico e identificação de um melhor ponto de punção.

A partir desse ponto do procedimento, as diferentes técnicas de GEP variam no modo de introdução da sonda de gastrostomia no lúmen gástrico.

Método de Tração (Técnica de Gauderer-Ponsky)

Após pequena incisão transversal na pele, medindo cerca de 10 a 15 mm, até a aponeurose, introduz-se uma cânula com bainha de teflon de 14 ou 16 Gauge, até o lúmen gástrico, retirando-se, em seguida, a agulha e deixando a bainha plástica. A bainha deve ser laçada por uma alça metálica de polipectomia ou apreendida por pinça fórceps introduzida pelo canal de trabalho do aparelho, para impedir seu deslocamento antes que o fio-guia seja inserido através dela e internamente capturado. O fio de tração é, então, retirado pela boca junto com o gastroscópio.

A extremidade do fio de tração exteriorizada pela boca deve ser entrelaçada com a sonda de gastrostomia. Faz-se, então, a tração deste conjunto fio/sonda pelo abdome através da boca, esôfago e estômago. A ponta dilatadora da sonda atravessa a incisão cutânea, de dentro para fora, até que o retentor interno fique posicionado contra a parede anterior do estômago. O retentor externo regulável é, então, posicionado e fixado com uma presilha para evitar o deslocamento da sonda para dentro do estômago.

Embora não seja obrigatória, a revisão endoscópica geralmente é realizada para verificar o correto posicionamento e tensão da sonda contra a parede gástrica. Eventuais complicações, como sangramento ou formação de hematomas, podem ser observadas.[37,38] Nos casos de reintrodução difícil do gastroscópio, geralmente por alterações anatômicas (artrose cervical, obstrução tumoral ou desvio de eixo), pode ser utilizada a manobra do "carona", laçando-se o retentor interno da sonda com a mesma alça metálica de apreensão passada pelo canal de trabalho do aparelho por dentro do aparelho, enquanto este ainda se situa exteriormente à boca.[35] O gastroscópio é, então, puxado pelo conjunto fio/sonda/alça até o lúmen do esôfago, onde a alça pode ser liberada do retentor.

Por fim, deve ser ajustado o comprimento do tubo, instalados os adaptadores para conexão dos tubos de alimentação e colocado um curativo não oclusivo.

As Figuras 4-2 a 4-16 ilustram as etapas sequenciais para realização do procedimento de GEP pela técnica de tração (Gauderer-Ponsky).

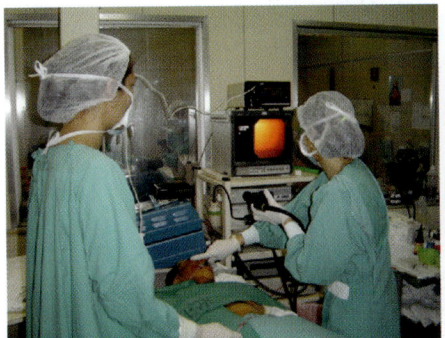

Fig. 4-2. Posicionamento da equipe médica e do paciente para o exame endoscópico inicial.

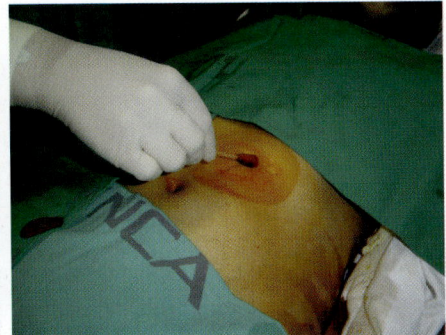

Fig. 4-3. Assepsia da parede abdominal.

Fig. 4-4. Transiluminação da parede abdominal no ponto escolhido para GEP.

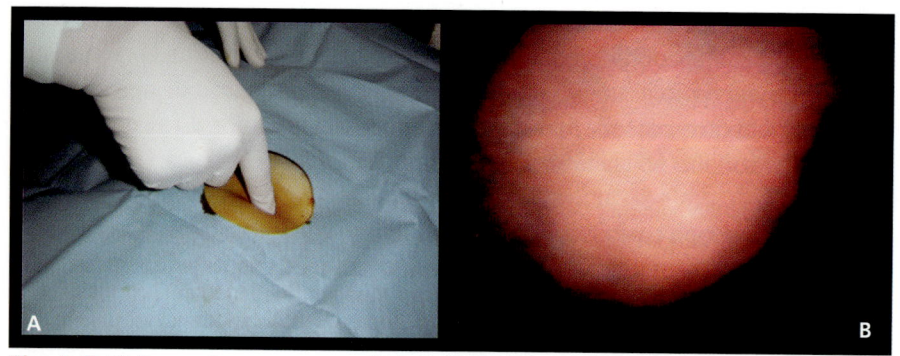

Fig. 4-5. Digitopressão no ponto escolhido para GEP, mostrando a impressão na parede gástrica anterior: (**A**) aspectos externo e (**B**) endoscópico.

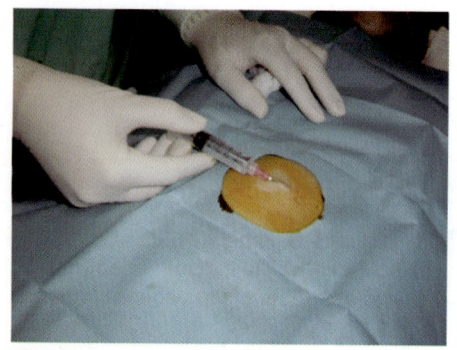

Fig. 4-6. Anestesia local com injeção de lidocaína a 2%.

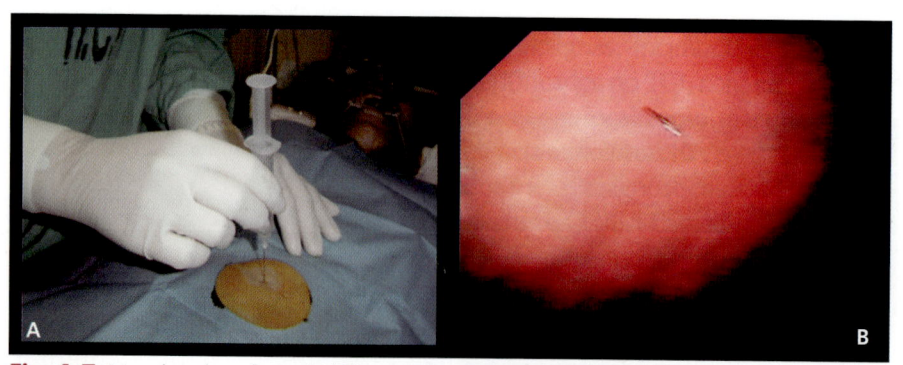

Fig. 4-7. Manobra do *safe track*: (**A**) aspectos externo e (**B**) endoscópico.

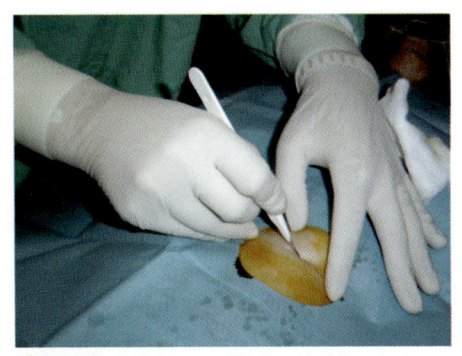

ACESSOS ENTERAIS PERCUTÂNEOS POR VIA ENDOSCÓPICA... 77

Fig. 4-8. Incisão com lâmina de bisturi na parede abdominal.

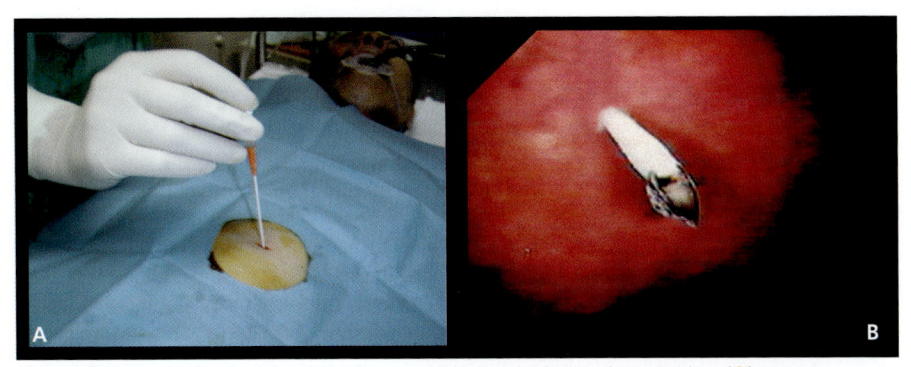

Fig. 4-9. Introdução do Jelco 14 pela parede abdominal até a luz gástrica: (**A**) aspectos externo e (**B**) endoscópico.

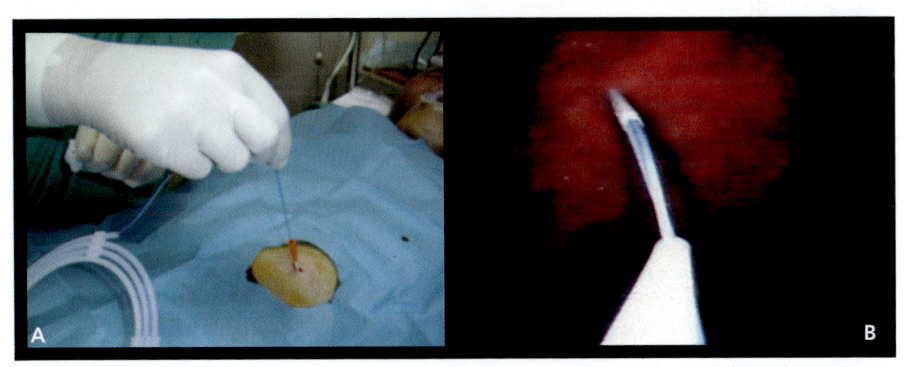

Fig. 4-10. Introdução do fio-guia longo pelo Jelco 14 e apreensão do fio pelo endoscopista com alça de polipectomia: (**A**) aspectos externo e (**B**) endoscópico.

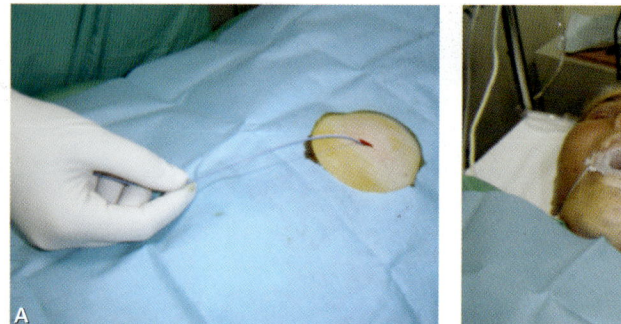

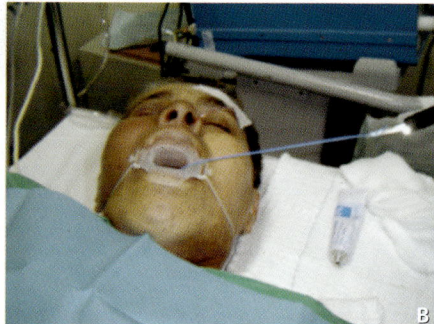

Fig. 4-11. (**A** e **B**) O fio é retirado com o endoscópio pela cavidade oral.

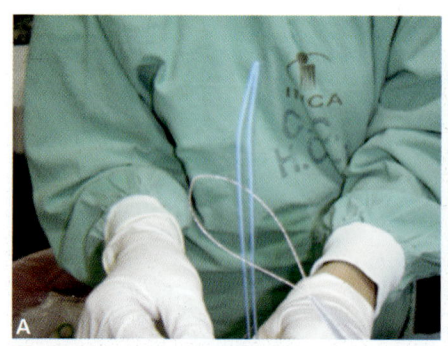

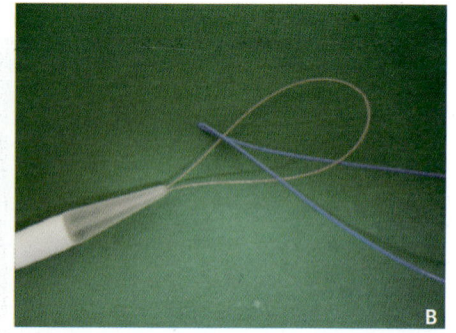

Fig. 4-12. (**A** e **B**) A sonda de GEP é entrelaçada ao fio-guia.

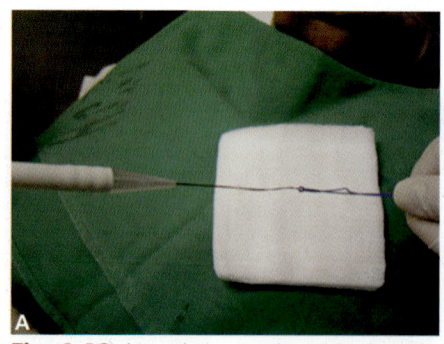

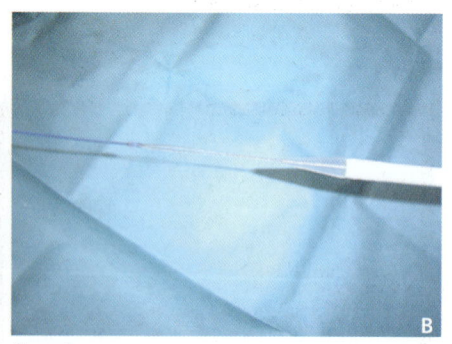

Fig. 4-13. (**A** e **B**) Fixação da sonda de GEP ao fio-guia.

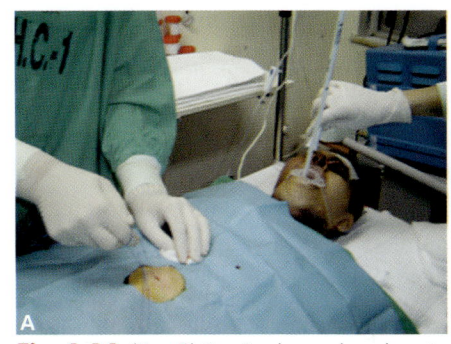

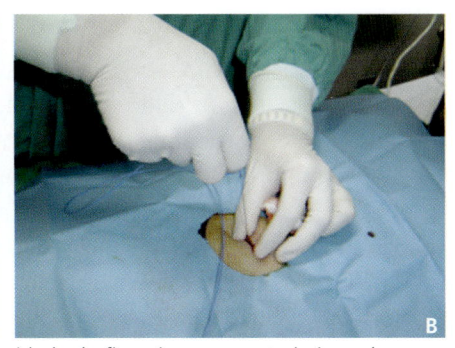

Fig. 4-14. (**A** e **B**) Tração da sonda pela extremidade do fio-guia que se exterioriza pela parede abdominal.

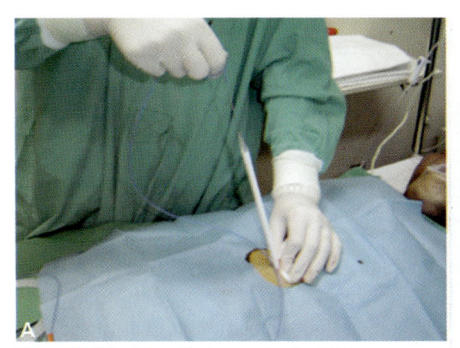

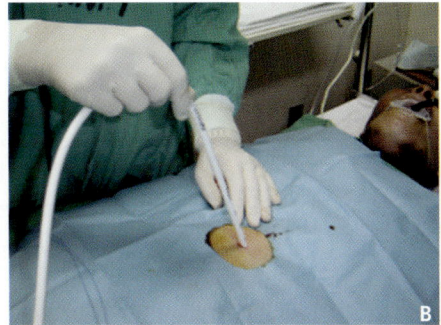

Fig. 4-15. (**A** e **B**) A sonda de GEP percorre o esôfago e o estômago até ser exteriorizada pela parede abdominal.

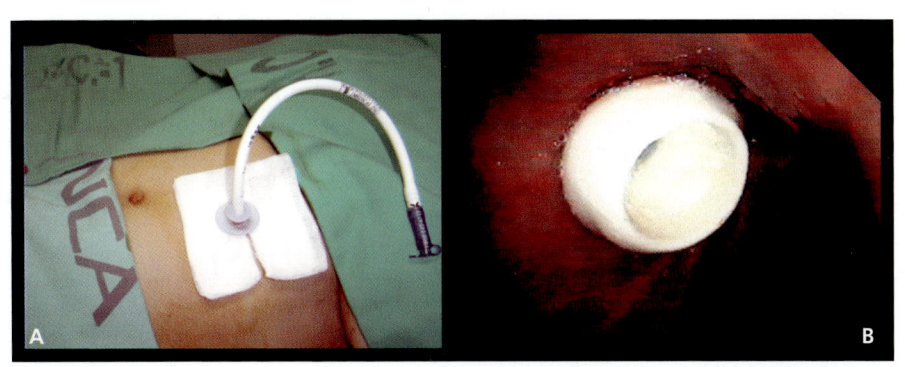

Fig. 4-16. Posicionamento final e adequado da sonda de GEP: (**A**) aspectos externo e (**B**) endoscópico.

Método de Pulsão ou de Empurrar (Técnica de Sachs-Vine)

Este método utiliza uma longa sonda de gastrostomia, semelhante à utilizada na técnica de tração. As diferenças residem no fato de ela não ter o laço da ponta dilatadora (que é mais rígida) e apresentar um canal central para que possa ser passada e empurrada por sobre um fio-guia.[15]

Após a incisão e punção da parede abdominal, é introduzido no lúmen gástrico um fio-guia flexível. O endoscopista apreende o fio-guia com uma alça passada pelo canal de trabalho do gastroscópio e, em seguida, retira o conjunto pela boca.

A extremidade do fio-guia exteriorizado pela boca é introduzida pelo canal central da ponta dilatadora da sonda até atravessar toda sua extensão.

O fio-guia é, então, mantido esticado em suas extremidades (abdominal e oral) pelo endoscopista e pelo operador abdominal, e a sonda é empurrada pelo endoscopista através da boca, esôfago e estômago até a ponta dilatadora perfurar as paredes gástrica e abdominal, sair pela incisão cutânea e ser apreendida e puxada pelo operador abdominal, até que ocorra o posicionamento do retentor interno contra a parede gástrica.

Para finalizar o procedimento, o fio-guia é retirado, colocado um disco retentor externo, ajustado o comprimento final da sonda e instalado o adaptador para conexão dos tubos de alimentação.

Método de Introdução ou Punção (Técnica de Russell)

Este método utiliza os princípios básicos aprendidos com a inserção de cateteres venosos centrais e marca-passos cardíacos, sendo muito semelhante ao utilizado para realização de gastrostomia radiológica percutânea (GRP).[15]

Os materiais característicos para essa técnica são o cateter dilatador, a bainha introdutora descascável (trocarte "banana") e os dispositivos de gastropexia, disponíveis nos *kits* atuais. A sonda de gastrostomia também é, conceitualmente, diferente das utilizadas nos métodos de tração e pulsão. Como deve ser inserida através de uma bainha introdutora, seu sistema de retenção interna é por balão inflável e não por retentor deformável.

Após a identificação do ponto adequado para punção, é feito uma anestesia local e nas regiões ao redor onde serão posicionados os pontos de ancoragem (sutura com agulha curva, com cateteres bainhados ou com dispositivos específicos), em disposição radial (triangular ou quadrangular), para fixação da parede gástrica à parede abdominal.[20-23]

Um dos mais simples sistemas de gastropexia é composto por uma pequena barra metálica ligada, em sua porção central, a um fio de sutura absorvível (formato em "T"). A barra metálica e o fio vêm previamente montados em uma agulha oca com um estilete interno para liberação dessa barra após a entrada no lúmen gástrico. Após a liberação da barra interna, é retirada a agulha e externamente tracionado o fio até que a barra fique transversalmente posicionada contra a mucosa e parede gástricas. Em seguida, uma presilha de pressão é fechada em torno do fio de sutura, junto à pele, para manter a posição do sistema de fixação das paredes. O processo deve ser repetido em três ou quatro pontos ao redor da incisão cutânea por onde será introduzida a sonda. A distribuição dos pontos de gastropexia, mantendo uma distância de cerca de 3 cm de distância entre cada vértice, possibilita uma área central suficiente para permitir a incisão da pele e colocação da sonda de gastrostomia com um retentor externo e um balão interno.

Sob controle endoscópico, é introduzida uma agulha pela incisão cutânea até o lúmen gástrico e, por dentro dela, é passado um fio-guia, cuja ponta é retrovertida (em U) para minimizar trauma pela extremidade. Em seguida, é retirada a agulha e introduzido, por sobre o fio-guia, o sistema introdutor-dilatador, com trocartes coaxiais de diâmetros progressivos, sendo o último e mais calibroso um trocarte descascável.

Após o processo de dilatação progressiva, pelo avanço de cada trocarte até o mais calibroso, todos os menores e o guia são retirados, deixando-se a última bainha pronta para receber a sonda.

Após sua lubrificação, a sonda balonada de gastrostomia é introduzida por este trocarte, até sua entrada no lúmen gástrico. O balão é insuflado e o trocarte é "descascado" e retirado, mantendo-se a sonda insuflada. Em seguida, a sonda é tracionada até sua aposição à parede gástrica, o retentor externo é ajustado e é feito curativo não oclusivo.

Os fios de gastropexia costumam soltar-se espontaneamente em um período médio de 2 semanas e suas extremidades metálicas eliminadas pelas fezes, não sendo habitualmente necessário retirar estes pontos de fixação. As Figuras 4-17 a 4-38 ilustram as etapas sequenciais para realização do procedimento de GEP pela técnica de punção (Russell).

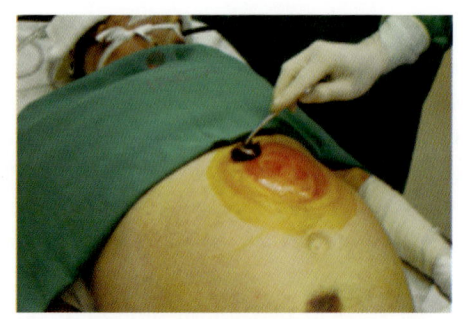

Fig. 4-17. Assepsia da parede abdominal.

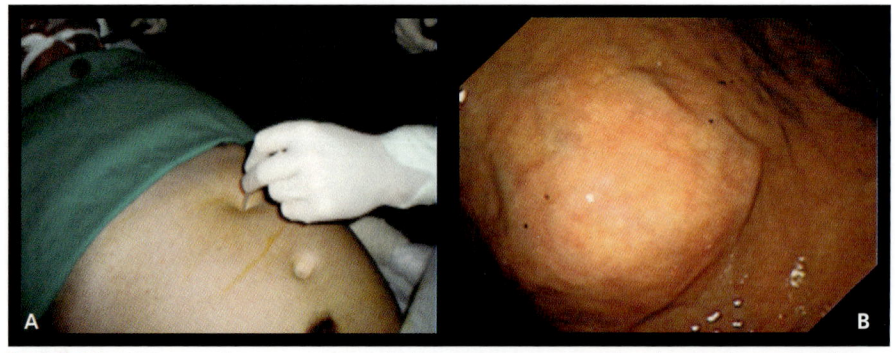

Fig. 4-18. Digitopressão no ponto escolhido para GEP, mostrando a impressão na parede gástrica anterior: (**A**) aspectos externo e (**B**) endoscópico.

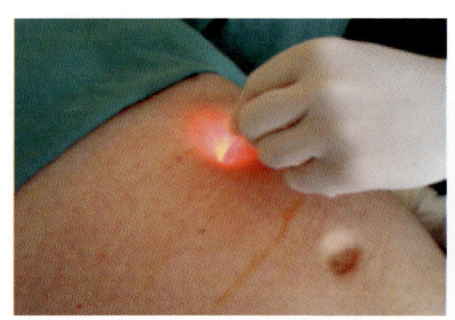

Fig. 4-19. Transiluminação da parede abdominal no ponto escolhido para GEP.

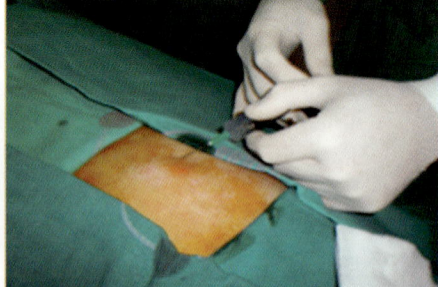

Fig. 4-20. Anestesia local com injeção de lidocaína a 2%.

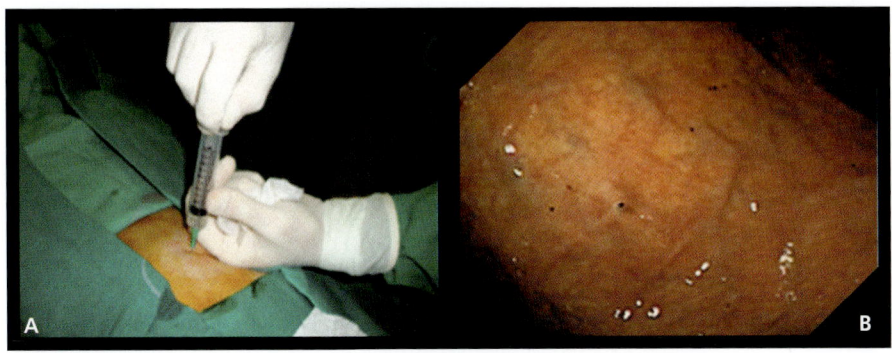

Acessos Enterais Percutâneos por Via Endoscópica... 83

Fig. 4-21. Manobra do *safe track*: (**A**) aspectos externo e (**B**) endoscópico.

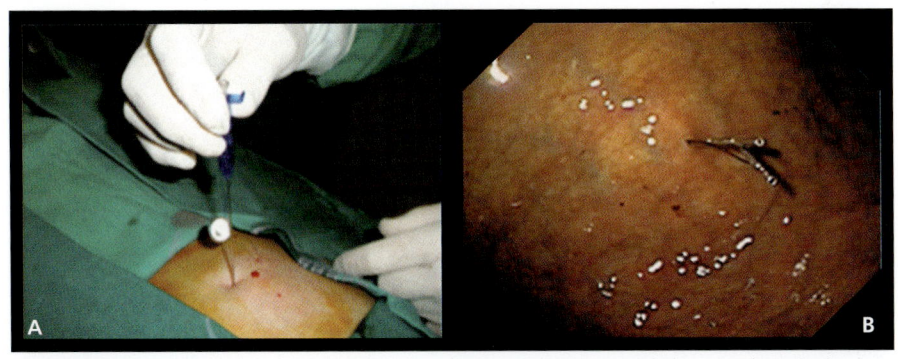

Fig. 4-22. Colocação do primeiro dispositivo de sutura (gastropexia) das paredes gástrica e abdominal: (**A**) aspectos externo e (**B**) endoscópico.

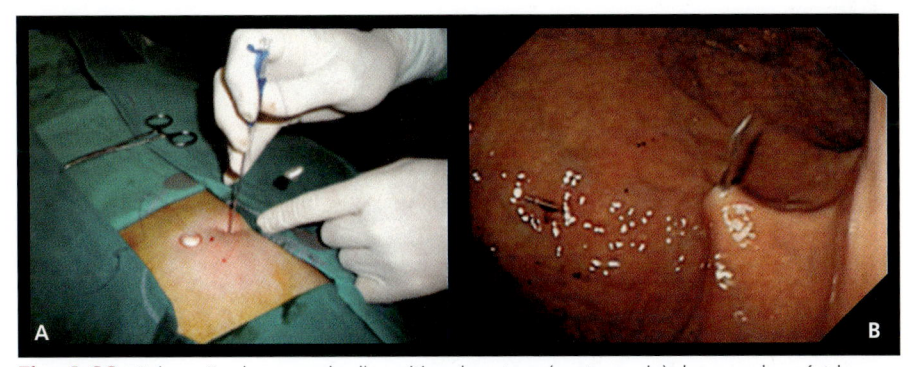

Fig. 4-23. Colocação do segundo dispositivo de sutura (gastropexia) das paredes gástrica e abdominal: (**A**) aspectos externo e (**B**) endoscópico.

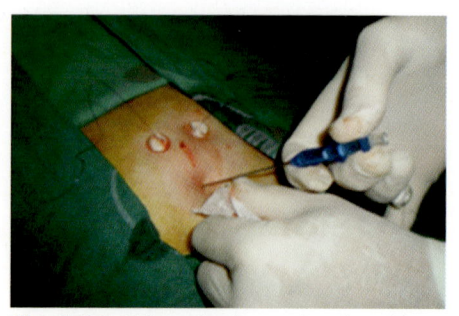

Fig. 4-24. Colocação do terceiro dispositivo de sutura (gastropexia) das paredes gástrica e abdominal.

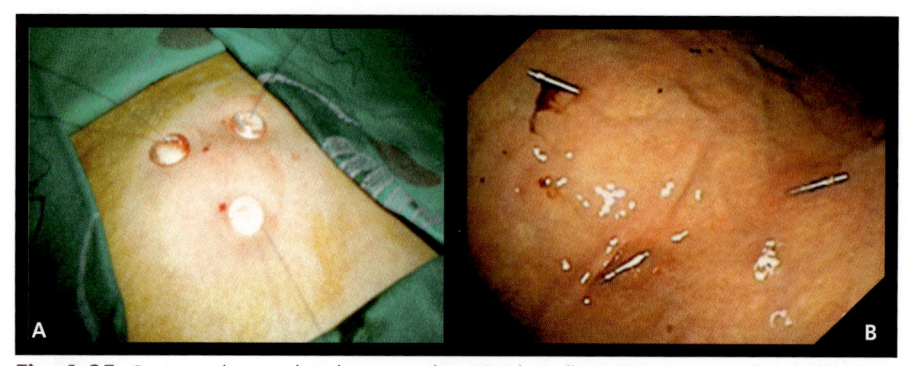

Fig. 4-25. Gastropexia completada, com colocação de 3 dispositivos em uma formação triangular, deixando um espaço central para a introdução da sonda de gastrostomia: (**A**) aspectos externo e (**B**) endoscópico.

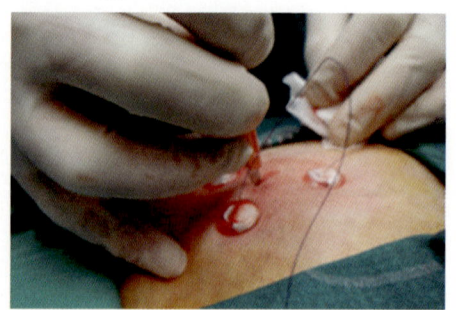

Fig. 4-26. Incisão com lâmina de bisturi na parede abdominal.

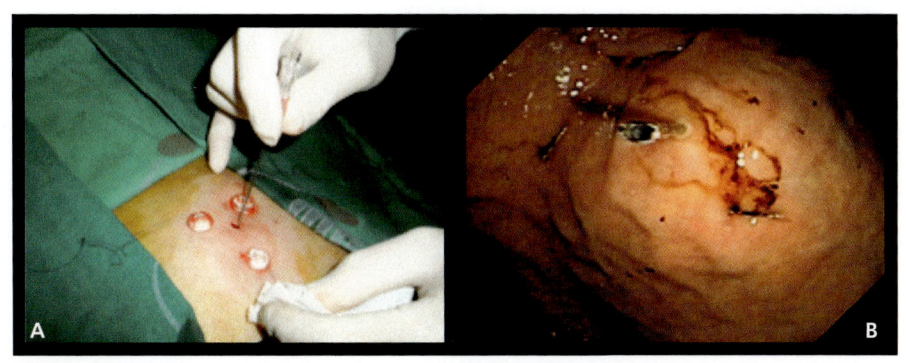

ACESSOS ENTERAIS PERCUTÂNEOS POR VIA ENDOSCÓPICA... 85

Fig. 4-27. Introdução da agulha pela parede abdominal, no centro dos dispositivos de gastropexia, até a luz gástrica: (**A**) aspectos externo e (**B**) endoscópico.

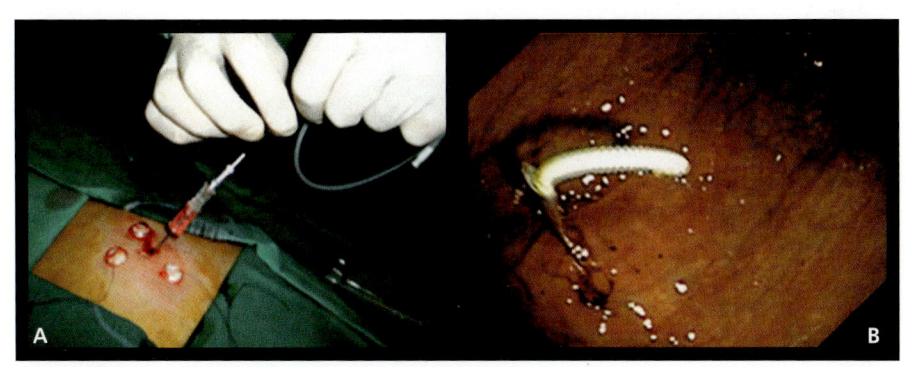

Fig. 4-28. Introdução do fio-guia pela agulha de punção: (**A**) aspectos externo e (**B**) endoscópico.

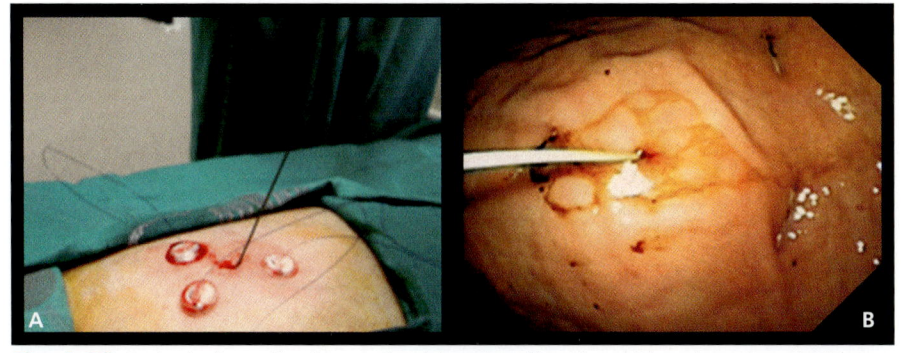

Fig. 4-29. Retirada da agulha de punção, deixando o fio-guia posicionado na luz gástrica: (**A**) aspectos externo e (**B**) endoscópico.

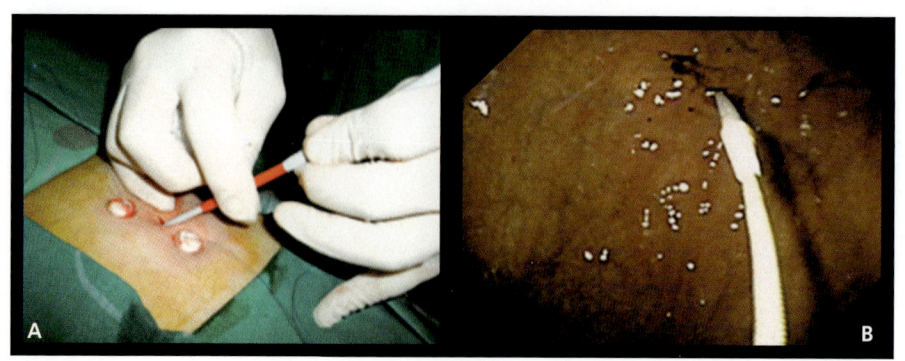

Fig. 4-30. Introdução do sistema dilatador/introdutor, por sobre o fio-guia, pela técnica de Seldinger: (**A**) aspectos externo e (**B**) endoscópico.

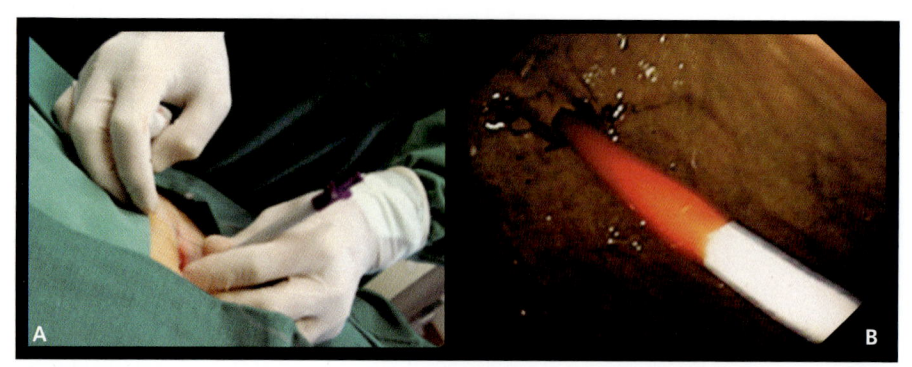

Fig. 4-31. Dilatação progressiva do pertuito da gastrostomia, através do avanço das camadas sucessivas de subcânulas do sistema dilatador: (**A**) aspectos externo e (**B**) endoscópico.

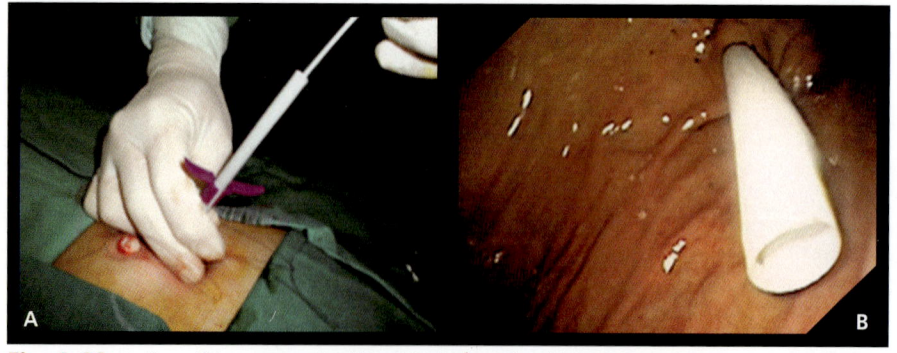

Fig. 4-32. Após a última etapa da dilatação do pertuito da gastrostomia, com a entrada da bainha introdutora da sonda na luz gástrica, é retirado o sistema dilatador e o fio-guia, deixando apenas a bainha descascável: (**A**) aspectos externo e (**B**) endoscópico.

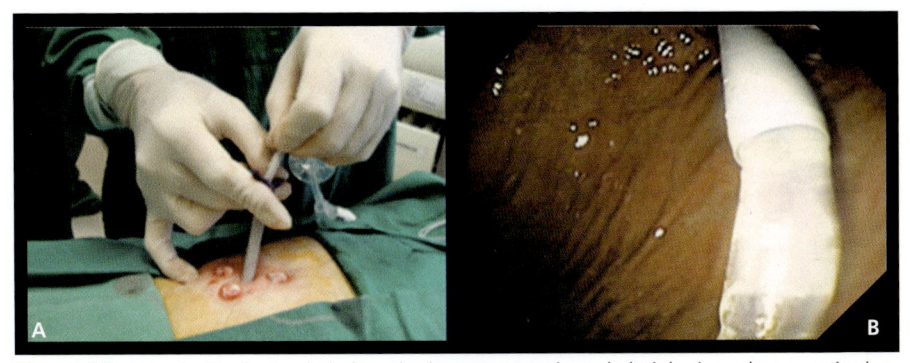

Fig. 4-33. Introdução da sonda balonada de gastrostomia, pela bainha introdutora, até a luz gástrica: (**A**) aspectos externo e (**B**) endoscópico.

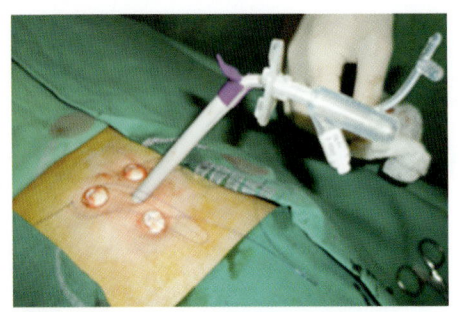

Fig. 4-34. Sonda completamente introduzida na bainha introdutora até a luz gástrica.

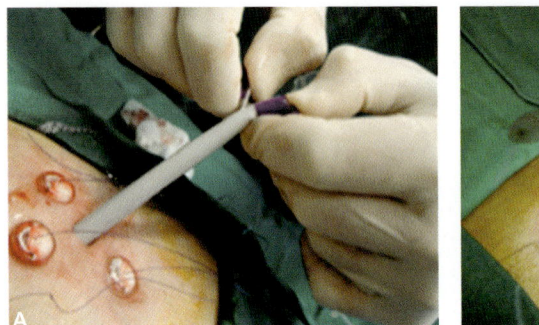

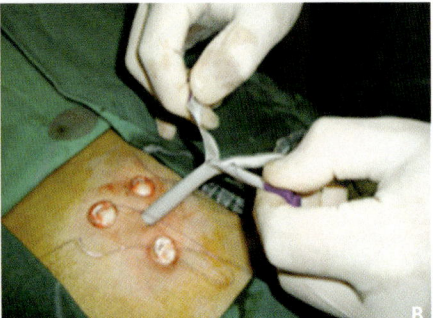

Fig. 4-35. (**A** e **B**) Abertura progressiva da bainha descascável, pela tração de suas extremidades, em torno da sonda.

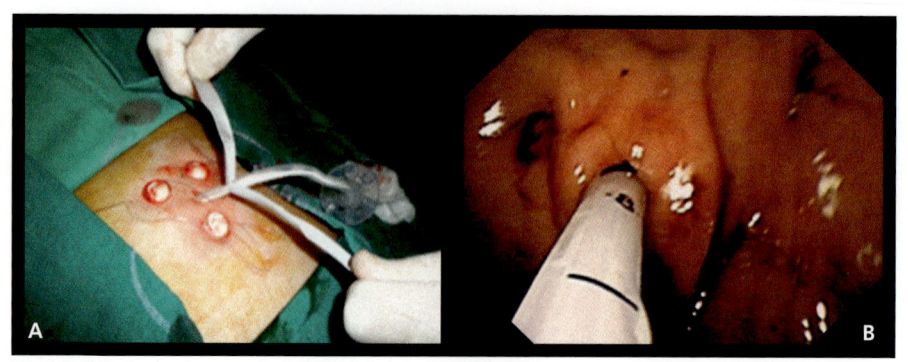

Fig. 4-36. Retirada completa da bainha descascável, deixando a sonda posicionada na luz gástrica: (**A**) aspectos externo e (**B**) endoscópico.

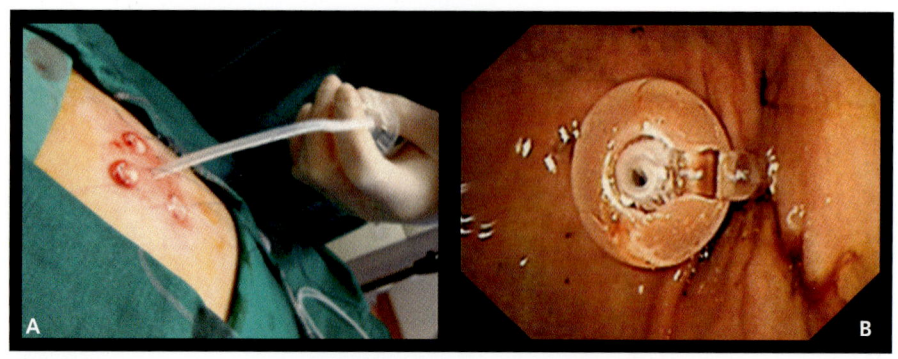

Fig. 4-37. Sonda posicionada na luz gástrica, com o balão inflado com água, após a retirada da bainha: (**A**) aspectos externo e (**B**) endoscópico.

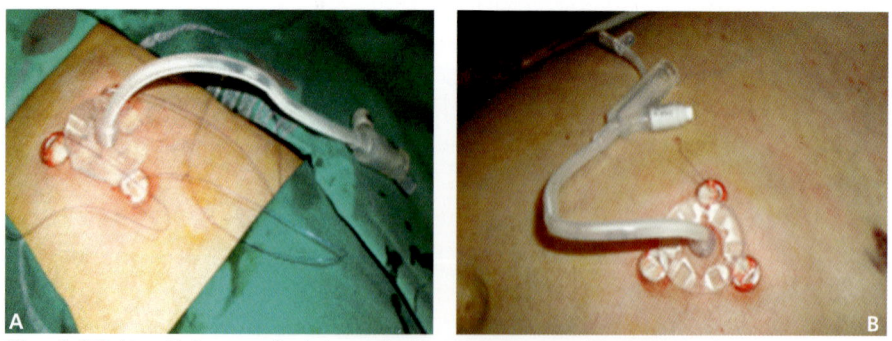

Fig. 4-38. (**A** e **B**) Aspecto final da sonda de GEP, após o posicionamento do retentor externo, mostrando os dispositivos de sutura fora da área do anteparo.

Complicações da GEP

Apesar de ser considerado um procedimento seguro e eficaz quando apropriadamente indicado e executado, uma série de complicações, de maior ou menor gravidade, pode ocorrer durante ou após a realização da GEP.[39-42]

Os métodos mais adequados para prevenção, identificação e tratamento precoce destas complicações devem ser completamente compreendidos pelos endoscopistas, embora ainda exista muita controvérsia e variação nos dados disponíveis sobre o tema na literatura.

A maior parte dos estudos sobre complicações da GEP corresponde a relatos de casos ou estudos retrospectivos com pequeno número de pacientes. Os dados disponíveis mostram uma grande variação nas taxas de complicações (de 0 até 70%), tanto em pacientes com neoplasias quanto na população geral (com predomínio de pacientes com quadros neurológicos), tornando quase impossível a avaliação e comparação dos resultados publicados.[40,43-45]

Uma extensa revisão da literatura sobre GEP, realizada por Vanek, mostrou as seguintes taxas de complicações: totais 16,7% (variação de 1,7 a 76,7%), menores 13,5% (variação de 0 a 66,7%) e maiores 4,4% (variação de 0 a 20%).[46] Os tipos de complicações encontrados foram infecção periestomal (5,9%), extravazamento ao redor da sonda (2%), aspiração (1,8%), saída acidental (1,6%), perfuração (0,7%), sangramento (0,6%), peritonite (0,6%) e outros (5,5%).[46]

Esta disparidade de resultados é multifatorial, decorrendo da heterogeneidade dos grupos de pacientes estudados (neuropatas, oncológicos, portadores de quadros demenciais, crianças), da diferença de sobrevida destes grupos específicos, da não uniformidade nas indicações (tratamento complementar ou paliativo), dos diferentes momentos de realização (pré-, per e pós-tratamento de doença oncológica), das diferenças de terminologias e definições utilizadas (tipo e gravidade das complicações, classificação precoce e tardia), das diferentes técnicas (tração, pulsão ou introdução) e materiais (modelos de *kits*) empregados para realização da GEP, da experiência da equipe de endoscopistas, do volume de procedimentos realizados em determinada instituição e do tempo de acompanhamento dos pacientes.[7,39,40,46-49]

De qualquer maneira, bons resultados com a GEP dependem principalmente de uma cuidadosa seleção dos pacientes, de atenção estrita à técnica endoscópica durante a realização do procedimento, e do acompanhamento regular dos pacientes durante o tempo em que estiverem em seu uso.

▪ Classificação das Complicações da GEP

As complicações específicas da GEP podem ser subdivididas quanto ao momento de ocorrência e quanto à gravidade de apresentação.

Classificação com Relação ao Momento de Ocorrência

As complicações específicas da GEP podem ser classificadas como precoces ou tardias, de acordo com o tempo pós-procedimento.[39,42,50-52]

As complicações precoces são subdivididas em imediatas, que ocorrem no momento da realização da gastrostomia, sendo relacionadas com o exame endoscópico e com o procedimento da GEP ou mediatas, que ocorrem posteriormente à realização do procedimento, até completar o período definido para complicações precoces, que gira em torno de 2 a 4 semanas, nas referências bibliográficas.

As complicações tardias são aquelas que surgem após o estabelecimento do pertuito da GEP. A formação deste trajeto cutâneo-mucoso ocorre entre 1 e 4 semanas.

Classificação com Relação à Gravidade de Apresentação

De acordo com a gravidade de apresentação, as complicações podem ainda ser divididas em menores, tratadas conservadoramente ou maiores, com frequência determinando internação hospitalar, hemotransfusão e terapia endoscópica ou cirúrgica.[39,42,51,52] Complicações menores ocorrem em 13 a 43% dos casos, enquanto que as maiores em 0,4 a 8,4% dos casos.[53]

As complicações menores incluem infecção periestomal, dor no local da punção, extravasamento de conteúdo gástrico, alargamento do estoma, dermatite, granulação periestomal, sangramentos, hematoma, pneumoperitônio, íleo temporário, obstrução do trato de saída gástrico e fístula gastrocutânea persistente após a retirada da sonda.[39]

As complicações maiores incluem fascite necrosante, peritonite, broncoaspiração, implante metastático no estoma, sepultamento do retentor interno (SRI), perfurações de vísceras ocas ou órgãos sólidos, sangramentos de maior volume, hematomas expansivos ou volumosos da parede abdominal ou gástrica, fístula gastrocolocutânea e saída acidental precoce da sonda.[39]

▪ Principais Tipos de Complicações da GEP

Dor Local

Dor leve ou desconforto no local da punção da GEP é uma queixa comum, geralmente durante poucas horas ou dias após o procedimento, eventualmente não necessitando de tratamento com analgésicos. Raramente necessita de analgésicos mais potentes e, quando observada, deve direcionar à pesquisa de complicações periestomais.

Infecção Periestomal

É a complicação precoce mais comum da GEP, caracterizada clinicamente por edema, eritema, induração, dor, secreção purulenta, odor e flutuação, podendo ocorrer em cerca de 30% dos procedimentos quando não utilizada antibioticoterapia profilática, que reduz a incidência para cerca de 7 a 8% (Fig. 4-39).[54] Menos de 2% dos casos necessitam de tratamento médico ou cirúrgico agressivo.

Três metanálises confirmaram que a administração profilática de dose única de um antibiótico endovenoso de largo espectro é eficaz na redução da incidência de infecções periestomais, sendo esta a única recomendação para antibioticoprofilaxia em procedimentos endoscópicos considerada como nível 1A.[55-57]

Sepultamento do Retentor Interno (SRI) da Sonda

É uma complicação da GEP causada pela penetração do retentor interno da sonda de gastrostomia através da parede gástrica e, eventualmente, da parede abdominal, com incidência de 1,6 a 21,8%.[39,42] O retentor pode ficar completamente recoberto por mucosa gástrica reacional e alojado no tecido celular subcutâneo. Geralmente, sua apresentação é tardia, mas são relatados casos precoces.[47,58-60]

A tensão excessiva e contínua do retentor contra a parede gástrica é o fator que determina isquemia da mucosa e ulceração por necrose de pressão.[58,61]

As manifestações clínicas mais comuns do SRI são vazamento ao redor da sonda, dificuldade de infusão da dieta, imobilidade da sonda, dor e infecção local.[48,60,61] O relevo do retentor interno pode ser percebido por sob a pele, na parede abdominal (Fig. 4-40).

A escolha das técnicas para o tratamento do SRI vai depender do grau de penetração, presença de infecção cutânea, momento da complicação (se precoce ou tardio), tipo de sonda utilizado (retentor flexível ou rígido) e experiência do examinador (Fig. 4-41).

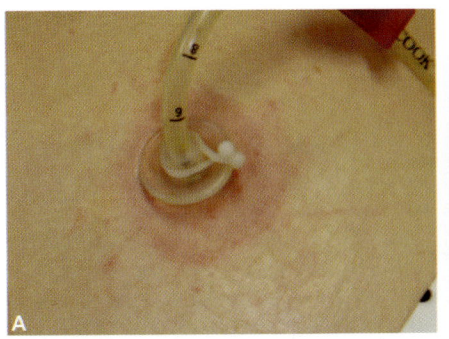

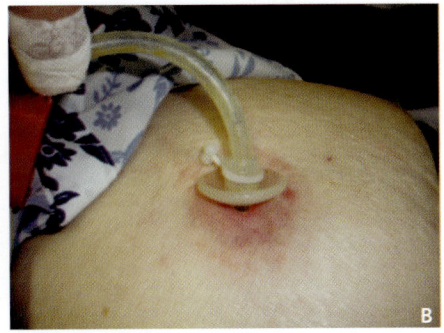

Fig. 4-39. (**A** e **B**) Infecção periestomal, caracterizada pelo halo de hiperemia cutânea, induração local, saída de secreção purulenta e dor.

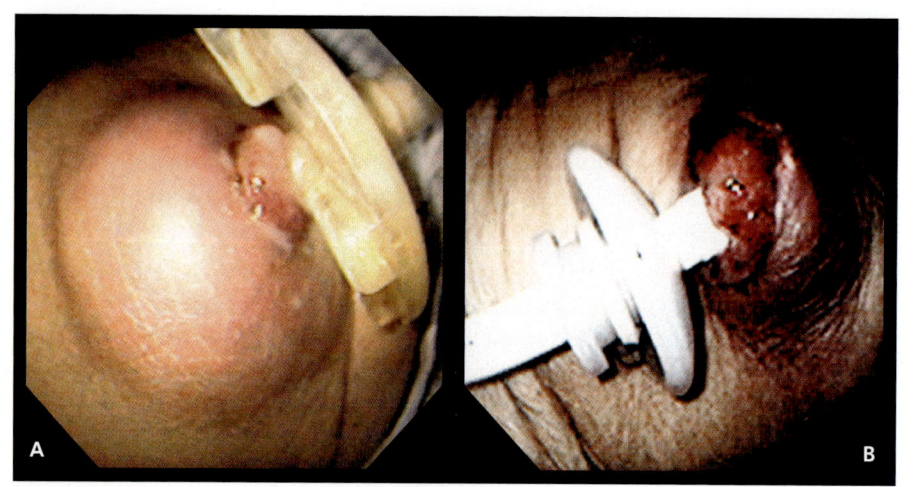

Fig. 4-40. Exemplos de SRI. (**A** e **B**) Aspecto externo, mostrando o relevo do retentor interno da sonda de gastrostomia no tecido celular subcutâneo.

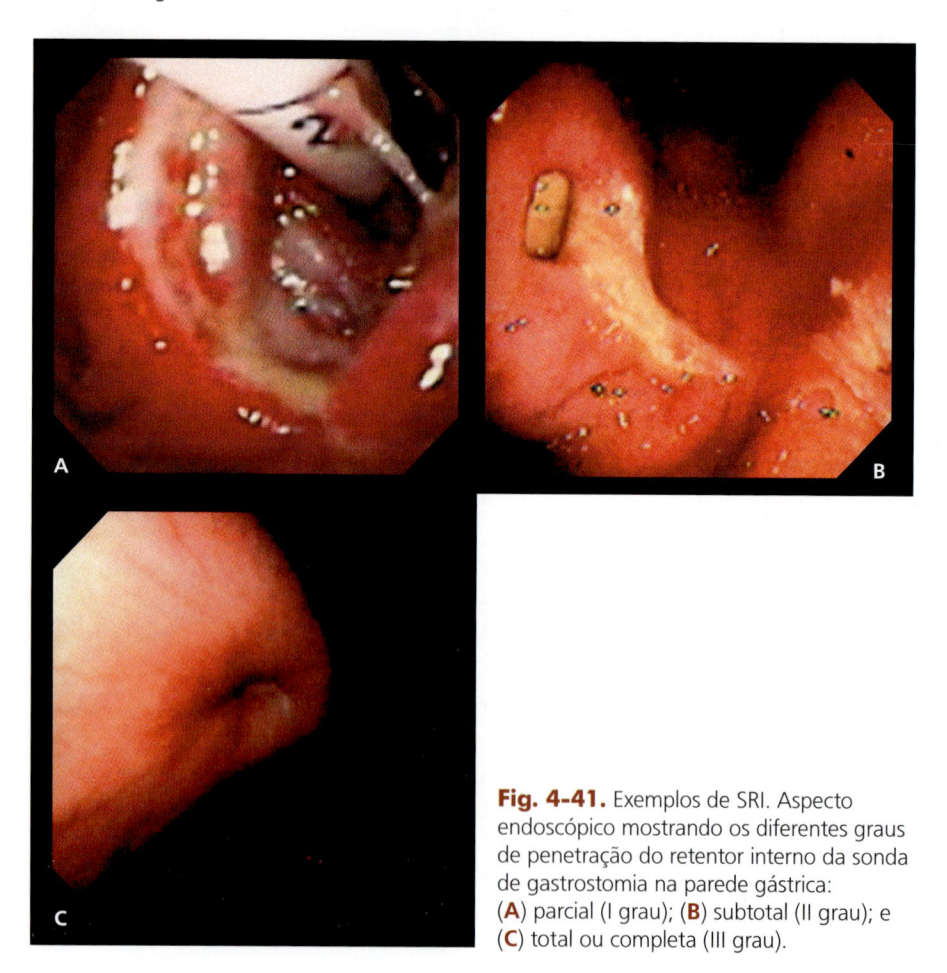

Fig. 4-41. Exemplos de SRI. Aspecto endoscópico mostrando os diferentes graus de penetração do retentor interno da sonda de gastrostomia na parede gástrica: (**A**) parcial (I grau); (**B**) subtotal (II grau); e (**C**) total ou completa (III grau).

Quando o sepultamento for parcial ou subtotal, o ideal é retirar a sonda sepultada e colocar uma sonda balonada de reposição. Como medida de segurança, pode ser introduzido um fio-guia metálico (tipo Savary) ou mesmo um cateter de Levine de pequeno calibre (8 Fr) até o lúmen gástrico, sob controle endoscópico, para controle do trajeto, podendo ser necessária dilatação do trajeto.

Nos casos de sepultamento total ou completo, a medida mais simples é a retirada da sonda por tração externa, seguida da realização de nova GEP, que pode ser feita no mesmo tempo e local da retirada da sonda deslocada, se não houver infecção periestomal significativa.

Tecido de Granulação no Gastrostoma

A formação de tecido de granulação pode ser decorrente de vários fatores: reação de corpo estranho ao material da sonda, trauma do óstio da gastrostomia pela mobilização da sonda contra suas bordas, irritação química causada por extravasamento do conteúdo ácido gástrico e infecção cutânea bacteriana ou fúngica,[42] sendo caracterizada pelo crescimento de um tecido avermelhado, amolecido e friável, situado ao redor do estoma da gastrostomia, geralmente com exsudação e sangramento.

O tratamento inicial deste tecido, de pequeno a moderado tamanho, é feito com aplicação local de nitrato de prata, em forma de bastão, até sua eliminação completa.[42,62] Quando a granulação é exuberante e excessiva, o tratamento deve ser por desbridamento mecânico seguido de eletrocoagulação (Fig. 4-42).

Alargamento do Estoma

É uma das mais sérias complicações, ainda que geralmente categorizada como menor, pois nos casos mais graves pode ser necessária a retirada definitiva da sonda (Fig. 4-43).

Existem poucos dados sobre o tratamento dessa complicação. O princípio básico é a sua prevenção.

Pacientes com alto grau de desnutrição, em uso de corticoides, imunodeficientes, com neoplasia maligna ou estados catabólicos intensos apresentam grande risco para esta complicação.[42]

As causas são várias, sendo o mecanismo mais importante o trauma continuado por mobilização da sonda contra as bordas do estoma e o pivoteamento da sonda.

O tratamento indicado é o uso de uma sonda de menor calibre, que vai permitir o fechamento progressivo e gradual do estoma, por segunda intenção, ao redor da sonda, além de imobilização e fixação da sonda com uso de dispositivos próprios ou adaptados.[39,42,63] A troca da sonda por um *button* de gastrostomia é indicada na intenção de eliminar o trauma local.[42]

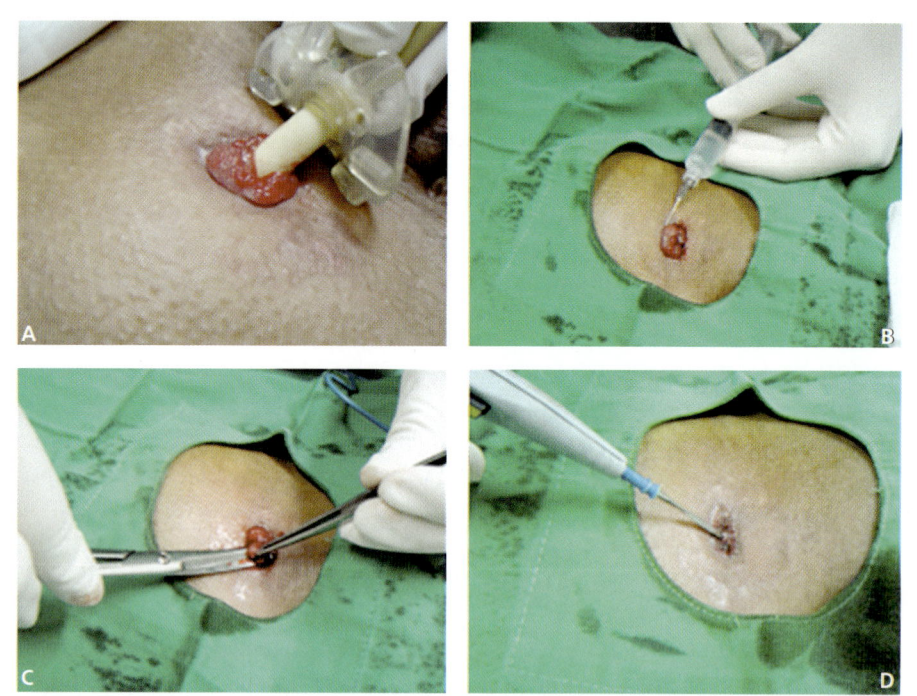

Fig. 4-42. (**A**) Aspecto do tecido de granulação ao redor da sonda de gastrostomia; (**B**) anestesia local por injeção de lidocaína a 2%; (**C**) desbridamento do tecido de granulação com tesoura e pinça; e (**D**) cauterização e hemostasia por eletrocoagulação do tecido de granulação residual com bisturi elétrico.

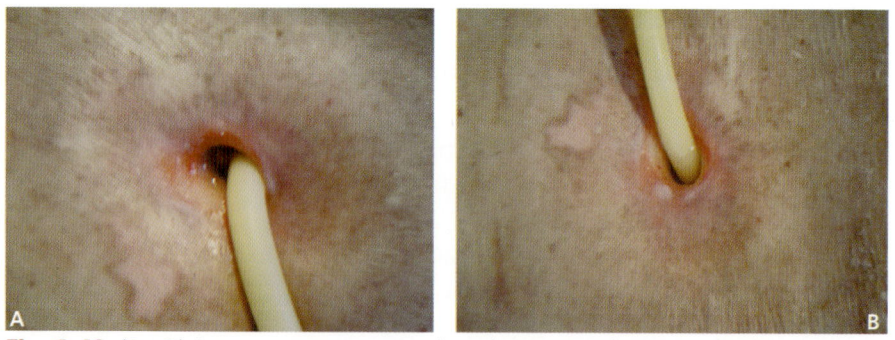

Fig. 4-43. (**A** e **B**) Aspecto externo, mostrando o alargamento do estoma da GEP e a lesão química ao redor.

Dermatite Química por Vazamento ao Redor da Sonda

É uma das complicações mais comumente encontradas com uso prolongado de sondas. Algum grau de vazamento é inevitável em momentos de aumento da pressão intra-abdominal. Um simples ajuste do posicionamento de um retentor externo é suficiente para resolver o vazamento.[42]

A lesão da pele periestomal pode evoluir com infecção secundária bacteriana ou fúngica (Fig. 4-44).

O tratamento medicamentoso inclui supressores da secreção ácida, prócinéticos e pomada à base de óxido de zinco.[42,64] Os casos associados à infecção bacteriana devem ser tratados com antibióticos sistêmicos.

Nos casos mais graves, pode ser necessário remover a GEP e colocar uma sonda nasojejunal, até a cicatrização do local.

Complicações Hemorrágicas

Os fenômenos hemorrágicos imediatos, precoces e tardios relacionados com a GEP, como os hematomas de parede gástrica anterior e posterior, lacerações esofágicas ou gástricas, ulcerações pela ponta do cateter, sangramentos no ponto de punção e lesões traumáticas do pertuito da gastrostomia no momento da troca da sonda, são eventos raros, mas potencialmente graves.[7,65,66]

O hematoma de parede gástrica, no momento da realização da GEP, é uma complicação pouco frequente, ocorrendo pela lesão inadvertida de um vaso no trajeto da agulha de punção ou de introdução de trocateres, geralmente resultando em pequenos hematomas sem repercussão clínica.[42,63] Apresenta-se como uma lesão abaulada, progressivamente expansível e com sangramento da parede gástrica, no local da punção. Nos casos tardios, evolui em questão de poucas horas, com exteriorização de sangramento ou quadro de hipotensão com queda do hematócrito. O tratamento do hematoma não complicado, quando

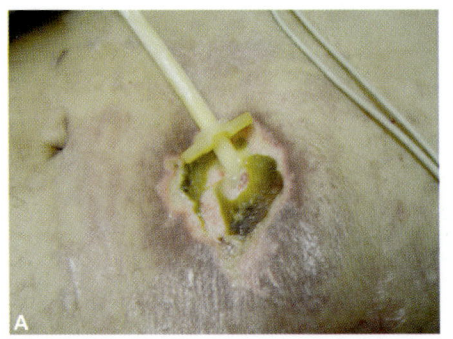

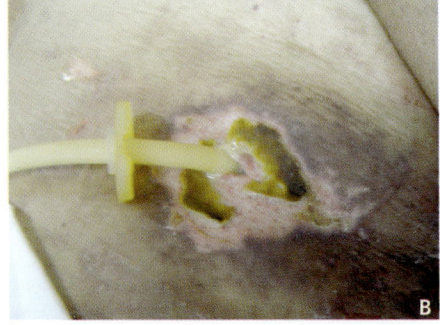

Fig. 4-44. (**A** e **B**) Aspecto da intensa lesão cutânea química causada pelo extravasamento de secreção acidobiliar ao redor da sonda, associado ao manejo inadequado dos cuidados locais, feitos através de curativo oclusivo.

identificado no momento do procedimento, pode ser realizado pelo endoscopista, utilizando a própria sonda, através da compressão do hematoma pelo retentor interno, geralmente sendo suficiente para hemostasia (Fig. 4-45). Nos casos mais graves, que resultam em hematoma volumoso ou progressivo, com repercussão clínica ou indicação de hemotransfusão, pode ser necessário tratamento cirúrgico de urgência.

Sangramento digestivo como complicação direta de sondas de GEP pode ser causado por ulceração da parede gástrica anterior, por pressão excessiva do retentor interno ou por ulceração da parede gástrica oposta, pela ponta da sonda. O trauma contínuo da ponta da sonda contra a mucosa gástrica da parede posterior ou da pequena curvatura é o mecanismo proposto para este tipo de lesão.[67,68] A hemostasia endoscópica é o tratamento inicial de escolha para as complicações hemorrágicas causadas pela ponta do cateter de GEP.

Fístula Gastrocolocutânea

Na maioria dos casos, a fístula gastrocolocutânea é formada no momento da realização da GEP, pela punção de uma alça interposta entre a parede abdominal e a parede gástrica.[69] Pode também se formar tardiamente, através de ulceração da parede gástrica e penetração do retentor interno até a alça intestinal adjacente.[42,70] A alça mais comumente envolvida é o cólon transverso e, em poucos casos, o intestino delgado.[70]

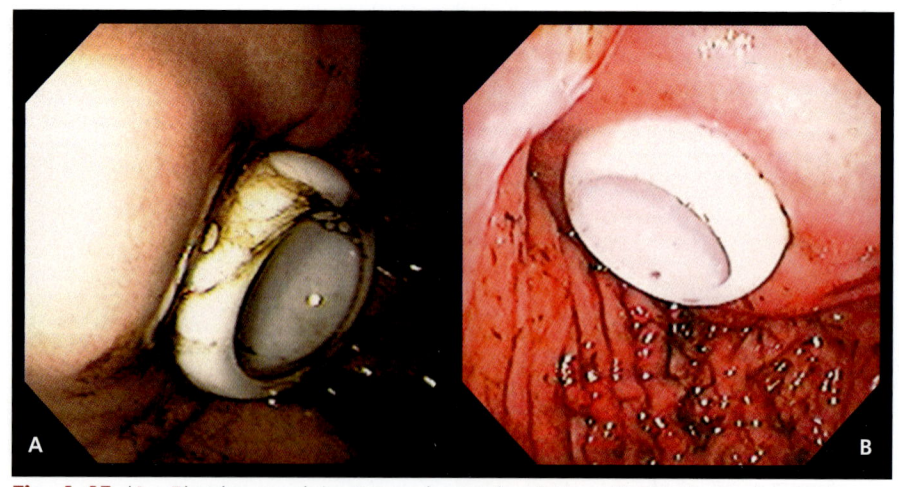

Fig. 4-45. (**A** e **B**) Volumosos hematomas de parede gástrica anterior, abaixo do retentor interno, sendo tratados pela aplicação de tração na sonda para compressão transmural do vaso perfurado.

Na maioria das vezes esta complicação é notada apenas no momento em que a sonda de GEP original é substituída por uma sonda de troca balonada, quando o novo cateter é posicionado no lúmen intestinal e não no gástrico.[69] Pode-se suspeitar de fístula quando ocorrem quadros diarreicos após a infusão de dieta pela sonda, inclusive com aspecto semelhante à dieta, saída de fezes pelo estoma da GEP, perda de peso inexplicada, obstrução intestinal e vômitos fecaloides.[42,62,70]

A prevenção consiste em adequadas insuflação gástrica suficiente, transiluminação, digitopressão e manobra do *safe-tract*.[71,72]

Nos casos de suspeita, o exame radiológico com injeção de contraste pela sonda é diagnóstico, desenhando o relevo colônico e, eventualmente, o do estômago (Fig. 4-46).[42,70]

O tratamento é feito pela remoção imediata da sonda de GEP por tração externa, seguida de curativo local. A fístula geralmente fecha espontaneamente, sendo o tratamento cirúrgico indicado em pacientes com peritonite, infecção cutânea, gravemente desnutridos ou com fístula persistente.[42,53,73]

Saída Acidental Precoce da Sonda e Peritonite

A retirada precoce da sonda de gastrostomia, inadvertida ou acidental, é uma complicação grave, cuja importância clínica reside no risco de separação dos folhetos serosos gástrico e peritoneal, permitindo a saída de secreção gástrica para a cavidade peritoneal pelo pertuito da GEP.

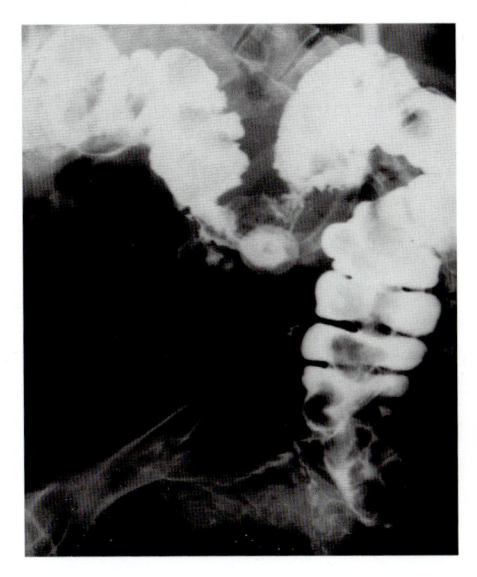

Fig. 4-46. Radiografia de abdome, após injeção de contraste pela sonda de gastrostomia, revelando a opacificação dos cólons sem a passagem do contraste para a luz gástrica.

Se a complicação é diagnosticada em ambiente hospitalar ou poucas horas após sua ocorrência, pode-se tentar sua correção através da técnica de NOTES, com acesso peroral do gastroscópio ao peritônio, através do orifício gástrico e reconfecção da GEP por tração, complementada por alguma técnica de gastropexia, após peritonioscopia e aspiração de resíduos nesta cavidade.

O tratamento cirúrgico deve ser realizado no caso de peritonite franca, com administração IV de antibioticoterapia de amplo espectro.

Fístula Gastrocutânea Persistente após Retirada da Sonda

Embora o fechamento do trato fistuloso, após a retirada da sonda, ocorra espontaneamente em poucas horas, eventualmente desenvolve-se fístula gastrocutânea persistente ou crônica (definida pela duração maior que 4 semanas).[74,75]

O tempo prolongado de permanência da sonda, associado à epitelização do pertuito, parecem ser o fator principal para a persistência da fístula.[75,76]

Técnicas combinadas de tratamento endoscópico podem evitar que o paciente seja submetido a procedimentos cirúrgicos de maior risco. A injeção de selante de fibrina no pertuito pode contribuir para o fechamento. A colocação de *hemoclips* para fechamento do orifício interno, precedida de escarificação com escova e coagulação do pertuito (com nitrato de prata ou eletrocoagulação bipolar) é feita sem dificuldade, permitindo a oclusão do trato e parada do vazamento (Fig. 4-47).[77]

Implante Metastático no Estoma

O implante metastático de células tumorais no estoma da GEP é uma complicação característica do procedimento em pacientes com câncer de cabeça e pescoço ou de esôfago.[78] Classificada como uma das complicações *maiores* da GEP, tem grande e negativo impacto na evolução dos pacientes.[79] No entanto, permanece sendo uma complicação muito rara.[80,81]

Apresenta-se, clinicamente, como massa exofítica periestomal, sangramento estomal de repetição, ulceração peristomal, obstrução da sonda ou massa abdominal profunda.[79] Os principais fatores de risco identificados foram a presença de carcinomas de grande tamanho da região faringoesofágica, principalmente epidermoides, pouco diferenciados e em estágio avançado.

O mecanismo fisiopatológico para o implante metastático no estoma ainda não foi completamente definido.[81,82] Existem três hipóteses: implante direto, disseminação hematogênica ou linfática e descamação com fixação de células neoplásicas.[83,84]

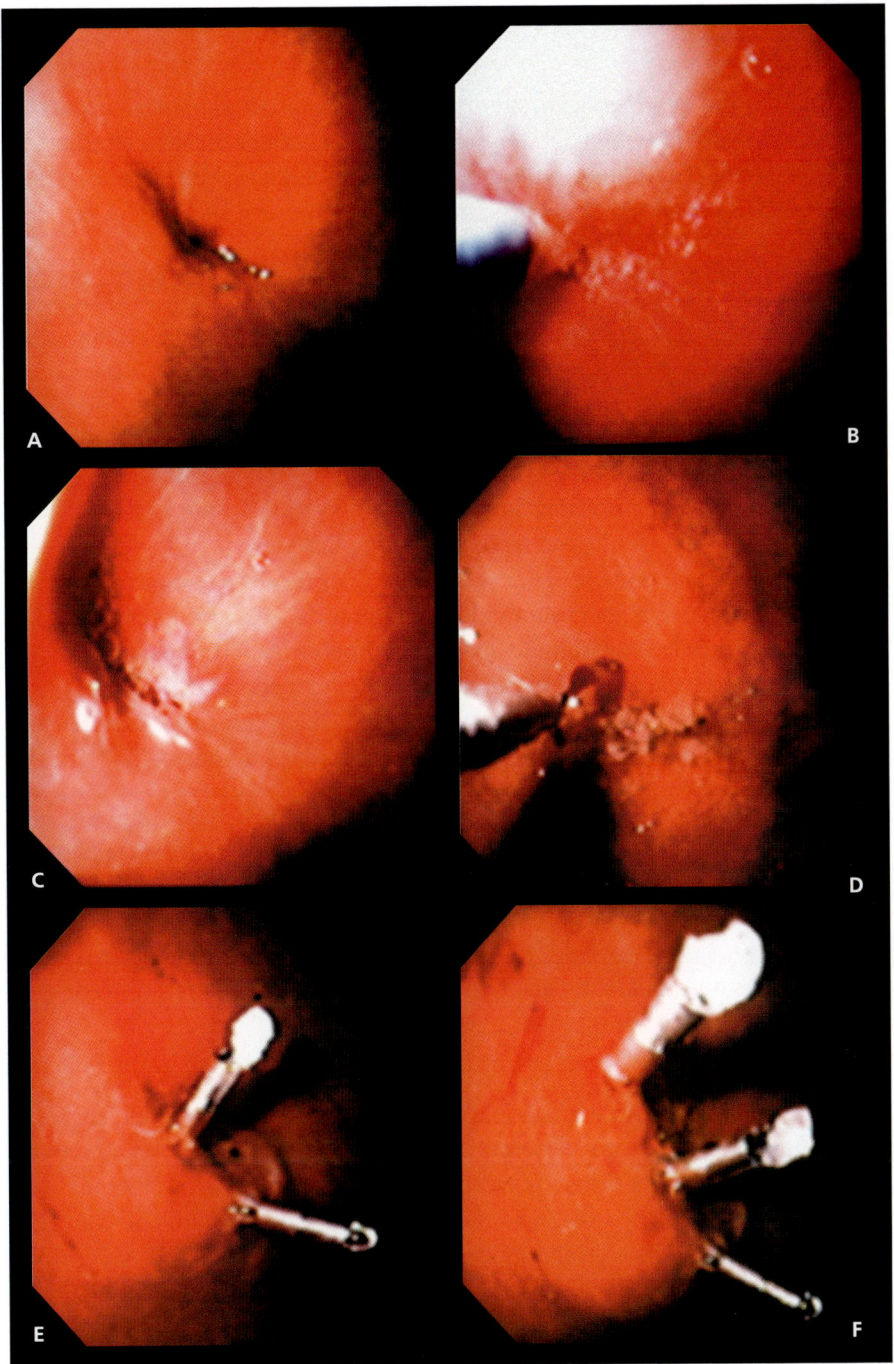

Fig. 4-47. Tratamento de fístula gastrocutânea persistente: (**A**) aspecto endoscópico do orifício interno da fístula; (**B** e **C**) cauterização do pertuito pela introdução de um cateter de eletrocoagulação bipolar; (**D-F**) fechamento completo do orifício interno da gastrostomia com a colocação de 3 *clips*.

Como forma de prevenção, sugere-se realizar o procedimento com auxílio de um *overtube*, o que pode não ser tão simples, ou utilizar técnicas alternativas de gastrostomia percutânea (endoscópicas ou radiológicas) que evitem a passagem peroral da sonda.[82]

JEJUNOSTOMIA ENDOSCÓPICA PERCUTÂNEA DIRETA (JEPD)

Alguns pacientes com quadros de refluxo gastroesofágico significativo ou gastroparesia estão sujeitos a graves complicações pulmonares aspirativas. A realização de uma gastrostomia pode não reverter ou piorar essas condições. Métodos endoscópicos para acesso enteral, adaptados do procedimento original da gastrostomia endoscópica percutânea (GEP), possibilitam a administração de nutrientes e medicamentos diretamente no lúmen jejunal, sem passagem pelo estômago, com redução dessas potenciais complicações.

O acesso jejunal pode ser conseguido por duas técnicas endoscópicas diferentes, que não devem ser confundidas. O cateter de extensão jejunal por GEP (J-GEP) é uma sonda jejunal, mais longa e de menor calibre, posicionada por dentro de uma sonda de gastrostomia previamente inserida. Por outro lado, a jejunostomia endoscópica percutânea direta (JEPD) é a colocação de uma sonda diretamente no lúmen jejunal, realizada nos moldes de uma GEP.[85]

Indicações

As principais indicações para realização de uma JEPD são intolerância para alimentação gástrica e/ou risco aumentado de aspiração traqueal de repetição (por refluxo gastroesofágico com gastroparesia ou dismotilidade gástrica de outras naturezas), estenose do trato de saída gástrico, ressecções gástricas parciais alargadas ou totais, tubo gástrico intratorácico em pós-operatório de esofagectomia e pancreatite aguda e suas complicações.[86,87]

Técnica de JEPD

A técnica da jejunostomia endoscópica percutânea direta é uma modificação do procedimento de GEP para alimentação jejunal.[87-89] Foi descrita pela primeira vez em pacientes submetidos à ressecção gástrica parcial ou total.[90] As taxas de sucesso do procedimento são mais elevadas em pacientes magros ou com alterações cirúrgicas prévias da anatomia do trato gastrointestinal (TGI) alto, principalmente, após ressecções de segmentos gástricos ou de delgado.[90]

A falha em completar o procedimento é maior na JEPD quando comparada com GEP e decorre de dificuldades técnicas durante o procedimento, como a incapacidade de conseguir ou manter a transiluminação através da alça jejunal e de estabilizar o pertuito da punção. Lesões obstrutivas gástricas ou duodenais podem impossibilitar o procedimento.

Como o diâmetro da luz jejunal é estreito, deve ser utilizada uma sonda de menor calibre, de 14 a 20 Fr, com um retentor interno menor, para não obstruir a alça intestinal. Deve ser utilizada, também, uma alça de polipectomia mais longa, para apreensão do fio, se for utilizado um colonoscópio ou um enteroscópio.

A JEPD requer uma equipe experiente e treinada em enteroscopia e colocação de sondas percutâneas.

▪ Descrição da Técnica Básica de Colocação

Com um gastroscópio convencional, um colonoscópio pediátrico ou um enteroscópio, avançados até o jejuno, é realizada a transiluminação e a manobra de indentação na alça de delgado. Esta região do abdome vai diferir da habitual para a GEP. Frequentemente, observa-se o melhor ponto para punção no quadrante superolateral esquerdo do abdome, sendo menos comuns as regiões mais inferiores, abaixo da linha umbilical. De maneira semelhante à da GEP, é aplicada anestesia tópica do ponto de incisão e do trajeto. Com o conjunto seringa/agulha de anestesia, a parede abdominal e o jejuno são puncionados até a identificação de sua ponta no lúmen jejunal. Facilita-se e protege-se esta punção, no intuito de reter o jejuno em sua posição, laçando-se a agulha com a alça de apreensão. É realizada uma incisão de cerca de 1 cm na pele, junto a agulha apreendida. Em seguida faz-se a punção com uma agulha calibrosa revestida por cateter plástico, de 14 ou 16 Fr, ao lado da agulha apreendida, até alcançar o lúmen. Solta-se a alça da primeira agulha e apreende-se com esta alça o cateter plástico, para mantê-lo preso e estável. Retira-se a agulha e introduz-se o fio de tração pelo cateter plástico, para o lúmen jejunal. Solta-se o cateter e apreende-se o fio de tração, que é então retirado, junto com o endoscópio, pelo boca. Faz-se o entrelaçamento deste fio de tração com a sonda de jejunostomia, e o conjunto é tracionado pela ponta do fio que se exterioriza através da parede abdominal, trazendo a sonda para a posição correta na alça jejunal, fixando-a na parede abdominal com o anteparo interno. Ajusta-se, por fim, o retentor externo (Fig. 4-48).[87,89,91] A reintrodução do aparelho para avaliação do posicionamento da sonda não é obrigatória, mas geralmente é feita por medida de segurança.

A técnica também pode ser realizada pela passagem de um endoscópio fino (ou mesmo convencional), através de uma gastrostomia madura, previamente colocada, e, se necessário, dilatada, para aceitar o aparelho mais calibroso,[92] manobra que pode facilitar a intubação jejunal mais distal. Após a realização da JEPD, deve ser colocada uma sonda de reposição no gastrostoma até a maturação do jejunostoma, quando, então, a sonda de GEP pode ser definitivamente retirada.

Da mesma maneira que para a GEP, dieta enteral de prova pode ser iniciada 3 a 4 horas após o procedimento.[87,89]

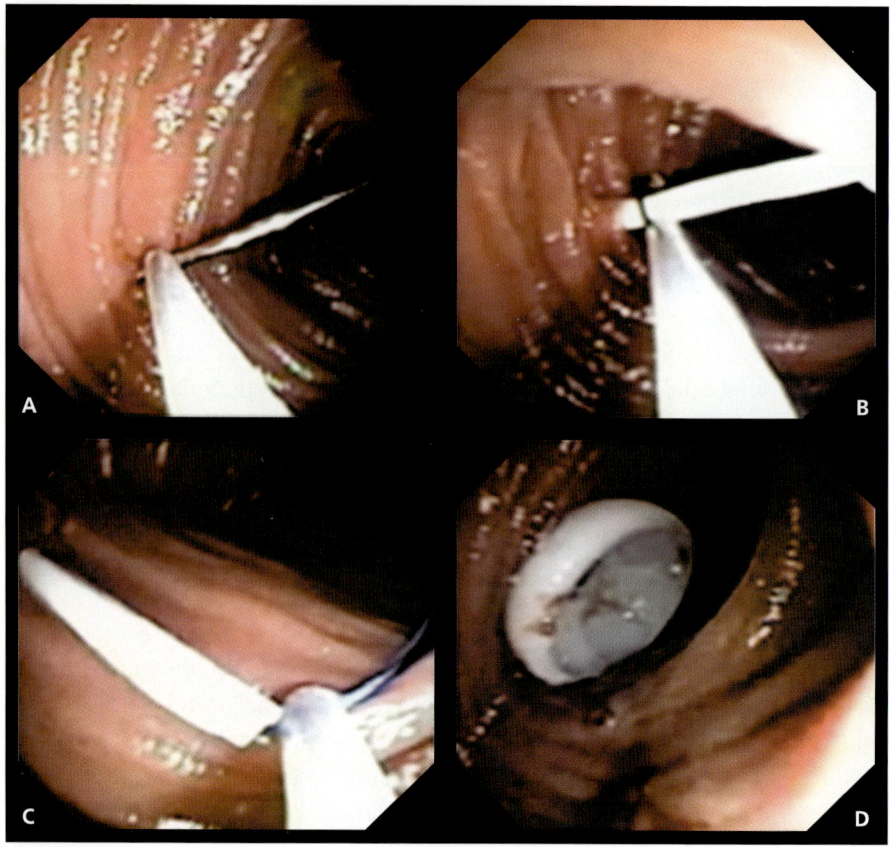

Fig. 4-48. Técnica de JEPD. (**A**) A agulha de anestesia local é introduzida no lúmen jejunal e apreendida pela alça, como medida de segurança; (**B**) a bainha plástica é apreendida pela alça; (**C**) o fio-guia é introduzido e apreendido pela alça; e (**D**) retentor interno da sonda posicionado.

Complicações da JEPD

As complicações podem ocorrer em até 20% dos casos. Em 2% deles, estas complicações são classificadas como complicações maiores, que incluem sangramento, formação de abscesso, perfuração colônica, peritonite, fascite necrosante e fístula persistente após a retirada da sonda, que podem necessitar de tratamento cirúrgico. As complicações menores, mais frequentes, são infecção periestomal, extravasamento e ulceração mucosa do jejuno.[85,87] Menos comumente ocorre a obstrução intermitente do intestino delgado, causada por um retentor interno de grande diâmetro.[42]

Cuidados com a Sonda Jejunal

Os cuidados de acompanhamento de pacientes submetidos a JEPD devem ser, ainda, mais intensos do que com a GEP.

Fatores de importância vital no manejo a curto e longo prazos das sondas de JEPD são os cuidados de enfermagem, do preparo e infusão da dieta e medicações e a educação de cuidadores e pacientes.

O estoma deve ser mantido limpo, seco e ventilado, sem curativos oclusivos, e manobras regulares de reajuste da posição do retentor externo e rotação da sonda auxiliam em sua manutenção e longevidade.

A administração de medicamentos deve ser em forma de líquidos ou exaustivamente macerados e diluídos, para se evitar obstrução da sonda. Os medicamentos devem ser infundidos separadamente, com irrigação da sonda entre cada um deles, para se evitar reações droga-droga que levem à possível formação de borras ou grumos na luz.

Se houver necessidade, por disfunção ou obstrução, a troca da sonda de JEPD pode ser realizada ambulatorialmente, pela colocação de um fio-guia por dentro da sonda a ser substituída, antes de sua retirada e colocação de uma sonda balonada, de pequeno calibre (14 a 20 Fr) por sobre o fio-guia, eventualmente sob controle radiológico.

REFERÊNCIAS BIBLIOGRÁFICAS

1. Eisen GM, Baron TH, Dominitz JA et al. (ASGE Standards of Practice Committee). Role of endoscopy in enteral feeding. *Gastrointest Endosc* 2002;55(7):794-97.
2. Gauderer MWL. Percutaneous endoscopic gastrostomy and the evolution of contemporary long-term enteral access. *Clin Nutr* 2002;21:103-10.
3. Jain R, Maple JT, Anderson MA et al. (ASGE Standards of Practice Committee). The role of endoscopy in enteral feeding. *Gastrointest Endosc* 2011;74(1):7-12.
4. Larson DE, Burton DD, Schroeder KW et al. Percutaneous endoscopic gastrostomy – indications, complications and mortality in 314 consecutive patients. *Gastroenterology* 1987;93(1):48-52.
5. Urban KG, Terris DJ. Percutaneous endoscopic gastrostomy by head and neck surgeons. *Otolaryngol Head Neck Surg* 1997;116:489-92.
6. Neeff M, Crowder VL, McIvor NP et al. Comparision of the use of endoscopic and radiologic gastrostomy in a single head and neck cancer unit. *ANZ J Surg* 2003;73:590-93.
7. Safadi BY, Marks JM, Ponsky JL. Percutaneous endoscopic gastrostomy: an update. *Endoscopy* 1998;30(9):781-89.
8. Rafferty GP, Tham TCK. Endoscopic placement of enteral feeding tubes. *World J Gastrointest Endosc* 2010;2(5):155-65.
9. Prosser B. Common issues in PEG tubes – What every fellow should know. *Gastrointest Endosc* 2006;64(6):970-72.
10. Kirby DF, DeLegge MH, Fleming CR. American Gastroenterological Association Technical Review on tube feeding for enteral nutrition. *Gastroenterol* 1995;108(4):1282-301.

11. August D, Teitelbaum D, Albina J et al. (ASPEN Board of Directors and The Clinical Guidelines Task Force). Guidelines for the use of parenteral and enteral nutrition in adult and pediatric patients. *J Parent Enteral Nutr* 2002;26(1 Suppl):1SA-138SA.
12. Stroud M, Duncan H, Nightingale J. Guidelines for enteral feeding in adult hospital patients. *Gut* 2003;52(Suppl VII):vii1-12.
13. Löser C, Aschl G, Hébuterne X et al. ESPEN guidelines on artificial enteral nutrition – Percutaneous Endoscopic Gastrostomy (PEG). *Clin Nutr* 2005;24:848-61.
14. Westaby D, Young A, O'Toole P et al. The provision of a percutaneously placed enteral tube feeding service. *Gut* 2010;59:1592-605.
15. Ponsky JL, Gauderer MWL. Percutaneous endoscopic gastrostomy: indications, limitations, techniques, and results. *World J Surg* 1989;13(2):165-70.
16. Gauderer MWL, Ponsky JL, Izant Jr RJ. Gastrostomy without laparotomy: a percutaneous endoscopic technique. *J Ped Surg* 1980;15(6):872-75.
17. Sachs BA, Vine HS, Palestrant AM et al. A nonoperative technique for establishment of a gastrostomy in the dog. *Invest Radiol* 1983;18:485-87.
18. Russell TR, Brotman M, Norris F. Percutaneous gastrostomy: a new simplified and cost-effective technique. *Am J Surg* 1984;148(1):132-37.
19. Hashiba K. Técnica de abertura de gastrostomia sob controle e manipulação endoscópica. *Rev Paulista Med* 1980;95:38-39.
20. Kusaka K, Itoh T, Kawaura K et al. Three-point fixation of stomach to abdominal wall in the percutaneous endoscopic gastrostomy procedure. *Endoscopy* 2005;37:494.
21. Giordano-Nappi JH, Ishioka S, Maluf-Filho F et al. A new device for the introducer technique for percutaneous endoscopic gastrostomy placement. *Endoscopy* 2007;39:E274-75.
22. Campoli PMO, Cardoso DMM, Turchi MD et al. Assessment of safety and feasibility of a new technical variant of gastropexy for percutaneous endoscopic gastrostomy: an experience with 435 cases. *BMC Gastroenterol* 2009;9:48.
23. Van Dick E, Macken EJ, Roth B et al. Safety of pull-type and introducer percutaneous endoscopic gastrostomy tubes in oncology patients: a retrospective analysis. *BMC Gastroenterol* 2011;11:23.
24. Fernandez I, Rodriguez S, Gonzalez A et al. A comparative study of 2 technics of percutaneous endoscopic gastrostomy. *Rev Esp Enferm Dig* 1995;87(5):357-61.
25. Hogan RB, DeMarco DC, Hamilton JK et al. Percutaneous endoscopic gastrostomy – to push or pull. A prospective randomized trial. *Gastrointest Endosc* 1986;32(4):253-58.
26. Kozarek RA, Ball TJ, Ryan JA. When push comes to shove: a comparison between two methods of percutaneous endoscopic gastrostomy. *Am J Gastroenterol* 1989;81(8):642-46.
27. Akkersdijk WL, Roukema JA, van der Werken C. Percutaneous endoscopic gastrostomy for patients with severe cerebral injury. *Injury* 1998;29(1):11-14.
28. Deitel M, Bendango M, Spratt EH et al. Percutaneous endoscopic gastrostomy by the "pull" and "introducer" methods. *Can J Surg* 1988;31:102-4.
29. Tucker AT, Gourin CG, Ghegan MD et al. "Push" versus "pull" percutaneous endoscopic gastrostomy tube placement in patients with advanced head and neck cancer. *Laryngoscope* 2003;113(11):1898-902.
30. Maetani I, Tada T, Ukita T et al. PEG with introducer or pull method: a prospective randomized comparison. *Gastrointest Endosc* 2003;57(7):837-41.
31. Foster JM, Filocamo P, Nava H et al. The introducer technique is the optimal method for placing percutaneous endoscopic gastrostomy tubes in head and neck cancer patients. *Surg Endosc* 2007;21(6):897-901.

32. Rimon E. The safety and feasibility of percutaneous endoscopic gastrostomy placement by a single physician. *Endoscopy* 2001;33(3):241-44.
33. Rejchrt S, Bures J. PEG placement by a single physician. *Endoscopy* 2002;34(10):842.
34. Horiuchi A, Makayama Y, Fujii H et al. Endoscopic holder-assisted percutaneous endoscopic gastrostomy placement: results of a prospective, randomized comparison study. *Gastrointest Endosc* 2006;64(4):627-31.
35. Ponsky JL. Percutaneous endoscopic gastrostomy. *J Gastrointest Surg* 2004;8(7):901-4.
36. Foutch PG, Talbert GA, Waring JP et al. Percutaneous endoscopic gastrostomy in patients with prior abdominal surgery: virtues of the safe tract. *Am J Gastroenterol* 1988;83(2):147-50.
37. Sartori S, Trevisani L, Nielsen I et al. Percutaneous endoscopic gastrostomy placement using the pull-through or push-through techniques: is the second pass of the gastroscope necessary? *Endoscopy* 1996;28(8):686-88.
38. Odelowo OO, Dasaree L, Hamilton Y et al. Is repeat endoscopy necessary after percutaneous endoscopic gastrostomy? *J Assoc Acad Minor Phys* 2002;13(2):57-58.
39. Schapiro GD, Edmundowicz SA. Complications of percutaneous endoscopic gastrostomy. *Gastrointest Endosc Clin N Am* 1996;6:409-22.
40. Walton GM. Complications of percutaneous endoscopic gastrostomy in patients with head and neck cancer – an analysis of 42 patients. *Ann R Coll Surg Engl* 1999;81:272-76.
41. Schurink CAM, Tuynman H, Scholten P et al. Percutaneous endoscopic gastrostomy: complications and suggestions to avoid them. *Eur J Gastroenterol Hepatol* 2001;13(7):819-23.
42. McClave SA, Chang WK. Complications of enteral access. *Gastrointest Endosc* 2003;58(5):739-51.
43. Taylor CA, Larson DE, Ballard DJ et al. Predictors of outcome after percutaneous endoscopic gastrostomy: a community-based study. *Mayo Clin Proc* 1992;67(11):1042-49.
44. Taller A, Horvath E, Iliás L et al. Technical modifications for improving the success rate of PEG tube placement in patients with head and neck cancer. *Gastrointest Endosc* 2001;54:633-6.
45. Corry J, Poon W, McPhee N et al. Prospective study of percutaneous endoscopic gastrostomy versus nasogastric tubes for enteral feeding in patients with head and neck cancer undergoing (chemo)radiation. *Head Neck* 2009;31:867-76.
46. Vanek VW. Ins and outs of enteral access: part 2 – Long term acces – Esophagostomy and gastrostomy. *Clin Nutr Pract* 2003;18(1):50-74.
47. Meine G, Lukashok H, Mello G et al. Buried bumper syndrome as a complication of percutaneous endoscopic gastrostromy in cancer patients: the Brazilian experience. *Dig Endosc* 2007;19:22-25.
48. Avery C, Shenoy S, Shetty S et al. The prospective experience of a maxillofacial surgeon with the percutaneous endoscopic gastrostomy technique. *Int J Oral Maxillofac Surg* 2008;37:140-48.
49. Shastri YM, Shirodkar M, Mallath MK. Endoscopic feeding tube placement in patients with cancer: a prospective clinical audit of 2055 procedures in 1866 patients. *Aliment Pharmacol Ther* 2008;27:649-58.
50. Tokunaga T, Kubo T, Ryan S et al. Long-term outcome after placement of a percutaneous endoscopic gastrostomy tube. *Geriatr Gerontol Int* 2008;8:19-23.

51. Fox VL, Abel SD, Malas S et al. Complications following percutaneous endoscopic gastrostomy and subsequent catheter replacement in children and young adults. *Gastrointest Endosc* 1997;45:64-71.
52. Lin HS, Ibrahin HZ, Kheng JW et al. Percutaneous endoscopic gastrostomy: strategies for prevention and management of complications. *Laryngoscope* 2001;111:1847-52.
53. Eisen GM, Baron TH, Dominitz JA et al. (ASGE Standards of Practice Committee). Complications of upper GI endoscopy. *Gastrointest Endosc* 2002;55(7):784-93.
54. Jain NK, Larson DE, Schroeder KW et al. Antibiotic prophylaxis for percutaneous endoscopic gastrostomy. A prospective, randomized, double-blind clinical trial. *Ann Intern Med* 1987;107(6):824-28.
55. Sharma VK, Howden CW. Meta-analysis of randomized, controlled trials of antibiotic prophylaxis before percutaneous endoscopic gastrostomy. *Am J Gastroenterol* 2000;95:3133-36.
56. Jafri NS, Mahid SS, Minor KS et al. Meta-analysis: antibiotic prophylaxis to prevent peristomal infection following percutaneous endoscopic gastrostomy. *Aliment Pharmacol Ther* 2007;25:647-56.
57. Lipp A, Lusardi G. A systematic review of prophylatic antimicrobials in PEG placement. *J Clin Nurs* 2009;18(7):938-48.
58. Ma MM, Semlacher EA, Fedorak RN et al. The buried gastrostomy bumper syndrome: prevention and approaches to removal. *Gastrointest Endosc* 1995;41(5):505-8.
59. Rino Y, Tokunaga M, Morinaga S et al. The buried bumper syndrome: an early complication of percutaneous endoscopic gastrostomy. *Hepato-Gastroenterol* 2002;49:1183-84.
60. Anagnostopoulos GK, Kostopoulos P, Arvanitidis DM. Buried bumper syndrome with a fatal outcome, presenting early as gastrointestinal bleeding after percutaneous endoscopic gastrostomy placement. *J Postgrad Med* 2003;49:325-27.
61. Schwartz HI, Goldberg RI, Barkins JS et al. PEG feeding tube migration and erosion into the abdominal wall (letter). *Gastrointest Endosc* 1989;35:134.
62. Segal D, Michaud L, Guimber D et al. Late-onset complications of percutaneous endoscopic gastrostomy in children. *J Ped Gastroenterol Nutr* 2001;33(4):495-500.
63. Rigdon EE, Kukora JS. Management of leakage from gastrostomy sites. *Am Surg* 1983;49(10):531-32.
64. Schrag SP, Sharma R, Jaik NP et al. Complications related to percutaneous endoscopic gastrostomy (PEG) tubes. A compreensive clinical review. *J Gastrointest Liver Dis* 2007;16(4):407-18.
65. Nishiwaki S, Araki H, takada J et al. Clinical investigation of upper gastrointestinal hemorrhage after percutaneous endoscopic gastrostomy. *Dig Endosc* 2010;22(3):180-85.
66. Chikamori F, Kuniyoshi N, kawashima T et al. Huge submucosal hematoma of the stomach after accidental removal of the percutaneous endoscopic gastrostomy tube. *Dig Endosc* 2003;15:341-43.
67. Wiener GJ. Complications caused by the tip of gastrostomy tubes and Foley catheters. *Am J Gastroenterol* 1999;94(12);3656-57.
68. Nzeako UC, Murray JA, Chari ST. Role of tube design and selection in occurrence of gastric lesser curvature ulceration by percutaneous gastrostomy tubes. *Dig Dis Sci* 2001;46(9):1827-32.

69. Smyth GP, McGreal GT, McDermott EWM. Delayed presentation of a gastric colocutaneous fistula after percutaneous endoscopic gastrostomy. *Nutrition* 2003;19(10):905-6.
70. Patwardhan N, McHugh K, Drake D *et al*. Gastroenteric fistula complicating percutaneous endoscopic gastrostomy. *J Ped Surg* 2004;39(4):561-64.
71. Beasley SW, Catto-Smith AG, Davidson PM. How to avoid complications during percutaneous endoscopic gastrostomy. *J Ped Surg* 1995;30(5):671-73.
72. Kavic SM, Basson MD. Complications of endoscopy. *Am J Surg* 2001;181:319-32.
73. Khattak IU, Kiely EM, Spitz L. percutaneous endoscopic gastrostomy in paediatric practice: complications and outcome. *J Ped Surg* 1998;33(1):67-72.
74. Gordon JM, Langer JC. Gastrocutaneous fistula in children after removal of gastrostomy tube: incidence and predictive factors. J Ped Surg 1999;34(9):1345-46.
75. Janik TA, Hendrickson RJ, Janik JS *et al*. Analysis of factors affecting the spontaneous closure of a gastrocutaneous fistula. *J Ped Surg* 2004;39(8):1197-99.
76. Davies BW, Watson AR, Coleman JE *et al*. Do gastrostomies close spontaneously? A review of the fate of gastrostomies following successful renal transplantation in children. *Pediatr Surg Int* 2001;17:326-28.
77. Teitelbaum JE, Gorcey SA, Fox VL. Combined endoscopic cautery and clip closure of cronic gastrocutaneous fistulas. *Gastrointest Endosc* 2005;62(3):432-35.
78. Brown MC. Cancer metastasis at percutaneous endoscopic gastrostomy stomata is related to the hematogenous or lymphatic spread of circulating tumor cells. *Am J Gastroenterol* 2000;95(11):3288-91.
79. Tsai JK, Schattner M. percutaneous endoscopic gastrostomy site metastasis. *Gastrointest Endosc Clin N Am* 2007;17:777-86.
80. Cruz I, Mamel JJ, Brady OG *et al*. Incidence of abdominal wall metastasis complicating PEG tube placement in untreated head and neck cancer. *Gastrointest Endosc* 2005;62(5):708-11.
81. Cappell MS. Risk factors and risk reduction of malignant seeding of the percutaneous endoscopic gastrostomy track from pharyngoesophageal malignancy: a review of all 44 known reported cases. *Am J Gastroenterol* 2007;102(6):1307-11.
82. Ananth S, Amin M. Implantation of oral squamous cell carcinoma at the site of a percutaneous endoscopic gastrostomy: a case report. *Br J Oral Maxillofac Surg* 2002;40:125-30.
83. Attoun A, Glastonbury C, Yee J. Metastatic head and neck carcinoma in a percutaneous endoscopic gastrostomy site. *Otolaryngol Head Neck Surg* 2004;131:321-23.
84. Hawken RMA, Williams RW, Bridger MWM *et al*. Puncture-site metastasis in a radiologically inserted gastrostomy tube: case report and literature review. *Cardiovasc Intervent Radiol* 2005;28:377-80.
85. Mellert J, Naruhn MB, Grund KE *et al*. Direct endoscopic percutaneous jejunostomy (EPJ). *Surg Endosc* 1994;8:867-70.
86. Habib A, Kirby D. Enteral nutrition access devices. *Curr Gastroenterol Reports* 1999;1:354-61.
87. DiSario JA, Baskin WN, Brown RD *et al*. Endoscopic approaches to enteral nutritional support. *Gastrointest Endosc* 2002;55(7):901-8.
88. Barrera R, Schattner M, Nygard S *et al*. Outcome of direct percutaneous endoscopic jejunostomy tube placement for nutritional support in critically ill, mechanically ventilated patients. *J Crit Care* 2001;16(4):178-81.
89. Ginsberg GG. Direct percutaneous jejunostomy. *Tech Gastrointest Endosc* 2001;3(1):42-49.

90. Shike M, Schroy P, Ritchie MA *et al*. Percutaneous endoscopic jejunostomy in cancer patients with previous gastric resection. *Gastrointest Endosc* 1987;33:372-74.
91. Fan AC, Baron TH, Rumalla A *et al*. Comparision of direct percutaneous endoscopic jejunostomy and PEG with jejunal extension. *Gastrointest Endosc* 2002;56(6):890-94.
92. Baron TH. Direct percutaneous endoscopic jejunostomy through a mature tract. *Gastrointest Endosc* 2002;56(6):946-47.

5

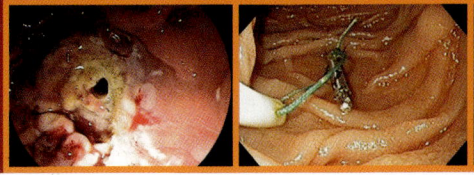

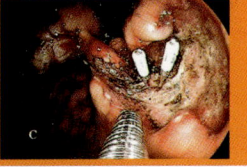

POSICIONAMENTO ENDOSCÓPICO DE SONDAS NASOENTERAIS – INDICAÇÕES, TÉCNICAS E COMPLICAÇÕES

Luiz Cláudio Miranda da Rocha
Oscar Armando Ayub Pérez
Débora Lucciola Coelho

INTRODUÇÃO

A administração de nutrientes por sonda posicionada no estômago ou intestino delgado é denominada, genericamente, de nutrição enteral (NE). Este procedimento é um desafio que envolve equipe multidisciplinar. Quando bem realizada, tem papel fundamental na redução da morbidade e mortalidade de uma gama variada de pacientes. Incluem-se pacientes aguda e criticamente enfermos em unidades de terapia intensiva, em pós-operatório de diversas cirurgias, aqueles com doenças neurológicas crônicas, com disfagia mecânica e com algum grau de disfunção gastrointestinal. Ou seja, é utilizada em pacientes incapazes de manter um aporte via oral compatível com sua demanda e que tem o trato gastrointestinal íntegro e funcional. A nutrição enteral geralmente é preferida com relação à nutrição parenteral, em razão do conhecimento da importância da via enteral na manutenção da estrutura e função intestinal e hepática, além de cursar com riscos e custos inferiores. A utilização de sondas nasogástrica e nasoentérica (SNE) com esse fim advém do início do século passado. Inicialmente, as sondas eram grossas e pouco maleáveis. Nos últimos anos, com o advento de novos materiais, como poliuretano, polietileno e silicone, as sondas tornaram-se mais finas e maleáveis. São chamadas, genericamente, de sondas nasoentéricas ou de Dobb-Hoff, em referência a Dobbie e Hoffmeister que preconizaram o seu uso nos anos 1970. Na maioria das vezes, é possível o posicionamento da sonda por via nasal até o estômago ou duodeno distal de maneira cega. Em alguns casos pode ser necessário realizar endoscopia digestiva para a monitorização da passagem da sonda ou mesmo o seu posicionamento no local definido. Dessa forma, o endoscopista tem um papel importante na nutrição enteral atuando decisivamente na realização e manutenção destes acessos criados artificialmente. Neste capítulo, abordaremos os seguintes tópicos: as indicações da nutrição e do acesso enteral com SNE, com foco na indicação da passagem da sonda por endoscopia, o local mais apropriado de colocação da sonda, as técnicas de passagem da sonda seja às cegas, com controle radiológico e, especialmente, sob controle endoscópico e, por fim, as complicações do ato da passagem por endoscopia e do uso da SNE.

INDICAÇÕES DE DIETA ENTERAL

O suporte nutricional desempenha papel de destaque no manejo clínico de pacientes com ingesta via oral insatisfatória. A NE deve ser proposta para pacientes com trato digestório íntegro e com função preservada, mas que, por diversos motivos, são incapazes de consumir por via oral a quantidade suficiente de calorias para suprir suas necessidades. Dentre as principais indicações de suporte nutricional enteral temos os quadros clínicos graves (demanda nutricional aumentada), baixa ingesta calórica voluntária (p. ex., demência), disfagia motora e neurológica, pancreatite aguda grave, síndrome do intestino curto, estados hipercatabólicos (politraumatismo e grandes queimados, fibrose cística, doença de Crohn), desnutrição grave no pré-operatório de cirurgias eletivas de grande porte, trauma de face, obstrução por neoplasia, gastroparesia persistente e transplante de medula óssea na vigência de quimioterapia. Há, ainda, as situações em que a dieta via oral pode agravar o quadro clínico (p. ex., fístulas de alto débito) sendo necessário outra via de nutrição.[1-3]

Diante da perspectiva de suporte nutricional de curto prazo (até 30 dias), habitualmente opta-se pela SNE.[1,2,4] São beneficiados com a passagem de SNE, também, aqueles indivíduos que ainda não têm seu quadro clínico e prognóstico bem elucidado (p. ex., acidente vascular encefálico recente). Nas situações em que se prevê necessidade prolongada de dieta enteral, o acesso direto percutâneo é mais indicado (gastrostomia ou jejunostomia). Dentre as formas de oferta de nutrientes o acesso enteral tem grande importância por ser menos invasivo, menos oneroso, oferecer dieta de forma mais fisiológica e menos mórbida que a nutrição parenteral (NP).[1-4] A NE reduz tanto os índices de complicações infecciosas quanto a mortalidade quando comparada à NP. A justificativa principal para tais benefícios se baseia no fato de que a NE estimula o trofismo da mucosa intestinal, mantendo sua integridade e função. Estudos mostram que a carência de nutrientes na luz intestinal favorece a atrofia da mucosa, aumentando sua permeabilidade a bactérias e toxinas, além da formação de mediadores pró-inflamatórios. Sabe-se que o comprometimento da mucosa intestinal predispõe pacientes com quadro clínico grave ao desenvolvimento da síndrome da resposta inflamatória sistêmica e evolução para a falência de múltiplos órgãos. Este processo pode ser inibido, parcialmente, pela oferta de NE, favorecendo a melhora clínica quando comparado a pacientes em NP ou sem suporte nutricional algum. A pancreatite aguda grave é um modelo típico de sepse em virtude da quebra da barreira intestinal por atrofia.[1,5] No caso específico da pancreatite aguda grave, a NE reduz tanto os índices de complicações infecciosas quanto a mortalidade quando compara a NP.[5]

O suporte nutricional, de forma geral, melhora a recuperação no pós-operatório durante a fase de resposta endócrino-metabólica-inflamatória. Nas cirurgias eletivas do trato digestório, a NE precoce reduz o tempo de internação e complicações pós-operatórias. No entanto, sua introdução costuma ser postergada em virtude da possibilidade de complicações como íleo prolongado, obstrução e deiscência da anastomose. Nas cirurgias colorretais, a NE precoce não apenas se mostrou segura como também foi associada a menor incidência de íleo pós-operatório. Nas cirurgias abdominais de urgência, a introdução de dieta enteral em até 48 horas de pós-operatório mostrou redução na mortalidade intra-hospitalar, tempo de internação e complicações pulmonares. Além disso, não houve aumento na mortalidade global ou na incidência de fístulas. NE precoce no pós-operatório, seja de cirurgias abdominais eletivas ou de urgência, é uma conduta viável desde que o paciente não apresente choque grave ou instabilidade da anastomose.[6-9]

Vários estudos mostram que a nutrição por jejunostomia, comparada com NP, está associada a menores taxas de complicações infecciosas em pacientes politraumatizados. Os melhores resultados foram obtidos entre aqueles que iniciaram a dieta enteral nas primeiras 24 horas pós-trauma.[6,10]

O transplante de medula óssea, associado à quimioterapia, pode cursar com consumpção e desnutrição. A NE é capaz de melhorar os parâmetros nutricionais e a sobrevida deste grupo de pacientes com relação à dieta oral exclusiva. Quando comparados grupos de transplantados (medula óssea) recebendo dieta enteral e parenteral, o segundo demonstra melhor manutenção da massa corporal, porém com maior custo – mais que o dobro da NE. Além disso, a evolução clínica dos dois grupos se mostrou equivalente.[1,11]

Vale ressaltar que o uso da SNE não se restringe à oferta de dieta como também tem grande utilidade na hidratação dos pacientes e administração de medicamentos, evitando, com frequência, a necessidade de acesso venoso.

Nos quadros clínicos descritos acima, indica-se a SNE pois a NE deverá ser iniciada precocemente e por um período limitado ou indefinido de tempo. Considerando as características clínicas desses pacientes, uma excelente opção é o posicionamento endoscópico da SNE, que é feito de forma rápida, segura e permite o início precoce da dieta.

POSICIONAMENTO DA SONDA NASOENTÉRICA

O posicionamento da SNE (pré ou pós-pilórico) ainda é controverso. A escolha pela topografia pré-plórica é frequente na prática médica. As indicações e contraindicações são as mesmas para o suporte nutricional em geral. Contraindicações específicas para a oferta de dieta em posição gástrica incluem intolerância a oferta de dieta pré-pilórica em decorrência de náuseas e vômitos persistentes, dor abdominal associada à administração de dieta e regurgitação frequente da fórmula. Contraindicações relativas incluem doença do refluxo gastroesofágico grave, dismotilidade esofágica com regurgitação e esvaziamento gástrico lento. As situações em que se indica o posicionamento pós-pilórico são, basicamente, aqueles casos que não toleram bem a oferta de dieta diretamente no estômago: broncoaspiração de dieta, refluxo gastroesofágico grave, êmese recorrente, dismotilidade gastroduodenal, obstrução duodenal (desde que permita a passagem da SNE). A passagem de SNE até o jejuno é feita com frequência durante cirurgias abdominais de grande porte. A drenagem gástrica pode ser feita concomitantemente com a nutrição enteral.[1]

Estudos que comparam a oferta de dieta pré e pós-pilórica mostram índices similares de pneumonia e mortalidade, percentual da meta de ingesta calórica atingida e tempo de internação na unidade de terapia intensiva. No entanto, a nutrição por jejunostomia demonstrou prevenir aspiração de dieta e a maioria dos *experts* e sociedades profissionais recomendam nutrição enteral distal para tentar prevenir a broncoaspiração nos pacientes com história de regurgitação e aspiração de dieta.[4]

O posicionamento da SNE na pancreatite grave gera certo grau de discordância. Muitos serviços adotam a posição pós-pilórica como rotina. Esta conduta está baseada na teoria de que a administração de dieta no estômago, duodeno ou jejuno proximal estimularia a secreção pancreática, piorando o quadro de base. No entanto, quando é feita cerca de 60 cm distalmente ao ângulo de Treitz isso não aconteceria. Além disso, a gastroparesia com esvaziamento gástrico lentificado seria uma contraindicação relativa ao posicionamento pré-pilórico da SNE. Assim, muitos autores recomendam a dieta enteral em posição jejunal na vigência de pancreatite aguda grave e crônica. Os *guidelines* mais recentes recomendam a dieta enteral na vigência de pancreatite grave, porém, mais estudos são necessários para definir qual a melhor via de acesso nutricional. Apesar de ser a prática de muitas equipes, a NP não é superior à NE na pancreatite. Nos casos leve/moderado, a dieta pode ser inclusive, oral e iniciada assim que houver melhora clínica da pancreatite.[1,5,12-16] Esta discussão a respeito da dieta pré ou pós-pilorica tem importância para o endoscopista. Uma uma vez definido que a NE deve ser distal ao piloro, indica-se o posicionamento neste ponto com o auxílio da endoscopia.

TÉCNICAS PARA INTRODUÇÃO DE SONDAS PRÉ E PÓS-PILÓRICAS

As sondas nasoentéricas (SNEs), classicamente, podem ser inseridas às cegas, na beira do leito ou com auxílio endoscópico ou radioscópico, podendo ser de diferentes diâmetros e materiais, como silicone ou poliuretano.

Existem várias técnicas através das quais podemos avançar uma SNE a partir da narina ou a partir da boca até as porções proximais do tubo digestório superior. Na literatura, são descritas diferentes técnicas com resultados variados.

A inserção às cegas das SNEs à beira do leito oferece algumas vantagens com relação à introdução das mesmas com auxílio endoscópico, entre elas o menor custo e sua maior disponibilidade, podendo ser realizada por enfermeiras familiarizadas com o método. Esta técnica, porém, resulta em posicionamento na traqueia ou pulmão em 0,5 a 16% das vezes, e na pleura em 0,3 a 15% dos casos, podendo ocasionar pneumotórax ou infusão pulmonar ou pleural da fórmula alimentar. A migração espontânea pós-pilórica após seu posicionamento gástrico, com ou sem o uso de gastrocinéticos, acontece apenas em 5 a 15% dos casos.[1,17] A primeira medida a ser realizada com esta técnica é a medição da extensão da sonda a ser introduzida, para isso coloca-se sua extremidade distal na ponta do nariz, estendendo-a até o lóbulo da orelha e daí até o apêndice xifoide (Fig. 5-1). Quando houver indicação do posicionamento no estômago, introduzi-la até este ponto. Para o posicionamento na segunda e na terceira porção do duodeno ou jejuno, deverá ser introduzido pelo menos 25 cm a mais, para que possa migrar espontaneamente com o estímulo peristáltico.[18]

Quando o paciente estiver acordado, é colocado na posição semissentado com a cabeceira do leito em 45 graus e solicita-se ao mesmo que degluta durante a passagem da sonda através do cricofaríngeo, ou até mesmo pode-se oferecer um pouco de água e pedir-lhe para dar pequenos goles.[18] Em cada deglutição, introduzir lenta e delicadamente a sonda através da narina, avançan-

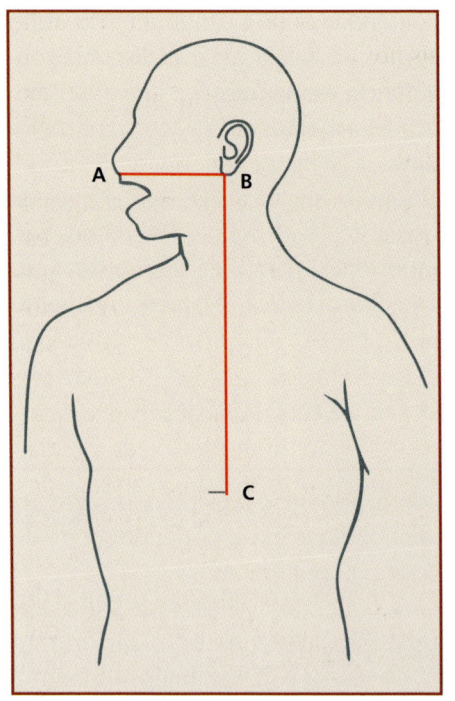

Fig. 5-1. Medição do comprimento da sonda a ser introduzida para seu posicionamento gástrico. *(A)* Asa do nariz. *(B)* Lóbulo da orelha. *(C)* Apêndice xifoide. Para seu posicionamento enteral deve-se introduzir +/- 25 cm a mais.

do até o esôfago ou estômago, guiando-se pela medida feita anteriormente, tendo cuidado com qualquer sinal de intubação do trato respiratório.[19] Quando o paciente estiver sedado, a posição ideal é a de decúbito lateral direito, com uma leve inclinação da cabeceira do leito. Algumas manobras podem facilitar a progressão das sondas além do cricofaríngeo. Entre elas temos a inserção da sonda com sua curvatura natural invertida, o deslocamento digital da SNE através da boca e o deslocamento da laringe para frente (manobra de Sellick invertida). Pode-se também, durante a passagem da sonda pelo estômago, realizar uma cuidadosa insuflação gástrica, introduzindo-a com torque em sentido horário. O tempo médio destas manobras varia de 22 a 40 minutos e a taxa de sucesso está entre 70 e 93% para posicionamento pós-pilórico e 17% para intubação jejunal.[1,17,20,21] Quando, apesar das manobras descritas, ainda existir dificuldade na transposição da SNE além do cricofaríngeo, esta pode ser direcionada utilizando uma pinça de Magill com auxílio de um laringoscópio ou de um videolaringoscópio (Glidescope) (Fig. 5-2).[19,22-25] É importante mencionar, também, que ao introduzir a SNE às cegas, utilizando um fio-guia flexível e pouco rígido, ao alcançar as porções pós-pilóricas, podemos estar formando uma alça ao longo da grande curvatura e, assim, ocasionar o deslocamento retrógrado do conjunto fio-guia/sonda (Fig. 5-2). Este fato pode ser minimizado utilizando fios-guias mais rígidos, dois ou mais fios de colangiografia de 0,035, ou uma pinça de biópsias, o que irá contribuir para direcionar a força de inserção ao longo de um eixo longitudinal, adjacente à pequena curvatura, com um mínimo de arqueamento do conjunto fio-guia/sonda (Fig. 5-3).[22]

Após a passagem da SNE através do cricofaríngeo, é habitual realizar a insuflação de ar através da mesma, para conferir seu posicionamento; porém, este método é desprovido de acurácia adequada. Alguns serviços fazem radiografia após a sonda ter avançado cerca de 30 cm para, assim, certificar seu posicionamento no esôfago e, posteriormente, outro Rx quando queremos saber seu posicionamento final.[19,26,27] Detectores colorimétricos de CO_2 podem ser uma alternativa ao Rx, para comprovação de possíveis intubações inadvertidas do trato respiratório, reduzindo, consequentemente, a incidência de irradiação.[19,26] Em casos de gestantes, nas quais as radiações ionizantes não são adequadas, relata-se a utilização de ultrassonografia em tempo real para verificar o posicionamento das sondas.[28]

Na inserção manual sem endoscópio e com auxílio radioscópico, a taxa de sucesso é de até 90% para intubação pós-pilórica e de até 53% para intubação jejunal, com tempo médio de procedimento de aproximadamente 22 minutos.[1,17,22,29,30] Esta técnica é mais rápida e mais eficiente, com relação à colocação às cegas.[30] Em pacientes críticos, o transporte até a sala de radioscopia é difícil, o que torna esta opção limitada.

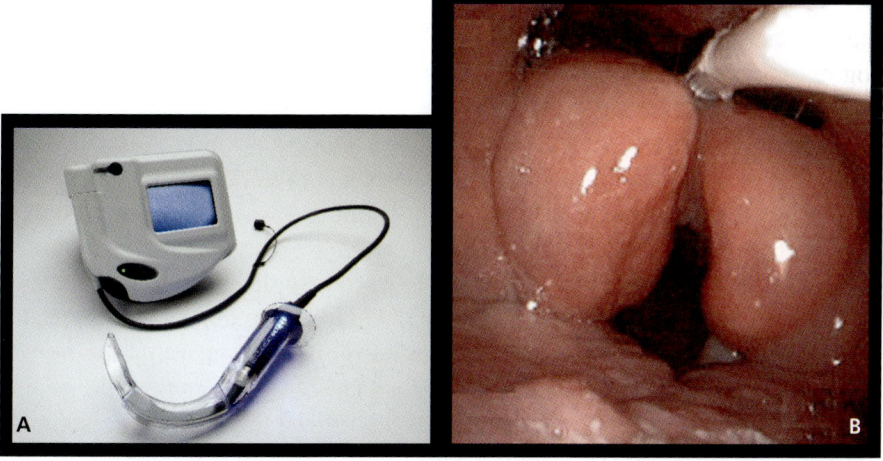

Fig. 5-2. (**A**) Videolaringoscópio (GlideScope®). (**B**) Visão com videolaringoscópio, mostrando inchaço grave de ambos os aritenoides e o posicionamento de uma sonda de alimentação através do cricofaríngeo.[24,25]

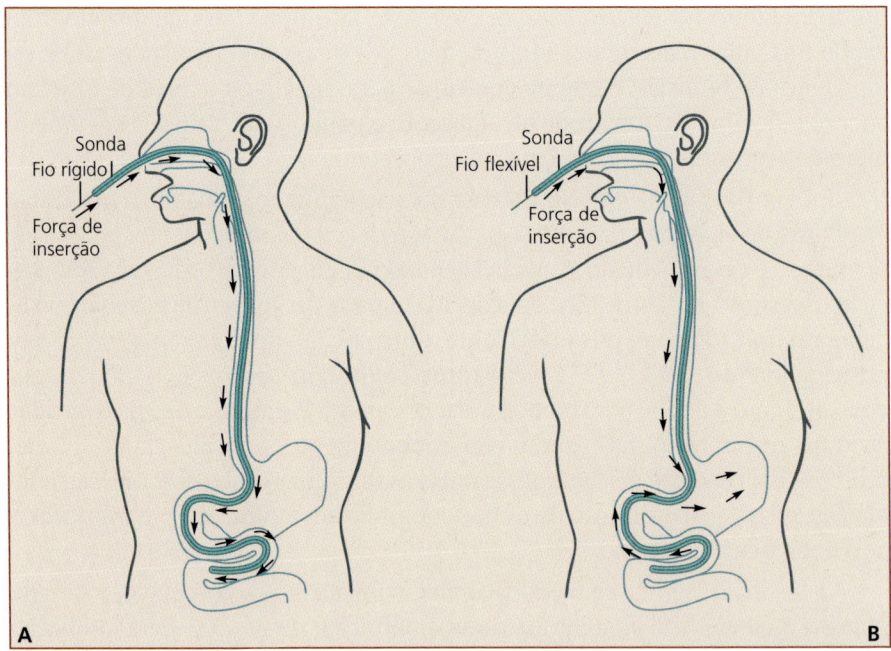

Fig. 5-3. Diagrama de inserção da sonda nasoentérica. (**A**) Sonda com um fio rígido dirige a força de inserção ao longo do eixo do tubo digestivo, adjacente à pequena curvatura, para o intestino delgado; (**B**) com um fio flexível, a sonda se curva ao longo da curvatura maior do estômago durante a inserção. Além disso, a força de inserção pode deslocá-la retrogradamente.[22]

Alguns serviços utilizam a técnica de direcionamento das sondas através de um campo magnético, podendo ser realizada por enfermeiras treinadas na beira do leito.[31] Para isso adapta-se uma sonda com um ímã em sua extremidade distal, e uma vez posicionada na câmara gástrica é arrastada pela força do campo magnético até o duodeno ou distalmente a este, com ajuda de um aparelho magnético externo, que deve ser posicionado no quadrante superior direito do abdome, na linha hemiclavicular direita.[32,33] O tempo médio de procedimento é de 30 minutos (15-40 minutos), com taxa de sucesso de até 89,1% para intubação pós-pilórica e de até 42% para intubação em duodeno distal e jejuno.[34] Esta taxa é superior a outros métodos descritos na literatura, porém menor e podendo chegar a apenas 58% dos casos, quando os pacientes apresentam alterações da anatomia do trato digestório.[35] Atualmente, existem no mercado aparelhos com tecnologia inovadora que possuem um pequeno indicador luminoso na extremidade proximal da sonda, que detecta o campo magnético do ímã externo, facilitando sua introdução (Fig. 5-4).[33,34]

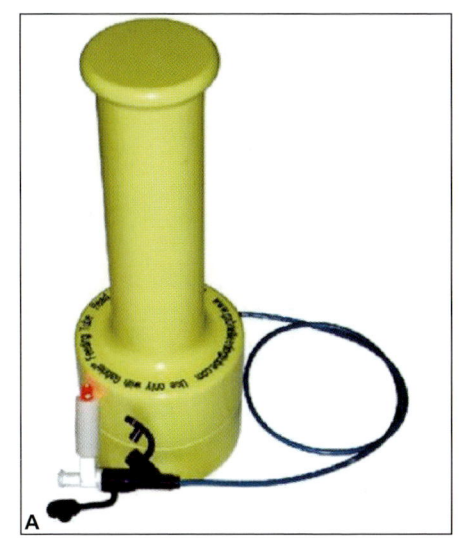

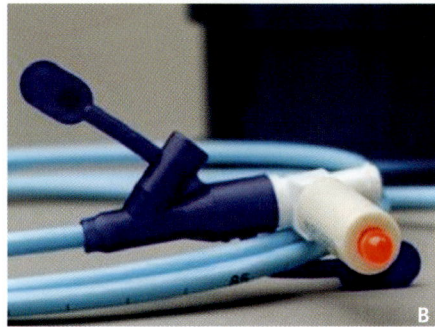

Fig. 5-4. (**A**) Ímã externo e sonda modificada com sensor luminoso da Syncro Medical Innovations®. (**B**) Sensor luminoso acoplado à sonda.[33,34]

O posicionamento endoscópico das SNEs é uma boa opção. As técnicas endoscópicas para a passagem de SNEs são utilizadas quando as técnicas convencionais não tiveram sucesso ou quando não foram a primeira escolha, em razão da existência de qualquer alteração do eixo ou da luz do trato digestório superior, como as decorrentes de cirurgias prévias, compressões extrínsecas, assim como a presença de fístulas, divertículos ou estenoses (cicatriciais ou tumorais). A indicação da endoscopia para passagem de SNE ocorre também nos casos clínicos em que se caracteriza que a NE precoce é fundamental e naqueles em que se deseja o posicionamento distal. Para isso existem várias técnicas descritas na literatura e que podem ser utilizadas, com taxas de sucesso que variam entre 85 a 95% dos casos. A escolha dependerá de uma análise minuciosa das possíveis alterações existentes do trato digestório superior, das condições clínicas dos pacientes, dos materiais e aparelhos disponíveis em cada serviço e da familiaridade que cada endoscopista possui com as diferentes técnicas.[18]

A técnica de empurrar para a introdução das SNEs pode ser realizada na beira do leito, com o paciente sedado.[1,17,36] Após a introdução da SNE por uma das narinas, orienta-se sua progressão através do seio piriforme, esôfago, estômago e duodeno até o local desejado sob visão endoscópica (Fig. 5-5). A sonda é empurrada pelo endoscopista conjuntamente com o aparelho ou com ajuda de um auxiliar empurrando separadamente a SNE através da narina. Uma vez

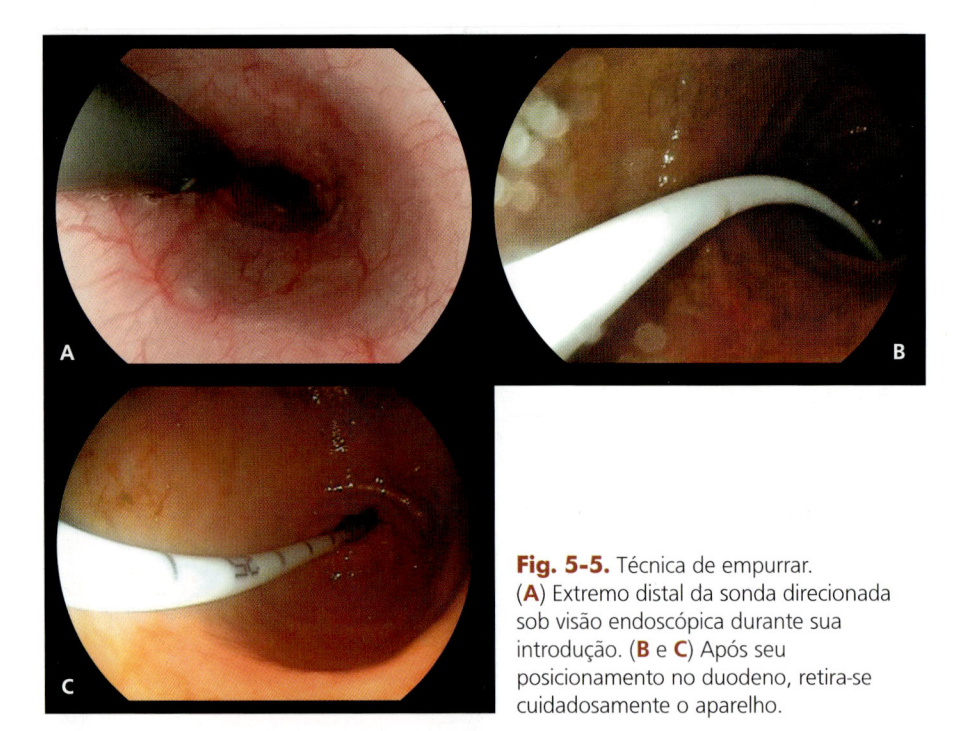

Fig. 5-5. Técnica de empurrar. (**A**) Extremo distal da sonda direcionada sob visão endoscópica durante sua introdução. (**B** e **C**) Após seu posicionamento no duodeno, retira-se cuidadosamente o aparelho.

posicionada no local adequado, retira-se cuidadosamente o endoscópio, com suaves movimentos em chicote, com o intuito de deixar a SNE bem posicionada e estática, evitando, assim, seu deslocamento retrógrado, enquanto um auxiliar a mantém fixa em sua porção externa junto a narina.[22,37]

A técnica de arrastar e puxar, requer a colocação de um fio de sutura amarrado firmemente na extremidade distal de uma SNE, dando a este um acabamento em forma de laço (Fig. 5-6). Introduzem-se, então, a SNE através da narina e o aparelho pela via oral até uma região livre do esôfago ou do estômago, apreendendo o laço com auxílio de uma pinça de corpo estranho, que é passa-

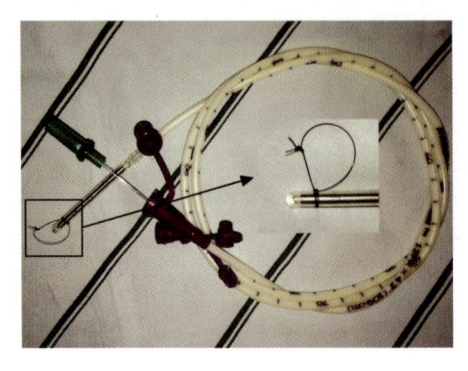

Fig. 5-6. Sonda de alimentação nasoenteral de 12Fr, com fio de sutura mononáilon 3.0, amarrado firmemente no seu extremo distal, com acabamento em forma de laço.

da através do canal de trabalho do aparelho. A seguir, progride-se simultaneamente e sob visão endoscópica, o aparelho e a SNE presa pelo fio de sutura, o mais distalmente possível. Uma vez posicionada no local desejado, retira-se o aparelho deixando a extremidade da sonda fixa com ajuda da pinça de corpo estranho, efetuando movimentos combinados de retirada do aparelho e introdução da pinça pelo canal de trabalho tanto quanto sua extensão permita ou até que o aparelho retroceda em uma região livre da câmara gástrica, a seguir desprende-se a pinça do fio de sutura e retira-se cuidadosamente o aparelho (Fig. 5-7).[1] Uma dificuldade deste método é a retirada do aparelho e a liberação

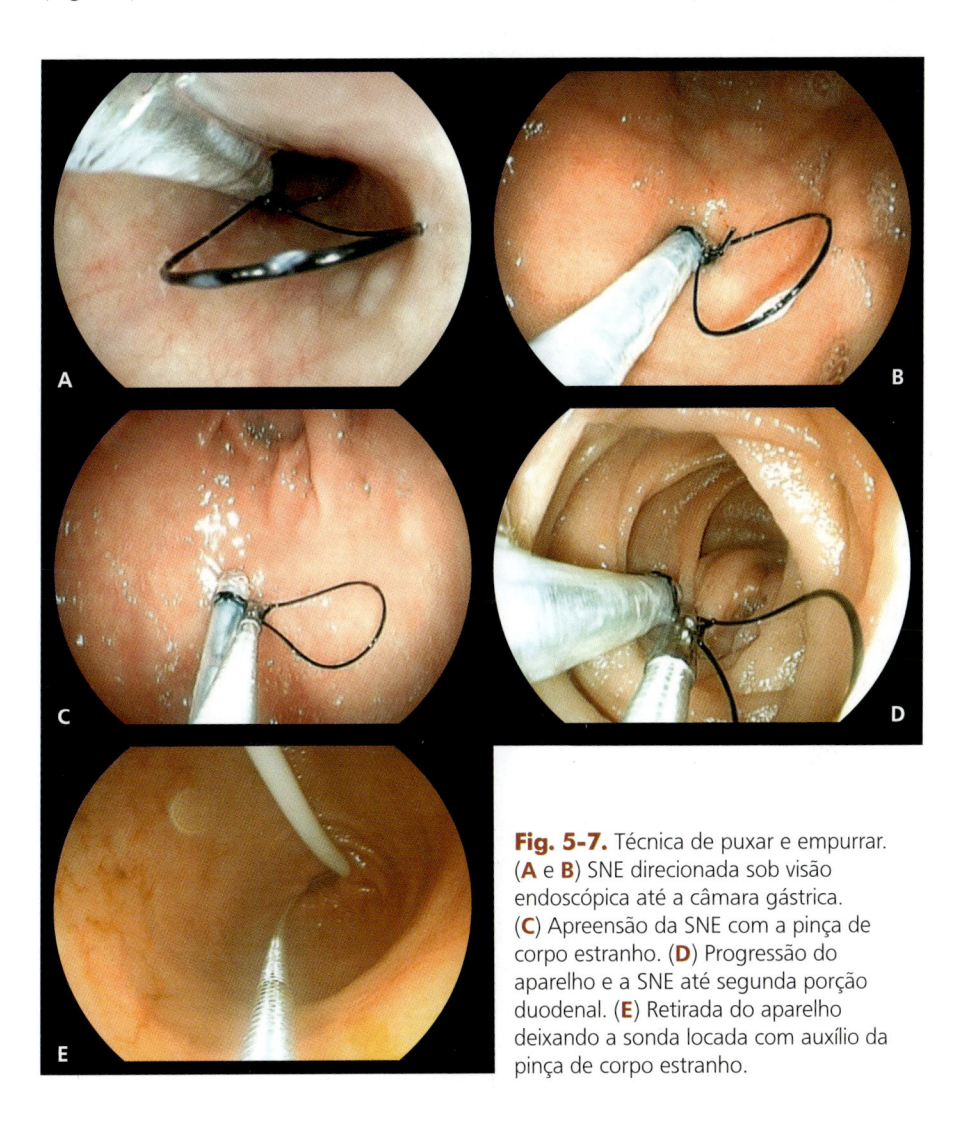

Fig. 5-7. Técnica de puxar e empurrar. (**A** e **B**) SNE direcionada sob visão endoscópica até a câmara gástrica. (**C**) Apreensão da SNE com a pinça de corpo estranho. (**D**) Progressão do aparelho e a SNE até segunda porção duodenal. (**E**) Retirada do aparelho deixando a sonda locada com auxílio da pinça de corpo estranho.

do laço da extremidade da SNE preso pela pinça de corpo estranho, acontecendo frequentemente a regressão da sonda para o estômago.[32,36] Na tentativa de reduzir este deslocamento retrógrado, existem trabalhos que descrevem a utilização de endoclipes que fixam a sonda na mucosa enteral.[36,38]

Outra técnica descrita na literatura é a que utiliza um fio-guia flexível para introdução das SNEs (Fig. 5-8). Esta técnica é útil nas estenoses mais pronunciadas do trato digestório superior, que não permitem a introdução simultânea do aparelho e da SNE, por competirem pelo mesmo espaço, ou quando estas permitem apenas a passagem de um fio-guia através das mesmas. Para realizar esta técnica passa-se o aparelho pela via oral até o local onde se pretende deixar a extremidade distal da SNE ou até onde o acesso endoscópico seja possível. Então, o fio-guia flexível é introduzido pelo canal de trabalho do aparelho e sob visão endoscópica, posicionado o mais distalmente possível. Nas estenoses mais pronunciadas que não permitem a passagem do aparelho, o fio-guia é inserido às cegas e a inserção deve ser feita sem resistências, em ocorrência do risco de falso trajeto ou perfuração. Uma vez posicionado o fio-guia, retira-se o aparelho com movimentos combinados de tração do mesmo e de introdução do fio-guia através do canal de trabalho, tentando deixá-lo *in situ* e estático. Uma vez que o aparelho é retirado da boca, o fio-guia deve ser firmemente segurado por um auxiliar. Convencionalmente, deve-se realizar a transferência oronasal da extremidade proximal do fio-guia, que encontra-se em posição oroenteral, antes da introdução da SNE. Para isso passa-se um cateter de transferência, que pode ser uma sonda de aspiração ou uma sonda uretral, através da narina, apreende-se a mesma na orofaringe e exterioriza-se através da boca. Posteriormente, passa-se a extremidade proximal do fio-guia pelo interior da sonda de transferência posicionada na boca, até que o mesmo seja visualizado no interior da sonda de transferência na narina. A seguir retifica-se o fio-guia tracionando sua extremidade e realizando conjuntamente uma pressão digital deste na parede

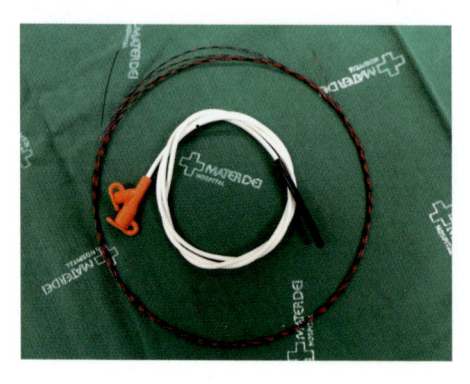

Fig. 5-8. Sonda de alimentação nasoentérica de 10Fr (dentro) e fio-guia de CPRE de 480 cm (fora).

posterior da hipofaringe (Fig. 5-9). Só então retira-se a sonda de transferência e introduz-se, cuidadosamente, a SNE orientada pelo fio-guia, agora em posição nasoenteral, tentando deixar seu extremo proximal estático, com movimentos similares aos utilizados nas dilatações com velas.[22] Uma variante desta técnica, que evita ter que realizar a transferência oronasal, é a introdução da SNE através da narina com um fio-guia flexível em seu interior. Uma vez que esta alcança o esôfago ou a câmara gástrica, o fio-guia é apreendido por uma pinça de corpo estranho, passada através do canal de trabalho do aparelho, sendo este arrastado até o local desejado e, posteriormente, insere-se a sonda sobre o mesmo (Fig. 5-10).[1] Patrick *et al.* descrevem uma taxa de sucesso de até 94% com esta técnica, e Kulling *et al.* descrevem o uso de endoscópios ultrafinos para a aplicação desta mesma técnica pelo nariz.[32,39,40]

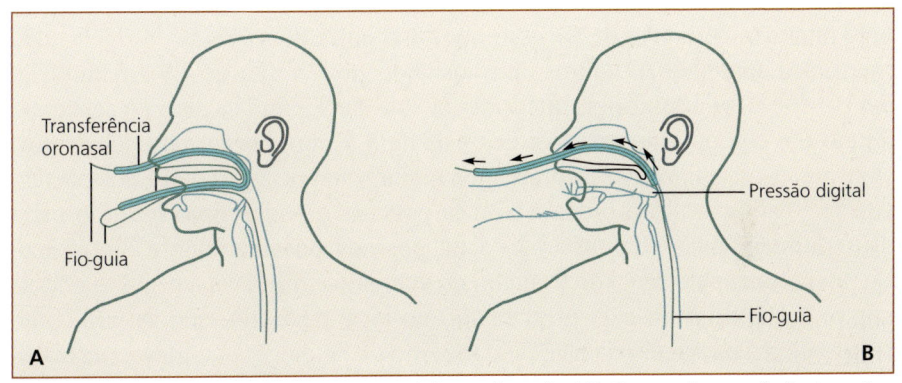

Fig. 5-9. Técnica de transferência oronasal de um fio-guia. (**A**) Cateter de transferência após ter sido inserido através do nariz e puxado para fora através da boca. O fio-guia em posição oroentérica é inserido através da extremidade bucal do cateter. (**B**) O fio-guia é pressionado digitalmente na faringe posterior, e o cateter de transferência e o fio são retificados. O cateter é removido, deixando o fio em posição nasoentérica no lugar.[22]

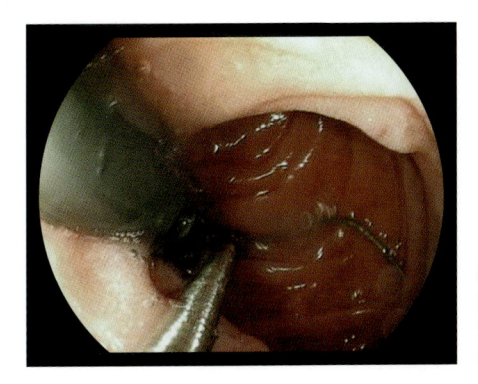

Fig. 5-10. Técnica modificada com utilização de fio-guia flexível. Introdução da SNE sobre o fio-guia, posicionado sob visão endoscópica, na segunda porção duodenal.

Existem técnicas para a passagem de SNEs que não são muito utilizadas na prática diária, mas estão descritas na literatura. Entre elas está a técnica na qual passa-se uma sonda de diâmetro mais fino que o habitual (entre 8Fr e 10Fr) através do canal de trabalho de um aparelho terapêutico. Uma vez que o mesmo tenha alcançado o local desejado, secciona-se o extremo proximal da sonda e passa-se em seu interior um fio-guia flexível, que servirá de auxílio para retirar o aparelho e deixar a sonda bem posicionada.[1,22,37,41,42]

Como havíamos mencionado, alguns serviços utilizam a técnica transnasal para a passagem de SNEs. Uma das vantagens desta técnica é que elimina a necessidade da transferência oronasal do fio-guia, diminui o requerimento de sedativos utilizados nos pacientes, reduzindo, consequentemente, os eventos cardiopulmonares, melhora a tolerância dos pacientes que se encontram acordados em comparação com a endoscopia convencional e, por último, segundo alguns trabalhos, reduz o tempo de procedimento, o qual pode variar entre 12 a 40 minutos, com taxa de sucesso que varia entre 86 a 97%.[1,3,22,43-50] O diâmetro dos aparelhos ultrafinos ou transnasais pode variar de 4,9 a 7 mm (Fig. 5-11).[1,22,45] Os endoscópios quadridirecionais de 5,9 mm facilitam o acesso ao jejuno em comparação aos bidirecionais de 4,9 mm, porém os endoscópios transnasais mais finos apresentam uma maior tolerância por parte dos pacientes.[48,51] Para a realização desta técnica passa-se o endoscópio desde o nariz até o duodeno ou até o ponto mais distal possível, posteriormente é introduzido um fio-guia pelo canal de trabalho do aparelho e retira-se, a seguir o endoscópio, deixando o fio-guia posicionado no local desejado, que servirá como reparo para a passagem da SNE pelo método de Seldinger. A endoscopia transnasal para introdução de SNEs é um método seguro, eficiente, realizado com relativa facilidade e está indicada especialmente para aqueles pacientes que possuem estenoses do trato digestório superior e com necessidade de uma sondagem pós-pilórica ou jejunal.[48,52,53]

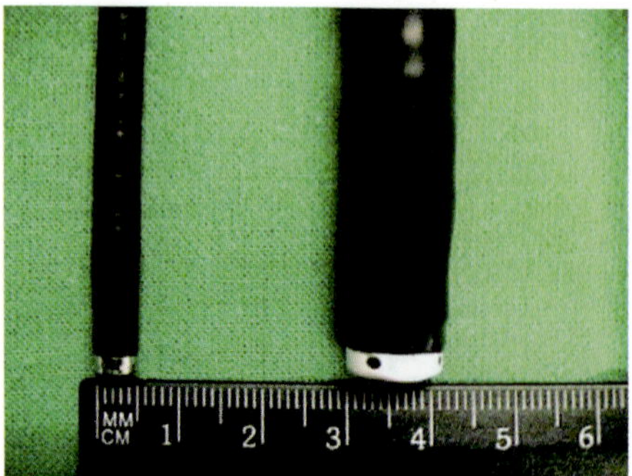

Fig. 5-11. Comparação de calibres dos endoscópios ultrafino (esquerda, 4,9 mm) e convencional (direita 9,8 mm).[48]

Manter a posição das SNEs além do piloro é, muitas vezes, problemático, em razão da migração retrógrada das sondas durante a retirada do aparelho, principalmente quando existem estenoses dos segmentos proximais do trato digestório ou quando nos deparamos com hipertonias do piloro ou dos esfíncteres esofágicos inferior e superior.[54] Também são relatados deslocamentos retrógrados espontâneos das SNEs após dias de seu posicionamento além do piloro, com índices que variam entre 10 a 36% dos casos.[19,55-57] A fixação dessas sondas com auxílio de endoclipes pode impedir que isto aconteça. A permanência destes endoclipes pode variar entre 1 e 18 semanas, dependendo do tipo de clipe utilizado.[54,58,59] A técnica consiste em amarrar firmemente um fio de sutura (mononylon, algodão ou seda 3,0) em forma de laço na ponta da SNE, podendo o endoclipe apreender o laço na boca, exteriorizando a sonda através da boca após sua passagem pela narina ou diretamente quando esta alcança a câmara gástrica (Figs. 5-12 e 5-13). Em seguida, o aparelho e a SNE apreendida pelo clipe são avançados para o duodeno distal ou para segmentos mais distais

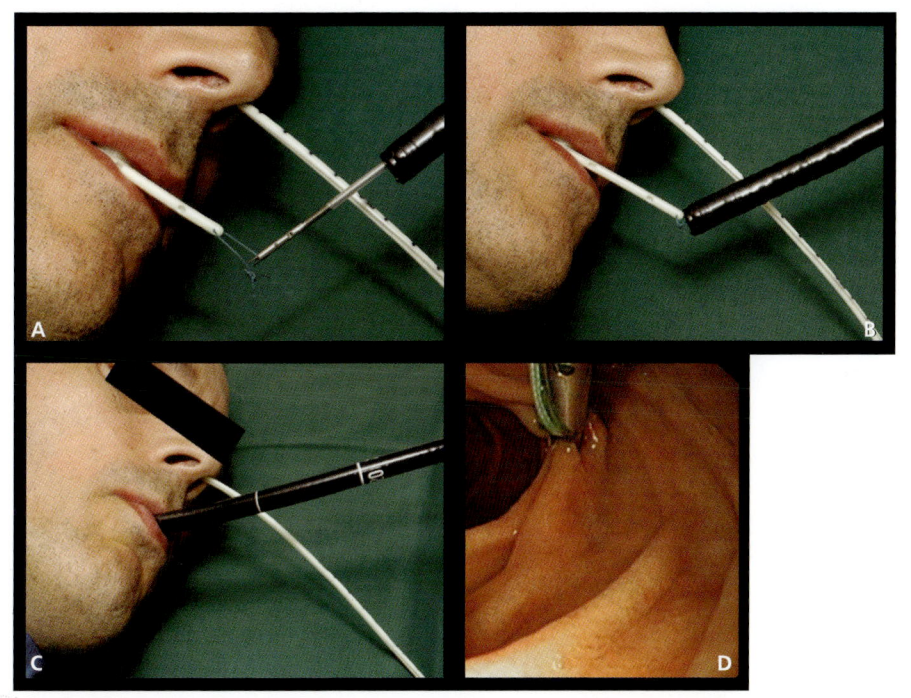

Fig. 5-12. (**A**) O fio de sutura, amarrado à sonda nasoenteral (que é trazida para fora através da orofaringe), é apreendido com o endoclipe. (**B**) O endoclipe é colocado para dentro do canal de trabalho do endoscópio. (**C**) O endoscópio (com a SNE presa) é inserido na orofaringe. (**D**) O endoscópio (com a SNE presa) é avançado para o duodeno e fixada pelo endoclipe em uma dobra da mucosa.[54]

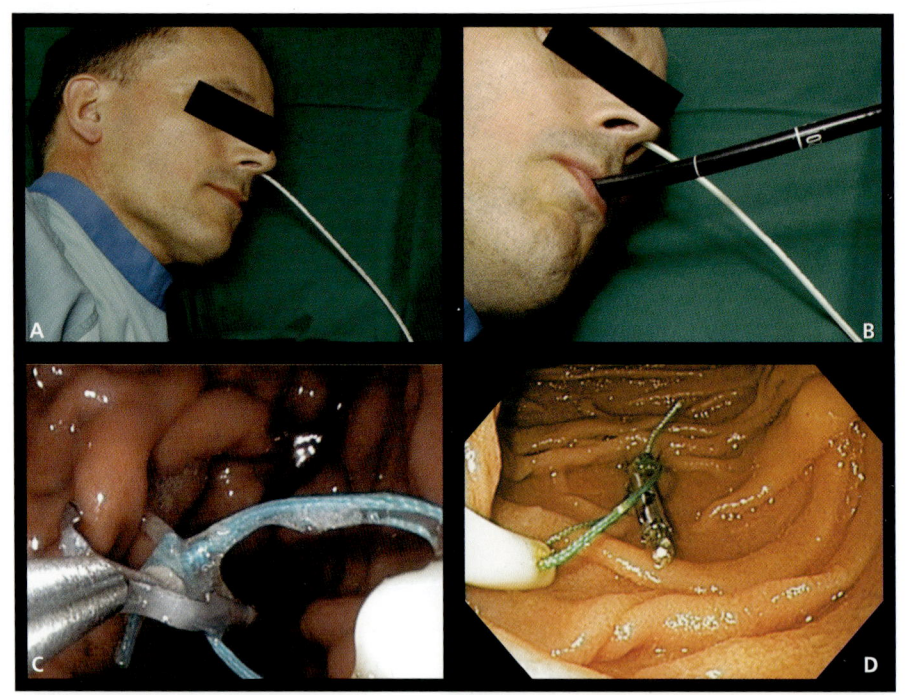

Fig. 5-13. (A) A sonda de alimentação nasoenteral é inserida às cegas através da nasofaringe até o estômago. **(B)** O aparelho é empurrado através da orofaringe até o estômago.
(C) O dispositivo de endoclipe é introduzido através do canal de trabalho para agarrar o fio de sutura preso ao extremo distal da SNE, localizada no estômago. **(D)** Liberação do endoclipe com apreensão da sonda através do fio de sutura preso em seu extremo, em uma dobra da mucosa.[54]

e esta é fixada através do laço pelo endoclipe em uma dobra da mucosa enteral.[43,60] A remoção das SNE fixadas pelos clipes é feita com uma leve tração retrógrada, sem qualquer tipo de complicação descrita. Este método, que tem como finalidade evitar o deslocamento retrógrado das SNEs em alguns pacientes, é viável, eficaz e seguro, porém possui um custo adicional, não se sabendo ainda se o mesmo é justificado naqueles casos em que devem ser feitas repetidas endoscopias, em razão dos deslocamentos.

Algumas considerações gerais aplicam-se para a maioria das técnicas descritas, entre elas podemos citar:

1. A colocação de sondas com auxílio endoscópico pode ser frustrante. Isso pode ocorrer em decorrência da escolha inadequada da técnica a ser utilizada ou a falta de treinamento ou familiaridade do endoscopista com determinada técnica.

2. Escolher a narina mais adequada através da qual será inserida a SNE, levando em conta sua abertura, desvios de septo e, quando possível, sua maior permeabilidade. Para isso solicita-se ao paciente que realize inspirações e expirações profundas, tamponando a narina contralateral e, uma vez escolhida a narina, lubrificar a mesma adequadamente com gel anestésico.[22]
3. Lubrificar generosamente a parte externa do aparelho e da SNE para diminuir a fricção entre o tubo, a sonda e a mucosa, facilitando sua introdução, evitando, assim, seu deslocamento retrógrado durante a retirada do aparelho.
4. Lubrificar o interior da SNE para também diminuir a fricção do fio-guia com a mesma, facilitando sua retirada.
5. Na introdução de uma SNE com a técnica de empurrar, a utilização de fios-guias suficientemente rígidos no interior das mesmas facilita seu deslocamento distal, conferindo maior sustentação, podendo-se utilizar dois ou mais fios-guias de colangiografia de 0,025 ou 0,035 polegada ou a própria pinça de biópsias, quando o diâmetro da SNE o permita.
6. Em algumas ocasiões, a solicitação de estudo contrastado prévio (REED) é necessária, principalmente quando se sabe ou suspeita-se de possíveis alterações do trato digestório superior. O objetivo é determinar qual será a técnica mais adequada a ser utilizada e até mesmo saber se existe possibilidade ou não de introdução de uma sonda.
7. A introdução de SNEs através de técnicas endoscópicas, com auxílio de radioscopia, pode ser necessária em algumas situações, principalmente quando se quer alcançar o jejuno.[22]
8. Na introdução de uma SNE com a técnica do fio-guia, este deve ter, no mínimo, 3 metros de comprimento, podendo ser utilizados fios-guias de colangiografia teflonados com extremidade hidrofílica e flexível, que oferecem sustentação suficiente para orientar as sondas.
9. Em certas ocasiões, é necessário realizar dilatações prévias de estenoses graves, cicatriciais ou tumorais, as quais podem ser realizadas com velas de Savary-Gilliard ou com balões dilatadores, dependendo da doença existente.
10. Durante a introdução de uma SNE pelo método de empurrar é interessante realizar distensão cuidadosa da câmara gástrica para evitar que o pregueado mucoso gástrico dificulte o deslizamento da mesma ao longo da grande curvatura. Uma vez posicionada além do piloro, aspira-se todo o conteúdo de ar existente, para, assim, evitar seu deslocamento retrógrado durante a retirada do aparelho.

11. Uma vez que a SNE encontra-se bem posicionada, deve-se comprovar sua permeabilidade. Para isso pode-se conectar a esta uma seringa de 20 mL desprovida de seu êmbolo, com água bidestilada em seu interior, observando se o conteúdo da seringa esvazia-se espontaneamente pelo declive; caso contrário, existe a possibilidade de dobraduras inadvertidas em algum segmento da sonda (Fig. 5-14).
12. No caso de pacientes sedados profundamente, com distúrbios de coagulação e/ou impossibilidade de passagem das sondas através das narinas, a passagem oroentérica deverá ser considerada.
13. É importante a adequada fixação das sondas após sua colocação, esta pode ser feita com auxílio de esparadrapos, fios de sutura e até mesmo com freios nasais (Fig. 5-15).[38,61-63]

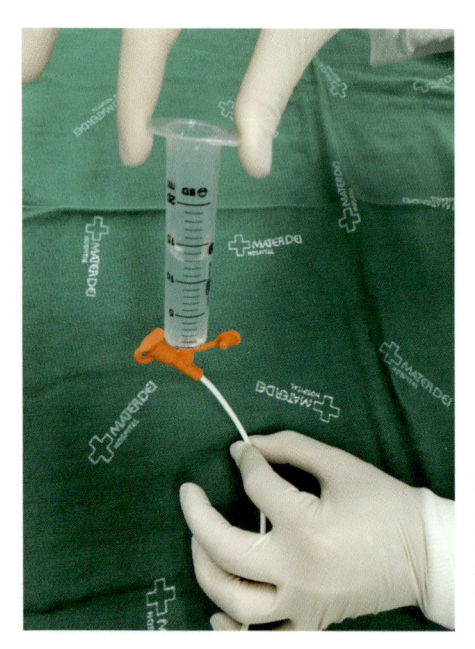

Fig. 5-14. Comprovação da permeabilidade da SNE, com auxílio de uma seringa de 20 mL, conectada à mesma, sem seu êmbolo e com água bidestilada em seu interior. Observa-se se seu conteúdo esvazia-se espontaneamente pelo declive.

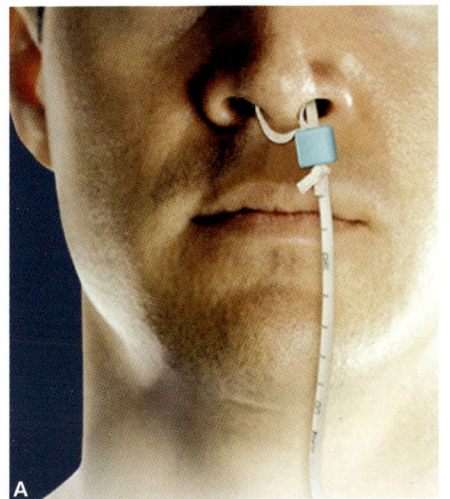

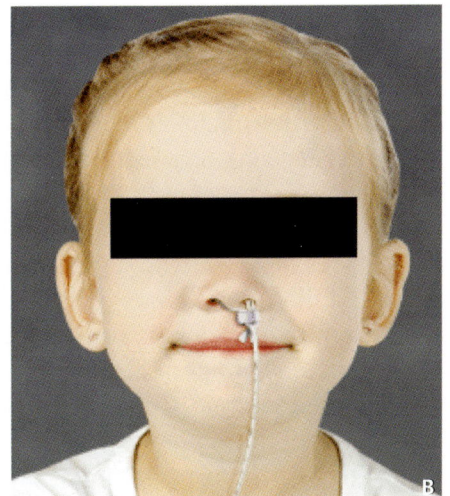

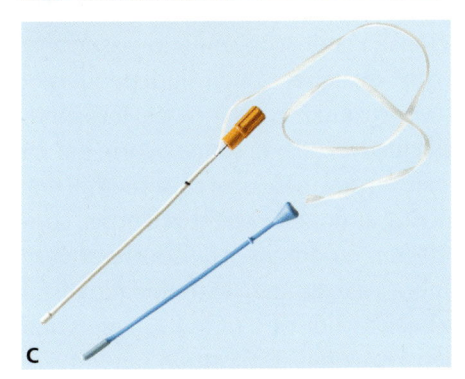

Fig. 5-15. (**A** e **B**) Sistema de freios nasais (AMT Bridle™ Nasal *Tube Retaining System*®) para fixação de SNEs, colocados em um adulto e em uma criança. (**C**) Dispositivo imantado de introdução dos freios nasais.[38,61-63]

COMPLICAÇÕES DO POSICIONAMENTO ENDOSCÓPICO E DO USO DE SONDAS NASOENTERAIS

Complicações são inerentes aos procedimentos endoscópicos de moderada complexidade, como o posicionamento de sondas por endoscopia. O risco aumenta nos pacientes idosos e com morbidades. Seleção correta do paciente e escolha da técnica de acordo com as particularidades de cada caso diminuem o risco. Monitorização adequada, reconhecimento precoce das complicações e soluções endoscópicas rápidas e frequentemente simples podem reduzir a frequência e a gravidade das complicações associadas aos procedimentos endoscópicos de colocação de SNEs.[64]

A taxa geral de complicações relacionadas com a colocação endoscópica das SNEs é de aproximadamente 11%.[2,65] Epistaxe ocorre em 1,8 a 4,7% dos casos e de forma surpreendente, não há diferença na frequência entre as técnicas transnasal e transoral.[40,64,66] Normalmente, a epistaxe é autolimitada e raramente requer tamponamento nasal. Aspiração no momento da colocação é infrequente e ocorre em 0 a 1,8% dos casos.[2,64] Laringospasmo pode ocorrer por posicionamento da sonda na laringe em até 4,8% dos pacientes. Somente em 0,5% dos casos é intenso e pode resultar em obstrução laríngea, aspiração e parada cardiorrespiratória.[65] Um estudo mostrou que o comprometimento cardiorrespiratório foi significativamente maior na técnica transoral (14 a 16%) do que na técnica transnasal.[40] A colocação da SNE por endoscopia não aumenta o risco de complicações pulmonares associadas à passagem às cegas. Especificamente, a técnica endoscópica não aumenta a frequência de posicionamento inadvertido no trato respiratório, perfuração faríngea/pulmonar, hidrotórax, pneumotórax, empiema ou abscesso pulmonar.[2,66]

Uma vez no local, a SNE que foi posicionada endoscopicamente associa-se às mesmas complicações que ocorrem com qualquer sonda, independentemente da técnica de colocação. Migração proximal, para fora do intestino, ocorre em 12,5 a 16% dos casos, e a retirada inadvertida da sonda ocorre em 25 a 41% dos pacientes.[2,64-66] A retirada inadvertida não ocorre somente nos casos clássicos de paciente com estado mental alterado. Pacientes alertas, cooperativos, durante os cuidados de enfermagem ou durante transporte podem ter a sonda retirada inadvertidamente. Embora a fixação da extremidade distal da sonda com clipe previna migração proximal, a saída ou a retirada inadvertida só pode ser prevenida com a fixação da parte proximal. Um estudo randomizado mostrou que a fixação da sonda ao septo nasal com um sistema tipo freio diminuiu a porcentagem de saída da sonda de 38 para 4%.[61,67,68] No entanto, o uso destes sistemas especiais de fixação por mais de 4 semanas associam-se a risco considerável de erosão ou ulceração do septo nasal.[62,63,66] O mau funcionamento mecânico da sonda pode ocorrer em 11 a 20% dos casos e deve-se a alterações no tubo como rachaduras, fissuras, enroscamento e perfuração.[64,66] Em torno de 20% dos pacientes referem disfagia após o posicionamento da sonda.[22,65] Sinusite é uma complicação que ocorre nos pacientes com SNE. Quando a opacificação dos seios ao raios X é usada para diagnóstico, a incidência é de 25 contra 11,4 a 13% quando o critério de diagnóstico é mais rigoroso com uso de punção aspirativa e cultura.[69]

A oclusão ou o entupimento da sonda é um problema relativamente frequente, e estima-se a incidência entre 9 e 20%.[64,65] Relaciona-se a uma série de fatores incluindo comprimento da sonda, diminuição do calibre, irrigação inadequada, infusão contínua, aplicação de medicamentos e até mesmo o uso da sonda para medir o volume gástrico residual.[2] A desobstrução da sonda pode ser feita com soluções (enzimas pancreáticas com ou sem bicarbonato, papaína) injetadas com pressão com uma seringa.[70] Outra opção é a desobstrução mecânica com fio-guia, escova de citologia ou cateter plástico.[71]

A estenose do esôfago é uma complicação tardia potencial da SNE cuja frequência é incerta, mas estima-se que seja rara, certamente inferior a 1%.[64,65] Os terços médio e inferior do esôfago são os mais afetados. A maioria dos casos está relacionada com o uso de sondas de grosso calibre, mas a estenose pode ocorrer também em pacientes com sondas mais finas, e a etiologia envolve lesão da mucosa na passagem, refluxo gástrico e diminuição do clareamento esofágico.[65] Complicação incomum é a perfuração esofágica, gástrica ou duodenal pelo posicionamento endoscópico da SNE.[65,72]

Aspiração é um evento relativamente comum em pacientes com SNE. Aspiração ou inalação de saliva, alimento ou secreções deve ser diferenciada da regurgitação simples de conteúdo gástrico que permanece acima das cordas vocais. A presença da SNE é fator de risco para aspiração porque o tubo interfere na mecânica do esfíncter esofágico inferior, altera o alinhamento gastroesofágico natural e aumenta o refluxo gastroesofágico.[73] O risco de aspiração aumenta com a diminuição do estado de consciência, dificuldade de esvaziamento gástrico e depressão do reflexo de tosse.[65] Para pacientes com redução da consciência o risco de aspiração dobra com relação aqueles com estado de consciência preservado.[64] Outros fatores de risco incluem episódios documentados de aspiração, doença neuromuscular, alterações estruturais do trato digestório e períodos prolongados em posição supina. A frequência deste evento depende da definição de aspiração (silenciosa ou sintomática), do método de diagnóstico usado (raixo X, análise de pepsina, estudos com radionuclídeos) e da posição da extremidade da SNE (gástrica ou pós-pilórica).[65] A frequência de aspiração relacionada com o procedimento de posicionamento endoscópico da SNE é da ordem de 0 a 1,8%.[64,67] A aspiração associada ao uso prolongado da sonda tem frequência consideravelmente maior, entre 25 e 40%.[64,65,73] Regurgitação ocorre mais frequentemente que a aspiração, 31,9 vs. 19,3%.[74] A associação da SNE com tubo endotraqueal aumenta a frequência de aspiração para 50 a 70%. É difícil prever quando a aspiração vai progredir para pneumonia. A fonte para colonização do trato respiratório é a contaminação da orofaringe, mais do que o conteúdo gástrico refluído.[75] O risco de aspiração em pacientes submetidos ao posicionamento endoscópico de SNE pode ser reduzido. Embora existam controvérsias sobre o valor da dieta pós-pilórica em diminuir a aspiração, uma metanálise mostra que a mudança do local de infusão do estômago para o intestino reduz a aspiração e a regurgitação.[76] Outras estratégias incluem o uso adequado de sedativos e analgésicos, elevação da cabeceira do leito, uso de procinéticos, mudança de infusão em *bolus* para infusão contínua e melhora da higiene oral.[73,74]

A administração de nutrição enteral em pacientes gravemente enfermos e que apresentam episódios transitórios de hipotensão, pode levar a quadro de sintomas de intolerância alimentar, que, em raras ocasiões, progride para síndrome de distensão abdominal, hipotensão e choque conhecido como isquemia ou necrose intestinal.[22,64] A cascata de eventos subclínicos inicia-se com lesão da mucosa intestinal durante hipotensão e progride para diminuição da absorção e retenção da dieta, fermentação e crescimento bacteriano, até diminuição da perfusão mucosa e isquemia transmural.[64,77] Esta complicação é descrita, mais comumente, após jejunostomia cirúrgica, mas pode ocorrer em pacientes com SNE.[77] A frequência da isquemia intestinal secundária à nutrição enteral é baixa e existe controvérsia se a colocação da SNE pode precipitar o quadro.[2,64] Embora a nutrição enteral possa ser usada durante período de hipotensão, evidências de mau funcionamento intestinal como retenção da dieta, dor e distensão abdominal e, principalmente, dilatação de alças e ar intramural aos raios X devem ser interpretados como indicadores de isquemia intestinal.[64,77]

O endoscopista inserido em uma unidade hospitalar deve ter sido treinado para reconhecer, evitar e tratar as complicações relacionadas com o posicionamento e o uso de SNE. O objetivo é reduzir a frequência e a morbidade dessas complicações, melhorando a qualidade da assistência aos pacientes com nutrição enteral.

REFERÊNCIAS BIBLIOGRÁFICAS

1. DiSario JA, Baskin WN, Brown RD et al. Endoscopic approaches to enteral nutritional support. *Gastrointest Endosc* 2002;55:901-8.
2. Blumenstein I, Shastri YM, Stein J. Gastroenteric tube feeding: Techniques, problems and solutions. *World J Gastroenrol* 2014;20:8505-24.
3. Kwon RS, Banerjee S, Desilets D et al. ASGE Technology committee. Enteral nutrition access devices. *Gastrointest Endosc* 2010;72:236-48.
4. Jain R, Maple JT, Anderson MA et al. The role of endoscopy in enteral feeding. Guideline. *Gastrointes Endosc* 2011;74:7-12.
5. Oláh A, Romics Jr L. Enteral nutrition in acute pancreatitis: A review of the current evidence. *World J Gastroenterol* 2014;20:16123-16131.
6. Lee SH, Jang y, Kim HW et al. Effects of early enteral nutrition on patients after emergency gastrointestinal surgery. *Medicine* 2014;93(28):1-5.
7. Andersen HK, Lewis SJ, Thomas S. Early enteral nutrition within 24h of colorectal surgery versus later commencement of feeding for postoperative complications. *Cochrane Database Syst Rev* 2006;4.

8. Lewis SJ, Andersen HK, Thomas S. Early enteral nutrition within 24h of intestinal surgery versus late commencement of feeding: a systematic review and meta-analysis. *J Gastrointest Surg* 2009;13:569-75.
9. Osland E, Yunus RM, Khan S et al. Early versus traditional posoperative feeding in patients undergoing resectional gastrointestinal surgery: a meta-analysis. *J Parenter Enteral Nutr* 2011;35:473-87.
10. Lee HS, Shim H, Jang JY et al. Early feeding is feasible after emergency gastrointestinal surgery. *Yonsei Med J* 2014;55:395-400.
11. Szeluga DJ, Stuart RK, Brookmeyer R et al. Nutritional support of bone marrow transplant recipients: a prospective, randomized clinical trial comparing total parenteral nutrition to an enteral feeding program. *Cancer Res* 1987;47:3309-16.
12. Eatock FC, Brombacher GD, Steven A et al. Nasogastric feeding in severe acute pancreatitis may be practical and safe. *Int J Pancreatol* 2000;28:23-29.
13. Jiang K, Chen XZ, Xia Q et al. Early nasogastric enteral nutrition for severe acute pancreatitis: a systematic review. *World J Gastroenterol* 2007;13:5253-60.
14. Petrov MS, Correia MI, Windsor JA. Nasogastric tube feeding in predicted severe acute pancreatitis. A systematic review of the literature to determine safety and tolerance. *JOP* 2008;9:440-48.
15. Jacobson BC, Vander Vliet MB, Hughes MD et al. A prospective, randomized trial of clear liquids versus low-fat solid diet as the initial meal in mild acute pancreatitis. *Clin Gastroenterol Hepatol* 2007;5:946-51.
16. Sathiaraj E, Murthy S, Mansard MJ et al. Clinical trial: oral feeding with a soft diet compared with clear liquid diet as initial meal in mild acute pancreatitis. *Aliment Pharmacol Ther* 2008;28:777-81.
17. Fang JC, DiSario JA. Endoscopic approaches to enteral nutritional support [Review]. *ASGE Clin Update* 2003;10:88-89.
18. Unamuno MRDL, Marchini JS. Gastric/Enteric tube: care on the insertion, administration of diets and prevention of complications. *Medicina, Ribeirão Preto* 2002;35:95-101.
19. Halloran O, Grecu B, Sinha A. Methods and complications of nasoenteral intubation. *J Parenter Enteral Nutr* 2011;35:61-66.
20. Zaloga GP. Bedside method for placing small bowel tubes in critically ill patients. *Chest* 1991;100:1643-46.
21. Powers J, Chance R, Bortenschlager L et al. Bedside placement of small-bowel feeding tubes in the intensive care unit. *Crit Care Nurse* 2003;23:16-24.
22. DiSario JA. Endoscopic approaches to enteral nutritional support. *Best Pract Res Clin Gastroenterol* 2006;20:605-30.
23. Fassoulaki A, Athanassiou E. Cardiovascular responses to the insertion of nasogastric tube during general anaesthesia. *Can J Anaesth* 1985;32:651-53.
24. Lai HY, Wang PK, Yang YL et al. Facilitated insertion of a nasogastric tube in tracheal intubated patients using the GlideScope. *Br J Anaesth* 2006;97:749-50.
25. Moon HS, Choi YW, Koh HJ et al. Awake Glidescope® intubation in patients with severe arytenoid swelling after laryngeal surgery with radiation therapy. *Korean J Anesthesiol* 2013;65:34-35.
26. Howes D, Shelley ES, Pickett W. Colorimetric carbon dioxide detector to determine accidental tracheal feeding tube placement. *Can J Anaesth* 2005;52:428-32.
27. Kindopp AS, Drower JW, Heyland DK. Capnography confirms correct feeding tube placement in intensive care unit patients. *Can J Anaesth* 2001;48:705-10.

28. Swartzlander TK, Carlan SJ, Locksmith G et al. Sonographic confirmation of the correct placement of a nasoenteral tube in a woman with hyperemesis gravidarum: case report. *J Clin Ultrasound* 2013;4:18-21.
29. Ott DJ, Mattox HE, Gelfand DW et al. Enteral feeding tubes: placement by using fluoroscopy and endoscopy. *AJR Am J Roentgenol* 1991 Oct.;157:769-71.
30. Hillard AE, Waddell JJ, Metzler MH et al. Fluoroscopically guided nasoenteric feeding tube placement versus bedside placement. *South Med J* 1995;88:425-28.
31. Mathus-Vliegen EM, Duflou A, Spanier MB et al. Fockens P. Nasoenteral feeding tube placement by nurses using an electromagnetic guidance system. *Gastrointest Endosc* 2010;71:728-36.
32. DeLegge MH. Endoscopic enteral access for enteral nutrition. *ASGE Clin Update* 2007;15:1-4.
33. Gabriel SA, Ackermann RJ, Castresana MR et al. A new technique for placement of nasoenteral feeding tubes using external magnetic guidance. *Crit Care Med* 1997;25:641-45.
34. Gabriel SA, Ackermann RJ, Castresana MR. Placement of nasoenteral feeding tubes using external magnetic guidance. *JPEN* 2004;28:119-20.
35. Gerritsen A, de Rooij T, van der Poel MJ et al. Endoscopic versus bedside electromagnetic-guided placement of nasoenteral feeding tubes in surgical patients. *J Gastrointest Surg* 2014;18:1664-72.
36. Enestvedt BK, Jorgensen J, Sedlack RE et al. ASGE training committee 2013-2014: Endoscopic approaches to enteral feeding and nutrition core curriculum. *Gastrointest Endosc* 2014;80:34-41.
37. Hudspeth DA, Thome MT, Meredith JW. A simple endoscopic technique for nasoenteric feeding tube placement. *J Am Coll Surg* 1995;180:229-30.
38. Seder CW, Stockdale W, Hale L et al. Nasal bridling decreases feeding tube dislodgment and may increase caloric intake in the surgical intensive care unit: a randomized, controlled trial. *Crit Care Med* 2010;38:797-801.
39. Patrick PG, Marulendra S, Kirby DF et al. Endoscopic naso-gastric-jejunal feeding tube placement in critically ill patients. *Gastrointest Endosc* 1997;45:72-76.
40. Kulling D, Bauerfeind P, Fried M. Transnasal versus transoral endoscopy for the placement of nasoenteral feeding tubes in critically ill patients. *Gastrointest Endosc* 2000;52:506-10.
41. Bosco JJ, Gordon F, Zelig MP et al. A reliable method for the endoscopic placement of a nasoenteric feeding tube. *Gastrointest Endosc* 1994;40:740-43.
42. Eatock FC, Chong P, Menezes N et al. A randomized study of early nasogastric versus nasojejun feeding in severe acute pancreatitis. *Am J Gastroenterol* 2005;100:432-39.
43. Wu CJ, Hsu PI, Lo GH et al. Clinical application of clip-assisted endoscopic method for nasoenteric feeding in patients with gastroparesis and gastroesophageal wounds. *World J Gastroenterol* 2005;11:3714-18.
44. Chang WK, McClave SA, Chao YC. Simplify the technique of nasoenteric feeding tube placement with a modified suture tie. *J Clin Gastroenterol* 2005;39:47-49.
45. Dranoff JA, Angood PJ, Topazian M. Transnasal endoscopy for enteral feeding tube placement in critically ill patients. *Am J Gastroenterol* 1999;94:2902-4.
46. Fang JC, Hilden K, Holubkov R et al. Transnasal endoscopy vs. fluoroscopy for the placement of nasoenteric feeding tubes in critically ill patients. *Gastrointest Endosc* 2005;62:661-66.
47. Wiggins TF, DeLegge MH. Evaluation of a new technique for endoscopic nasojejunal feeding tube placement. *Gastrointest Endosc* 2006;63:590-95.

48. Ruiz AC, Rodríguez AN, Molina AJH *et al.* Utilidad de la endoscopia ultrafina transnasal en la aplicación de sondas de nutrición enteral. *Gastroenterol Hepatol* 2008;31(10):633-36.
49. Bordas JM, Llach J, Mondelo F *et al.* Nasogastric tube insertion over a guide wire placed with a thin transnasal endoscope. *Gastrointest Endosc* 1996;43:83.
50. Lin CH, Liu NJ, Lee CS *et al.* Nasogastric feeding tube placement in patients with esophageal cancer: application of ultrathin transnasal endoscopy. *Gastrointest Endosc* 2006;64:104-7.
51. Dumortier J, Josso C, Roman S *et al.* Prospective evaluation of a new ultrathin one plane bending videoendoscope for transnasal EGD: a comparative study on performance and tolerance. *Gastrointest Endosc* 2007;66:13-19.
52. O'Keefe SJ, Broderick T, Turner M *et al.* Nutrition in the management of necrotizing pancreatitis. *Clin Gastroenterol Hepatol* 2003;1:315-21.
53. Vu MK, VanderVeek PP. Does jejunal feeding activate exocrine pancreatic secretion? *Eur J Clin Invest* 1999;29:1053-59.
54. Schrijver AM, Siersema PD, Vleggaar FP *et al.* Endoclips for fixation of nasoenteral feeding tubes: a review. *Digest Liver Dis* 2011;43:757-61.
55. Flegar M, Ball A. Easier nasogastric tube insertion. *Anaesthesia* 2004;59:188-99.
56. Moore DM, Calcaterra TC. Inserting and securing the nasogastric tube. *Laryngoscope* 1987;97:1460.
57. Parris WC. Reverse Sellick maneuver. *Anesth Analg* 1989;68:423.
58. Jensen DM, Machicado GA, Hirabayashi K. Randomized controlled study of 3 different types of hemoclips for hemostasis of bleeding canine acute gastric ulcers. *Gastrointest Endosc* 2006;64:768-73.
59. Shin EJ, Ko CW, Magno P *et al.* Comparative study of endoscopic clips: duration of attachment at the site of clip application. *Gastrointest Endosc* 2007;66:757-61.
60. Shie CB, Hsu PI, Lo GH *et al.* Clip-assisted endoscopic method for placement of a nasoenteric feeding tube into the distal duodenum. *J Formos Med Assoc* 2003;102:514-16.
61. Seder CW, Janczyk RJ. The routine bridling of tubes is a safe and effective method of reducing dislodgement in the intensive care unit. *Nutr Clin Pract* 2008-2009;23:651-54.
62. Gunn SR, Early BJ, Zenati MS *et al.* Use of a nasal bridle prevents accidental nasoenteral feeding tube removal. *JPEN* 2009;33:50-54.
63. Popovich MJ. The bridle: path to improved enteral nutrition efficiency. *Crit Care Med* 2010;38:984-85.
64. McClave SA, Chang WK. Complications of enteral access. *Gastrointest Endosc* 2003;58:739-51.
65. Prabhakaran S, Doraiswamy VA, Nagaraja V *et al.* Nasoenteric tube complications. *Scand J Surg* 2012;101:147-55.
66. Brugnolli A, Ambrosi E, Canzam F *et al.* Securing of naso-gastric tubes in adult patients: areview. *Internat J Nurs Studies* 2014;51:943-50.
67. Brandt CP, Mittendorf EA. Endoscopic placement of nasojejunal feeding tubes in ICU patients. *Surg Endosc* 1999;13:1211-14.
68. Anderson MR, O`Connor M, Mayer P *et al.* The nasal loop provides an alternative to percutaneous endoscopy gastrostomy in high-risk dysphagic stroke patients. *Clin Nutr* 2004;23:501-6.
69. George DL, Falk PS, Umberto MG *et al.* Nosocomial sinusitis in patients in the medical intensive care unit: a prospective epidemiological study. *Clin Infec Dis* 1998;27:463-70.

70. Marcuard SP, Stegall KL, Trogdon S. Clearing obstructed feeding tubes. *JPEN* 1989;13:81-83.
71. McClave SA. Managing complications of percutaneous and nasoenteric feeding tubes. *Tech Gastrointest Endosc* 2001;3:62-68.
72. Chou D, Ue ST, Lee Tw *et al*. Duodenal perfuration as a complication of routine endoscopic nasoenteral feeding tube placement. *Burns* 1999;25:86-87.
73. Metheny NA. Risk factors for aspiration. *JPEN* 2002;26(6 Suppl):S26-31; discussion S32-33.
74. Lukan J, McClave SA, Lowen C *et al*. Poor validity of residual volume as a marker for risk of aspiration. *Am J Clin Nutr* 2002;75:417-8S.
75. Bonten MJ, Gaillard CA, Van Tiel FH *et al*. The stomach is not a source for colonization of the upper respiratory tract and pneumonia in ICU patients. *Chest* 1994;105:878-84.
76. Heyland DK, Drover JW, MacDonald S *et al*. Effect of postpyloric feeding on gastroesophageal regurgitation and pulmonary microaspiration: results of a randomized controlled Trial. *Crit Care Med* 2001;29:495-501.
77. Lawlor DK, Inculet RI, Malthaner RA. Small bowel necrosis associated with jejunal tube feeding. *Can J Surg* 1998;41:459-62.

Formas de Nutrição Enteral

Edson Lameu
Emeliano Folly
Flávia Andrade

HISTÓRIA

Desde Hipócrates (460-377 a.C.), a impossibilidade de utilização da via oral como via de nutrição desafiava sobremaneira a imaginação e a criatividade do médico para administração de nutrientes.

Ainda na idade média, a morte por inanição assolava toda a diligente aplicação dos conceitos médicos, e as dificuldades de ingestão nutricional permaneceram sem resolução adequada do século XV ao XIX.[1]

Herodotus relatou que, no antigo Egito, muitos séculos antes de Cristo, os enemas eram utilizados como parte do tratamento para manter-se saudável, empregando-se eméticos e enemas alternadamente durante 3 dias a cada mês.[2,3] Os médicos gregos utilizavam o clister (palavra grega que significa seringa) para administrar vinho, leite, soro do leite e caldo de cevada com intenções nutricionais ou laxativas.

Hipócrates modificou o instrumental utilizado para clisteres pelos antigos médicos gregos, colocando inúmeras aberturas na extremidade distal do tubo que era acoplado a um reservatório contendo os vários nutrientes ou laxantes.[4]

Apesar das dificuldades técnicas e de improvável absorção dos nutrientes pelo cólon, durante 19 séculos essa via nutricional foi advogada por vários médicos.

A história da nutrição enteral começa somente no final do século XV, quando o médico veneziano Capivacceus, em 1598, relata a primeira tentativa de administração de nutrientes no esôfago utilizando um cateter rudimentar.[5] Os inúmeros e progressivos relatos médicos dos séculos XVI ao XIX documentaram a confecção de cateteres elaborados em couro e prata, colocados no esôfago e estômago através da narina.[6-10]

O relato da alimentação durante 15 anos de um paciente com acalasia da cárdia utilizando um instrumento idealizado por Willis em 1672, confeccionado a partir de barbatana de baleia, reflete a dificuldade no combate à desnutrição.[1]

Na metade do século XVII foi crescente a utilização de cateteres gomados para administração de dietas nos pacientes incapazes de receber nutrientes pela via oral. Embora Verneuil tenha realizado a primeira gastrostomia em 1876 e, logo em seguida, em 1879, Surmay relatou a primeira jejunostomia, esses avanços ao acesso digestivo necessitariam, ainda, de um instrumental adequado que dependeria do desenvolvimento tecnológico de materiais só presentes muitas décadas depois.[1] Vale ressaltar que a técnica de gastrostomia cirúrgica idealizada por Verneuil e modificada, evolutivamente, por Witzel, em 1891, Stamm, em 1894, e Janeway, em 1913, ainda é empregada atualmente.[11]

Apesar dessas várias publicações, Randall em sua conferência de abertura do Congresso do ASPEN em 1983, intitulou John Hunter, cirurgião do Rei George III da Inglaterra, como o Pai da Nutrição Enteral. Hunter, em 1793, idealizou um tubo produzido a partir de um osso de baleia com a luz recoberta com uma pele de enguia para nutrir um paciente com paralisia dos músculos da deglutição, utilizando uma "seringa" para administração dos alimentos.[3,9]

Até a metade do século XIX, as vias oral, nasofaríngea e retal foram usadas igualmente para alimentação, e Clouston, em 1872, enfatizava que a escolha dessas vias variava de caso para caso.[12]

Somente no início do século XX, em 1910, Einhorn revolucionou a medicina da época, confeccionando um tubo de borracha com um peso de metal acoplado na extremidade distal, para a alimentação jejunal.[13] A introdução dessa nova via modificou os conceitos vigentes. Até então, quando as vias oral e gástrica não podiam ser utilizadas, a única alternativa continuava sendo a via retal, apesar da reconhecida e inadequada capacidade do cólon de absorver alimentos, e o quadro do paciente ser agravado pela inflamação retal consequente à administração de diversos nutrientes irritantes para a mucosa.

Einhorn introduziu um conceito fisiológico fundamental para a prática clínica, afirmando que "o cólon e o reto são locais de expulsão das fezes e absorção de líquidos remanescentes enquanto o duodeno é o órgão onde os mais importantes sucos digestivos são secretados". O tubo de Einhorn foi rapidamente adotado nos Estados Unidos, recebendo modificações em seu formato, assim como no modo de se administrar os nutrientes.[14-16] Até então, embora a incapacidade de se utilizar a via gástrica tivesse sido contornada com a alimentação bem-sucedida pela via pós-pilórica, permanecia a dificuldade em manusear o líquido gástrico acumulado durante as obstruções mecânicas ou funcionais do pós-operatório.

O trabalho publicado no JAMA, em 1936, por Hiram Studley frequentemente é citado como pioneiro, reconhecendo a importância da desnutrição pré-operatória dos pacientes com estenose pilórica, originada pela úlcera duodenal crônica.[17] Porém, Andresen, em 1918, já enfatizava o risco operatório nesse grupo de pacientes e relatou a utilização da nutrição no pós-operatório imediato, ainda na mesa cirúrgica, após a colocação de um cateter colocado no jejuno durante a gastroenteroanastomose.[18]

Ravdin, Professor de Cirurgia na Faculdade de Medicina da Universidade da Pensilvânia, foi um dos pioneiros na utilização de cateteres confeccionados com duplo lúmen, que foram inicialmente idealizados pelo cirurgião W.O. Abbott, com o objetivo de descompressão gástrica e simultânea nutrição jejunal nos pacientes cirúrgicos.[19,20]

Até 1957, os trabalhos publicados apresentavam números crescentes de pacientes submetidos à nutrição jejunal e parenteral, sempre considerando o período pós-operatório. Até mesmo Robert Elman, considerado o Pai da Nutrição Parenteral, publicou com Pareira, em 1954, os resultados benéficos da nutrição enteral no pós-operatório em 240 pacientes.[21]

Nessa época, os cateteres de polivinil e polietileno, já disponíveis comercialmente, eram amplamente utilizados, e apesar de algumas complicações relatadas, relacionadas, principalmente, com o diâmetro utilizado, foram usados até recentemente.[22,23] As indicações da nutrição enteral começavam a se multiplicar, incluindo anorexia nervosa, trauma de crânio, câncer, acidente vascular encefálico e até mesmo tuberculose.

Em 1976, ano decisivo para nutrição enteral, Dobbie & Hoffmeister publicaram o emprego de um cateter siliconizado com uma cápsula acoplada na sua extremidade distal contendo mercúrio, que facilitava a migração espontânea para o duodeno.[24] A partir dessa data, a literatura começa a se avolumar com publicações sobre a nutrição enteral, impulsionados pela crescente disponibilidade comercial de formulações nutricionais variadas.[25]

Mesmo com uma variedade de cateteres disponíveis atualmente, com arquitetura e dinâmica de fluxo bem estudadas, não resolvemos, adequadamente, os problemas mecânicos na prática clínica. Curiosamente, o cateter de Dobb-Hoff original repetia, mais de vinte séculos depois, a mesma anatomia de distribuição do fluxo distal idealizado por Hipócrates.

FÓRMULAS NUTRICIONAIS

Ainda na década de 1950, embora já reconhecida a importância dos hidrolisados proteicos, as fórmulas nutritivas usadas na prática clínica consistiam em dietas líquidas, utilizando vários produtos *in natura*.

Nessa década, Rose demonstrou as necessidades qualitativas e quantitativas dos aminoácidos em seres humanos.[26] Mas, coube a Greenstein & Winitz o primeiro relato de uma dieta caracterizada como quimicamente definida e constituída por aminoácidos cristalinos, ácidos graxos essenciais, vitaminas, minerais e açúcares simples, promovendo o crescimento e a reprodução de ratos.[27] A seguir, Winitz demonstrou que essa formulação era capaz de manter a composição corporal de voluntários normais por mais de 19 semanas.[28] Essa dieta recebeu um impulso fenomenal, sendo mais bem aprimorada quando a NASA instituiu a liofilização de dietas nutricionalmente completas no programa alimentar dos primeiros astronautas.[1]

A comprovação definitiva da eficácia de uma dieta quimicamente definida para pacientes cirúrgicos graves surgiu com o relato pioneiro de Stephens & Randall em 1969.[29] Esse trabalho também enfatizou a importância da utilização de um cateter de fino calibre – 8 French – durante a nutrição enteral prolongada. O uso dessas formulações, nutricionalmente completas, com absorção adequada no trato gastrointestinal superior e liberando uma mínima quantidade de resíduos para o trato gastrointestinal distal, foi o início da nutrição enteral na era moderna e dispensou o uso da via parenteral em muitos pacientes com doença de Crohn e fístulas enterocutâneas.[30]

REPERCUSSÕES ORGÂNICAS E METABÓLICAS NA DESNUTRIÇÃO

A desnutrição deve ser considerada um *continuum* que é desencadeado por desequilíbrio entre energia, ingestão proteica e necessidade de nutrientes, produzindo uma série de alterações metabólicas e funcionais, que só estarão demonstráveis mais tardiamente nas modificações somáticas da composição corporal.[31]

Em 1997, Lee & Thurmon relataram desordens nutricionais em um campo de concentração na China, antes e durante o período entre 1958 e 1961, conhecido como a "grande fome chinesa", caracterizadas como avitaminoses, arritmias e, principalmente, sugerindo a deficiência de tiamina.[32]

Em 2006, Jackson *et al.* realizaram um trabalho de pesquisa no Instituto de Nutrição Humana, na cidade de Southampton, no Reino Unido, visando estabelecer e compreender as perdas de macro e micronutrientes em 44 voluntários que se submeteram à inanição.[33] Demonstraram que, no início do jejum, o peso corporal era de 96 kg com 20% de gordura e índice de massa corporal de 28,3 kg/m². No final do estudo, a massa corporal diminuiu 25,5%, dos quais em torno de 25 a 30% foi devido à perda de gordura e no restante da massa livre de gordura, predominou a perda muscular. Estimaram a perda de proteína corporal total em torno de 20%. O gasto metabólico variou de1.638 a 2.155 calorias por dia, dos quais 13 a 17% foram derivadas da oxidação proteica. No final do estudo, documentaram também a deficiência bioquímica da tiamina citada por Lee & Thurmon, além da deficiência de riboflavina e vitamina K.[32]

Vale ressaltar as marcantes diferenças metabólicas e nutricionais originadas pela inanição e pelo jejum complicado.[34] Na inanição, a proteólise é gradual, o aumento da utilização dos lipídios como fonte calórica é progressivo, a conservação de água e sal está diminuída no início do quadro, a provisão de até mesmo pequenas quantidades de carboidratos tem marcante ação poupadora de proteínas e a renutrição é acompanhada de uma rápida e eficiente ressíntese de novos tecidos.

No jejum complicado, a proteólise ocorre rapidamente, a oxidação de tecidos lipídicos é prematuramente maximizada, a conservação de sal e água é imediata e prolongada, a provisão de carboidratos exerce mínimo efeito poupador de proteínas, e a renutrição precoce não é acompanhada de síntese tecidual adequada.[35] Outra diferenciação que precisa ser considerada é que as alterações metabólicas no jejum complicado são nitidamente influenciadas pela intervenção nutricional ou terapêutica médica.

Durante a desnutrição progressiva, cada órgão modifica-se morfológica e funcionalmente dependendo da sua capacidade de atuação em condições de restrição calórica-proteica. O cérebro e os olhos praticamente não sofrem alterações durante o jejum. Entretanto, o coração, o aparelho respiratório, o fígado, o pâncreas e o trato entérico manifestam graves anormalidades. É este o quadro nutricional com o qual nos defrontamos na prática clínica, cuja repercussão orgânica definirá certamente a via, o tipo de dieta e o ritmo de administração da nutrição enteral e até mesmo parenteral.

Músculos

A diminuição estrutural da musculatura é óbvia no decorrer da inanição, mas a função muscular não pode ser estimada pelos parâmetros antropométricos, bioquímicos ou pelo exame físico.[36]

Em 1982, Lopes et al. estudaram o impacto da desnutrição na função contrátil do músculo adutor do polegar através da estimulação elétrica do nervo ulnar, avaliando 10 pacientes com distúrbios gastrointestinais e comparando-os com 22 indivíduos normais.[37] Dependendo do tipo de estímulo elétrico, demonstraram a perda de 29% da força muscular do músculo adutor do polegar nos pacientes desnutridos, contrastando com a perda de apenas 3,5% nos indivíduos saudáveis. Este valor foi semelhante ao encontrado por Keys *et al.* utilizando a dinamometria.[38]

Do ponto de vista bioquímico, existe diminuição das enzimas 6-fosfofrutoquinase e succinato desidrogenase, duas enzimas limitantes da glicogenólise e regeneração oxidativa do ATP.[36] Estudos com ressonância magnética demonstraram redução na creatina fosfato, aumento na ADP e diminuição da hidrólise do ATP, acarretando menor disponibilidade energética e alterações no relaxamento e na contração muscular.[39]

Observações prévias à década de 1980 mostraram que, após a desnutrição prolongada, os pacientes apresentavam alterações evidentes nas respostas musculares da relação força-frequência, e o relaxamento e a força muscular gerados por estímulo elétrico durante 30 segundos, utilizados para analisar a fadiga muscular. Estes achados se correlacionavam com mudanças na estrutura, composição e estado bioquímico do músculo.

Deste modo, Russel *et al.* observaram em modelo de experimentação com animais que a inanição aguda ocasionou redução do conteúdo de enzimas glicolíticas com preservação das enzimas oxidativas, enquanto a inanição prolongada reduziu ambas as classes de enzimas.[40] Além disso, inferiram que os súbitos distúrbios no estado energético intracelular com alteração do fluxo do cálcio pode ser importante na disfunção muscular causada pela desnutrição. Nos pacientes com anorexia nervosa com 40% de perda de peso, foi demonstrada atrofia seletiva das fibras tipo II com perdas dos elementos contráteis e acúmulo de glicogênio em razão da diminuição na glicólise anaeróbica.

Pham *et al.*, membros do Departamento de Cirurgia de um hospital do Vietnam, demonstraram que nos pacientes cirúrgicos gravemente desnutridos, classificados pela avaliação global subjetiva como classe C, apresentavam percentual elevado de perda de peso, desgaste muscular evidente, consumo das reservas lipídicas e também alteração da capacidade funcional.[41]

Aparelho Respiratório

Doeckel *et al.* estudaram sete indivíduos saudáveis submetidos à restrição calórica com 500 calorias em carboidratos por dia, durante 10 dias.[42] No fim do período, o gasto metabólico estava diminuído e a resposta ventilatória à hipóxica estava reduzida em 42% e até mesmo abolida em dois pacientes. Além disso, existia diminuição do volume-minuto. Todavia, estas alterações podem ser revertidas pela renutrição, conforme ratificado por um grupo italiano que a diminuição do drive ventilatório, da força muscular respiratória, das alterações do parênquima pulmonar e depressão dos mecanismos de defesa pulmonar podem ser restauradas pela repleção nutricional.[42]

Em 1983, Weissman *et al.* também demonstraram em oito voluntários recebendo infusão de glicose a 5% 100 mL/hora durante 7 dias, seguido de infusão de aminoácidos a 3,5% 125 mL/hora durante 24 horas que a ventilação-minuto, o volume de troca, o fluxo inspiratório médio, o consumo de oxigênio e a produção de dióxido de carbono foram significativamente deprimidos após 7 dias de infusão de glicose.[43] O gasto metabólico e a ventilação aumentaram nas primeiras 4 horas de infusão de aminoácidos e retornaram ao normal após 24 horas.

Desde o século XIX, tem sido relatado o consumo da musculatura envolvida na função respiratória, semelhantes aos outros músculos esqueléticos que são catabolizados com a finalidade de alcançar as necessidades energéticas.[44] Em 1915, Jackson demonstrou que a inanição durante 7 dias nos ratos em crescimento induziu a redução de 33% no peso e 31% na massa muscular corporal total quando comparado com animais recebendo ração padrão.[45] A massa orgânica diminuiu 57% no trato gastrointestinal, 28% no coração, 26% nos rins e 58% no fígado e 31% nos pulmões. Somente o cérebro foi poupado, com perda de 5%.

Nas provas funcionais respiratórias são demonstradas anormalidades nos mecanismos da força muscular, no parênquima pulmonar e nos estímulos neurais. Já foram bem documentadas a redução da capacidade vital, da força e da resistência muscular, além da significativa diminuição da pressão inspiratória e expiratória máxima.[46] Todas essas anormalidades surgem em virtude da redução da massa muscular, principalmente a diafragmática. Quando associadas à redução na síntese de surfactante, aumento na água pulmonar e na diminuição da replicação do epitélio das vias aéreas, essas alterações contribuem para ratificar a observação de Francis Moore em que a morte do paciente desnutrido é o resultado final do grave comprometimento do sistema respiratório.[47,48]

O parênquima pulmonar também sofre alterações estruturais. Foi evidenciada em indivíduos gravemente desnutridos, durante a segunda guerra mundial, uma prevalência aumentada de enfisema pulmonar, assim como em crianças com desnutrição grave e prolongada.[49] Trabalhos experimentais sequenciais de Sahebjami *et al.*, na década de 1980, demonstraram que a desnutrição resulta em mudanças morfológicas e mecânicas no pulmão similares àquelas encontradas no enfisema, mas todas as alterações também foram revertidas com a renutrição.[50,51]

Coração

A massa muscular cardíaca também é consumida durante o jejum e apresenta alterações estruturais importantes.[52,53] Achados de autópsia têm demonstrado que o peso do coração na desnutrição prolongada pode atingir metade do seu valor habitual.

As alterações funcionais são proporcionais à perda de peso corporal e surgem precocemente (décimo dia) durante o jejum. O eletrocardiograma sofre desvio do eixo do QRS para a direita, aumento do intervalo QT e hipovoltagem difusa.[38,54]

Mont *et al.* avaliaram a reversibilidade das alterações cardíacas em 31 adolescentes com anorexia nervosa, através da avaliação cardiológica antes e após a renutrição.[55] A média do índice de massa corporal foi de 15,2 kg/m^2. A bradicardia sinusal foi demonstrada em 35% dos pacientes, com 93% apresentando massa ventricular esquerda diminuída e 70% com redução da espessura da parede cardíaca. Após a renutrição, o ecocardiograma mostrou aumento do diâmetro cardíaco, da massa ventricular esquerda e do débito cardíaco. A melhora no rendimento durante o exercício e a normalização da frequência cardíaca e sua variabilidade foi evidente. Assim como as alterações respiratórias, em adolescentes, as anormalidades funcionais e estruturais do coração induzidas pela anorexia nervosa também são reversíveis com a renutrição.

Do ponto de vista hemodinâmico, ocorre diminuição do débito cardíaco e da pressão de enchimento diastólica e aumento da pressão atrial e venosa central. A tolerância à sobrecarga de volume está muito reduzida em razão do déficit na função contrátil miocárdica. Qualquer estresse na fase avançada, como renutrição inadequada (que aumenta o VO_2) ou sobrecarga de volume ou sódio, pode desencadear a insuficiência cardíaca congestiva.[56]

Em 1979, Abel *et al.* estudaram as mudanças hemodinâmicas e estruturais no coração de cães *beagles* submetidos à desnutrição proteico-calórica, induzindo 40% de perda de peso após 7 semanas.[57] Comparados com cães bem nutridos, houve diminuição da complacência do ventrículo esquerdo e outros índices da contratilidade ventricular per si. A concentração miocárdica do glicogênio estava diminuída, e a microscopia eletrônica confirmou a atrofia miofibrilar e edema intersticial, sugerindo que a desnutrição reduz a função contrátil do ventrículo em decorrência de edema intersticial e atrofia miofibrilar.

Ainda em 1979, Yaffe & Gold estudaram o tipo de substrato utilizado pelo miocárdio durante 7 dias de desnutrição, utilizando o modelo clássico de Langerdorff para perfusão cardíaca.[58] Demonstraram que a glicose é o principal combustível oxidativo miocárdico nos ratos bem nutridos, enquanto que o palmitato, um ácido graxo livre, foi o principal substrato oxidativo do miocárdio nos ratos desnutridos, seguido por lactato, glicose, beta-hidroxibutirato, piruvato e alanina. Tais achados podem estar relacionados com algumas das alterações na via metabólica, principalmente a inibição glicolítica, durante a desnutrição.

Curiosamente, enquanto o músculo esquelético é produtor de lactato, o músculo cardíaco é consumidor de lactato, que normalmente é oxidado, sendo o único órgão a usá-lo como fonte direta de energia.[56]

Na última década, surgiram na literatura alguns artigos enfatizando a importância da autofagia no coração do paciente durante o processo de inanição.[59-61] A autofagia ocorre em condições normais, mas o processo é incrementado em resposta a condições de estresse como inanição, hipóxia, disfunção mitocondrial e infecção. Vale ressaltar que a autofagia excessiva pode ser deletéria para a célula. O significado funcional da autofagia ainda não está claro.[60]

Fígado

Embora o fígado seja o órgão central na adaptação ao jejum prolongado, também sofre redução progressiva da sua massa. As enzimas envolvidas na gliconeogênese e oxidação lipídica estão mais bem conservadas, mas as relacionadas com a formação da ureia estão reduzidas.

O relato de Sheila Sherlock, estudando os indivíduos em Wupperthal, na Alemanha que sofreram desnutrição grave durante a segunda guerra, com perdas de até 55 kg, não demonstrou pela história clínica ou pelo exame físico, qualquer sinal de doença hepática.[62] Na inanição, o exame microscópico do fígado revela somente a presença de pigmentos cromolipoides, não se encontrando infiltração gordurosa.[63-66] Também na anorexia nervosa, entidade que apresenta padrões classicamente usados durante a inanição experimental, não se detectaram alterações na histologia hepática.[64]

Os exames laboratoriais não revelaram alterações enzimáticas ou aumento na bilirrubina. A glicemia e os testes de tolerância à glicose foram normais. Na biópsia, o glicogênio hepático estava normal e não havia nenhuma evidência de hepatopatia. Na década de 1960, Drenick *et al.* demonstraram a alteração funcional definida com a retenção da bromossulfaleína, prontamente corrigida com a hidratação do paciente.[67]

As provas funcionais hepáticas, envolvendo depuração de fármacos e corantes – antipirina e verde indocianino – demonstraram que existe dificuldade na retirada dos corantes do plasma, não dependentes do fluxo hepático, sugerindo redução na massa celular hepática como etiologia para a alteração.[63]

Os pacientes desnutridos que se tornam sépticos apresentam risco elevado para falência multiorgânica e morte comparados com pacientes nutridos.

Robinson *et al.* estudaram a possível explicação para este quadro com a hipótese que a desnutrição causaria diminuição das reservas de antioxidantes hepáticos e aceleraria a liberação hepática de radicais livres em modelo animal de sepse.[68] Assim, 2 grupos de 14 ratos foram randomizados para receberem durante 3 dias oferta alimentar plena como controle e o grupo em inanição. Após este período, foram pesados e foi administrado lipopolissacarídeo (LPS) por via intraperitoneal e sacrificados após 6 e 24 horas após o procedimento. Os ratos em inanição perderam 23% de peso quando comparados com o grupo-controle que ganharam 11% de peso. O glutation hepático estava reduzido em 30% ($p < 0,05$) na 6ª hora de administração do LPS e em 20% na 24ª hora ($p = 0,066$) em comparação com os animais nutridos. A liberação do ânion superóxido foi 210 e 75% maior nos animais em inanição após 6 horas e 24 horas de administração do lipopolissacarídeo, respectivamente. Assim, a liberação do ânion superóxido hepático e o conteúdo de glutationa apresentam correlação inversa ($p < 0,001$ $r = 0,73$), sugerindo possível causa para o aumento da mortalidade e morbidade nos pacientes desnutridos infectados.

Pâncreas

O pâncreas sofre atrofia da área acinar e fibrose, mas as ilhotas, com função endócrina, permanecem normais. O peso do pâncreas está reduzido. Existe diminuição importante na função exócrina, com redução das enzimas proteolíticas, amilolíticas e lipolíticas, dificultando a digestão.[63]

Trato Entérico

O intestino de tão fino se torna transparente. Esta observação de autópsia reflete a perda da massa intestinal durante o jejum prolongado. O peso e a massa intestinal estão reduzidos. A renovação e a migração celular ao longo da vilosidade estão diminuídas, assim como a sua altura.

Funcionalmente, existe perda das enzimas do bordo em escova, principalmente as dissacaridases, impedindo o uso do leite na renutrição.

A absorção intestinal de aminoácidos está normal, entretanto existe dificuldade para absorver carboidratos e lipídios, exacerbada pela disfunção exócrina do pâncreas, dificultando a emulsão das gorduras.

A partir de 1983 aumentaram o número de relatos demonstrando que o intestino não só apresenta alterações morfológicas durante a desnutrição, como também é um órgão do sistema imune e apresenta evidências de alterações nos mecanismos de defesa na desnutrição. Lim *et al.* estudaram em ratos o comportamento da imunoglobulina A, componente da barreira intestinal opondo-se a invasão bacteriana a partir do trato gastrointestinal.[69] Foram randomizados dois grupos de ratos para receberem dieta plena ou restrição alimentar severa e os resultados demonstraram que os ratos desnutridos apresentaram perda de peso importante quando comparados aos controles. O total de proteína biliar no início e no 36° dia não se alterou, e ambos os grupos aumentaram a imunoglobulina A biliar, apesar da perda de peso importante no grupo de ratos desnutridos sugerindo que o sistema imune intestinal ao nível biliar permanece preservado mesmo na desnutrição calórico-proteica.

Vale ressaltar que, neste trabalho experimental, os animais não sofreram indução de sepse no período do estudo, quadro que poderia comprometer o equilíbrio da barreira intestinal. O desenvolvimento de resposta inflamatória não controlada tem sido implicado na patogênese da síndrome de angústia respiratória do adulto e falência de múltiplos órgãos.

Em 1990, Deitch *et al.* publicaram também um trabalho experimental em camundongos, utilizando o zymosan, que ativa o complemento e induz resposta inflamatória sistêmica.[70] Foi avaliado o efeito do zymosan na estrutura intestinal e função de barreira em animais nutridos e desnutridos durante 21 dias. Os animais foram sacrificados após 24 horas da administração intraperitoneal do zymosan e seus órgãos cultivados para avaliarem translocação bacteriana. A translocação nos animais nutridos foi limitada ao linfonodo mesentérico enquanto que nos desnutridos a translocação estava disseminada do intestino para o fígado, baço e corrente sanguínea. Foi sugerido que a combinação da injúria da mucosa e a perda do equilíbrio ecológico da flora intestinal foram responsáveis pelos resultados. Não houve morte de animais nutridos ou desnutridos até o sétimo dia após administração do zymosan. No grupo desnutrido, no entanto, 20% morreram até o 14° dia e 80% até o 21° dia, evidenciando a predisposição do zymosan ao trauma na barreira mucosa e o desenvolvimento potencialmente letal de estado séptico de origem intestinal durante períodos de inflamação sistêmica.

Desde a década de 1990 até o momento, inúmeros trabalhos têm sido publicados referindo o intestino como o maior órgão do sistema imune, pois 65% das células imunológicas do organismo estão presentes no intestino.[71-73]

Cicatrização

A cicatrização exige um estado nutricional adequado capaz de mobilizar macro e micronutrientes para a área que será reparada, considerando que a cicatrização em vários tecidos responde diferentemente e as alterações na cicatrização refletem o estado nutricional. Os efeitos benéficos da repleção nutricional pré-operatória têm sido documentados há décadas.

Wild *et al.* caracterizaram a cicatrização das feridas como um processo que pode ser dividido em três diferentes fases: inflamatória, proliferativa e maturação.[74] Cada etapa é caracterizada por eventos que necessitam de componentes específicos. Durante o processo, a exigência calórica é elevada e geralmente liberada dos estoques energéticos e reserva de proteínas, tornando-se um desafio para o paciente malnutrido.

Os eventos bioquímicos e celulares obrigatórios na cascata de eventos presentes na cicatrização de feridas exigem energia, aminoácidos, oxigênio, oligoelementos, eletrólitos e vitaminas, todos fundamentais para a perfeita cicatrização. Na desnutrição, a cicatrização é dificultada na presença de deficiência de macro ou micronutrientes que impeçam a proliferação de fibroblastos, síntese do colágeno e epitelização.[75]

O desnutrido carece da mobilização dos substratos das reservas orgânicas para aumentar a resistência à infecção e assegurar a cicatrização das feridas. O mecanismo primordial da cicatrização é a distribuição de proteínas corporais mobilizadas das reservas musculares para as vísceras centrais. Na desnutrição, a carência proteica resulta em convalescência prolongada, imunidade comprometida e dificuldade na cicatrização das feridas.

INDICAÇÕES E CONTRAINDICAÇÕES DA NUTRIÇÃO ENTERAL

Conceitos

Alguns aspectos teóricos devem ser relembrados como base para o entendimento das indicações da nutrição enteral.

O termo "nutrição enteral" tem, de certo modo, dificultado a compreensão do conceito adequado desta terapêutica por alguns profissionais. Assim, "enteral" não deve ser literalmente traduzido por jejunal, e as dietas não obrigatoriamente devem ser administradas por esta via. Inclusive, o jejuno é um sítio com indicações restritas para administração de dietas.

No início da década de 1980, o termo *enteral nutrition* subentendia o uso das dietas elementares ou hidrolisados glicoproteicos administrados através de um cateter de "DobbHoff" no jejuno.

Somente em 1987, foi referido por Koruda *et al.* que a "nutrição enteral" deveria ser entendida como a administração de dietas líquidas especializadas pela via oral, cateteres nasoentéricos ou enterostomias.[76]

Materese, já há algum tempo, discutiu o conceito de dietas de fórmula definida, o que permite atualmente uma caracterização mais objetiva dos tipos de dietas. Essa denominação facilita a compreensão do moderno significado do método.[77]

Estas dietas "especializadas" devem ter uma fórmula definida, podendo ser quimicamente analisadas ou estimadas e administradas pela via oral, via gástrica – através de cateteres siliconizados e gastrostomia endoscópica ou cirúrgica, e via jejunal – através de cateter siliconizado ou jejunostomia, habitualmente cirúrgica.

Virtualmente, em todo paciente com desnutrição ou risco de desenvolver desnutrição que está impossibilitado de se alimentar adequadamente pela via oral e que apresenta um trato digestório funcionante, a nutrição enteral poderia estar indicada.[78] Esta é a visão mais simples e objetiva das indicações do suporte nutricional e poderia, simplesmente, resumir o capítulo.

Entretanto, a utilização do suporte nutricional, independente se enteral ou parenteral, deve ter um conceito doutrinário mais amplo, estabelecendo, também, a atuação do suporte nutricional nos mecanismos fisiopatológicos das doenças ou condições clínicas, além do objetivo primário de nutrir.

A caracterização dessas metas deve estar atualmente apoiada na ideia de que o suporte nutricional "sensu lato" pode ser classificado didaticamente em três tipos: suporte nutricional, suporte metabólico e suporte entérico.

▪ Suporte Nutricional

Pode ser definido como a administração de nutrientes habitualmente pela via digestiva, tendo por objetivo restaurar ou manter o estado nutricional de pacientes desnutridos sem necessidades metabólicas específicas (insuficiência renal e hepática). Nas doenças que apresentam dificuldades na digestão ou absorção de lipídios ou proteínas, o emprego de percentuais variados de triglicerídios de cadeia média (pancreatite crônica, doença de Crohn etc.) ou a utilização de hidrolisados ou aminoácidos, em vez de proteínas intactas, podem contornar, de modo eficiente, a má absorção desses nutrientes.[79] A composição alterada das dietas não tem como objetivo interferir nos mecanismos fisiopatológicos das doenças, mas permite a indicação da nutrição enteral e não da parenteral, para manter o estado nutricional.

Um exemplo clássico é o paciente com acidente vascular cerebral isquêmico que, na fase aguda, precisa de nutrientes para manter as funções estruturais e funcionais normais, diante da dificuldade em ingerir nutrientes em virtude do quadro neurológico. Na impossibilidade definitiva de se alimentar pela via oral, geralmente a gastrostomia confeccionada pela via endoscópica é a via de eleição para administração prolongada da nutrição, não necessariamente exclusiva para nutrição enteral. Em uma grande maioria desses pacientes, o suporte nutricional pode ser substituído de modo eficiente e não oneroso por dietas líquidas convencionais, complementadas ou não com produtos industrializados.

O suporte nutricional não tem por objetivo modular o comprometimento agudo ou crônico das doenças ou funções orgânicas vitais, mas apenas fornecer substratos nutricionais completos, cuja principal limitação é a incapacidade de se alimentar pela via oral.

A disponibilidade atual de inúmeras dietas de fórmula definida com variadas formulações de proteínas, carboidratos e lipídios, permite o emprego da nutrição enteral em situações que classicamente seriam indicações para nutrição parenteral. Um exemplo clássico é o quilotórax. A literatura ainda permanece divulgando a indicação de nutrição parenteral nessa condição, mas o emprego de dietas de fórmula definida com percentuais muito reduzidos de triglicerídios de cadeia longa permitem o uso da nutrição enteral com excelentes resultados, utilizando-se a via de administração mais cômoda e melhor tolerada pelo paciente. Nessas condições, os conhecimentos adquiridos com a fisiologia, fisiopatologia e a disponibilidade comercial de nutrientes permitem a manutenção do estado nutricional, contornando-se a lesão que resulta no transporte deficiente pós-absortivo de lipídios, através da alteração no tipo e percentual dos triglicerídios.

Em resumo, conceitualmente, o suporte nutricional tem por objetivo nutrir o paciente e não modificar a doença.

▪ Suporte Metabólico e Doença Específica

Inicialmente, o suporte metabólico foi definido como a administração de nutrientes pela via venosa ou digestiva, modulados para fornecer nutrientes específicos que poderiam modificar as condições bioquímicas, endócrinas e hormonais da doença básica e suas complicações.

O aporte proteico pode ser individualizado com aminoacidograma específico para os pacientes com doenças hepáticas (ramificados e aromáticos) e doenças renais (essenciais).

Nessas situações, a oferta de uma formulação nitrogenada modificada do ponto de vista qualitativo e quantitativo, não tem por objetivo primário a repleção nutricional e, sim, a melhora metabólica, caracterizando, desse modo, um período definido da terapêutica.

Um exemplo clássico é o paciente com insuficiência renal, urêmico em que se mantém por um máximo de 15 dias, uma oferta elevada de aminoácidos somente essenciais visando reduzir a uremia por meio da utilização do nitrogênio não essencial (ureico) para incrementar a síntese proteica, embora com um aminoacidograma não adequado para uma nutrição ideal. Se não houver melhora metabólica nesse período, a melhor opção é proceder à depuração extrarrenal associada ao aporte proteico pleno, com formulação aminada padrão.

A insuficiência hepática é um outro exemplo do uso das dietas com objetivos metabólicos e não primariamente nutricionais. A composição aminada dessas dietas, com a redução dos aminoácidos aromáticos (fenilalanina, tirosina e triptofano) e o aumento dos ramificados (leucina, isoleucina e valina) tem por objetivo normalizar as alterações plasmáticas desses aminoácidos, cujo desequilíbrio resulta em piora da função neuropsiquiátrica.

Infelizmente, ao longo das ultimas décadas, a literatura não tem comprovado efetivamente, de modo repetido, os efeitos benéficos que foram apresentados nos trabalhos pioneiros, com as formulações hepáticas e renais.

Nos estados hipermetabólicos, têm sido ressaltado a importância do tipo de lipídeo na modulação de alguns eventos fisiopatológicos. O triglicerídeo de cadeia longa, rico em ácido linoleico, deve ser reduzido nestes pacientes, visando à restrição da síntese de prostaglandina E_2, responsável por muitas das alterações metabólicas e hemodinâmicas, além de exigir a carnitina para o transporte transmembrana mitocondrial para sua β-oxidação. O triglicerídeo de cadeia média além de não induzir a formação de prostaglandina E_2 independe da carnitina para a entrada na via de β-oxidação.

No paciente com doença de Crohn, a utilização de dietas com a formulação lipídica modificada, reduzida em triglicerídios de cadeia longa ricos em ácido linoleico, potencialmente capazes de gerar prostaglandina E_2 e adicionada com percentuais maiores com triglicerídios de cadeia média ou até mesmo cadeia longa que não originem prostaglandina E_2, como ômega-3, ácido gama-linolênico e oliva, são úteis em manter ou repletar o quadro nutricional e atuar em um dos principais mecanismos fisiopatológicos da doença.

Em meados de década de 1970, e até recentemente, o conceito de tratar nutricionalmente a doença e não o paciente tornou-se um lugar comum, não fundamentado em evidências científicas, comprovadas repetidamente, mas como instrumento de *marketing*.

As dietas lançadas no mercado em um ritmo incessante não precisam ter sua eficiência "farmacológica" demonstrada por se tratar de dieta e não de fármacos. Isto ficou bem claro com o lançamento da dieta dita imunomoduladora. Os autores afirmam que a arginina, o RNA e o ômega 3 melhoram a função imune, mas não se comprovou por trabalhos prospectivos os efeitos nos desfechos clínicos.[80] A par deste fato, foi elaborada para atuação farmaconutricional, sendo realizado um trabalho com metodologia questionável, pois a quantidade de proteína administrada foi 73,4% maior na dieta experimental comparada com a dieta controle, mas foram creditados seus efeitos benéficos ao uso concomitante de arginina, ácidos nucleicos e ômega 3. Mas o efeito imunomodulador de cada nutriente não foi devidamente pesquisado individualmente para demonstrar que o efeito somatório no grupo se mostrou mais importante que o efeito de cada um dos imuno "ingredientes".

O conceito primordial e insubstituível da arte de nutrir é personalizar a dieta para cada indivíduo.

A evolução industrial e a disseminação do método retiraram dos profissionais envolvidos no suporte nutricional o exercício de sua arte. As equipes de nutrição enteral e parenteral ficaram órfãs no caminho da elaboração das embalagens industriais de nutrição parenteral e enteral reprimindo o fortalecimento das equipes de suporte nutricional e o desenvolvimento dos vários profissionais, podando a equipe multidisciplinar na arte de nutrir. O cenário financeiro, mercadológico e a industrialização acabaram com a arte intrínseca da nutrição.

As dietas formuladas como doenças-específicas transformam a arte nutricional em uma atividade impensável do ponto de vista médico, por tratar a doença e não o paciente.

▪ Suporte Entérico

Pode ser definido como a administração exclusiva de nutrientes pela via digestiva de nutrientes que visam, principalmente, a manutenção do estado funcional e estrutural do trato gastrointestinal, modulação do meio hormonal, profilaxia das lesões ulceradas gástricas etc.

As principais indicações dessa modalidade surgem no pós-operatório imediato de ressecções gastrointestinais, nos estados graves de sepse e trauma, em alguns casos de pancreatite aguda, quando é impossível se administrar pela via digestiva uma quantidade efetiva de nutrientes.[81,82] Apesar disso, a administração de dietas oligomonoméricas, mesmo em quantidades reduzidas (10 a 15 mL/h), associadas aos estimuladores do trofismo intestinal, principalmente a fibra solúvel, é importante na manutenção da integridade do trato digestório.

Essas dietas são utilizadas por serem bem absorvidas no trato gastrointestinal superior, entretanto, na ausência de administração de fatores tróficos para o delgado e cólon, induzem atrofia intestinal distal, facilitando a translocação bacteriana e a sepse de origem endógena, mecanismos importantes na perpetuação do hipermetabolismo do trauma e da sepse.[83]

Nessas condições, a nutrição parenteral tem por objetivo "nutrir o paciente" e a nutrição enteral, "nutrir o intestino".

Indicações

Ao longo das últimas décadas, os pacientes com indicação para suporte nutricional têm sido classificados por diferentes modos:

1. Por acometimento de órgãos e sistemas.[78,84]
2. Pela viabilidade dos vários segmentos do trato digestório.[85]

3. Pela capacidade de ingerir alimentos convencionais em quantidade adequada, sem desconforto, considerando-se a presença de disfunção do trato digestório.[86]
4. Pelas condições em que a nutrição enteral teria eficácia comprovada, seria útil mas pode haver necessidade de nutrição parenteral total (NPT), ou quando tem valor limitado e não deve ser utilizada.[87,88]

Mas a classificação pioneira, modificada, permanece ainda como a mais didática e inclui os pacientes que:

1. Não querem comer.
2. Não podem comer.
3. Não devem comer.
4. Comem mas não absorvem.
5. Não comem o suficiente.[89]

Essa classificação deve ser utilizada como uma orientação geral de indicações para o suporte nutricional e não indicam necessariamente a via nutricional, seja parenteral, enteral ou ambas, que é dependente especificamente do paciente e não só da sua doença.

Esses grupos de indicações de suporte nutricional frequentemente estão sobrepostos na prática clínica, mas servem para distinguir o principal mecanismo responsável pelo quadro nutricional.

Talvez a única exceção seja o paciente oncológico que durante as várias fases do tratamento antineoplásico com radioterapia e/ou quimioterapia, as causas de desnutrição podem ser caracterizadas em cada um desses grupos potenciais de indicações de suporte nutricional.

Do mesmo modo, não faz sentido usar essa classificação no paciente crítico, já que a maioria deles estará submetida à intubação orotraqueal, apresentando alterações metabólicas importantes e com indicação de nutrição enteral ou parenteral na dependência do estado funcional do intestino e da doença básica.

Nos casos incomuns de quilotórax, os pacientes querem se alimentar, podem, devem e absorvem os nutrientes, mas não conseguem transportá-los através da via linfática ao seu destino celular, especificamente os triglicerídios de cadeia longa. A nutrição enteral pode e deve ser indicada, mas com a fórmula modificada para contornar a dificuldade linfática.

▪ Não Querem Comer

Ocorrem na prática nutricional três situações bem caracterizadas clinicamente:

1. Anorexia nervosa como uma entidade psiquiátrica bem-definida, sendo a maioria dos pacientes bem jovens e com estado nutricional geralmente bastante comprometido.
2. Pacientes geriátricos, lúcidos e orientados, sem alteração cognitiva ou sensorial, mas recusando alimentação como manifestação depressiva grave.
3. Pacientes geriátricos, com doenças cerebrais degenerativas graves, como a doença de Alzheimer, recusando a alimentação sem consciência da sua atitude e comportamento.

Os pacientes geriátricos, com depressão grave, habitualmente recusam terminantemente a colocação do cateter nasoenteral, tornando a nutrição enteral efetiva um dilema de difícil solução.[90] Nessas condições, a melhor opção tem sido o tratamento psiquiátrico intensivo associado ao uso de suplementos nutricionais pela via oral, sem sabor, utilizados em alguma preparação de sua preferência.

No outro grupo de pacientes geriátricos, geralmente admitidos com desnutrição evidente, deve ser discutido a conduta nutricional definitiva com os familiares, enfatizando a importância do estado nutricional a longo prazo como profilaxia de várias doenças clínicas, fraturas ósseas relacionadas com fraqueza muscular etc. Nesse grupo, mesmo quando se consegue colocar o cateter enteral, a retirada intencional pelo paciente é frequente, sendo necessário repetidas colocações do cateter. Curiosamente, esses pacientes toleram melhor a gastrostomia, reduzindo-se a retirada intencional do cateter.[91,92]

▪ Não Podem Comer

Conceitualmente, nesse grupo estão incluídos os pacientes incapazes de se alimentarem pela via oral por dificuldades motoras ou obstrutivas do trato digestório superior.

Na fase aguda do tétano, nas doenças neurológicas centrais ou periféricas acompanhadas de disfagia, existe o comprometimento apenas da deglutição ou seja a incapacidade da condução dos alimentos até o estômago. A estrutura anatômica e funcional do trato digestório está preservada, não havendo contraindicação para a nutrição enteral.

A conduta nas neoplasias de cabeça e pescoço é dependente do tratamento proposto e prognóstico, mas, na grande maioria dos pacientes, a nutrição enteral está indicada.

Nos pacientes com acometimento do esôfago, a indicação da nutrição enteral depende da doença básica e dos objetivos terapêuticos propostos.

No período pré-operatório dos pacientes portadores de acalasia e neoplasia maligna de esôfago, com importante comprometimento luminal, geralmente com desnutrição moderada a grave, a nutrição enteral não é a primeira escolha como método de repleção nutricional.

A nutrição parenteral pré-operatória por um período limitado a 15 dias é capaz de alcançar os objetivos nutricionais de modo mais efetivo, com uma prevalência mínima de complicações.

Se a quimioterapia ou a radioterapia for indicada pelo médico responsável, a nutrição enteral estará indicada como medida adjuvante.

Nos pacientes com neoplasia do esôfago sem perspectivas para cirurgia, radioterapia ou quimioterapia, não há indicação para suporte nutricional. Como as dietas de fórmulas definidas não devem ser consideradas como terapia primária, e sim uma medida de suporte adjuvante para o paciente, quando não há indicação para intervenção oncológica clínica ou cirúrgica, também não há indicação de suporte nutricional, seja enteral ou parenteral. Mas, do ponto de vista ético e humano, o paciente deve ser alimentado e hidratado, e, quando possível, a melhor opção é a administração de dieta líquida convencional, personalizadas, através de ostomias, geralmente cirúrgicas.

Nos pacientes com fístulas esofagianas e nos raros casos de fístulas gástricas a nutrição enteral pode ser indicada, considerando a escolha do melhor sítio de administração da dieta de acordo com o paciente.

Seguindo as orientações do Professor Ronaldo Vianna, a Comissão de Suporte Nutricional do Hospital Universitário da UFRJ, no período de 1981 a 2000, não indicou a nutrição enteral para a maioria dos pacientes em pré-operatório de obstruções do trato digestório superior, optando-se sempre pela nutrição parenteral. Assim, nos pacientes com estenose pilórica maligna, com impossibilidade de se colocar com auxílio da endoscopia o cateter enteral após o sítio de obstrução, a nutrição parenteral é o método escolhido.

Neste grupo de pacientes, geralmente com desnutrição avançada, mesmo quando se consegue a inserção pós-pilórica do cateter, a nutrição enteral isolada é um método de difícil manuseio em virtude das alterações tróficas e hormonais do trato digestório superior, retardando sobremodo o ato cirúrgico pela dificuldade em se atingir a meta calórico-proteico no pré-operatório, em um período de 15 dias. Nestes pacientes, a via duodenal ou jejunal é uma importante indicação de suporte entérico, complementar à nutrição parenteral.

Entretanto, nas suboclusões crônicas do íleo, mesmo na presença de distensão radiológica, mas sem repercussão clínica (distensão abdominal, vômitos, vasculejos etc.), a nutrição enteral pode ser por vezes indicada e possível. Nos pacientes com doença de Crohn, apesar do aspecto radiológico demonstrando estenoses segmentares importantes, a nutrição enteral deve ser o primeiro método de renutrição, na ausência de distensão abdominal importante.

A fístula duodenal é uma complicação pós-operatória ímpar com relação à criatividade no manuseio nutricional. A importância da individualização da conduta em cada paciente é ressaltada pela dependência de alguns fatores:

1. Localização da fístula.
2. Tipo de fístula: terminal ou lateral.
3. Preservação da anatomia durante a cirurgia (sem anastomose gastrojejunal).
4. Realização da anastomose gastroentérica.
5. Colocação de cateter enteral no jejuno através da anastomose gastroentérica durante o ato cirúrgico.
6. Débito da fístula.
7. Presença de peritonite e íleo paralítico.

Alguns exemplos são ilustrativos com relação à conduta nutricional.

A nutrição enteral não deve ser utilizada nos pacientes com fístula duodenal de alto débito, definida com volume > 500 mL em 24 horas, que surge como complicação da sutura duodenal simples, geralmente após trauma, sem a confecção da anastomose gastroentérica, sem a colocação do cateter enteral após o ângulo de Treitz ou sem a jejunostomia cirúrgica. Nesses casos, a endoscopia para colocação do cateter está obviamente contraindicada nesse grupo de pacientes.

Entretanto, se durante o ato cirúrgico, o cateter enteral foi colocado após o ângulo de Treitz, na ausência de distensão abdominal, o suporte entérico, como foi definido previamente, pode ser utilizado em pacientes selecionados. À medida que o débito da fístula diminui, o volume da nutrição enteral é aumentado progressivamente. O desmame da nutrição parenteral é realizado paulatinamente, e o suporte inicialmente entérico passa a suprir as necessidades calórico-proteicas do paciente.

Se o cirurgião considerar a lesão duodenal com risco para deiscência, uma anastomose gastroentérica pode ser realizada com objetivo de proteger a sutura duodenal. Entretanto, se não for realizada a jejunostomia ou colocado um cateter na alça eferente da anastomose, a nutrição enteral não poderá ser utilizada na fase aguda do pós-operatório. A vantagem da anastomose gastrojejunal no manuseio nutricional resulta do fato que mesmo se não for colocado o cateter enteral no transoperatório, a endoscopia pode ser realizada, habitualmente após a primeira semana de pós-operatório, para facilitar a colocação do cateter na alça eferente jejunal e o suporte entérico iniciado.

Essa conduta pode também ser utilizada nas fístulas de coto duodenal que surgem após a gastrectomia subtotal com reconstrução do trânsito à Bilroth II.

Na pancreatite aguda grave, assim como na fístula duodenal, a orientação nutricional depende exclusivamente da conduta cirúrgica assumida e da fase da doença.

As atenções clínicas na fase aguda estão voltadas completamente para o restabelecimento da volemia e manutenção de um suprimento adequado de oxigênio e tratamento das alterações hidreletrolíticas. Essa fase dura, geralmente, alguns dias e só então o aspecto nutricional é considerado.

Quando o paciente não é submetido à cirurgia, mesmo com auxílio do endoscopista, em alguns pacientes com pancreatite grave, com estase gástrica prolongada, a colocação do cateter enteral após o ângulo de Treitz é um fator limitante para o início da nutrição enteral.

Quando está indicada a laparotomia e foi possível a colocação do cateter após o ângulo de Treitz, procedimento tecnicamente difícil durante a cirurgia na maioria dos pacientes com pancreatite grave, a indicação inicial é de suporte entérico, e o paciente é nutrido pela via parenteral.

▪ Não Devem Comer

Diferente da pancreatite aguda, na fase crônica da pancreatite de etiologia alcoólica, mesmo agudizada por dor abdominal importante, a nutrição enteral pode ser facilmente utilizada.

Muitos pacientes com disfagia podem ser incluídos também no grupo que "não devem comer" pelo risco potencial de desenvolverem broncoaspiração, por vezes com graves repercussões pulmonares. Entretanto, na maioria dos pacientes com disfagia grave de origem neurológica central ou muscular, a gastrostomia não diminui a prevalência ou gravidade da broncoaspiração do conteúdo faringolaríngeo, fato esse que deve sempre ser discutido com o médico-assistente e familiares.

▪ Comem mas Não Absorvem

Nesse grupo, estão incluídos os pacientes com má absorção de várias etiologias. A doença de Crohn, a doença celíaca, a enterite actínica, o intestino curto anatômico e/ou funcional e as pancreatites crônicas graves são as causas mais comuns, nas quais a nutrição enteral deve ser a primeira tentativa de renutrição através do suporte entérico. Entretanto, em algumas dessas situações, os resultados são frustrantes quando tentamos aumentar o aporte calórico-proteico, especificamente no intestino curto e na enterite actínica grave.

Nos pacientes com menos de 100 cm de jejuno ou menos de 150 cm de íleo, mesmo com a válvula ileocecal preservada, certamente terão uma absorção insuficiente pela limitação da área anatômica.[78]

▪ Não Comem o Suficiente

Certamente, todos os pacientes incluídos no grupo dos que "não querem comer" também estarão presentes nesse grupo dos que "não comem o suficiente". Entretanto, os pacientes geriátricos e os anoréticos propriamente ditos são caracterizados pela não ingestão voluntária, consciente ou não de nutrientes.

Mas nos pacientes com doenças neoplásicas, doenças crônicas e com disfunção de órgãos, embora apresentem indiscutíveis distúrbios emocionais, a gravidade da anorexia e das alterações metabólicas relacionadas são as principais responsáveis pela ingestão insuficiente de nutrientes.

Os pacientes cirróticos, além da anorexia, apresentam alteração do esvaziamento gástrico, agravado pela restrição volumétrica originada pela ascite, sem considerar a má absorção e a piora neurológica pela ingestão proteica. O álcool também pode reduzir a ingestão alimentar.

No paciente com doença pulmonar obstrutiva crônica, inúmeras causas agravam a ingestão adequada de alimentos como a dispneia, a distensão gasosa gástrica, além das alterações metabólicas pela hipóxia e esforço muscular.

Os pacientes com doença de Parkinson avançada também não comem o suficiente para as suas necessidades, além do risco aumentado de broncoaspiração correlacionado com a gravidade do comprometimento neuromuscular faringolaríngeo.

Na insuficiência renal, a uremia ocasiona anorexia, náuseas, vômitos e alterações digestivas, o que dificulta a ingestão de nutrientes, além de terem o quadro nutricional agravado pelo catabolismo aumentado pela liberação de citocinas.

Em resumo, nesse grupo, que não comem o suficiente, a indicação de nutrição enteral ou a complementação nutricional, deve ser individualizada não só pela doença, mas pelo paciente.

É importante considerar que, nesse grupo, não devem ser incluídos os pacientes com nutrição enteral em volume insuficiente para atingir os requisitos metabólicos.

Contraindicações

Dois pontos importantes devem ser considerados.

1. O oxigênio é o principal nutriente celular. Nos estados de choque de qualquer etiologia, com grave repercussão hemodinâmica, se não conseguimos ofertar oxigênio adequadamente para as células, tanto a nutrição enteral quanto a parenteral estão formalmente contraindicadas.
2. Nos pacientes em fase final de doença, sem perspectivas terapêuticas, a nutrição enteral não deve ser indicada, especialmente quando os benefícios são incertos ou limitados a curtos períodos, e quando os malefícios podem ser mais importantes que os benefícios.[78]

Contraindicações Absolutas
A nutrição enteral estará contraindicada quando não houver a possibilidade de se utilizar a criatividade na aplicação dos vários tipos de dietas e vias de acesso. Um exemplo marcante é a presença de fístula jejunal, área fundamental à absorção de todos os nutrientes.

Nos casos de obstrução intestinal aguda, hemorragia digestiva com volumosa perda de sangue, vômitos e diarreias intratáveis, e o íleo paralítico prolongado são contraindicações evidentes para a utilização da nutrição enteral.[78]

Contraindicações Relativas
Na suboclusão crônica do intestino distal, a indicação da nutrição enteral deve ser avaliada em cada paciente.

Nos pacientes com peritonite difusa, pancreatite grave, fístula enterocutânea e isquemia do trato digestório, a definição do momento mais oportuno para o início do suporte entérico depende das condições sistêmicas e evolução do paciente, além da experiência do médico no manuseio de pacientes graves.

Cabe considerar que na peritonite difusa e na pancreatite, o objetivo inicial, com período limitado, não é nutrir o paciente e sim o seu intestino, com a pretensão de minimizar as várias alterações metabólicas dessas condições.

A indicação do suporte entérico nos pacientes com suspeição de isquemia sem necrose transmural do intestinal é motivo de controvérsia, também dependente da monitorização dos níveis do ácido lático, quadro abdominal evolutivo e condições etiológicas como pós-operatório de cirurgia cardiovascular, fibrilação atrial, choque etc.

Embora incluída por Keeth como uma contraindicação relativa, em 1969, a fístula enterocutânea foi responsável pelo primeiro uso clínico da nutrição enteral por Stephens & Randall.[29,89]

ESCOLHA DA VIA NUTRICIONAL
Quando administramos nutrientes pelo trato entérico, devemos levar em consideração que a entrada na corrente sanguínea de todos os nutrientes depende de inúmeros fatores como:

1. Os nutrientes têm que alcançar o jejuno, principal área absortiva intestinal.
2. Interações quantitativas e qualitativas de todos os micro e macronutrientes no lúmen intestinal.
3. Integridade secretória pancreática e biliar.
4. Capacidade absortiva anatômica e funcional do intestino.

5. Atuação equilibrada de vários hormônios.
6. Fluxo sanguíneo esplâncnico.
7. Motilidade intestinal.
8. Flora intestinal.
9. Fluxo linfático, entre outros fatores.

Assim, o primeiro passo para a utilização sistêmica da nutrição enteral é assegurar a chegada dos nutrientes nos primeiros 100 cm do jejuno. Com esse objetivo, a inter-relação entre a escolha da dieta e a via de acesso é fundamental para assegurar que os nutrientes cheguem ao jejuno, na forma química, habitualmente presente nessa área – forma elementar ou hidrolisada.

A escolha da via nutricional, dentro do possível, deve obedecer a sequência fisiológica normal, ou seja, quanto mais superior for a via nutricional, melhor para o paciente do ponto de vista fisiológico, bioquímico, hormonal e imunológico.

Desse modo, o estômago é o principal sítio de administração da nutrição enteral, principalmente quando utilizamos as proteínas intactas. O duodeno e o jejuno devem ser considerados vias nutricionais de exceção, mas imprescindíveis em determinadas condições clínicas que impedem o uso da via gástrica.

Via Oral

No início da década de 1970, o uso de dietas de fórmulas definidas pela via oral não foi considerado como nutrição enteral. Entretanto, é uma via importante para a administração da nutrição enteral completa ou de complementos nutricionais, em alguns pacientes selecionados.

Nos disfágicos, a avaliação pelo fonoaudiólogo demonstra a viabilidade desses pacientes receberem nutrientes pela via oral com a consistência modificada mecanicamente ou com adição de espessantes. Então, a via oral pode suprir parcial ou totalmente as demandas calórico-proteicas de alguns pacientes avaliados individualmente.

Do mesmo modo, em alguns pacientes idosos, com reduzidas necessidades metabólicas, a utilização desses recursos pode suprir todas as demandas energéticas, sem haver a necessidade de colocação de cateter nasoenteral ou a confecção de gastrostomias.

O uso de complementos nutricionais pela via oral em determinadas condições clínicas, com a consistência modificada ou não, facilita o manuseio nutricional, postergando ou evitando o uso de cateteres ou gastrostomias.

Via Gástrica

A presença do ácido clorídrico e das enzimas catalíticas é responsável pela hidrólise inicial das proteínas. Embora os carboidratos complexos sejam parcialmente hidrolisados pela amilase salivar na cavidade oral, assim como os lipídios, não sofrem grandes alterações estruturais na luz gástrica. Mas a função reguladora do estômago na liberação progressiva desses nutrientes é primordial à assimilação dos alimentos no trato intestinal.

▪ Indicações da Via Gástrica

Nos pacientes incapazes de se alimentarem pela via oral, o acesso ao estômago permite mimetizar e manter as funções secretivas e hormonais do trato digestório.

O acesso pode ser realizado através da utilização de um cateter de fino calibre (8 ou 12 French), sendo o principal método para o acesso ao estômago em períodos menores que 6 semanas, ou diretamente através de gastrostomia, na perspectiva de nutrição prolongada. Atualmente, a gastrostomia realizada por procedimento endoscópico substituiu a gastrostomia cirúrgica na grande maioria dos pacientes.

Nas obstruções do trato digestório superior, em pré-operatório, optamos sempre pela indicação da nutrição parenteral, como método de repleção nutricional. Entretanto, devemos ressaltar a importância da nutrição enteral e tentar, sempre que possível, colocar o cateter enteral além do sítio das obstruções esofagianas ou gástricas, com ajuda da endoscopia. Alguns efeitos benéficos têm sido relacionados com o uso do suporte entérico:

1. Manter reduzidos os níveis de hormônios catabólicos (glucagon, corticoide e adrenalina).
2. Manter a integridade imunológica da mucosa.
3. Reduzir a incidência de úlceras de estresse.
4. Manter a integridade funcional do trato gastrointestinal por manutenção de um estímulo hormonal (secretina, pancreozimina, gastrina etc.).
5. Melhor adaptação digestiva à dieta oral convencional no pós-operatório.
6. Manter o intestino distal trófico, reduzindo a translocação bacteriana.

Cateter Naso ou Oroenteral

A via nasoenteral é a mais utilizada mundialmente e deve ser, inicialmente, indicada para todos os pacientes, por apresentar melhor tolerância e facilidade de manutenção do cateter, especialmente nos pacientes lúcidos.

A sinusopatia por hipoventilação, principalmente a maxilar, apresenta uma etiologia multifatorial e surge como complicação nos pacientes graves, intubados e ventilados mecanicamente, mantidos em posição supina.

A utilização da via oroenteral como rotina em pacientes críticos é discutível, pela falta de evidências científicas, com metodologia correta, em demonstrar a responsabilidade do cateter nasal de fino calibre na etiologia da sinusite.

Entretanto, a via oroenteral deve ser considerada nas seguintes condições:

1. Pacientes com história comprovada de sinusite bilateral ou achados tomográficos realizados na admissão que comprovem alterações meatais, nível líquido ou preenchimento dos seios maxilares.
2. Impossibilidade de colocação do cateter nasal em decorrência das deformidades septais importantes e hipertrofias de estruturas nasais.
3. Trauma de face, envolvendo a região nasal e nasofaríngea.
4. Sangramentos nasais por traumas de aspirações, colocações prévias de cateteres e diátese hemorrágica por anticoagulante ou sepse.

Nos pacientes críticos, a tolerância à presença do cateter enteral na cavidade oral é facilitada pelo fato de estarem, frequentemente, submetidos à sedação profunda, com intubação orotraqueal e em ventilação mecânica.

De modo geral, o posicionamento nasal do cateter enteral permite ainda ao paciente utilizar concomitantemente à dieta oral convencional orientada pelo nutricionista e fonoaudiólogo, geralmente em quantidades insuficientes para nutrir o seu organismo, mas suficiente o bastante para alimentar suas esperanças.

▪ Colocação do Cateter

O cateter utilizado em geral é confeccionado em poliuretano ou silicone, com um calibre de 8 ou 12 French (1 French = 0,33 mm), com uma linha radiopaca para facilitar a visualização radiológica e com um peso na extremidade distal. Esse artifício foi inicialmente idealizado na intenção de facilitar a migração espontânea do cateter.[24,93] Entretanto, a maioria dos autores concorda que esse dispositivo não altera a intubação duodenal espontânea, embora seja mantido em todos os cateteres industrializados.[94,95]

Os cateteres variam muito na estrutura anatômica da extremidade distal, principalmente com relação ao comprimento, material e diâmetro do peso distal, e os orifícios terminais do cateter, que direcionam o fluxo da dieta, podendo ser laterais múltiplos, dois orifícios laterais terminais localizados antes do início do peso distal ou como um orifício único na extremidade distal do cateter.

Alguns cateteres têm uma extremidade distal muito longa, por vezes confeccionados com um material que confere uma leve aspereza ao tato, alguns com orifício terminal único, anulando a forma de ogiva atraumática e podem dificultar a passagem transnasal, especialmente nos pacientes idosos, com a narina apresentando um diâmetro reduzido. Nesses pacientes, os cateteres com o peso distal mais curto e confeccionado com material deslizante e sem orifício terminal tornam a introdução mais rápida e fácil.

A padronização dos procedimentos reduz as complicações e facilita a colocação do cateter enteral até o estômago e podem ser resumidas em:

1. Explicar previamente ao paciente a indicação e as etapas do procedimento.
2. A descrição da maioria dos artigos sugere a colocação do paciente sentado no leito e com o pescoço levemente flexionado.[84] Entretanto, nos pacientes em coma, intubação orotraqueal em ventilação mecânica, nem sempre a flexão cervical facilita a intubação esofagiana.
3. A maioria dos cateteres contém um lubrificante interno hidrossolúvel. A administração de água ativa as propriedades desse lubrificante, facilitando a inserção da guia e a sua retirada após o posicionamento do cateter.
4. Exame da cavidade nasal. O desvio de septo é frequente na população e visando a manutenção da ventilação dos seios paranasais, o cateter deve ser colocado na narina com maior diâmetro.
5. Anestesia local da cavidade nasal com lidocaína geleia que também será aplicada ao longo do cateter.
6. Medir a distância da ponta do nariz até o lóbulo da orelha e, então, até o apêndice xifoide, acrescida de pelo menos 10 cm para o posicionamento no antro distal, quando o estômago é o local indicado para administração da dieta. Frequentemente, esse procedimento não é realizado pelos profissionais não habituados com o método, propiciando a introdução de uma extensão acentuada do cateter que pode potencialmente originar complicações.
7. Quando o paciente está lúcido, a ingestão de pequenos goles de água pode facilitar a passagem esofagiana. Nos pacientes comatosos ou sedados e intubados, o auxílio dos dedos enluvados e lubrificados com anestésico na cavidade faríngea pode auxiliar na colocação esofagiana do cateter.
8. Nunca, nunca continue com a introdução do cateter se houver qualquer resistência, mesmo sendo mínima. Principalmente nos pacientes idosos, as hérnias hiatais esofagianas volumosas, oligossintomáticas, impedem a livre e gentil colocação do cateter enteral. Em um cateter que foi gentilmente introduzido ao longo do lúmen digestivo, a guia metálica é retirada suavemente, sem esforço e sem fraturas.

Quando sentir resistência, após tentativas de colocação do cateter, é preferível solicitar a endoscopia para avaliar a anatomia digestiva alta e colocar o cateter, se houver hérnia hiatal ou alargamento do esfíncter esofagiano, em posição pós-pilórica. O insucesso na colocação de um cateter enteral que apresenta resistência à migração é comum. Curiosamente, por várias vezes, em alguns pacientes não se consegue colocar o cateter enteral e, horas após, outro médico ou o enfermeiro consegue realizar o procedimento sem dificuldades. O paciente não deve ser responsabilizado pela ansiedade do médico.

9. A confirmação do posicionamento pode ser feito com a aspiração do conteúdo gástrico, com insuflação manual de ar que é sentido com a mão no epigástrio ou com o estetoscópio, mas a confirmação definitiva é realizada com auxílio dos raios X, logo após a colocação do cateter. Os raios X quando realizado tardiamente, com 4 a 6 horas após o procedimento, servirá para avaliar a migração pós-duodenal do cateter, quando colocado manualmente no estômago ou para confirmar a sua permanência pós-pilórica quando introduzido com o auxílio do endoscopista.

10. Remova o guia metálico e fixe o cateter.

Quando os procedimentos são padronizados pela equipe de suporte nutricional ou da terapia intensiva, a colocação do cateter não precisa, obrigatoriamente, ser realizada pelo médico. O profissional de enfermagem geralmente é o responsável pela colocação de cateteres descompressivos gástricos e salvo em raras exceções, já conquistou essa atribuição no suporte nutricional, pela habilidade e legalidade.

Duodeno

A via duodenal é sugerida por vários autores como o acesso preferencial em pacientes apresentando comprometimento neuromuscular da deglutição, alterações agudas ou crônicas da motilidade gástrica, risco de broncoaspiração em virtude das hérnias hiatais volumosas, refluxo gastroesofagiano e pacientes em coma ou sob sedação.[96]

As alterações da motilidade gástrica são comuns em pacientes com hipertensão intracraniana, pancreatite, pós-operatório, uso de alguns medicamentos (opioides, atropínicos, hioscina etc.), distúrbios hidreletrolíticos, hipotensão e isquemia esplâncnica. Berger *et al.* relataram que somente em 50% dos pacientes críticos ocorreu a migração espontânea pós-pilórica dos cateteres.[97]

Três métodos podem ser utilizados para a colocação duodenal do cateter. O primeiro é aguardar a migração espontânea para o duodeno do cateter colocado no estômago, sendo evento incomum nos pacientes críticos.[94]

Nessa fase, é importante mencionar uma conduta frequente e equivocada. Se temos por objetivo a migração espontânea do cateter para o duodeno, inicialmente colocado na luz gástrica, a fixação não deve prender o cateter no nariz. Deve-se deixar uma alça de cateter, com uns 10 cm de comprimento para permitir a migração.

Entretanto, é comum observarmos que a presença dessa alça facilita a retirada inadvertida do cateter pelo paciente ou comumente, outro profissional, não alertado para a proposta de migração espontânea, pode supor que houve mobilização retrógrada e o reintroduz, fixando-o no nariz ou na face.

O uso de procinéticos com objetivo de facilitar a migração duodenal, embora controverso, é rotineiramente utilizado e o uso de eritromicina venoso para aumentar a motilidade gástrica não é uma conduta habitual.[98,99]

O segundo método é a colocação manual do cateter orientado por achados clínicos. Embora existam relatos de várias técnicas para a colocação manual do cateter enteral em posição pós-pilórica, existe grande dificuldade nos pacientes graves em transpor o piloro utilizando essa metodologia.

Quando a doença e o paciente exigem a via duodenal, é mais prático e seguro que o cateter seja colocado com auxílio da endoscopia, que é a terceira e melhor opção de posicionamento duodenal.

A endoscopia, especialmente nos pacientes críticos, auxilia também no diagnóstico de lesão aguda da mucosa gástrica, hérnias hiatais, úlceras gástricas ou duodenais etc., melhorando a qualidade do tratamento global. Certamente a colocação endoscópica não assegura a permanência pós-pilórica do cateter que é dependente de inúmeros fatores. A migração retrógrada, espontânea, para o estômago pode ocorrer em pacientes críticos.

Jejuno

A área jejunal, após o ângulo de Treitz, é uma via de nutrição bastante restrita e somente indicada aos pacientes com fístulas duodenais, pancreatite aguda e crônica, e no pós-operatório imediato de cirurgias abdominais.

O acesso jejunal é, em parte, semelhante ao duodenal e podemos também caracterizar alguns métodos de acesso.

O primeiro, a dependência da migração espontânea do estômago até ao jejuno, factível nos pacientes sem sepse, trauma, pós-operatório ou íleo metabólico.

O segundo, a colocação manual do cateter enteral em posição transpilórica, aguardando-se a migração para além do ângulo de Treitz. Em pacientes graves, os resultados pessoais são desanimadores com essa metodologia.

O terceiro, endoscópico, quando o procedimento *per si* também depende, algumas vezes, da migração além da terceira porção duodenal. Além disso, a sua manutenção no jejuno depende essencialmente da doença básica do paciente e das intercorrências clínicas. Nos casos graves de pancreatite, a dilatação gástrica e a compressão da luz duodenal tornam difícil a passagem do endoscópio além da segunda porção duodenal.[100] A nutrição enteral administrada nessa área pode estimular a secreção enzimática pancreática e exacerbar a doença.[101,102]

O quarto, a colocação inicial do cateter no estômago durante o ato cirúrgico pelo anestesista, que será guiado pelas mãos do cirurgião até o jejuno. Nas situações catastróficas abdominais, esse procedimento é tecnicamente difícil e nem sempre possível.

O quinto é a confecção cirúrgica da jejunostomia, geralmente realizada durante a gastrectomia total para a nutrição no pós-operatório e, em algumas outras situações cirúrgicas, como cirurgias esofagianas, cirurgias de lesões duodenais de risco, múltiplos traumas etc. Vários métodos têm sido descritos, utilizando inúmeras técnicas cirúrgicas, e incluem, basicamente: a jejunostomia à Witzel, a colocação de um cateter na luz jejunal através de diferentes agulhas e a jejunostomia transgástrica que utiliza o acesso gástrico para a colocação de um cateter com duplo lúmen que permite, simultaneamente, a alimentação jejunal e a descompressão gástrica.[103]

Atualmente, a utilização da fluoroscopia para a colocação do cateter enteral além do piloro é um procedimento incomum, não só pela exposição à radiação, mas porque, especialmente nos pacientes graves, acarreta um problema importante que é o transporte do paciente até o local do fluoroscópio, em uma fase que o paciente exige ventilação mecânica, múltiplas infusões, conexão aos monitores de pressão, presença de arritmias etc., além de não fornecer informações sobre o estado da mucosa intestinal.[100]

ESCOLHA DA FÓRMULA NUTRICIONAL

"Se o principal papel do profissional envolvido com a área nutricional é personalizar a dieta para cada paciente, aliando a arte com a técnica, porque na nutrição enteral seria diferente?"

"Existe uma dieta industrializada capaz de atender as demandas de macro e micronutrientes de todos os pacientes?"

As misturas nutritivas artesanais publicadas em 1986, no manual com as rotinas e fórmulas nutricionais utilizadas pela Comissão de Suporte Nutricional do Hospital Universitário Clementino Fraga Filho da UFRJ, fazem parte de um passado já muito distante.[104]

A partir de 1987, a industrialização das dietas foi um fator primordial na disseminação da nutrição enteral no Brasil.

Entretanto, o suporte nutricional ainda é uma área da medicina na qual tem havido muito mais entusiasmo do que resultados comprovados.[105] Desse modo, a escolha de uma dieta exige o conhecimento detalhado da composição da dieta, dos mecanismos fisiopatológicos, evolução e complicações da doença, e, principalmente, das necessidades individualizadas de cada paciente. Assim, devemos considerar, em primeiro lugar, o paciente, depois a sua doença e, a seguir, a melhor composição que atenda ao seu paciente.

Igualmente importante são as características das dietas, incluindo: digestibilidade, facilidade de absorção, quantidade de resíduo, presença ou não de lactose, osmolaridade, concentração calórica, viscosidade, estabilidade, exigências para preparação, versatilidade, custo e ser nutricionalmente completa.

Classificação das Dietas

Elaboramos a Figura 6-1, resumindo e modificando as várias classificações que foram propostas na literatura.[77]

Após o relato de Greenstein *et al.*, a diferenciação entre fórmulas quimicamente analisadas ou estimadas serviu evolutivamente para classificar respectivamente as dietas em industrializadas e artesanais.[27]

As dietas artesanais, utilizando produtos *in natura*, ainda são utilizadas em pacientes com baixo poder aquisitivo, mas quase sempre complementadas com fórmulas nutricionalmente completas ou com fontes seletivas de proteínas (soja e caseína), carboidratos (glicose e maltodextrina) ou lipídios (triglicerídios de cadeia longa – TCL e cadeia média – TCM). Mesmo assim, a composi-

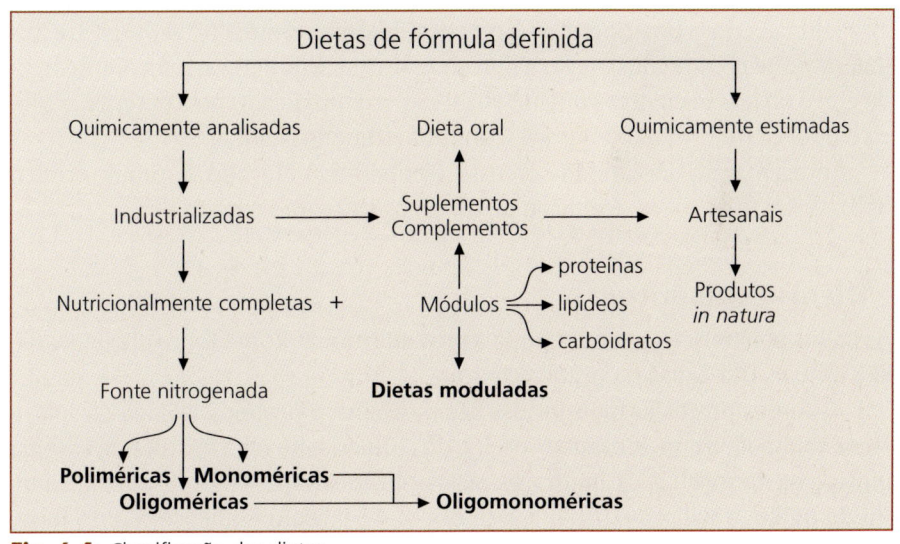

Fig. 6-1. Classificação das dietas.

ção química final é estimada, pois a discriminação dos aminoácidos ou triglicerídios é feita com base em tabelas de alimentos ou pela composição dos produtos fornecida pela indústria.

No início da década de 1990, as dietas de fórmula definidas foram classificadas com base na sua fonte nitrogenada em monoméricas ou elementares, oligoméricas, oligomonoméricas e poliméricas.[106]

Desse modo, se uma dieta apresenta somente aminoácidos livres como fonte proteica, independente da fonte de carboidratos ou lipídios, é classificada como monomérica ou elementar. Vale ressaltar que, atualmente, a dieta elementar ou monomérica está indisponível no comércio.

Se contiver apenas hidrolisados de proteínas, é definida como dieta oligomérica, e se os aminoácidos e os hidrolisados de proteínas são as fontes nitrogenadas, as dietas são denominadas oligomonoméricas. As dietas contendo proteínas intactas são definidas como poliméricas.

▪ Dietas Oligoméricas ou Oligomonoméricas

São constituídas de proteína hidrolisada, com uma mistura de oligopeptídios de cadeia de tamanho variado, como fonte de nitrogênio. Quanto aos carboidratos, é geralmente constituída de oligossacarídios e dissacarídios, e como lipídios, contém triglicerídios de cadeia longa e/ou triglicerídios de cadeia média. Também contém adição de eletrólitos, minerais, elementos-traço e vitaminas.

Este tipo de dieta também está indicado para os pacientes que apresentam condições especiais, que dependam da colocação inquestionável do cateter na alça jejunal, como pós-operatório precoce de gastrectomia total ou gastrectomia subtotal com reconstrução à Bilroth II, fístulas duodenais, pancreatite aguda grave ou nos pacientes com má-absorção, exemplificado pela enterite actínica e doença de Crohn, com grave comprometimento jejunal.

Apresentam osmolaridade e custo comparativo elevado, estímulo trófico baixo e sabor de difícil aceitação se usado por via oral.

▪ Dietas Poliméricas

As dietas poliméricas, apresentando a proteína intacta como fonte nitrogenada, são as mais utilizadas na prática clínica.

As fontes proteicas mais usadas são a caseína, a proteína isolada da soja, a lactoalbumina, o concentrado proteico do soro do leite ou a mistura de caseína e proteína da soja. Os carboidratos mais utilizados são os hidrolisados de amido de milho, a maltodextrina, a sacarose e até mesmo a glicose. Como fonte lipídica podem conter os triglicerídios de cadeia longa (óleo de milho, girassol, soja, canola, açafrão, açafrão de alto teor oleico, óleo de peixe e oliva) ou triglicerídios de cadeia longa junto com triglicerídios de cadeia média (óleo de coco). São adicionadas de vitaminas, eletrólitos e minerais.

Para a digestão adequada, por ser constituída de proteínas intactas, a administração pela via gástrica permite a digestão luminal ácida e enzimática, mimetizando os eventos digestivos fisiológicos. Portanto, a plena utilização se faz nos pacientes com o trato gastrointestinal funcionante, constituindo cerca de 90% das indicações para o suporte nutricional.

As dietas poliméricas contendo pouco resíduo, quando usadas por períodos prolongados podem causar constipação intestinal e também atrofia intestinal distal, em razão da absorção adequada no trato digestório superior.

▪ Dietas Moduladas

Atualmente, o conceito de dietas modulares está restrito a duas condições:

1. Administração de módulos isolados de proteínas, carboidratos, lipídios e micronutrientes, nos pacientes recebendo nutrição enteral com fórmulas industrializadas.
2. Em uma mistura desses produtos, confundindo-se com o conceito de dieta artesanal, sendo raramente utilizada, exceto em condições excepcionais.

Em ambos, o objetivo é a otimização do aporte nutricional em determinadas situações clínicas ou necessidades nutricionais específicas, provendo uma composição individualizada.

Essa definição contrasta claramente com o conceito de suplementos e complementos, na qual os módulos isolados ou, mais comumente, as dietas industrializadas em pó ou líquidas, nutricionalmente completas, são adicionadas às dietas artesanais *in natura* ou na dieta pela via oral, com objetivo de atingir as necessidades calóricas ou proteicas individualizadas.

O quilotórax, a ascite quilosa ou o quilopericárdio são condições excepcionais e refletem adequadamente o uso de dietas moduladas somente com triglicerídeo de cadeia média ou raramente uma dieta elaborada, exclusivamente, com os diferentes módulos de macronutrientes.

Embora a literatura cite a nutrição parenteral como o método nutricional de escolha no quilotórax, utilizamos atualmente o Peptamen 1.5® em decorrência do menor conteúdo lipídico (33%) e elevado percentual de TCM (78%) disponível no arsenal terapêutico.

No passado foi utilizada fórmula elementar com percentual de 6% de TCL, sem dificuldades na resolução do quilotórax originado após cirurgia coronariana, especialmente no *bypass* com a artéria mamária esquerda, no pós-operatório de tumores do ápice pulmonar, angioblastoma de veia cava superior e no acesso torácico para cirurgias vertebrais. Quando necessário, o triglicerídeo de cadeia média (sem ácidos graxos essenciais – TCL) foi administrado pelo cateter enteral, como complemento calórico.

No quilotórax, o principal impedimento é a condução alterada dos triglicerídeos de cadeia longa pelo ducto linfático até a veia subclávia esquerda.

Dos pacientes tratados, somente em um foi utilizada uma dieta modulada – artesanalmente elaborada com uma fonte de proteínas (caseína), carboidratos (maltodextrina) e o óleo de cadeia média pode ser acrescentado como fonte lipídica sem induzir o aumento do fluxo linfático, pois, após a absorção, é conduzido ao fígado exclusivamente pela veia porta.

Durante a evolução desses pacientes, não houve necessidade de nutrição parenteral por terem o fluxo linfático praticamente abolido nos primeiros sete dias de nutrição enteral. Somente no caso-exceção, com dieta modulada artesanalmente, a partir do terceiro dia, foi administrada emulsão lipídica endovenosa, para suprir as necessidades mínimas de ácidos graxos essenciais, por estar com administração contínua nas 24 horas, de uma formulação com percentual elevado de carboidratos e risco elevado para deficiência de ácidos graxos essenciais.

O preparo de uma dieta modulada com múltiplas fontes de macro e micronutrientes tem como desvantagem a maior manipulação dos nutrientes e a necessidade por um profissional técnico treinado e de um ambiente adequado para a confecção das fórmulas, sem considerar os custos mais elevados.[107]

Entretanto, nos pacientes submetidos à nutrição enteral, quando necessário, os módulos isolados podem ser administrados diretamente através do cateter enteral, sem a manipulação da dieta industrializada, principalmente com relação a fibras solúveis e insolúveis, glutamina, e até mesmo triglicerídeos de cadeia média, além de eletrólitos, vitaminas e oligoelementos.

Com relação à quantidade presente de micronutrientes, principalmente as vitaminas, essas dietas não atendem às necessidades específicas da maioria dos pacientes em suporte nutricional, geralmente graves, desnutridos e com requerimentos específicos e elevados. Baseadas na legislação em vigor, as quantidades presentes de micronutrientes nas dietas industrializadas precisam respeitar as IDRs e RDAs, que não foram elaboradas para esse tipo de paciente.

Freed *et al.*, ainda em 1980, demonstraram a necessidade de modificar um ou mais componentes da nutrição enteral em 43% dos pacientes. A disfunção orgânica foi responsável por 31% das alterações.[108] A deficiência de vitaminas estava presente em 30% e as alterações eletrolíticas em 27%, confirmando que nenhuma fórmula padronizada pode, efetivamente, atender às exigências individuais desses micronutrientes.

Uso Clínico

A escolha da composição de uma dieta deve levar em consideração a presença dos inúmeros fatores capazes de alterar a digestão, a absorção e a utilização de todos os nutrientes. Desse modo, o estado nutricional, o tempo de jejum anterior ao início da dieta, a anatomia e a função gastrointestinal (má absorção, doenças biliopancreáticas, ressecções intestinais, doença de Crohn etc.) e a presença de doenças como cardíacas, pulmonares, hepáticas e renais, são condições que orientam a escolha da quantidade e da forma química mais apropriada de proteínas, lipídios e carboidratos.

Desde a década de 1970 até 2004, a dieta monomérica foi citada na maioria dos trabalhos sobre doença de Crohn, com os resultados clínicos comparados com corticosteroides, nutrição parenteral, dietas oligoméricas e poliméricas.[109-111]

A indução da remissão clínica foi atribuída inicialmente à presença dos aminoácidos livres na fórmula. Entretanto, somente após o melhor conhecimento sobre os mediadores inflamatórios, ficou evidente que os efeitos benéficos das dietas elementares se devem ao aporte muito reduzido de ácido linoleico e consequente diminuição da produção de prostaglandina E_2.[112,113] Meister *et al.* confirmaram em 2002 que o efeito anti-inflamatório das dietas elementares não se devia aos aminoácidos, pois resultados benéficos semelhantes *in vitro* foram obtidos com o uso da caseína.[114]

Ao contrário do que o termo elementar possa sugerir, os oligopeptídios com até quatro aminoácidos são absorvidos mais rápido e de modo mais eficiente que os aminoácidos livres.[115-117] Os di e tripeptídios são absorvidos diretamente pela célula intestinal, não dependendo de transporte ativo, mas de um gradiente de concentração entre os peptídios intra e extracelulares.[118] Os di, tri e tetrapeptídios são absorvidos independentemente da atividade secretória pancreática.

Os oligopeptídios com mais de quatro aminoácidos exigem alguma digestão intraluminal com participação das enzimas intestinais e, dependendo da extensão da cadeia, das enzimas pancreáticas. Essa discriminação, importante do ponto de vista fisiológico, não é explorada nas embalagens e rótulos das dietas enterais. Os mecanismos de absorção ativa dos aminoácidos e a competição absortiva entre eles tornam a absorção dos oligopeptídios mais rápida e eficiente.[119]

O componente lipídico das formulações também é bastante diferente. Enquanto, na monomérica, o percentual oscilava em torno de 6% de triglicerídios de cadeia longa, atualmente nas dietas oligoméricas e poliméricas disponíveis no Brasil, variam de 22 até 100% de TCL e de 7 até 78% de TCM. Como exemplo temos o Perative RTH® com 25% de lipídios, sendo 40% de TCM e o Nutrison Energy MultiFiber®, com 35% de lipídios, sendo 100% de TCL.

Com relação ao uso de lipídios na doença de Crohn, considerando que o ácido linoleico é o precursor da PGE_2, a utilização de dieta monomérica com percentual reduzido de ácido linoleico ou de dietas poliméricas com percentuais lipídicos normais, às custas de TCM ou qualquer outro triglicerídeo não gerador de PGE_2 (ácido gamalinolênico, oliva, oleico, ômega 3), não acentua os eventos inflamatórios. Em princípio, essa questão pode ser estendida para a sepse, síndrome de angústia respiratória do adulto, síndrome de resposta inflamatória sistêmica, ou qualquer outro processo inflamatório, salvo efeitos específicos celulares e imunológicos de alguns desses óleos.

Entretanto, em diversas condições clínicas, cirúrgicas e experimentais, ainda persistem algumas controvérsias sobre os efeitos e os resultados do emprego de aminoácidos, hidrolisados e proteínas.[120]

▪ Doenças Específicas

Em 1991, Hillman questionou a eficácia clínica das dietas especializadas para doenças específicas como insuficiência renal, hepática, pulmonar e diabetes.[121] Atualmente, o uso de dietas específicas para insuficiência respiratória, úlceras de pressão, doenças neurológicas etc., permanecem com resultados bastante controversos, questionáveis critérios metodológicos e, portanto, não permitindo evidências suficientes que justifiquem o seu emprego como rotina da nutrição enteral.

Desse modo, a escolha da melhor mistura nutritiva depende de um conhecimento da fisiopatologia, complicações e evolução natural da doença, das implicações nutricionais e metabólicas da terapêutica, além do conhecimento detalhado das composições das dietas disponíveis comercialmente no nosso meio.

Devemos sempre lembrar que não tratamos uma doença e sim o paciente portador de uma ou múltiplas enfermidades, tanto do ponto de vista físico como emocional.

REFERÊNCIAS BIBLIOGRÁFICAS

1. Oliveira MA, Pinotti HV. Histórico. In: Pinotti HW, Oliveira MA, Cecconello I et al. (Eds.) *Nutrição enteral em cirurgia.* São Paulo: Pollara & Arrigo A. Raia. Gráfica Águia, 1970. p. 1.
2. Bliss DW. Feeding per rectum: as illustrated in the case of the late President Garfield and others. *Med Rec* 1882;22:64.
3. Randall HT. *Rhoads lecture: use of the patient's GI tract.* American Society for Parenteral and Enteral Nutrition Congress, Washington, DC, Jan. 1983.
4. Randall HT. The history of enteral nutrition. In: Rombeau JL, Caldwell WB. (Eds.). *Enteral and tube feeding.* Philadelphia: 1984. p. 1.
5. His W. Zur Geschichte der magenpumpe. *Med Klin* 1925;21:391.

6. Alcock T. On the immediate treatment of persons poisoned. *Lancet* 1823;1:372.
7. Dukes C. A simple mode of feeding some patients by the nose. *Lancet* 1876;2:394.
8. Holt LE. Gavage (forced feeding) in the treatment of acute diseases of infancy and childhood. *Med Rec* 1894;45:524.
9. Hunter J. A case of paralysis of the muscles of deglutition cured by an artificial mode of conveying food and medicines into the stomach. *Trans Soc Improvement Med Know* 1793;1:182.
10. Morrison WA. The value of the stomach-tube in feeding after intubation, based upon twenty-eight cases, also its use in post-diphtheritic paralysis. *Bost Med Surg J* 1893;132:127.
11. Sanderson I, Basi SS, Deitel M. History of nutrition in surgery. In: Deitel M. *Nutrition in clinical surgery.* 2nd ed. Baltimore: Williams & Wilkins, 1985. p. 3.
12. Clouston TS. Forcible feeding. *Lancet* 1872;2:797.
13. Einhorn M. Duodenal alimentation. *Med Rec* 1910;78:92.
14. Gross MH, Held IW. Duodenal alimentation. *JAMA* 1915;65:520.
15. Morgan WC. Duodenal alimentation. *Am J Med Sci* 1914;148:360.
16. Jones CR. Duodenal feeding. *Surg Gynecol Obstet* 1916;22:236.
17. Studley HO. Percentage of weight loss. A basic indicator of surgical risk in patients with chronic peptic ulcer. *JAMA* 1936;106:458.
18. Andresen AFR. Immediate jejunal feeding after gastroenterostomy. *Ann Surg* 1918;67:565.
19. Stengel Jr A, Ravdin IS. The maintenance of nutrition in surgical patients with a description of the orojejunal method of feeding. *Surgery* 1939;6:511.
20. Abbott WO, Rawson AJ. Fluid and nutritional maintenance by the use of an intestinal tube. *Ann Surg* 1940;112:584.
21. Pareira MD, Conrad EJ, Hicks W *et al.* Therapeutic nutrition with tube feeding. *JAMA* 1954;156:810.
22. Hayhurst EG, Wyman M. Morbidity associated with prolonged use of polyvinyl feeding tubes. *Am J Dis Child* 1975;129:72.
23. Hayhurst EG, Wyman M. Morbidity associated with prolonged use of polyvinyl feeding tubes. *Am J Dis Child* 1975;129:72.
24. Dobbie RP, Hoffmeister JA. Continuous pump-tube enteric hyperalimentation. *Surg Gynecol Obstet* 1976;143:273.
25. Wilmore DW, McDougal WS, Peterson JP. Newer products and formulas for alimentation. *Amer J Clin Nutr* 1977;30:1498.
26. Rose WC. Aminoacids requirements of man. *Fed Proc* 1949;8:546.
27. Greenstein JP, Birnbaum SM, Winitz M *et al.* Quantitative nutritional studies with water-soluble chemically defined diets. I. Growth, reproduction and lactation in rats. *Arch Biochem Biophys* 1957;72:396.
28. Winitz M, Graft J, Gallagher N *et al.* Evaluation of chemical diets as nutrition for man-in-space. *Nature* 1965;205:741.
29. Stephens RV & Randall HT. Use of a concentrated, balanced, liquid elemental diet for nutritional management of catabolic states. *Ann Surg* 1969;170:642.
30. Thompson WR, Stephens RV, Randall HT. Use of "space diet" in management of patients with extremely short bowel syndrome. *Am J Surg* 1969;117:449.
31. Barbosa-Silva MCG. Subjective and objective nutritional assessment methods: what do they really assess? *Curr Opin Clin Nutr Metab Care* 2008;11:248.
32. Lee BY, Thurmon TF. Nutritional disorders in a concentration camp. *J Am Coll Nutr* 1997;16(4):366.

33. Jackson JM, Blaine D, Powell-Tuck J et al. Macro and micronutrient losses and nutritional status resulting from 44 days of total fasting in a non-obese man. *Nutrition* 2006;22(9):889.
34. Wolfe BM, Ruderman RL, Pollard A. Basic principles of surgical nutrition: metabolic response to starvation, trauma, and sepsis. In: Mervyn Deitel. (Ed.). *Nutrition in clinical surgery.* 2nd ed. Baltimore: Williams & Wilkins, 1985. p. 14.
35. Moore FD, Brennan MF. Surgical injury: body composition, protein metabolism, and neuroendocrinology In: Ballinger WF, Collins JA, Drucker WR et al. (Eds.). *Manual of surgical nutrition, committee on pre and postoperative care, American College of Surgeons.* Philadelphia: WB, 1975. p. 169.
36. Grant JP. Functional and dynamic techniques for nutritional assessment. In: Grant JP. (Ed.). *Handbook of total parenteral nutrition.* 2nd ed. Philadelphia: WB, 1992. p. 49.
37. Lopes J, Russell DM, Whitwell J et al. Skeletal muscle function in malnutrition. *Am J Clin Nutr* 1982;36(4):602.
38. Keys A, Brozek J, Henschel A et al. *The biology of human starvation.* Minneapolis. University of Minnesota, 1950.
39. Jeejeebhoy KN. Bulk or bounce – The object of nutritional support. *J Parenter Enteral Nutr* 1988;12(6):539.
40. Russell DM, Atwood HL, Whittaker JS et al. The effect of fasting and hypocaloric diets on the functional and metabolic characteristics of rat gastrocnemius muscle. *Clin Sci* (Lond) 1984;67(2):185.
41. Pham NV, Cox-Reijven PL, Greve JW et al. Application of subjective global assessment as a screening tool for malnutrition in surgical patients in Vietnam. *Clin Nutr* 2006;25(1):102.
42. Ferrari-Baliviera E, Pierdominici S, Sarcinelli L. Effects of the nutritional status on the respiratory system. *Minerva Anestesiol* 1989;55(11):443.
43. Weissman C, Askanazi J, Rosenbaum S et al. Amino acids and respiration. *Ann Intern Med* 1983;98(1):41.
44. Arora NS, Rochester DF. Effect of body weight and muscularity on human diaphragm muscle mass, thickness and area. *J Appl Physiol* 1982;52(1):64.
45. Jackson CM. Effects of acute and chronic inanition upon the relative weights of the various organs and systems of adult albino rats. *Am J Anat* 1915;18:75.
46. Deitel M, Rice TW, Field SK. Respiratory failure and the ventilator-dependent patient. In: Mervyn Deitel. (Ed.). *Nutrition in clinical surgery.* 2nd ed. Baltimore: Williams & Wilkins, 1985. p. 357.
47. Sahebjami H, Vassallo CL. Effects of starvation and refeeding on lung mechanics and morphometry. *Am Rev Respir Dis* 1979;119(3):443.
48. Moore FD, Brennan MF. Surgical injury: body composition, protein metabolism, and neuroendocrinology In: Ballinger WF, Collins JA, Drucker WR et al. (Eds.). *Manual of surgical nutrition, Committee on pre and postoperative care, American college of surgeons.* Philadelphia: WB, 1975. p. 169.
49. Askanazi J, Weissman C, Rosenbaum SH et al. Nutrition and the respiratory system. *Crit Care Med* 1982;10(3):163-72.
50. Sahebjami H, Wirman JA. Emphysema-like changes in the lungs of starved rats. *Am Rev Respir Dis* 1981;124(5):619.
51. Sahebjami H, Macgee J. Changes in connective tissue compostion of the lung in starvation and refeeding. *Am Rev Respir Dis* 1983;128(4):644.
52. Garnet ES, Barnard DL, Ford J et al. Gross fragmentation of cardiac myofibrils after therapeutic starvation for obesity. *Lancet* 1969;1(7601):914.

53. Schocken DD, Halloway JD, Powers PS. Weight loss and the heart. Effects of anorexia nervosa and starvation. *Arch Intern Med* 1989;149(4):877-81.
54. Consolazio CF, Nelson RA, Johnson HL *et al.* Metabolic aspects of acute starvation in normal humans: performance and cardiovascular evaluation. *Am J Clin Nutr* 1967;20(7):684.
55. Mont L, Castro J, Herreros B *et al.* Reversibility of cardiac abnormalities in adolescents with anorexia nervosa after weight recovery. *J Am Acad Child Adolesc Psychiatry* 2003;42(7):808.
56. Levenson SM, Seifter E. Starvation: metabolic and physiologic responses. In: Fischer JE. (Ed.). *Surgical nutrition*. Boston: Little, Brown, 1983. p. 423.
57. Abel RM, Grimes JB, Alonso D *et al.* Adverse hemodynamic and ultrastructural changes in dog hearts subjected to protein-calorie malnutrition. *Am Heart J* 1979;97(6):733.
58. Yaffe SR, Gold AJ. Effect of prolonged starvation on substrate uptake in the isolated perfused rat heart. *J Nutr* 1979;109(12):2140.
59. Hariharan N, Maejima Y, Nakae J *et al.* Deacetylation of FoxO by Sirt1 plays an essential role in mediating starvation-induced autophagy in cardiac myocytes. *Circ Res* 2010;107(12):1470.
60. Gustafsson AB, Gottlieb RA. Recycle or die: the role of autophagy in cardioprotection. *J Mol Cell Cardiol* 2008;44(4):654.
61. Zheng Q, Wang X. Autophagy and the ubiquitin-proteasome system in cardiac dysfunction. *Panminerva Med* 2010;52(1):9.
62. Sherlock S, Walshe VM. Studies of undernutrition, Wuppertal 1946-9. V. Hepatic structure and function. *Spec Rep Ser Med Res Counc* (GB) 1951;275:111.
63. Levenson SM, Crowley LV, Seifter E. Starvation. In: Ballinger WF, Collins JA, Drucker WR *et al.* (Eds.). *Manual of surgical nutrition, Committee on pre and postoperative care, American college of surgeons*. Philadelphia: WB, 1975. p. 236.
64. Solbach HG, Franken FH. The liver in chronic undernutrition. *Ger Med Mon* 1969;14(6):271.
65. Waterlow JC, Cravioto J, Stephen JM. Protein malnutrition in man. *Adv Protein Chem* 1960;15:131.
66. Alpers DH, Sabesin SM. Fatty liver: Biochemical and clinical aspects. In: Schiff L, Schiff ER. (Eds.). *Disease of the liver*. 5th ed. Philadelphia: Lippincott, 1982. p. 813.
67. Drenick EJ, Swendseid ME, Blahd WH *et al.* Prolonged starvation as treatment for severe obesity. *JAMA* 1964;187:100.
68. Robinson MK, Rustum RR, Chambers EA *et al.* Starvation enhances hepatic free radical release following endotoxemia. *J Surg Res* 1997;69(2):325.
69. Lim GM, Sheldon GF, Alverdy J. Biliary secretory IgA levels in rats with protein-calorie malnutrition. *Ann Surg* 1988;207(5):635.
70. Deitch EA, Ma WJ, Ma L *et al.* Protein malnutrition predisposes to inflammatory-induced gut-origin septic states. *Ann Surg* 1990;211(5):560.
71. Van Leeuwen PA, Boermeester MA, Houdijk AP *et al.* Clinical significance of translocation. *Gut* 1994;35(1 Suppl):S28.
72. Tran DD, Van Onselen EB, Wensink AJ *et al.* Factors related to multiple organ system failure and mortality in a surgical intensive care unit. *Nephrol Dial Transplant* 1994;9(Suppl 4):172.
73. Satyaraj E. Emerging paradigms in immunonutrition. *Top Companion Anim Med* 2011;26(1):25.
74. Wild T, Rahbarnia A, Kellner M *et al.* Basics in nutrition and wound healing. *Nutrition* 2010;26(9):862.

75. Kavalukas SL, Barbul A. Nutrition and wound healing: an update. *Plast Reconstr Surg* 2011;127(Suppl 1):38S.
76. Koruda MJ, Guenter P, Rombeau JL. Enteral nutrition in the critically ill. *Crit Care Clin* 1987;3:133.
77. Materese L. Enteral alimentation. In: Fischer JE. (Ed.). Surgical nutrition. Boston: Little, Brown, 1983. p. 719.
78. Ideno KT. Enteral nutrition. In: Gottschlich MM, Materese LE, Shronts EP. (Eds.). *Nutrition support dietetics core curriculum*. 2nd ed. Bethesda: ASPEN Publications, 1993. p. 71.
79. Deitel M, McArdle AH, Brown RA *et al*. Elemental and liquid diets in surgery. In: Deitel M. (Ed.). Nutrition in clinical surgery. 2nd ed. Baltimore: Williams & Wilkins, 1985. p. 44.
80. Daly JM, Lieberman MD, Golfine J *et al*. Enteral nutrition with supplemental arginine, RNA, and omega-3 fatty acids in patients after operation: immunologic, metabolic, and clinical outcome. *Surgery* 1992;112(1):56.
81. Papapietro K, Diaz E, Csendes A *et al*. Early enteral nutrition in cancer patients subjected to a total gastrectomy. *Rev Med Chil* 2002;130:1125.
82. Abou-Assi S, Craig K, O'Keefe SJD. Hypocaloric jejunal feeding is better than TPN in acute pancreatitis: results of a randomized comparative study. *Am J Gastroenterol* 2002;97:2255.
83. Bury KD, Stephens RV, Randall HT. Use of a chemically defined, liquid, elemental diet for nutritional management of fistulas of the alimentary tract. *Am J Surg* 1971;121:174.
84. Guenter P, Jones S, Jacobs DO *et al*. Administration and delivery of enteral nutrition. In: Rombeau JL, Caldwell MD. (Eds.). *Enteral and tube feeding*. 2nd ed. Philadelphia: WB, 1990. p. 192.
85. Maia F, Vianna R, Lameu E *et al*. Indicações, contra-indicações e vias de administração do suporte nutricional enteral. In: Vianna R, Lameu E, Maia F. (Eds.). *Manual de suporte nutricional parenteral e enteral*. Rio de Janeiro: Cultura Médica, 1986. p. 33.
86. Santos JE, Iucif Jr N, dos Santos PCM. Nutrição enteral: princípios e indicações. In: Riella MC. (Ed.). *Suporte nutricional parenteral e enteral*. Rio de Janeiro: Guanabara Koogan, 1985. p. 201.
87. ASPEN Board of Director. Guidelines for the use of enteral nutrition in the adult patient. Special report. *JPEN* 1987;11:435.
88. Carvalho EB, Couto CMF, Sales TRA. Nutrição enteral: Estratégias e limitações. In: de Carvalho EB. (Ed.). *Manual de suporte nutricional*. Rio de Janeiro: Medsi, 1992. p. 41.
89. Keeth CK. Enteral nutrition. In: Hennessy KA, Marsha E. (Eds.). *Nutrition support nursing. Core curriculum*. 3rd ed. Bethesteda: ASPEN, 1996. p. 20.
90. Low JA, Chan DK, Hung WT *et al*. Treatment of recurrent aspiration pneumonia in end-stage dementia: preferences and choices of a group of elderly nursing home residents. *Intern Med J* 2003;33:345.
91. Angus F, Burakoff R. The percutaneous endoscopic gastrostomy tube: Medical and ethical issues in placement. *Am J Gastroenterol* 2003;98:272.
92. Dwolatzky T, Berezovski S, Friedmann R *et al*. A prospective comparison of the use of nasogastric and percutaneous endoscopic gastrostomy tubes for long-term enteral feeding in older people. *Clin Nutr* 2001;20:535.
93. Fallis LS, Barron J. Gastric and jejunal alimentation with fine polyethylene tubes. *Arch Surg* 1952;65:373.

94. Levenson R, Turner Jr WW, Dyson A et al. Do weighted nasoenteric feeding tubes facilitate duodenal intubations? *JPEN* 1988;12:135.
95. Silk DB, Rees RG, Keohane PP et al. Clinical efficacy and design changes of "fine bore" nasogastric feeding tubes: a seven-year experience involving 809 intubations in 403 patients. *JPEN* 1987;11:378.
96. Levin AL. A new gastroduodenal catheter. *JAMA* 1921;76:1007.
97. Berger MM, Bollmann MD, Revelly JP et al. Progression of self-propelled feeding tubes in critically ill patients. *Intensive Care Med* 2002;28:1768.
98. Kalfarentzos F, Alivizatos V, Panagopoulos K et al. Nasoduodenal intubation with the use of metoclopramide. *Nutr Supp Serv* 1987;7:33.
99. Kittinger JW, Sandler RS, Heizer WD. Efficacy of metoclopramide as an adjunct to duodenal placement of small-bore feeding tubes: A randomized placebo-controlled double-blind study. *JPEN* 1987;11:33.
100. O'Keefe SJD, Foody W, Gill S. Transnasal endoscopic placement of feeding tubes in the intensive care unit. *JPEN* 2003;27:349.
101. O'Keefe SJD, Lee RB, Clore JN et al. The physiological effects of enteral and parenteral feeding on pancreatic secretion in humans. *Am J Physiol* 2003;284:27.
102. O'Keefe SJD, Broderick T, Turner MA et al. Nutrition in the management of necrotizing pancreatitis. *Clin Gastroenterol Hepatol* 2003;1:315.
103. Kudsk KA, Minard G. Enteral nutrition. In: Zaloga GP. (Ed.). *Nutrition in critical care*. St Louis: Mosby-Year Book, 1994. p. 331.
104. Lameu E, Maia F, Vianna R et al. Misturas nutritivas: Macro e micronutrientes. In: Vianna R, Lameu E, Maia F. (Eds.). *Manual de suporte nutricional parenteral e enteral*. Rio de Janeiro: Cultura Médica, 1986. p. 39.
105. Ofman J, Koretz RL. Clinical economics review: nutritional support. *Aliment Pharmacol Ther* 1997;11:453.
106. Cosnes J. Elemental, semi-elemental, polymeric diets. Choice, indications, rational use. *Rev Prat* 1991;41:699.
107. Krey SH, Murray RL. Modular and transitional feedings. In: Rombeau JL, Caldwell MD. (Eds.). Enteral and tube feeding. 2nd ed. Phyladelphia: WB, 1990. p. 127.
108. Freed BA, Hsia B, Smith JP et al. Enteral nutrition: frequency of formula modification. *JPEN* 1981;5:41.
109. Voitk AJ, Echave V, Feller JH et al. Experience with elemental diet in the treatment of inflammatory bowel disease. Is this primary therapy? *Arch Surg* 1973;107:329.
110. Ikeuchi H, Yamamura T, Nakano H et al. Efficacy of nutritional therapy for perforating and non-perforating Crohn's disease. *Hepatogastroenterology* 2004;51:1050.
111. Seidman EG, Bouthillier L, Weber A et al. Elemental diet versus prednisolone as primary treatment of Crohn's disease. *Gastroenterology* 1986;90:1625A.
112. Tsujikawa T, Andoh A, Fujiyama Y. Enteral and parenteral nutrition therapy for Crohn's disease. *Curr Pharm Des* 2003;9:323.
113. Gorard DA. Enteral nutrition in Crohn's disease: fat in the formula. *Eur J Gastroenterol Hepatol* 2003;15:115.
114. Meister D, Bode J, Shand A et al. Anti-inflammatory effects of enteral diet components on Crohn's disease-affected tissues in vitro. *Dig Liver Dis* 2002;34:430.
115. Fairclough PD, Hegarty JE, Silk DB et al. Comparison of the absorption of two protein hydrolysates and their effects on water and electrolyte movements in the human jejunum. *Gut* 1980;21:829.

116. Silk DB, Fairclough PD, Clark ML *et al.* Use of a peptide rather than free amino acid nitrogen source in chemically defined "elemental" diets. *JPEN* 1980;4:548.
117. Sleisenger MH, Kim YS. Protein digestion and absorption. *N Engl J Med* 1979;300:659.
118. Reeds PJ, Beckett PR. Proteins and amino acids. In: Ed. Ziegler EE, Filer Jr LJ. *Present knowledge in nutrition.* 7th ed. Washington, DC: ILSI, 1996. p. 67.
119. Silk DB, Clark ML, Marrs TC *et al.* Jejunal absorption of an amino acid mixture simulating casein and an enzymic hydrolysate of casein prepared for oral administration to normal adults. *Br J Nutr* 1975;33:95.
120. Craighead PS, Young S. Phase II study assessing the feasibility of using elemental supplements to reduce acute enteritis in patients receiving radical pelvic radiotherapy. *Am J Clin Oncol* 1998;21:573.
121. Hillman N, del Olmo D, Koning A *et al.* Critical analysis of the evolution of commercial preparations for enteral nutrition during 1988-1996. *Nutr Hosp* 1999;14:14.

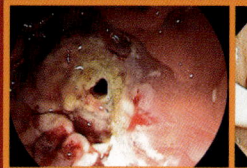

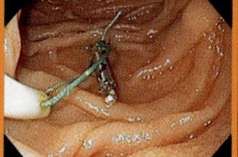

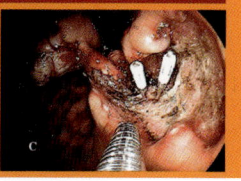

Tratamento Endoscópico da Síndrome da Estenose Antropilórica Duodenal

Juliana Trazzi Rios
Matheus Cavalcante Franco
Fauze Maluf Filho

A síndrome da estenose antropilórica duodenal (SEAPD) é resultado de qualquer processo patológico que produza obstrução mecânica em um ou mais dos segmentos citados, com consequente retardo no esvaziamento gástrico.[1] Clinicamente, pode-se observar náuseas, vômitos, pirose, regurgitação, dor epigástrica e empachamento pós-prandial. As etiologias desta condição podem ser classificadas nos grupos de doenças benignas ou malignas, sendo as principais encontradas no Quadro 7-1 adiante.

No passado, quando as complicações da úlcera péptica (UP) eram mais prevalentes, as causas benignas eram as mais comuns. No entanto, desde o advento dos inibidores da bomba de prótons (IBP) e da descoberta e tratamento da infecção pelo *Helicobacter pylori*, as complicações da UP diminuíram significativamente, e nas últimas décadas cerca de 50 a 80% dos casos têm sido atribuídos às causas malignas.[1,2] Estimativas atuais reportam incidência de estenose significativa em pacientes com UP como sendo inferior a 5%, e diminuição significativa da necessidade de cirurgia para tratamento da SEAPD, também em decorrência dos avanços nos métodos de tratamento endoscópico.[1]

Independentemente da etiologia da obstrução, o tratamento inicial deve ser realizado com a correção da desidratação e dos distúrbios eletrolíticos, que podem ser causados pelos vômitos recorrentes. O próximo passo no manejo desses pacientes é a identificação correta da causa da obstrução e planejamento do tratamento, seja ele medicamentoso, endoscópico ou cirúrgico.

Quadro 7-1. Causas da síndrome da estenose antropilórica duodenal

Doença ulcerosa péptica
▪ Ingestão de cáusticos
▪ Causas inflamatórias • Uso de drogas anti-inflamatórias • Pancreatite aguda e crônica • Doença de Crohn • Gastroenterite eosinofílica
▪ Iatrogênica • Cicatriz ou estenose pós-cirúrgica • Pós-vagotomia • Após ressecção endoscópica
▪ Tumores malignos • Gástrico • Pâncreas • Duodenal • Vias biliares
▪ Tumores benignos • Adenoma • Lipoma • Tumor estromal • Pólipos inflamatórios
▪ Outras causas • Tuberculose, CMV • Pâncreas anular • Estenose hipertrófica do piloro em recém-nascidos • Cálculos biliares (síndrome de Bouveret) • Bezoar • Distúrbios motores

OBSTRUÇÕES BENIGNAS – MANEJO ENDOSCÓPICO

A endoscopia frequentemente é necessária para estabelecer o diagnóstico e identificar uma causa específica, além de poder oferecer possibilidade terapêutica em diversos casos. Os doentes devem apresentar jejum de pelo menos oito horas antes do exame. Jejum por período mais prolongado, precedido por ingestão de dieta líquida por 24 horas, pode ser necessário, bem como a drenagem com sonda nasogástrica pode ser uma ferramenta útil para minimizar o risco de aspiração durante a endoscopia. Biópsias endoscópicas, muitas vezes, permitem a confirmação ou exclusão de etiologia maligna.

DILATAÇÃO ENDOSCÓPICA COM BALÃO

Diversas publicações demonstraram que a dilatação endoscópica com balão (DEB) é opção segura e eficaz no tratamento da SEAPD.[3,4]

Para este procedimento estão disponíveis no mercado balões de diâmetros variados, a partir de 6 a 20 mm, que são insuflados através de dispositivo hidrostático conectado a medidor de pressão. Os balões CRE® (Boston Scientific) e Eclipse TTC® (Cook Medical) têm a vantagem de poderem realizar dilatações com diâmetros diferentes com o uso do mesmo balão, por exemplo de 10 a 12 mm, ou de 15 a 18 mm, a depender da pressão empregada. Estes balões apresentam fios-guias próprios.

O balão é passado por dentro do canal de trabalho do aparelho (balão TTS; *through-the-scope*), seu fio-guia é empurrado para fora e deve ser passado através da estenose, de tal modo que o centro do estreitamento e do balão coincidam um com o outro. A passagem do balão deve ser feita, obrigatoriamente, sobre este fio-guia ou, então, este fio-guia pode ser retirado para que o balão passe por sobre fio-guia hidrofílico previamente introduzido por via endoscópica. A transição antropilorobulbar é curta e há o ângulo do joelho duodenal superior. Esta morfologia associada à deformidade imposta pela estenose aumenta o risco de perfuração do duodeno durante a passagem do balão, se esta não for realizada sobre fio-guia.

Durante a insuflação, deve-se tomar o cuidado para que o balão não deslize para fora da estenose. Dilatação com diferentes balões, ou com único balão com diâmetros variados, pode ser realizada na mesma sessão. O monitoramento da dilatação pode ser feito por radioscopia, com uso de solução com contraste, para se controlar o desaparecimento da "cintura" radiológica no local da estenose, sinal de que se conseguiu o diâmetro desejado.

Após o procedimento, o paciente deve ser orientado sobre os sinais e sintomas sugestivos de complicações como sangramento e perfuração, podendo também ficar em observação por 4 a 6 horas após o procedimento. Complicações maiores são raramente descritas com dilatações até 15 mm. Dor leve e autolimitada é a complicação mais comum, e não requer terapia específica.[5]

O procedimento pode ser repetido semanalmente até que se consiga uma a duas dilatações de 15-18 mm.[1]

Alívio imediato é observado na maioria dos casos, porém com respostas variáveis a longo prazo, dependendo da etiologia da estenose benigna. As estenoses curtas e segmentares apresentam os melhores resultados com a DEB.

Nos pacientes com estenose secundária às úlceras pépticas, a DEB apresenta bons resultados a longo prazo, com taxas de sucesso de 70 a 80% em algumas séries.[6,7] Condutas importantes no acompanhamento desses pacientes são a erradicação da infecção por *H. pylori*; uso de terapia de supressão ácida com inibidores da bomba de prótons; evitar o uso de medicações ulcerogênicas, como as drogas anti-inflamatórias. Uma vez que essas medidas estão associadas a aumento da taxa de sucesso a longo prazo.[4,6,7]

Os pacientes com estenose de origem cáustica necessitam de maior número de sessões de dilatação e, ainda assim, apresentam piores taxas de sucesso, com algumas séries demonstrando sucesso clínico em apenas 30 a 40% dos casos.[3]

Poucos trabalhos avaliaram o uso da injeção de corticoide (triancinolona) para melhora dos resultados da DEB, em pacientes com SEAP. Essas publicações são antigas ou com amostra pequena, sendo essa conduta uma alternativa para os casos refratários à dilatação e com alto risco cirúrgico.[8,9]

Terapia incisional com o estilete de ponta *(needle-knife)* ou esfincterótomo padrão, seguida por dilatação com balão, foi descrita em alguns relatos e séries de caso, com bons resultados em pacientes com estenose refratária à terapia com dilatação isoladamente.[10]

PRÓTESES AUTOEXPANSÍVEIS

O uso de próteses metálicas autoexpansíveis é a conduta endoscópica de eleição no tratamento paliativo da SEAPD de etiologia maligna e será abordado neste capítulo.

Recentes publicações avaliaram o uso das próteses nos pacientes com obstrução de origem benigna. Os resultados iniciais com o uso de próteses parcialmente cobertas demonstraram taxas de sucesso inicial elevada, variando de 81,8 a 90%, porém com altas taxas de migração da prótese (de 20 até 62,5%). Na metodologia destes trabalhos, o tempo de uso da prótese foi bastante variado, desde 6 semanas até 6 meses.[11,12]

Novos trabalhos ainda são esperados para que o uso de próteses autoexpansíveis possa ser indicado com segurança na rotina terapêutica da SEAPD de etiologia benigna. Espera-se que a prótese possa ser uma alternativa para os pacientes com estenose refratária à dilatação e com elevado risco cirúrgico. Outra possibilidade terapêutica que deve ser avaliada no futuro é o uso de prótese biodegradável, que, em razão de sua natureza temporária, poderá evitar as graves complicações que podem ocorrer a longo prazo com as próteses metálicas.[13]

PILOROMIOTOMIA PARA O TRATAMENTO DE DISTÚRBIO MOTOR ANTROPILÓRICO

Nos últimos anos, houve grande expansão das cirurgias endoscópicas minimamente invasivas, que são conhecidas no inglês como NOTES *(Natural Orifice Transluminal Endoscopic Surgery)*. E, a partir dos bons resultados obtidos com a miotomia endoscópica, nos casos de acalasia, desenvolveu-se a miotomia endoscópica com princípios técnicos semelhantes.

De maneira geral, a técnica da piloromiotomia, apesar de poucas variações em sua descrição, é realizada a partir da criação de um túnel na submucosa na grande curvatura do antro distal, a cerca de 2 cm do piloro, com posterior identificação e secção do anel muscular pilórico, mantendo intacta ao menos a camada serosa adjacente (alguns grupos advogam a manutenção também da camada muscular longitudinal). Ao final do procedimento, a abertura criada na mucosa é fechada com o uso de clipes metálicos.[14,15]

Essa técnica foi inicialmente testada em modelos animais com porcos, com os resultados mostrando sucesso técnico em todos os procedimentos, significativa diminuição na pressão pilórica de repouso, e sem complicações graves.[14,15]

Recente publicação empregou esta técnica em paciente com gastroparesia refratária a tratamento medicamentoso e injeção de toxina botulínica. Após a miotomia houve normalização do tempo de esvaziamento gástrico e desaparecimento dos sintomas.[16]

Dessa forma, a piloromiotomia endoscópica surge como uma opção factível no tratamento da SEAPD provocada por distúrbio motor, como na complicação pós-vagotomia cirúrgica e na gastroparesia secundária à doença sistêmica (p. ex., diabetes, esclerodermia). Evidentemente, trata-se ainda de técnica que deve ser avaliada em estudos com amostras maiores de pacientes, e de forma comparativa com o tratamento cirúrgico atual, que é a piloroplastia laparoscópica, antes que possa ser recomendada na prática médica. Outro ponto importante que deve ser ressaltado é que esta técnica deverá ser realizada por endoscopista experiente após amplo treinamento em modelos animais.

Estenoses gastroduodenais podem ser causadas por doenças malignas do estômago, duodeno ou pâncreas, e por compressão extrínseca, promovida por metástases linfonodais (Fig. 7-1). A obstrução é de ocorrência tardia em pacientes com doença avançada. Os sintomas incluem náuseas, vômitos, distensão abdominal, dor e diminuição da ingesta oral, que pode levar à desidratação e desnutrição, afetando a qualidade de vida do paciente. Impossibilidade de ressecções curativas pode estar presente em cerca de 40% das lesões gástricas e em até 80-95% das lesões pancreáticas, havendo, assim, grande necessidade de desenvolvimento de métodos alternativos paliativos.[17,18]

O tratamento convencional paliativo da obstrução maligna antropiloroduodenal é por gastrojejunostomia ou jejunostomia (aberta ou laparoscópica). Recentemente, a colocação de prótese metálica autoexpansível (PMAE) via endoscópica tornou-se prática rotineira.[19-25]

Radiologistas foram os primeiros a oferecer alternativa à opção cirúrgica, demonstrando a viabilidade da colocação de prótese utilizando abordagem peroral ou percutânea guiada por fluoroscopia, mas esta abordagem não ganhou popularidade em virtude do sucesso limitado. Os avanços tecnológicos levaram ao desenvolvimento de PMAE, que podem ser avançadas através do canal de trabalho de um endoscópio terapêutico, permitindo sua colocação com orientação fluoroscópica, primeiramente descrito por Truong, em 1992, como método seguro e minimamente invasivo. O tratamento endoscópico tornou-se uma abordagem bem-sucedida e aumentou em popularidade.[23,24]

Pacientes com obstrução maligna gastrointestinal frequentemente apresentam condições clínicas desfavoráveis, podendo apresentar inúmeras contraindicações para realizarem procedimentos invasivos. Geralmente estes pacien-

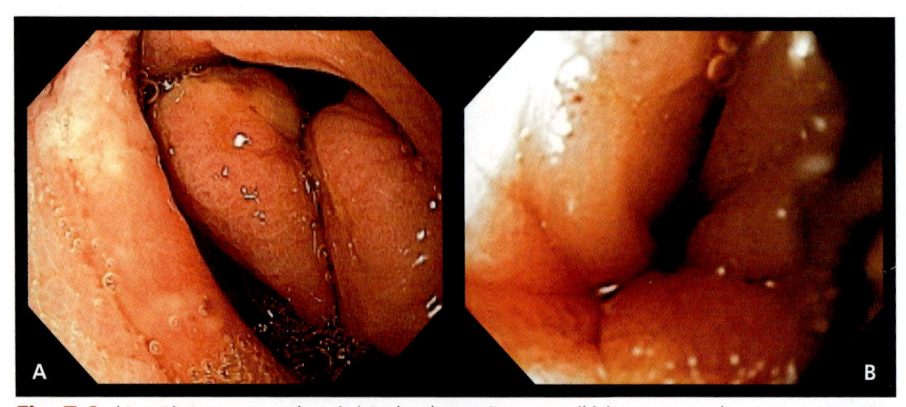

Fig. 7-1. (**A** e **B**) Aspecto endoscópico de obstrução antropilórica provocada por compressão extrínseca exercida por linfonodomegalia metastática de colangiocarcinoma.

tes têm expectativa de vida mais curta (estima-se menos de 6 meses), sendo a colocação da prótese preferível à intervenção cirúrgica. Além disso, a colocação da prótese permite a realimentação mais precoce e um tempo de internação mais curto quando comparado com a gastrojejunostomia cirúrgica (aberta ou laparoscópica).[25]

A inserção de prótese metálica autoexpansível tem indicações bem estabelecidas em nosso meio, como o tratamento definitivo da obstrução gástrica em paciente com obstrução antropilórica maligna inoperável (p. ex., adenocarcinoma pancreático, colangiocarcinoma, adenocarcinoma gástrico) e o tratamento definitivo da obstrução duodenal decorrente de neoplasia pancreática irressecável.

A seleção do paciente para realização do método é de extrema importância, sendo indicado quando a sobrevida prevista for maior que 30 dias, mensurada através das escalas de ECOG e Karnofsky (Quadro 7-2).

Deve-se confirmar que o paciente tenha estenose única através de exames de imagem. Pacientes com carcinomatose não são bons candidatos para este tratamento dado o alto risco de múltiplas estenoses no trato gastrointestinal. Neste sentido, destaca-se a importância do exame tomográfico no planejamento do tratamento endoscópico.

Quadro 7-2. Escalas de ECOG e Karnofsky

Escala de Zubrod (ECOG)	Escala de Karnofsky (%)
PS 0 – Atividade normal	100 – Nenhuma queixa; ausência de evidência da doença
	90 – Capaz de levar vida normal; sinais menores ou sintoma da doença
PS 1 – Sintomas da doença, mas deambula e leva seu dia a dia normal	80 – Alguns sinais ou sintomas da doença com o esforço
	70 – Capaz de cuidar de si mesmo; incapaz de levar suas atividades normais ou exercer trabalho ativo
PS 2 – Fora do leito mais de 50% do tempo	60 – Necessita de assistência ocasional, mas ainda é capaz de prover a maioria de suas atividades
	50 – Requer assistência considerável e cuidados médicos frequentes
PS 3 – No leito mais de 50% do tempo, carente de cuidados mais intensivos	40 – Incapaz; requer cuidados especiais e assistência
	30 – Muito incapaz, indicada hospitalização, apesar da morte não ser iminente
PS 4 – Preso ao leito	20 – Muito debilitado, hospitalização necessária; necessitando de tratamento de apoio ativo
	10 – Moribundo, processos letais progredindo rapidamente

Quando houver obstrução biliar, esta deverá ser resolvida antes da passagem da prótese duodenal.

É necessária a realização de exame endoscópico previamente à colocação da prótese para avaliação da localização, extensão e calibre da estenose. Como, geralmente, estas estenoses não são transponíveis ao aparelho, pode-se lançar mão da radioscopia, de cateter de colangiografia e fio-guia para melhor avaliação do segmento estenosado, realizando-se estudo contrastado da mesma. O calibre da estenose, deve ser suficiente para passagem de um fio-guia transtumoral. Deve-se evitar dilatação em lesões malignas em razão do risco de perfuração, sangramento e migração da prótese.

A opção de prótese endoscópica com melhores resultados em neoplasia malignas é a do tipo metálica, autoexpansível, não recoberta ou parcialmente recoberta, com maior diâmetro possível e apresentado comprimento de 2 cm maior do que a lesão em cada uma de suas extremidades. Deve-se evitar prótese totalmente recoberta, devido ao maior risco de migração. Caso o diagnóstico histológico seja indefinido, a prótese totalmente recoberta deve ser indicada, por ser facilmente removível.[26]

A inserção da prótese pode ser precedida pela colocação de uma sonda nasogástrica para drenagem do conteúdo gástrico 24 a 48 horas antes do procedimento, pois frequentemente esses pacientes apresentam estase gástrica volumosa, mesmo após jejum prolongado (Fig. 7-2). Além disso, prioriza-se auxílio de anestesiologista e intubação orotraqueal, para proteção das vias aéreas, minimizando o risco de broncoaspiração.

O procedimento deve ser realizado por equipe habilitada e ambiente com mínima infraestrutura, pois recomenda-se utilização de endoscópios de visão frontal com canal de 3,2 mm (terapêutico). Na falta deste, pode-se utilizar duodenoscópio terapêutico, já que há necessidade de um canal de trabalho com diâmetro suficiente para passagem do dispositivo da prótese, permitindo me-

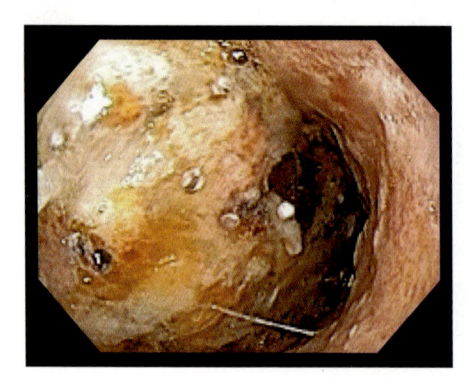

Fig. 7-2. Volumosa estase gástrica alimentar em paciente com adenocarcinoma antral obstrutivo.

lhor sustentação do sistema. Recomenda-se utilização de fio-guia 0,035 com extremidade hidrofílica montado em cateter de colangiografia, com canal dedicado para injeção de contraste. Deve ser realizado controle fluoroscópico para o posicionamento correto do fio-guia e controle da liberação da extremidade distal da prótese, que é realizado concomitante ao controle endoscópico de sua extremidade proximal (Figs. 7-3 a 7-5). Ao final do procedimento, injeta-se contraste para confirmação da resolução da estenose.

Na Figura 7-6 mostramos as etapas da colocação de PMAE no antro/arco duodenal e sua posterior expansão.

Deve-se evitar transpor o endoscópio pela prótese recém-liberada, já que ainda não houve tempo hábil para sua total expansão. Quando for absolutamente necessário, deve-se fazê-lo com endoscópio ultrafino.

Em estudos publicados recentemente, o sucesso técnico da colocação de prótese por obstrução maligna gastroduodenal é de cerca de 92 a 100%, ao passo que a taxa de sucesso clínico é mais baixa, variando entre 80 a 91%. Tal discrepância entre o sucesso técnico e sucesso clínico é vista na grande maioria dos estudos prospectivos e pode ser atribuída à dismotilidade gastrointestinal, obstrução distal associada à carcinomatose peritoneal, ou anorexia causada pela doença avançada.[27-34]

Após a colocação da prótese, solicitam-se retornos frequentes no primeiro mês, e realização de estudo radiológico contrastado ou endoscopia se houver dúvida quanto à posição da prótese. Sugere-se dieta semissólida, batida ou liquidificada, sendo de grande valia a avaliação/acompanhamento nutricional e psicológico.

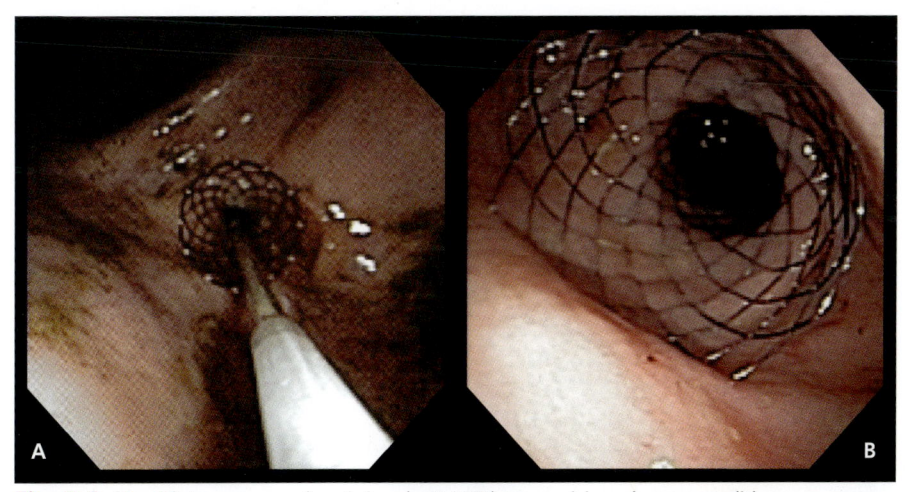

Fig. 7-3. (**A** e **B**) Aspectos endoscópico de PMAE bem posicionada e expandida.

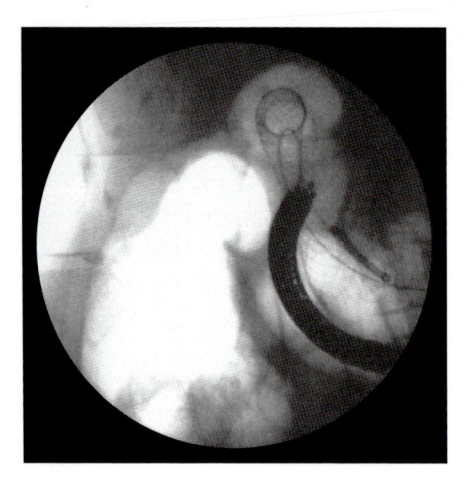

Fig. 7-4. PMAE bem posicionada e parcialmente expandida no arco duodenal. Notar prótese biliar plástica anteriormente posicionada na via biliar por via percutânea.

Fator limitante para utilização desse recurso é seu alto custo e baixa acessibilidade, já que no Brasil está disponível apenas em grandes centros. Estudos que comparam com a opção cirúrgica revelam que o sucesso clínico inicial e suas complicações são semelhantes entre os dois métodos. Embora a prótese esteja associada à realimentação mais precoce e menor estada hospitalar, o número de reintervenções para desobstrução da prótese foi maior.[35]

Deve-se evitar a inclusão de pacientes com expectativa de vida superior a 4 a 6 meses, dado o aumento significativo da frequência da taxa de disfunção da prótese após esse período, podendo ocorrer obstrução pelo crescimento tumoral acima da extremidade proximal da prótese *(overgrowth)*, abaixo da extre-

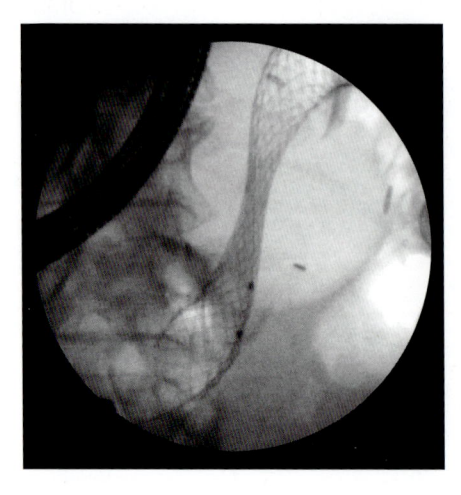

Fig. 7-5. PMAE bem posicionada e parcialmente expandida na quarta porção duodenal.

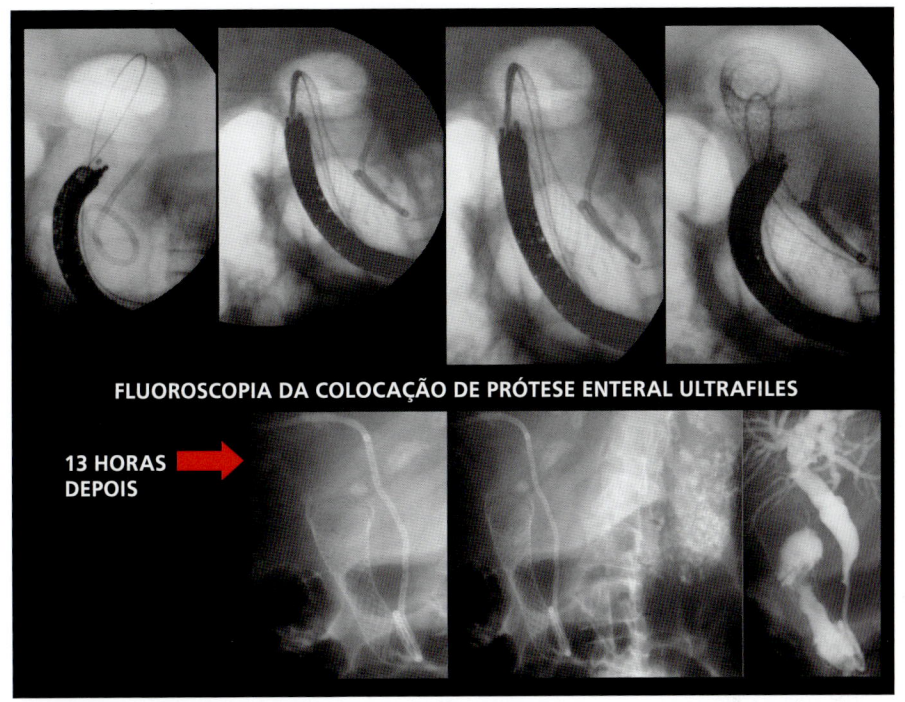

Fig. 7-6. As subsequentes etapas da colocação de PMAE em paciente com tumor de cabeça de pâncreas com excelente expansão, 13 horas depois. Notar a estase gástrica e a prótese plástica percutânea previamente possicionada.

midade distal da prótese *(undergrowth)* ou através da malha da porção não recoberta da prótese *(ingrowth)* (Fig. 7-7).[35] Para pacientes com expectativa de vida mais longa, a gastrojejunostomia cirúrgica, embora mais mórbida a curto prazo, está relacionada com menor frequência de reintervenções a médio prazo.

A disfunção da PMAE gastroduodenal é realizada através da recanalização do pertuito por meio de coagulação com plasma de argônio ou, preferencialmente, com inserção de nova prótese sobre a anterior.

A migração proximal ou distal nesse tipo de prótese é rara em decorrência de sua fácil aderência ao tumor.

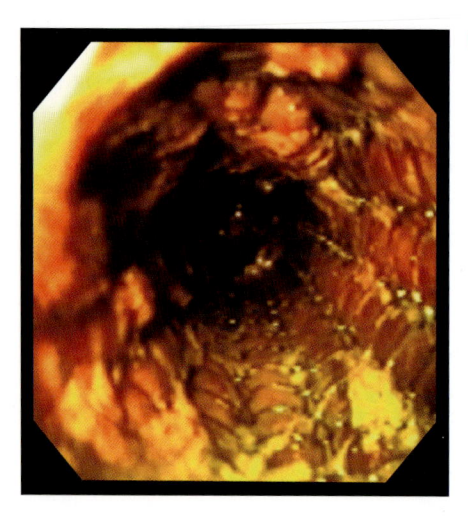

Fig. 7-7. Aspecto endoscópico de *ingrowth* por tecido de granulação em PMAE duodenal. A tunelização com ablação por plasma de argônio está indicada.

REFERÊNCIAS BIBLIOGRÁFICAS

1. Appasani S, Kochhar S, Nagi B *et al.* Benign gastric outlet obstruction–spectrum and management. *Trop Gastroenterol* 2011;32(4):259-66.
2. Chowdhury A, Dhali GK, Banerjee PK. Etiology of gastric outlet obstruction. *Am J Gastroenterol* 1996;91(8):1679.
3. Solt J, Bajor J. Long-Term results of balloon catheter dilation for benign gastric outlet stenosis. *Endoscopy* 2003;35(6):490-95.
4. Cherian PT, Cherian S, Singh P. Long-term follow-up of patients with gastric outlet obstruction related to peptic ulcer disease treated with endoscopic balloon dilatation and drug therapy. *Gastrointest Endosc* 2007;66(3):491-97.
5. Kochhar R, Dutta U, Sethy PK *et al.* Endoscopic balloon dilation in caustic-induced chronic gastric outlet obstruction. *Gastrointest Endosc* 2009;69(4):800-5.
6. Boylan JJ, Gradzka MI. Long-term results of endoscopic balloon dilatation for gastric outlet obstruction. *Dig Dis Sci* 1999;44(9):1883-86.
7. Lam Y, Lau JY, Fung TM *et al.* Endoscopic balloon dilation for benign gastric outlet obstruction with or without Helicobacter pylori infection. *Gastrointest Endosc* 2004;60(2):229-33.
8. Kochhar R, Sriram P V, Ray JD *et al.* Intralesional steroid injections for corrosive induced pyloric stenosis. *Endoscopy* 1998;30(8):734-36.
9. Lee M, Kubik CM, Polhamus CD *et al.* Preliminary experience with endoscopic intralesional steroid injection therapy for refractory upper gastrointestinal strictures. *Gastrointest Endosc* 1995;41(6):598-601.
10. Boron B, Gross KR. Successful dilatation of pyloric stricture resistant to balloon dilatation with electrocautery using a sphinctertome. *J Clin Gastroenterol* 1996;23(3):239-41.
11. Choi WJ, Park JJ, Park J *et al.* Effects of the temporary placement of a self-expandable metallic stent in benign pyloric stenosis. *Gut Liver* 2013;7(4):417-22.
12. Heo J, Jung MK. Safety and efficacy of a partially covered self-expandable metal stent in benign pyloric obstruction. *World J Gastroenterol* 2014;20(44):16721-25.

13. Tanaka T, Takahashi M, Nitta N et al. Newly developed biodegradable stents for benign gastrointestinal tract stenoses: a preliminary clinical trial. *Digestion* 2006;74(3-4):199-205.
14. Kawai M, Peretta S, Burckhardt O et al. Endoscopic pyloromyotomy?: a new concept of minimally invasive surgery for pyloric stenosis. *Endoscopy* 2012;44(2):169-73.
15. Chaves DM, Gusmon CC, Mestieri LHM et al. A New technique for performing endoscopic pyloromyotomy by gastric submucosal tunnel dissection. *Gastrointest Endosc* 2014;24(3):92-94.
16. Khashab MA, Stein E, Clarke JO et al. Gastric peroral endoscopic myotomy for refractory gastroparesis: first human endoscopic pyloromyotomy (with video). *Gastrointest Endosc* 2013;78:764-68.
17. Pinto IT. Malignant gastric and duodenal stenosis: palliation by peroral implantation of a self-expanding metallic stent. *Cardiovasc Intervent Radiol* 1997;20:431-34.
18. Dormann AJ, Meisner S, Verin N et al. Self-expanding metal stents for gastroduodenal malignancies: Systematic review of their clinical effectiveness. *Endoscopy* 2004;36:543-50.
19. Lindsay JO, Andreyev HJN, Vlavianos P et al. Self-expanding metal stents for the palliation of malignant gastroduodenal obstruction in patients unsuitable for surgical bypass. *Alimentary Pharmacology and Therapeutics* 2004. p. 901-5.
20. Siddiqui A, Spechler SJ, Huerta S. Surgical bypass versus endoscopic stenting for malignant gastroduodenal obstruction: a decision analysis. *Dig Dis Sci* 2007;52:276-81.
21. Fiori E, Lamazza A, Volpino P et al. Palliative management of malignant antro-pyloric strictures. gastroenterostomy vs. endoscopic stenting. a randomized prospective trial. *Anticancer Res* 2004;24:269-71.
22. Mehta S, Hindmarsh A, Cheong E et al. Prospective randomized trial of laparoscopic gastrojejunostomy versus duodenal stenting for malignant gastric outflow obstruction. *Surg Endosc Other Interv Tech* 2006;20:239-42.
23. Gaidos JKJ, Draganov PV. Treatment of malignant gastric outlet obstruction with endoscopically placed self-expandable metal stents. *World J Gastroenterol* 2009;15:4365-71.
24. Truong S, Bohndorf V, Geller H et al. Self-expanding metal stents for palliation of malignant gastric outlet obstruction. *Endoscopy* 1992;24:433-35.
25. Ly J, O'Grady G, Mittal A et al. A systematic review of methods to palliate malignant gastric outlet obstruction. *Surg Endosc* 2010;24:290-97.
26. Kim CG, Choi IJ, Lee JY et al. Covered versus uncovered self-expandable metallic stents for palliation of malignant pyloric obstruction in gastric cancer patients: a randomized, prospective study. *Gastrointest Endosc* 2010;72:25-32.
27. Graber I, Dumas R, Flioche B et al. The efficacy and safety of duodenal stenting: A prospective multicenter study. *Endoscopy* 2007;39:784-87.
28. Kim JH, Song HY, Shin JH et al. Metallic stent placement in the palliative treatment of malignant gastroduodenal obstructions: prospective evaluation of results and factors influencing outcome in 213 patients. *Gastrointest Endosc* 2007;66:256-64.
29. Maetani I, Isayama H, Mizumoto Y. Palliation in patients with malignant gastric outlet obstruction with a newly designed enteral stent: a multicenter study. *Gastrointest Endosc* 2007;66:355-60.
30. Boš koski I, Tringali A, Familiari P et al. Self-expandable metallic stents for malignant gastric outlet obstruction. *Advances in Therapy* 2010;27:691-703.

31. Van Hooft JE, Uitdehaag MJ, Bruno MJ *et al.* Efficacy and safety of the new WallFlex enteral stent in palliative treatment of malignant gastric outlet obstruction (DUOFLEX study): a prospective multicenter study. *Gastrointest Endosc* 2009;69:1059-66.
32. Piesman M, Kozarek RA, Brandabur JJ *et al.* Improved oral intake after palliative duodenal stenting for malignant obstruction: a prospective multicenter clinical trial. *Am J Gastroenterol* 2009;104:2404-11.
33. Havemann MC, Adamsen S, Wøjdemann M. Malignant gastric outlet obstruction managed by endoscopic stenting: a prospective single-centre study. *Scand J Gastroenterol* 2009;44:248-51.
34. Adler DG, Baron TH. Endoscopic palliation of malignant gastric outlet obstruction using self-expanding metal stents: experience in 36 patients. *Am J Gastroenterol* 2002;97:72-78.
35. Tringali A, Didden P, Repici A *et al.* Endoscopic treatment of malignant gastric and duodenal strictures: a prospective, multicenter study. *Gastrointest Endosc* 2014;79:66-75.

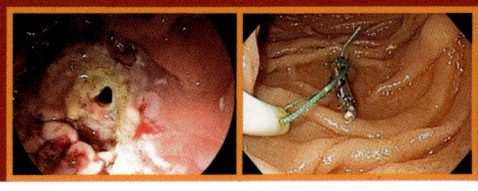

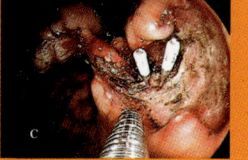

TUMORES SUBEPITELIAIS/SUBMUCOSOS DO ESTÔMAGO – DIAGNÓSTICO E TRATAMENTO ENDOSCÓPICO

Simone Guaraldi
Evandro de Oliveira Sá

INTRODUÇÃO

Lesões subepiteliais (LSE) são formações protrusas para a luz do trato digestório (TGI) recobertas por mucosa típica, que determinam abaulamento parietal. Podem originar-se em qualquer das camadas da parede gastrointestinal sendo, portanto, de natureza intramural. Diferenciam-se das compressões extrínsecas (CE) que têm aspecto endoscópico semelhante, mas origem extramural (estruturas adjacentes). Por abrigar lesões de origem citológica diversa, podem ser de natureza benigna ou não. Entre as LSE mais frequentes estão lesões mesenquimais, vasculares, neuroendócrinas, císticas e malignas não epiteliais. São geralmente encontradas durante endoscopia digestiva alta de rotina e incidem em aproximadamente 1% de todas as endoscopias digestivas altas diagnósticas.[1] As LSE são mais frequentemente encontradas no estômago, mas são também vistas no esôfago, duodeno, cólon e reto.

A grande maioria das LSE é benigna no momento do diagnóstico, com menos de 15% já malignas na sua apresentação, com potencial para metástases a distância.[2] O fator chave para avaliar pacientes com LSE é promover esforços em determinar o tipo de lesão encontrada para que se possa realizar o tratamento adequado, definir o prognóstico e a necessidade de vigilância a longo prazo.

A maioria das LSE é assintomática, sendo identificada incidentalmente à endoscopia digestiva alta (EDA) (Fig. 8-1). Quando crescem, em geral determinam sintomas como dor torácica ou abdominal, disfagia, sangramento digestivo intermitente levando à anemia crônica ou massa palpável. Dependendo do tamanho e da localização, podem apresentar sinais de obstrução da luz.[3]

As lesões subepiteliais mais frequentemente encontradas são GIST *(gastrointestinal stromal tumor)*, tumor neuroendócrino (outrora denominado carcinoide), leiomioma e leiomiossarcoma, lipoma, pâncreas ectópico, cistos de duplicação, tumor de células granulares, varizes, linfangioma e Schwanoma. Lesões extramurais ou estruturas anatômicas típicas, situadas na vizinhança do estômago e do duodeno, podem comprimir a parede do TGI e se projetar para seu lúmen, mimetizando uma LSE. As principais causas de CE não patológica são vesícula biliar, lobo hepático esquerdo, baço e vasos esplênicos, pseudocisto pancreático, linfonodos, aneurismas, e lesões metastáticas.

As lesões do tipo GIST e leiomioma são tumores mesenquimais que se originam, mais frequentemente, da 4ª camada do TGI (muscular própria); porém, podem-se originar da camada mais superficial *(muscularis mucosa)*. Os lipomas e o pâncreas ectópico tendem a ser restritos à camada submucosa do TGI. Cistos de duplicação podem envolver qualquer camada, desde a mucosa até a serosa. TNE e tumores de células granulares envolvem, principalmente, a submucosa, mas podem crescer em direção à camada mucosa. Esta é a razão pela qual eles são frequentemente diagnosticados em biópsias da mucosa gastroduodenal na endoscopia digestiva alta. Lesões menos comuns como linfangioma e Schwanoma geralmente se originam da camada submucosa.

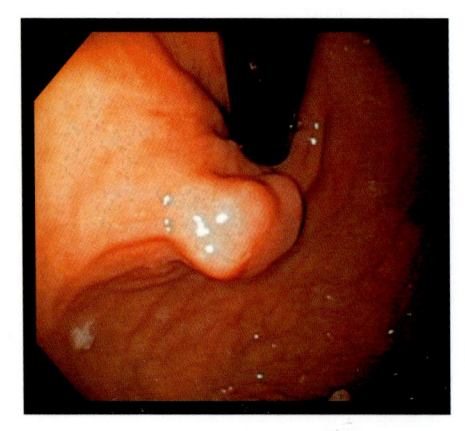

Fig. 8-1. Endoscopia digestiva alta demonstrando lesão subepitelial da região subcárdica.

DIAGNÓSTICO

Clinicamente, os pacientes portadores de LSE são assintomáticos ou oligossintomáticos, com estas lesões sendo descobertas ao acaso no momento de uma endoscopia digestiva alta por outro sintoma não associado a elas. Desde que a maioria das lesões é menor que 2 cm, a ultrassonografia abdominal, a tomografia computadorizada, bem como a ressonância magnética não são suficientemente sensíveis para detectar estas lesões na parede do TGI.[4] Embora não caracterizem a origem da lesão, sobretudo as parietais de pequeno tamanho, são úteis na identificação e caracterização de tumores abdominais extramurais. As lesões maiores como GIST e leiomioma podem ulcerar e promover um sangramento digestivo alto importante.

As LSEs, de um modo geral, são identificadas inicialmente quando os pacientes são submetidos à EDA para esclarecimento de sintomas inespecíficos. Na presença de uma LSE, o endoscopista deve avaliar os seguintes aspectos: tamanho, forma, presença ou não de pulsação, "sinal da prega em ponte", consistência ao toque da pinça ("sinal da almofada"), mobilidade ("sinal do rolamento"), coloração e aspecto da superfície mucosa, presença de ulcerações (Fig. 8-2). O "desaparecimento" da lesão pela mudança de decúbito e insuflação de ar constituem recursos simples e eficientes no diagnóstico diferencial sugerindo compressão extrínseca. Outra informação relevante é a localização da lesão, uma vez que lesões de corpo gástrico proximal, diferente das lesões mais distais, tendem a ser de origem estromal. Em um estudo multicêntrico, a EDA apresentou taxa de sensibilidade (SENS) e de especificidade (ESP) para a distinção entre massa intramural e compressão extrínseca de, respectivamente, 87 e 29%, não sendo exata quanto à caracterização do conteúdo (sólido, líquido, homogêneo,

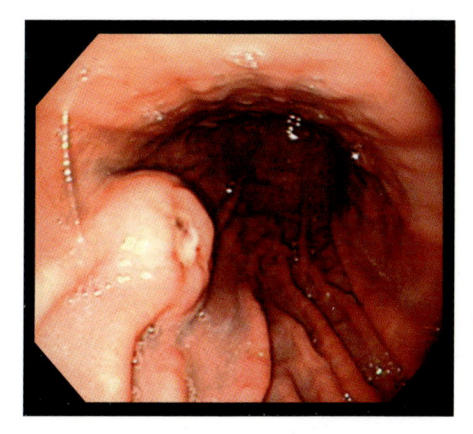

Fig. 8-2. Endoscopia digestiva alta demonstrando lesão subepitelial de corpo gástrico com superfície ulcerada e sinais de sangramento recente.

heterogêneo), da profundidade ou dos limites (regular, irregular) da lesão.[5] Assim, a EDA é limitada para definir etiologicamente a LSE. Outrora realizada de maneira rotineira, a biópsia endoscópica convencional tem baixo rendimento diagnóstico por não ultrapassar a camada epitelial. Quando a lesão apresentar erosão superficial sem risco de sangramento, pode-se realizar a biópsia direta. Nas lesões nodulares de fundo gástrico, deve-se tomar muito cuidado em razão da possibilidade da origem vascular. Neste caso, a biópsia está contraindicada.

A ecoendoscopia (EE) é o método *gold standard* para avaliação das LSE. Realizada por videoecoendoscópio (radial ou setorial) ou por minissonda (cateter que trabalha com frequência de até 30 MHz), permite caracterizar por visão transmural a morfologia da lesão. Com o aparelho setorial é possível, em alguns casos, coletar material por punção ecoguiada aspirativa por agulha fina (EE-PAAF) para estudo anatomopatológico. Embora exista boa correlação entre a estimativa de tamanho determinada pela EDA e pela EE (r = 0,72 a 0,88 com p < 0,001), a EE é o método de escolha padrão para este fim.[6]

Na avaliação da LSE, constituem seus objetivos principais: a) distinção entre lesão intra e extramural; b) identificação da camada de origem na parede gastrointestinal; c) descrição dos critérios morfológicos: ecogenicidade, homogeneidade, tamanho, conteúdo (calcificações, áreas císticas etc.), contornos e presença ou não de invasão de estruturas vizinhas; d) pesquisa de linfonodomegalia(s) (Figs. 8-3 a 8-6).[4]

A combinação das informações fornecidas pela EDA e pela EE permite o diagnóstico etiológico em até 80% dos casos. Em função dos achados ecoendoscópicos, da técnica e materiais empregados na EE-PAAF e do julgamento anatomopatológico, é possível estabelecer o diagnóstico citológico. Desta forma, a EE tem sido progressivamente mais utilizada na propedêutica destas lesões, orientando a conduta terapêutica mais apropriada para cada paciente.

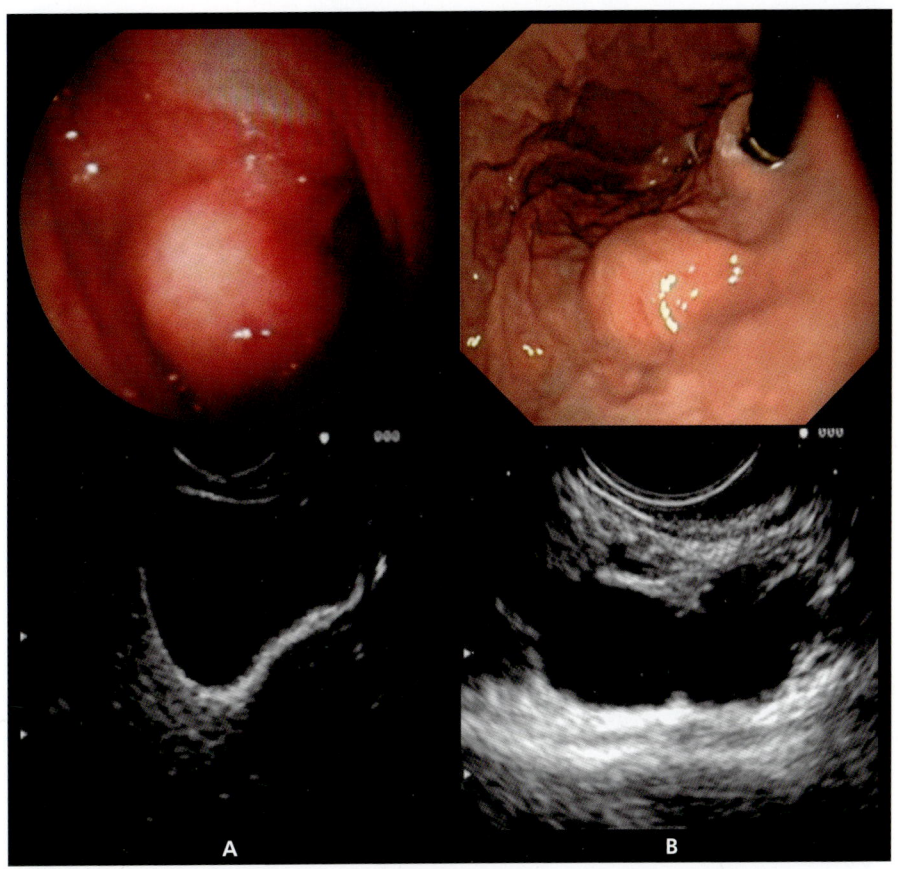

Tumores Subepiteliais/Submucosos do Estômago – Diagnóstico... 195

Fig. 8-3. Ilustração com imagens endoscópicas correlacionadas às ecoendoscópicas demonstrando compressão extrínseca por diferentes estruturas intra-abdominais: (**A**) vesícula biliar; (**B**) cisto hepático.

Anecoica   **Hipoecoica**   **Hiperecoica**

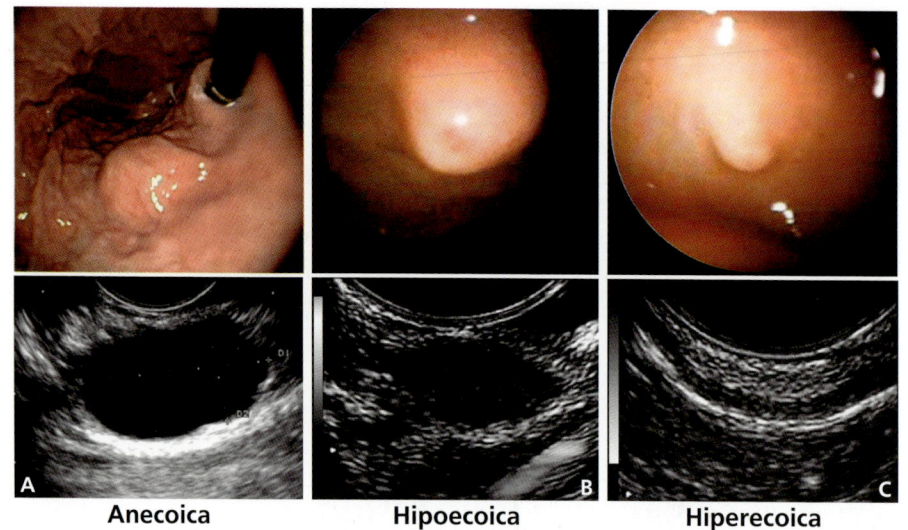

Fig. 8-4. Ilustração com imagens endoscópicas correlacionadas com as ecoendoscópicas demonstrando diferentes padrões ecoicos em lesões de aspecto subepitelial. (**A**) Lesão anecoica (cisto hepática comprimindo a parede gástrica). (**B**) Lesão sólida hipoecoica com origem na camada muscular própria (leiomioma). (**C**) Lesão sólida hiperecoica com origem na camada submucosa (lipoma), ambas da parede gástrica.

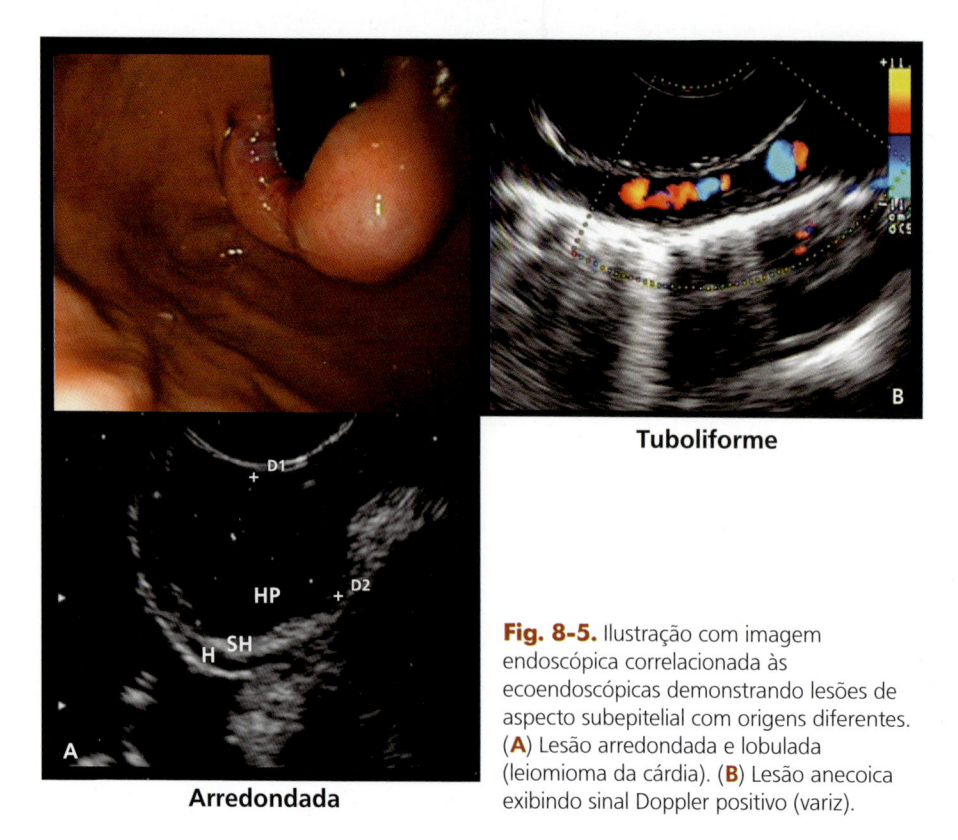

Tuboliforme

Arredondada

Fig. 8-5. Ilustração com imagem endoscópica correlacionada às ecoendoscópicas demonstrando lesões de aspecto subepitelial com origens diferentes. (**A**) Lesão arredondada e lobulada (leiomioma da cárdia). (**B**) Lesão anecoica exibindo sinal Doppler positivo (variz).

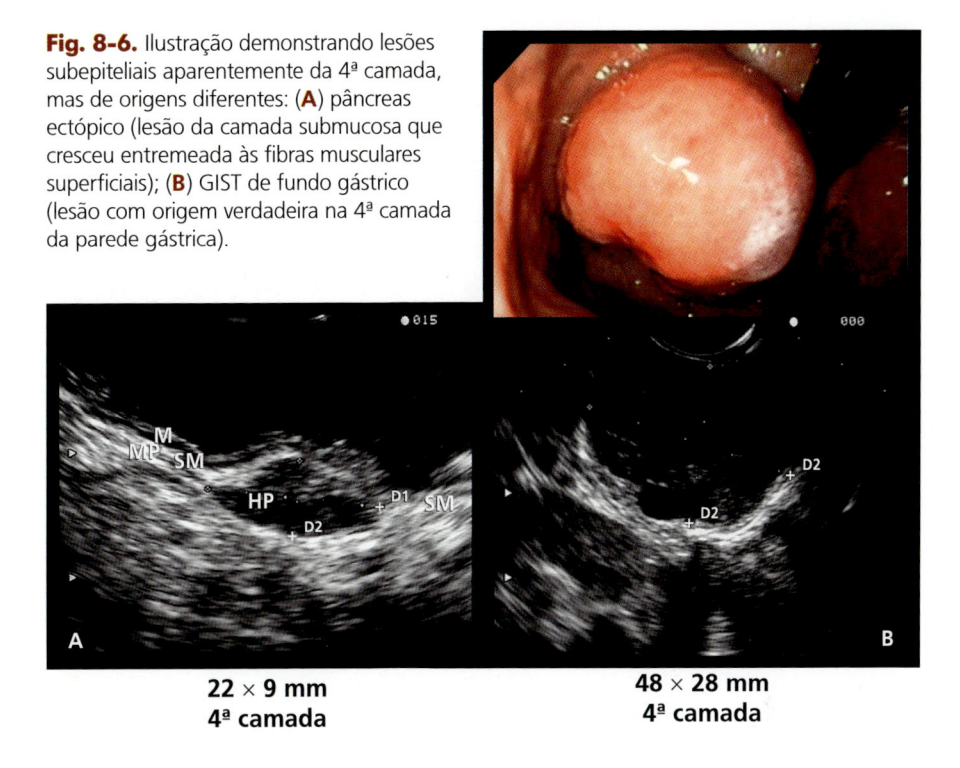

Fig. 8-6. Ilustração demonstrando lesões subepiteliais aparentemente da 4ª camada, mas de origens diferentes: (**A**) pâncreas ectópico (lesão da camada submucosa que cresceu entremeada às fibras musculares superficiais); (**B**) GIST de fundo gástrico (lesão com origem verdadeira na 4ª camada da parede gástrica).

22 × 9 mm
4ª camada

48 × 28 mm
4ª camada

ABORDAGEM TERAPÊUTICA

Diante do diagnóstico de LSE, é necessário refletir sobre a necessidade de investigá-la e, consequentemente, realizar seu tratamento (Quadro 8-1). O primeiro passo é considerar os elementos que traduzem crescimento ou atividade mitótica da lesão como: tamanho, aspecto da lesão, presença de sintomas, condição clínica do paciente. Em paralelo, ponderar sobre os recursos propedêuticos disponíveis. Lesões elevadas e umbilicadas de antro, típicas de ectopia pancreática, a rigor, podem ser observadas por endoscopia e, em função de sua evolução, ser avaliada por ecoendoscopia.[7] Segundo alguns autores, nódulos subepiteliais inferiores a 1 cm, particularmente em pacientes idosos assintomáticos ou com comorbidades importantes, poderiam ser seguidos clinicamente sem intervenção.[8] A maioria das LSE tem comportamento benigno. Contudo, no estômago e no duodeno, até 22% destas lesões são malignas ou possuem potencial de malignidade; portanto, requerem prosseguir na investigação etiológica.[8] Por outro lado, a ressecção sistemática, pode resultar em operações desnecessárias. Para estes casos, o acompanhamento endoscópico ou ecoendoscópico, com monitoração periódica do tamanho do nódulo, constitui opção a ser discutida com o

Quadro 8-1. Recomendações em lesões subepiteliais gastroduodenais, adaptadas da Diretriz da SOBED

LSE	▪ Achados endoscópicos frequentes (1 de cada 300 exames)
1ª ação	▪ Refletir sobre a necessidade de investigá-la/segui-la ▪ Em função dos dados clínicos, distinguir entre lesão intramural e compressão extrínseca
EDA	▪ Limitado e impreciso ▪ Exceção: varizes, pâncreas ectópico com umbilicação e lipoma com sinal da "almofada" positivo
LSE gastroduodenais	▪ Até 20% das lesões são potencialmente malignas ou malignas ▪ Assintomáticos, particularmente se > 1 cm, devem incluir o estudo dos critérios morfológicos ecoendoscópicos (padrão ecoico, camada de origem e o tamanho real, entre outros) os quais podem indicar o diagnóstico mais provável ▪ Ulceradas ou com tamanho > 3 cm: tratamento cirúrgico ▪ Lesões císticas, lipomatosas e o pâncreas ectópico, assintomáticas, não requerem tratamento específico ▪ Necessidade de seguimento deverá ser individualizada, considerando-se o tamanho, a localização e a idade do paciente
Seguimento	▪ Lesões subepiteliais < 2 cm com aspecto ecoendoscópico benigno parece ser seguro, porém, o intervalo de acompanhamento deverá ser individualizado
EE-PAAF	▪ Tumores hipoecoicos < 3 cm ▪ Se o resultado histológico terá impacto no tratamento ▪ Necessidade de classificação celular (terapia neoadjuvante)
Ressecção endoscópica	▪ Alternativa de tratamento para as lesões hipoecoicas < 3 cm situadas nas camadas mucosa profunda ou submucosa ▪ Evitar lesões da camada muscular própria ▪ Ressecção endoscópica submucosa: espécime adequado para a confirmação histológica do tumor, estudo imuno-histoquímico e contagem do índice mitótico ▪ Considerar: seguimento endoscópico

paciente. A desvantagem é o seu alto custo, sem contar o impacto emocional negativo da possibilidade de se portar um tumor maligno.[7]

A maioria das lesões hiperecogênicas situadas na submucosa corresponde ao lipoma que, se assintomático, dispensa acompanhamento ou ressecção. Tumores hipoecoicos da submucosa ou muscular própria representam diagnóstico diferencial entre lesões benignas e potencialmente malignas, e o diagnóstico definitivo, idealmente, requer estudo histopatológico.[8]

Biópsias convencionais em geral são inconclusivas, salvo para TNE gastroduodenais. Se a lesão se situa na mucosa profunda ou submucosa, e possui até 2 cm, a melhor opção é a ressecção endoscópica.

Foram descritas várias técnicas de ressecção endoscópica de LSE: polipectomia simples, *strip-biopsy* com aparelho de duplo canal precedido ou não de injeção submucosa, ressecção com auxílio de ligadura elástica ou *cap*, técnica do "destelhamento" e enucleação endoscópica. A polipectomia pode ser indicada se respeitados os seguintes critérios: lesões protrusas < 2 cm, originárias das camadas musculares da mucosa ou submucosa, com formato polipoide ou pediculado e que deslizem facilmente ao toque da pinça, sem fixação na parede gástrica.[8] Para LSE profundas, originárias da camada muscular própria, a polipectomia simples deve ser evitada sob o risco de haver perfuração e/ou ressecção incompleta. Outro recurso é a utilização do aparelho de duplo canal, empregando-se a pinça para apreensão e tração da lesão, associada à alça diatérmica para ressecção, técnica *strip-biopsy*, uma alternativa eficiente. A ligadura elástica e o emprego do *cap* podem ser vantajosos na remoção de lesões menores que 1 cm, situadas em local de difícil acesso, como a pequena curvatura e a parede posterior do corpo gástrico. A técnica do "destelhamento" consiste na secção do nódulo submucoso em seu meio, removendo-se apenas a metade superior, tendo sido empregada no diagnóstico de lesões de comportamento benigno como o lipoma e o linfangioma cístico.[8]

Alguns autores utilizam a injeção submucosa antes da ressecção endoscópica para prevenir complicações. Ocasionalmente, esta inviabiliza a realização do procedimento pela tendência de tornar a lesão mais séssil ou de aprofundá-la na parede gástrica. Uma alternativa é fazer a injeção submucosa ecoguiada. Outra opção é a enucleação da lesão que exige técnica meticulosa, que, embora promissora, deve ficar restrita a protocolos de investigação científica em centros de referência.[9]

Das lesões passíveis de tratamento endoscópico propriamente dito, os GIST e os TNE se destacam em razão de sua importância clínica e são mais bem descritos a seguir.

GIST

Os tumores estromais gastrointestinais (GIST) são os tumores mesenquimais mais frequentes do TGI. Sua incidência é estimada entre 10-20 casos por milhão de habitantes.[10] Crescem a partir da parede do órgão e apresentam uma notável variabilidade em seus níveis de diferenciação. Eles se originam das células precursoras das células de Cajal que regulam o sistema nervoso autônomo e a peristalse do TGI.[11] Eles se localizam em 50-70% dos casos no estômago, em cerca de 20-30% no jejuno, 10% no cólon/reto, 5% no duodeno e raramente no esôfago (1%). Em termos de fisiopatologia, existe um ganho de função na mutação do gene *kit*, que codifica a proteína *c-kit*, um receptor da tirosinoquinase da membrana celular, classificado como fator regulador do crescimento celular (eritrócitos, melanócitos, mastócitos, células germinativas e das células de Cajal). Estas alterações são consideradas a força motriz que levam à proliferação celular do tumor. Em estudos imuno-histoquímicos, os GIST se coram positivamente em 95% para o antígeno CD117 (ou *c-kit*) sendo o critério diagnóstico principal. A maioria dos GIST cora positivamente o CD34 (70%), um marcador de células precursoras hematopoiéticas e endoteliais.[4,11,12]

A apresentação clínica destas lesões varia de indolente com baixo crescimento e poucos sintomas no decorrer dos anos até lesões metastáticas e sintomas de invasão de estruturas adjacentes. Clinicamente, o sintoma mais comum na sua apresentação é o sangramento digestivo alto, traduzido por hematêmese, melena e anemia com sangue oculto positivo nas fezes, geralmente por ulceração de sua superfície.[12] O risco de malignização (parâmetro prognóstico) destas lesões depende do tamanho da mesma e do índice de mitoses em 50 campos de grande aumento (correspondente a 5 mm^2) no estudo histopatológico. Fletcher *et al.*[13] propuseram uma classificação do comportamento agressivo destas lesões. Por exemplo, lesões gástricas e do intestino delgado < 5 cm com índice mitótico < 5/50 CGA têm um excelente prognóstico, com risco de metástase de 3-5%. Por outro lado, lesões > 5 cm com índice mitótico > 10/50 CGA têm grande possibilidade de malignização. Neste estudo, existe evidente diferença entre as lesões gástricas e do intestino delgado. Estes últimos mostram uma alta incidência de metástases enquanto as lesões gástricas apresentam menor incidência delas.

A EDA e a ecoendoscopia com EE-PAAF são essenciais para o diagnóstico destas lesões subepiteliais. A ecoendoscopia e muito eficaz em determinar o grau de invasão do tumor. Desde que estas lesões não apresentam consistência endurecida, são mais frágeis e encapsuladas, as biópsias indiscriminadas aumentam o risco de ruptura e hemorragia do tumor, podendo, assim, estar associada a altas taxas de recorrência do tumor e disseminação intraperitoneal. A decisão de realizar biópsia pré-operatória ou para pré-tratamento deve ser individualizada e somente realizada quando os resultados da histopatologia puderem influenciar o tratamento adequado.[14] Para os casos de neoadjuvância, a biópsia é mandatória, geralmente com realização da ecoendoscopia com EE-PAAF, em razão de sua melhor acurácia com relação a outros métodos. Além de poder determinar a profundidade de acometimento das camadas da parede gástrica, a ecoendoscopia pode também identificar lesões que podem ser retiradas por técnicas de ressecção endoscópica. As lesões acometendo a camada muscular superficial ou *muscularis mucosa* são as mais indicadas para este tipo de tratamento.[15]

O tratamento de escolha do GIST primário é a ressecção cirúrgica completa da lesão. Em contraste com a ressecção dos carcinomas, a cirurgia no GIST não requer linfadenectomia, uma vez que metástases linfonodais são extremamente raras. Assim, a retirada do tumor com margens livres é o recomendado. Segundo as diretrizes da *National Comprehensive Cancer Network* (NCCN) e as recomendações clínicas da *European Society for Medical Oncology* (ESMO), os GIST menores que 2 cm em pacientes assintomáticos e sem características ecoendoscópicas de risco de malignização (como bordas irregulares, espaços císticos, ulceração, focos ecogênicos e heterogeneidade), devem ser seguidos com EDA e/ou ecoendoscopia anualmente. A cirurgia deve ser indicada se a lesão apresenta algum crescimento neste período de vigilância ou se mede mais que 2 cm, mesmo assintomática.[10,16,17]

Na prática, lesão sintomática sugestiva de GIST tem indicação de tratamento cirúrgico. Se o diagnóstico etiológico prévio é essencial, a EE-PAAF está indicada. Tumores gástricos maiores que 4 cm com ulceração e características ecoendoscópicas sugestivas de malignidade (espaços císticos, focos ecogênicos, contorno irregular) devem ser tratados cirurgicamente, ficando a EE-PAAF reservada quando há indicação de neoadjuvância para citorredução. Se existe a possibilidade de origem celular diversa (p. ex., lesão metastática) ou está situada em topografia de difícil abordagem cirúrgica (p. ex., cárdia), a EE-PAAF também está indicada. A histologia das microbiópsias obtidas a partir da EE-PAAF em LSE gástricas pode ter valor em alguns contextos clínicos, permitindo o diagnóstico diferencial de vários tumores hipoecoicos com elevado rendimento e baixo índice de efeitos adversos. Os estudos genético e molecular complementares permitem classificar algumas dessas lesões e podem ter impacto na terapêutica desta.

Os tipos de cirurgia para ressecção do GIST incluem a cirurgia aberta ou minimamente invasiva (via laparoscópica). Ressecções gástricas laparoscópicas endoscópico-assistidas combinam a localização intraoperatória precisa da lesão com técnicas de preservação do estômago, evitando amplas gastrectomias. Técnicas laparoscópicas tem sido usadas para lesões de até 5 cm de tamanho, com excelentes resultados na sobrevida a longo prazo (92-95%), o que sugere o fato de que a maioria dos tumores com mais de 5 cm apresentam um curso clinicamente favorável.[17] Estas operações têm sido realizadas com sucesso principalmente naquelas lesões situadas em locais mais difíceis, como no estômago proximal e próximo à junção esofagogástrica.

Na literatura, tem sido enfatizado o tratamento endoscópico nos últimos anos.[17-23]

Entre as técnicas endoscópicas para tratar o GIST, a mucossectomia (EMR) e a ressecção endoscópica da submucosa (ESD) se destacam, sendo a última com melhores resultados, haja vista que um dos objetivos do tratamento é alcançado com a ressecção em bloco da lesão. Mesmo lesões de até 5 cm podem ser removidas por esta técnica, com índices de ressecção completa variando de 66 a 100%. Com relação às taxas de complicações da perfuração e do sangramento, a literatura registra até 19,3 e 9,6% respectivamente. Nos casos observados, o tratamento endoscópico foi eficaz em 100% dos casos, não havendo necessidade de cirurgia quando havia disponível um endoscopista experiente.[24] No entanto, há relatos de que complicações da ressecção endoscópica incompleta podem estar associadas à disseminação metastática a distância anos mais tarde.[23] Novas técnicas de ressecção de lesões da camada muscular própria, inspiradas na miotomia endoscópica peroral do esôfago (POEM), têm sido descritas, como a "dissecção endoscópica da submucosa com tunelização" (STER) e a "dissecção endoscópica da submucosa com enucleação". Usando esta técnica, Chu *et al.*[25] registraram a ressecção completa e sem complicações de 16 lesões medindo entre 2 e 5 cm (Figs. 8-7 e 8-8).

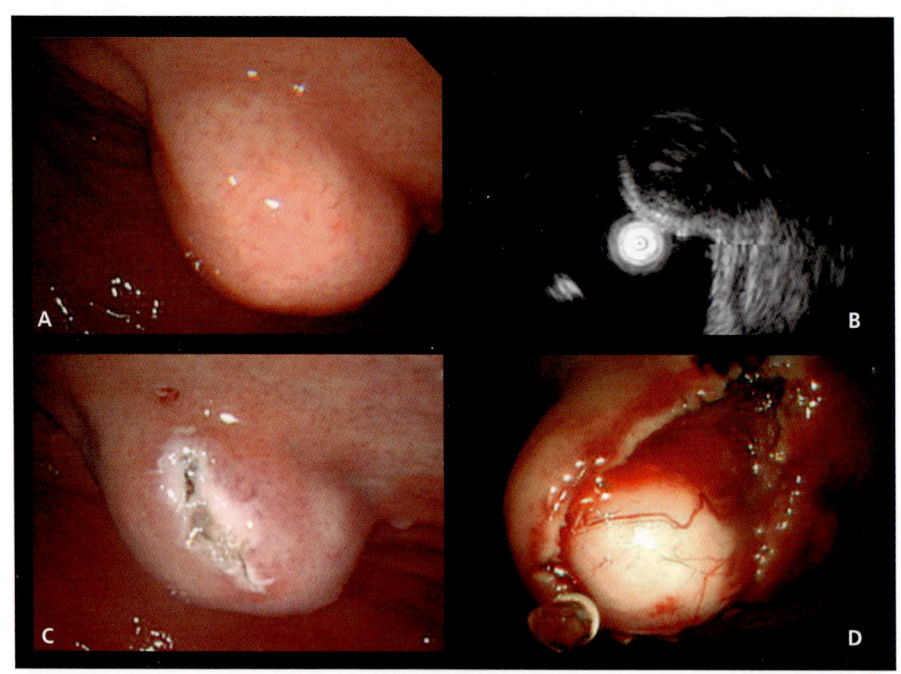

Fig. 8-7. Lesão subepitelial gástrica da camada muscular própria ressecada por ESD modificada.[25] (**A**) Visão endoscópica em corpo gástrico alto, (**B**) ecoendoscopia revela lesão hipoecoica homogênea originada da camada muscular própria, (**C**) incisão longitudinal sobre a lesão com a agulha de pré-corte, (**D**) dissecção lateral da lesão com o *IT-knife 2* e exposição da mesma.

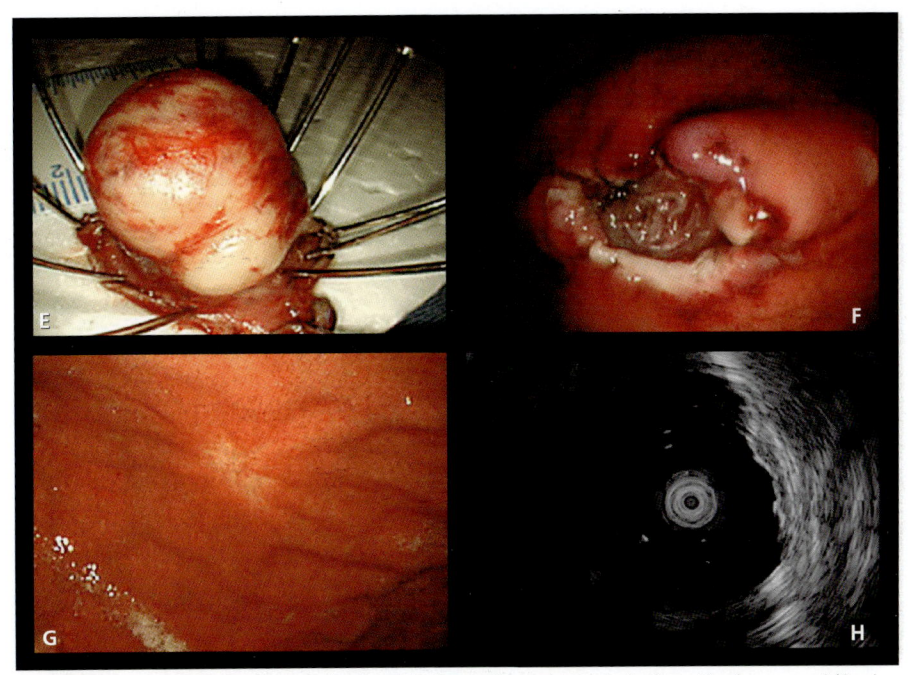

TUMORES SUBEPITELIAIS/SUBMUCOSOS DO ESTÔMAGO – DIAGNÓSTICO... 203

Fig. 8-7. *(Cont.)* (**E**) Tumor enucleado. (**F**) Ulceração na base da lesão retirada sem evidências de lesão residual. (**G**) Cicatriz branca em controle 2 meses após a retirada. (**H**) Ecoendoscopia de controle revela espessamento da 2ª camada sem recorrência do tumor na muscular própria.

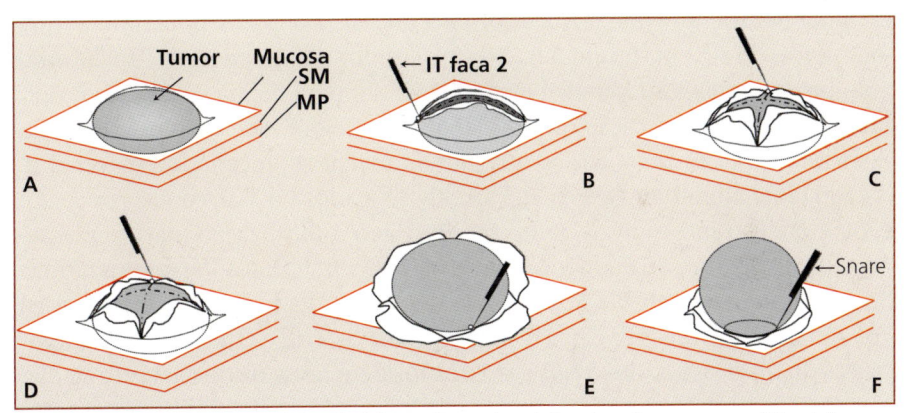

Fig. 8-8. Ilustração esquemática da "dissecção endoscópica da submucosa modificada" para enucleação da lesão subepitelial com origem na camada muscular própria".[25] (**A**) Lesão subepitelial; SM (submucosa); MP *(muscularis propria)*. (**B**) Incisão longitudinal com o acessório *IT-knife 2*. (**C**) Incisão transversal (método "descascar laranja"). (**D**) Início da exposição do tumor por dissecção lateral progressiva. (**E**) Excisão final do tumor com o auxílio do acessório *IT-knife 2*, ou da alça de polipectomia (**F**).

Com os recentes avanços na tecnologia endoscópica e contínuo desenvolvimento dos endoscópios e acessórios, a ressecção endoscópica pode-se tornar uma abordagem alternativa menos invasiva que a cirurgia convencional ou laparoscópica, desde que apresente altas taxas de sucesso com margens livres de lesões e de sobrevida a longo prazo, sem evidência de doença e baixa taxa de recidiva das lesões.

Devemos lembrar que os procedimentos endoscópicos de ressecção são tecnicamente difíceis para o endoscopista, exigindo experiência e habilidade para serem executados, assim como centros de referência de terapêutica avançada. Alguns destes casos são realizados no próprio centro de endoscopia. Contudo, quando realizados em sala cirúrgica, podem contar com a presença de um cirurgião para qualquer eventualidade (tratamento de complicações).

A melhor compreensão da história natural do GIST, bem das opções diagnósticas e terapêuticas disponíveis que vem evoluindo poderá permitir a escolha da estratégia ideal para cada paciente. Entretanto, considerando que não se conhece completamente o comportamento biológico destes tumores, parece justificável e seguro recomendar cirurgia para as lesões maiores com sinais sugestivos de malignidade. Conquanto ainda não se tenha clara evidência com relação ao controle das lesões de pequeno tamanho e das ressecções acima, como anteriormente mencionado, mais estudos são necessários até que se possam estabelecer diretrizes seguras.

Tumores Neuroendócrinos

O tumor neuroendócrino (TNE) se origina do sistema neuroendócrino do tubo digestivo e do sistema bronquial. O termo "tumor neuroendócrino" foi introduzido pela Organização Mundial de Saúde (OMS) para definir os TNEs e propor um sistema de classificação que, então, foi adotado. Estes tumores correspondem a 0,5 a 1,2% de todas as neoplasias malignas, incidindo em cerca de 35/100.000 habitantes. Destes, 2/3 são identificados no TGI, com cerca de 25% acometendo o intestino delgado, sendo o íleo a localização mais frequente, seguido do jejuno e do duodeno. Sua incidência aumentou 10 vezes nos últimos 35 anos, sendo isso atribuído à melhora dos meios diagnósticos. Os TNE gástricos são responsáveis por cerca de 9% de todos os TNE.[4] Características importantes do diagnóstico dos TNEs gástricos incluem a sua distinção entre os diferentes tipos, com base na presença de condições associadas como gastrite atrófica, anemia perniciosa, neoplasia endócrina múltipla tipo 1 (MEN 1), o número e o tamanho das lesões, o grau de invasão da parede, a distribuição dos marcadores de proliferação (KI-67) e a presença de metástases.[26]

Em geral, os TNEs têm curso clínico assintomático e são diagnosticados em EDA realizadas por motivo diverso (anemia, dor abdominal inespecífica ou doença do refluxo gastroesofagiano). Estas lesões geralmente se originam da camada mucosa e penetram na camada submucosa, sendo, então, frequentemente, diagnosticadas nas biópsias da mucosa em EDA ou colonoscopias de rotina.[4] Por outro lado, as formas mais avançadas da doença cursam com queixas abdominais importantes, como hemorragia digestiva, diarreia e/ou perda de peso. Associados à produção de aminas e peptídeos, entre outras substâncias, secretam, predominantemente, serotonina que é, subsequentemente, metabolizado a 5-hidroxindolacético resultando em deficiência do ácido nicotínico e pelagra. Raramente, os TNEs gástricos estão associados à "síndrome carcinoide típica". A cromogranina, a enolase neurônio-específica e a sinaptofisina são marcadores de tecido neuroendócrino.

De acordo com a OMS, devem-se distinguir os TNEs gástricos bem diferenciados, os carcinomas neuroendócrinos bem diferenciados e os carcinomas neuroendócrinos gástricos pouco diferenciados. Os TNEs bem diferenciados que apresentam invasão vascular ou da muscular própria ou que tenham metástase associada são classificados como carcinomas neuroendócrinos. Ambos os tumores "bem diferenciados" (TNEs e carcinoma) são denominados genericamente de "carcinoides gástricos". Alguns autores denominam o primeiro de "carcinoide gástrico" propriamente dito e o segundo de "carcinoide gástrico atípico". Contudo, a própria denominação destes tumores ainda é confusa. Com vistas a melhor categorização destes tumores, em 2006, foi incorporado à classificação da OMS o sistema de graduação TNM.[26] A classificação TNM é determinada pelo tamanho do tumor, o grau de invasão e a presença de metástases para fígado e linfonodos. Com base no grau de proliferação do tumor (índice mitótico KI-67), os TNEs são graduados em G1, G2 ou G3. Existem 4 tipos de TNEs gástricos, que são descritos a seguir (Quadro 8-2):[4,26-28]

Quadro 8-2. Classificação dos pacientes com TNE segundo suas características clinicopatológicas[25]

	TIPO 1	TIPO 2	TIPO 3	TIPO 4 (câncer gástrico pouco diferenciado)
Frequência	70 a 80%	5 a 6%	4 a 25%	6 a 8%
Gênero	M > H*	M = H		
Faixa etária	40 a 60 anos	~45 anos	~50 anos	> 60 anos
Descrição	Pólipos pequenos e múltiplos	Pólipos pequenos e múltiplos	Solitários	Solitários/ulcerados
Tamanho	< 10 mm	< 10-15 mm	> 10-20 mm	~50-70 mm
Local	Corpo e fundo	Corpo e fundo	Qualquer local	Qualquer local
Associação	Anemia perniciosa GAC (autoimune)@ HCEC#	MEN 1? ZES®	Não	Não
Gastrina sérica	Muito alta ou alta	Muito alta ou alta	Normal	Geralmente normal
pH gástrico	Acloridria	Hipercloridria	Normal	Geralmente normal
Histologiaα	Bem diferenciado – G1 Padrão trabecular ou sólido	Bem diferenciado – G1 Padrão trabecular	Bem diferenciado – G1/G2 Padrão sólido ou trabecular	Pouco diferenciado – G3 Padrão sólido
Atividade proliferativa Ki-67, índice MIB1	≤ 2%	< 2%	> 2%	> 20-30%
Mucosa +	24%	91%	Não descrito	
Submucosa +	64%		Não descrito	
Muscular própria +	9%	Não descrito		Sim

Imunoexpressão	Serotonina/somatostatina/sinaptofisina/cromogranina A/VMAT2&/alfa-GCH**	Sinaptofisina/cromogranina A/VMAT2&	VMAT2&	Sinaptofisina Raro cromogranina A
Metástase +	<10%	10 a 30%	50 a 100%	80 a 100%
ÓBITO relacionado com a doença	Não	<10%	25 a 30%	~50% morrem em 12 meses
SOBREVIDA 5 anos	100%	60-75%	<50%	100%

*Mulher/Homem.
@Gastrite atrófica crônica.
#Hiperplasia de células tipo enterocromafins.
&Monoamina de transporte vesicular 2.
**Gonodotrofina coriônica humana alpha.
?Neoplasia endócrina múltipla tipo 1.
®Síndrome de Zollinger-Ellison.
αG1 e G2, bem diferenciado/G3, pouco diferenciado.

- *Tipo 1:* cerca de 70-80% dos TNEs gástricos pertencem a esta categoria. Apresentam-se em sua maioria como lesões protrusas, polipoides, multifocais na camada mucosa do corpo e fundo gástricos, geralmente medindo menos que 10 mm de tamanho. Estão associadas à gastrite crônica atrófica fúndica (frequentemente autoimune) e às células hiperplásicas tipo "enterocromafim". Histologicamente, os tumores são bem diferenciados e a atividade proliferativa medida pelo KI-67 geralmente é de 2% ou menos. São lesões minimamente invasivas, acometendo somente a mucosa em torno de 27%, apresentam invasão da mucosa e/ou submucosa em 67% e somente 9% deles invadem a camada muscular própria. Metástases linfonodais acontecem em cerca de 2-9%, em particular em tumores maiores que 10-20 mm. Não apresentam síndrome hipersecretora ou mortalidade relacionada com este tipo. A taxa de sobrevida a longo prazo é semelhante à da população normal.
- *Tipo 2:* as lesões deste tipo incidem em cerca de 5-6% de todos os TNEs gástricos. Apresentam-se como múltiplos (92%) pequenos tumores (75% < 15 mm) em fundo e corpo gástrico em pacientes que apresentam neoplasia endócrina múltipla tipo 1 (MEN 1) e síndrome de Zollinger-Ellison. São tumores bem diferenciados com taxa de proliferação abaixo de 2%, geralmente limitados à mucosa/submucosa em mais de 90% dos casos. Estas lesões expressam a cromogranina A e a sinaptofisina e também são originadas das células tipo "enterocromafim". Diferentemente das células das lesões do tipo 1, não há atrofia da mucosa do corpo e do fundo gástrico. O índice de metástase linfonodal alcança cerca de 10-30% com tumores maiores que 20 mm que infiltram a muscular própria e apresentam invasão angiolinfática. A taxa de sobrevida em 5 anos é de 60-75%. Os TNEs tipo 2 geralmente aparecem em pacientes após longo curso de 15-20 anos de doenças associadas (MEN 1/Zollinger- Ellison).
- *Tipo 3*: apresentam incidência entre 14 e 25% dos TNEs gástricos e são neoplasias esporádicas. Não estão associados a nenhuma outra doença gástrica ou hipergastrinemia nem com hiperplasia das células tipo "enterocromafim". Endoscopicamente, apresentam-se como tumores solitários em qualquer parte do estômago e maiores que 10 mm em mais de 70% dos casos. Geralmente infiltram a muscular própria associada à invasão vascular. Em 75% deles já apresentam metástase no diagnóstico para linfonodos ou fígado. A taxa de mortalidade atinge 25-30% dos pacientes e a sobrevida em 5 anos é de 50% ou menos.
- *Tipo 4:* os TNEs desta categoria são classificados como carcinomas neuroendócrinos gástricos pouco diferenciados, sendo tumores raros e solitários. Localizam-se em qualquer parte do estômago apresentam-se como lesões

grandes (50-70 mm) e ulceradas, já com infiltração vascular e infiltração da muscular própria em grande parte das vezes no momento do diagnóstico. Com alto índice de metástases apresentam prognóstico ruim a longo prazo (mortalidade > 50% em 1 ano).

Os pacientes com TNE 1 apresentam gastrite atrófica autoimune (tipo A) com fator de risco para o desenvolvimento câncer gástrico. Biópsias múltiplas devem ser realizadas do fundo, corpo e antro, no sentido de detectar lesões sincrônicas como displasia, ou câncer precoce.

A EDA é o procedimento inicial para o diagnóstico dos TNE gástricos, com biópsias para estudo histopatológico. Recomenda-se retirar dois fragmentos do antro e quatro do fundo gástrico, além das biópsias das lesões polipoides, no sentido de detectar sinais de adenocarcinoma gástrico precoce que pode estar associado.[26] Estes fragmentos devem ser corados para cromogranina A e sinaptofisina bem como avaliado índice mitótico KI-67. A ecoendoscopia (EE) é considerada a melhor técnica para avaliar o tamanho e a infiltração do tumor, bem com avaliação de linfonodos aumentados. Nos tumores tipos 1 e 2, apresentam SENS de 82 a 94%.[29]

As lesões neuroendócrinas podem apresentar aspecto endoscópico subepitelial constituindo lesões amareladas (conteúdo lipídico alto), hipoecoicas, bem delimitadas, situadas na 2ª-3ª camada (mucosa e submucosa) (Fig. 8-9). Para aquelas lesões com < 2 cm de tamanho, a SENS em torno de 88% é maior do que a da tomografia computadorizada, ressonância magnética e cintigrafia com somatostatina. Para detectar TNEs duodenais, a SENS é menor em torno de 38 a 40% dos casos.[30,31]

A literatura enfatiza a importância da EE na detecção precoce, no estadiamento (tamanho da lesão, grau de invasão parietal) e no monitoramento destes tumores, especialmente naqueles pacientes com lesões não funcionantes.[29]

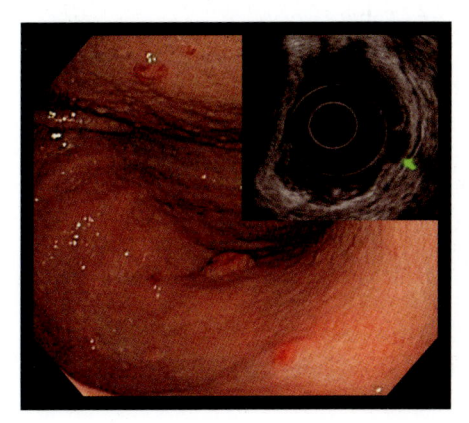

Fig. 8-9. Aspectos endoscópico e ecoendoscópico do tumor neuroendócrino gástrico, tipo 1: lesão elevada enantematosa que, por visão transmural corresponde à formação sólida, hipoecoica com origem na camada mucosa (detalhe). Fonte: ENDOINCA 2010.

Ultrassonografia abdominal (US) e/ou tomografia computadorizada (TC) devem ser realizadas para detectar metástases nos TNEs tipos 1 e 2, e também TC de tórax e abdome nos TNEs tipos 3 e 4. Dosagens séricas de cromogranina A e gastrina devem ser realizadas com possibilidade de realizar o teste estimulador de secretina para estabelecer a suspeita diagnóstica da síndrome de Zollinger-Ellison.

O TNE é classificado segundo diferentes componentes, entre eles sítio anatômico, grau de diferenciação celular, profundidade da invasão, atividade proliferativa, grupo clinicopatológico.[26] A combinação destes permite agrupar os pacientes segundo suas características clinicopatológicas em quatro grupos diferentes (Quadro 8-2).

A abordagem terapêutica dos TNEs gástricos é baseada na avaliação do potencial maligno do tumor, como crescimento invasivo, presença ou não de metástases, tipo do tumor e o índice mitótico de proliferação celular (KI-67).[26]

Nas lesões tipo 1, o tratamento é controverso e diferentes modalidades terapêuticas são descritas, como, por exemplo: cirurgia (gastrectomia subtotal, antrectomia, ressecção do fundo gástrico), terapêutica endoscópica (polipectomia, mucossectomia – EMR, dissecção endoscópica da submucosa – ESD), somente vigilância endoscópica em intervalos de 1 a 2 anos ou terapia medicamentosa com octreotídeo a longo prazo.

De um modo geral, nas lesões tipos 1 ou 2 de até 1 cm sem fatores de risco podem ser manejadas conservadoramente com vigilância endoscópica ou serem removidas endoscopicamente por técnicas mais simples.[26,27]

Para lesões tipos 1 e 2 de 10 mm, com até cinco tumores presentes e sem fatores de risco para malignização, o tratamento endoscópico é recomendado, com os pacientes submetidos à vigilância endoscópica a cada 1-2 anos. O fragmento retirado deve ser avaliado para invasão vascular. As técnicas de ressecção endoscópicas mais utilizadas são a EMR, mas também a polipectomia tradicional é uma opção aceitável e mais simples. Outros autores sugerem a realização das técnicas ESD e da ligadura elástica múltipla com boa eficácia e sem recorrência local.[26,32] Os TNEs tipos 1 e 2 entre 10 e 20 mm de tamanho e com baixo risco de malignização apresentam controvérsias na sua abordagem. Alguns autores recomendam que estas lesões sejam ressecadas endoscopicamente e seguidas por 1 a 2 anos. Já outros recomendam o tratamento cirúrgico com diferentes técnicas. Ainda não apareceu nenhum estudo controlado comparando estas duas estratégias. Em cerca de 3 a 6% dos pacientes tipo 1 apresentam chances de desenvolver um adenocarcinoma secundário. Desta maneira, na vigilância endoscópica, múltiplas biópsias do fundo e do corpo gástrico ou ainda de áreas suspeitas de serem outras lesões são mandatórias para pesquisa de displasia ou adenocarcinoma associado.

Para os tumores tipos 1 e 2 menores que 3 cm e com fatores de risco para disseminação metastática existem abordagens distintas. Enquanto, nos EUA, estas lesões são tratadas conservadoramente ou com técnica minimamente invasiva; no Japão, a cirurgia está indicada em qualquer lesão maior que 10 mm de tamanho. Na maioria dos países da Europa a cirurgia também está indicada em lesões de 20-30 mm. Sabe-se que estas lesões apresentam baixo crescimento a longo prazo e em idosos com comorbidades a opção de tratamento conservador ou cirurgia minimamente invasiva pode ter preferência com relação à cirurgia.[4,27]

A ressecção cirúrgica é o tratamento de escolha dos TNE tipo 3 que são solitários e, na maioria das vezes, apresentam metástases em mais de 50% dos casos. Somente os pequenos tumores menores que 1 cm e bem diferenciados poderiam ser tratados por mucossectomia, graças ao seu comportamento biológico mais favorável, mesmo com doença metastática. Recentemente, Kwon et al.[32] apresentaram uma casuística de 50 casos de tratamento endoscópico (EMR ou ESD) de pacientes com TNE gástrico tipo 3 menores que 2 bcm, com invasão da mucosa e submucosa em 98% deles à ecoendoscopia. A ressecção completa da lesão foi alcançada em 80% dos casos. A análise das peças do grupo com ressecção incompleta, invasão lateral ou vertical das margens foi encontrada em sete casos (seis no grupo EMR e dois no grupo ESD – 14,6 e 11,1%, respectivamente. Invasão linfovascular ocorreu em 22,2 e 2,4% nos grupos ESD e EMR respectivamente. Interessante notar que, no período médio de acompanhamento de 43,7 meses, não houve recidiva nem mortalidade nos dois grupos (ressecção completa × incompleta), seguidos.[32] Eles concluem que os TNEs gástricos tipo 3 limitados à submucosa, menores que 2 cm, sem evidência de invasão angiolinfática, poderiam ser submetidos ao tratamento endoscópico inicial (Quadro 8-3).

Quadro 8-3. Resumo dos tumores neuroendócrinos do estômago correlacionando-os com as opções de tratamento em função dos seus fatores de risco[26]

Tipos	Sem fator de risco	Com fator de risco	
	Tamanho do tumor		
	< 10 mm	10-20 mm	
TIPO 1	Vigilância endoscópica, EMR possível	EMR, vigilância endoscópica	Cirurgia
TIPO 2	Vigilância endoscópica	EMR, vigilância endoscópica	Cirurgia
TIPO 3	EMR	Cirurgia	Cirurgia
TIPO 4	–	–	Cirurgia

EMR = mucossectomia.

REFERÊNCIAS BIBLIOGRÁFICAS

1. Hedenbro JL, Ekelund M, Wetterberg P. Endoscopic diagnosis of submucosal gastric lesions. The results after routine endoscopy. *Surg Endosc* 1991;5(1):20-23.
2. Polkowski M. Endoscopic ultrasound and endoscopic ultrasound-guided fine-needle biopsy for the diagnosis of malignant submucosal tumors. *Endoscopy* 2005;37(7):635-45.
3. Humphris JL, Jones DB. Subepithelial mass lesions in the upper gastrointestinal tract. *J Gastroenterol Hepatol* 2008;23(4):556-66.
4. Menon L, Buscaglia JM. Endoscopic approach to subepithelial lesions. *Therapeutic Advances in Gastroenterology* 2014;7(3):123-30.
5. Rosch T, Kapfer B, Will U et al. Accuracy of endoscopic ultrasonography in upper gastrointestinal submucosal lesions: a prospective multicenter study. *Scand J Gastroenterol* 2002;37(7):856-62.
6. Hwang JH, Saunders MD, Rulyak SJ et al. A prospective study comparing endoscopy and EUS in the evaluation of GI subepithelial masses. *Gastrointest Endosc* 2005;62(2):202-8.
7. Faigel DO. Managing subepithelial lesions: when and how to use EUS. In: ASGE. (Ed.). *Annual postgraduate course syllabus*. May 24; Los Angeles, CA: USA 2006. p. 41-50.
8. Krinsky M, Binmoeller B. *Endoscopic ultrasound for the characterization of subepithelial lesions of the upper gastrointestinal tract*. UpToDate [Internet] 8 Abr. 2012.
9. Krinsky M, Binmoeller K. Endoscopic ultrasound for the characterization of subepithelial lesions of the upper gastrointestinal tract. UpToDate [Internet]. 5 Jan. 2012. Disponível em: <http://www.uptodate.com>
10. Ronellenfitsch U, Staiger W, Kahler G et al. Perioperative and oncological outcome of laparoscopic resection of gastrointestinal stromal tumour (GIST) of the stomach. *Diagnostic and Therapeutic Endoscopy* 2009;2009:286138.
11. Miettinen M, Lasota J. Gastrointestinal stromal tumors. *Gastroenterol Clin North Am* 2013;42(2):399-415.
12. Joensuu H. Gastrointestinal stromal tumor (GIST). *Ann Oncol* 2006;17(Suppl 10): x280-86.
13. Fletcher CD, Berman JJ, Corless C et al. Diagnosis of gastrointestinal stromal tumors: a consensus approach. *Hum Pathol* 2002;33(5):459-65.
14. Gold JS, Dematteo RP. Combined surgical and molecular therapy: the gastrointestinal stromal tumor model. *Ann Surg* 2006;244(2):176-84.
15. Ludwig K, Weiner R, Bernhardt J. Minimally invasive resections of gastric tumors. *Chirurg* 2003;74(7):632-37.
16. Casali PG, Jost L, Reichardt P et al. Gastrointestinal stromal tumors: ESMO clinical recommendations for diagnosis, treatment and follow-up. *Ann Oncol* 2008;19(Suppl 2):ii35-8.
17. Roggin KK, Posner MC. Modern treatment of gastric gastrointestinal stromal tumors. *World J Gastroenterol* 2012;18(46):6720-28.
18. Voiosu T, Voiosu A, Rimbas M et al. Endoscopy: possibilities and limitations in the management of GIST of the upper GI tract. *Romanian J Internal Med = Revue roumaine de medecine interne* 2012;50(1):7-11.
19. Sun S, Ge N, Wang S et al. EUS-assisted band ligation of small duodenal stromal tumors and follow-up by EUS. *Gastrointest Endosc* 2009;69(3 Pt 1):492-96.

20. Lee HL, Kwon OW, Lee KN *et al*. Endoscopic histologic diagnosis of gastric GI submucosal tumors via the endoscopic submucosal dissection technique. *Gastrointest Endosc* 2011;74(3):693-95.
21. von Renteln D, Riecken B, Walz B *et al*. Endoscopic GIST resection using FlushKnife ESD and subsequent perforation closure by means of endoscopic full-thickness suturing. *Endoscopy* 2008;40(Suppl 2):E224-25.
22. Mori H, Kobara H, Kobayashi M *et al*. Establishment of pure NOTES procedure using a conventional flexible endoscope: review of six cases of gastric gastrointestinal stromal tumors. *Endoscopy* 2011;43(7):631-34.
23. Waterman AL, Grobmyer SR, Cance WG *et al*. Is endoscopic resection of gastric gastrointestinal stromal tumors safe? Am Surg 2008;74(12):1186-89.
24. He Z, Sun C, Zheng Z *et al*. Endoscopic submucosal dissection of large gastrointestinal stromal tumors in the esophagus and stomach. *J Gastroenterol Hepatol* 2013;28(2):262-67.
25. Chu YY, Lien JM, Tsai MH *et al*. Modified endoscopic submucosal dissection with enucleation for treatment of gastric subepithelial tumors originating from the muscularis propria layer. *BMC Gastroenterol* 2012;12:124.
26. Scherubl H, Cadiot G, Jensen RT *et al*. Neuroendocrine tumors of the stomach (gastric carcinoids) are on the rise: small tumors, small problems? *Endoscopy* 2010;42(8):664-71.
27. Dobru D, Boeriu A, Mocan S *et al*. Gastric carcinoids and therapeutic options. Case report and review of the literature. *J Gastrointest Liver Dis* 2013;22(1):93-96.
28. Ramage JK, Davies AH, Ardill J *et al*. Guidelines for the management of gastroenteropancreatic neuroendocrine (including carcinoid) tumours. *Gut* 2005;54(Suppl 4):iv1-16.
29. Thomas-Marques L, Murat A, Delemer B *et al*. Prospective endoscopic ultrasonographic evaluation of the frequency of nonfunctioning pancreaticoduodenal endocrine tumors in patients with multiple endocrine neoplasia type 1. *Am J Gastroenterol* 2006;101(2):266-73.
30. Ruszniewski P, Amouyal P, Amouyal G *et al*. Localization of gastrinomas by endoscopic ultrasonography in patients with Zollinger-Ellison syndrome. *Surgery* 1995;117(6):629-35.
31. Langer P, Kann PH, Fendrich V *et al*. Prospective evaluation of imaging procedures for the detection of pancreaticoduodenal endocrine tumors in patients with multiple endocrine neoplasia type 1. *World J Surg* 2004;28(12):1317-22.
32. Kwon YH, Jeon SW, Kim GH *et al*. Long-term follow up of endoscopic resection for type 3 gastric NET. *World J Gastroenterol* 2013;19(46):8703-8.

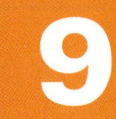

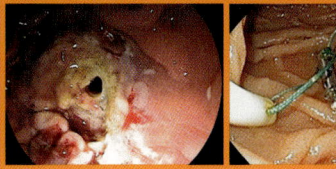

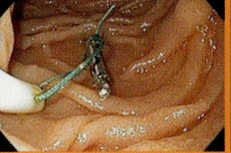

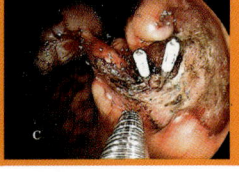

Análise Crítica da Papilectomia Endoscópica em Pacientes com Tumores da Papila Duodenal

José Celso Ardengh
José Sebastião dos Santos
Rafael Kemp

INTRODUÇÃO

A papilectomia endoscópica (PE) foi relatada pela primeira vez como via de acesso a via biliar.[1] Anos mais tarde, foi utilizada como tratamento de dois casos de câncer da papila duodenal, e hoje ela é aceita como terapia alternativa viável à cirurgia em pacientes com adenoma esporádico da papila duodenal maior ou menor em razão de sua alta taxa de sucesso e baixa recorrência.[2]

O presente capítulo nos remete à discussão de inúmeras questões atuais relacionadas com essa técnica, como: indicações, técnica ideal, complicações e resultados em pacientes com tumor benigno ou maligno. O termo **papilectomia endoscópica** refere-se à ressecção da mucosa e submucosa da parede do duodeno, na área de todos os anexos anatômicos da ampola de Vater, incluindo o tecido em torno dos canais biliares e pancreáticos. Por sua vez, o termo ampulectomia deve ser sistematizado para o uso do procedimento cirúrgico, que consiste na ressecção da ampola de Vater, por meio de uma duodenotomia, incluindo a ressecção do tecido pancreático cefálico, seguido da reinserção em separado dos ductos colédoco (COL) e ducto pancreático principal (DPP) e da parede duodenal na sua totalidade.[3]

FATORES DETERMINANTES PARA A RESSECÇÃO DE NEOPLASIAS NÃO INVASIVAS DA AMPOLA DE VATER

Parece que avaliar as características histomorfológicas e imuno-histoquímicas, ajuda a indicar de forma precisa a PE. Nesse contexto, o estudo de tais características é útil para a escolha do procedimento adequado, quer seja cirúrgico ou endoscópico. Para corroborar esse fato autores japoneses relataram os resultados dessa análise em 56 tumores ampolares não invasivos. Eles demonstraram que tumores com localização intrampolar do tipo intestinal, tem taxa positiva de CK20 menor que os periampolares e que os tumores intestinais sem expressão do CDX2, mesmo que estendidos e intrampolares tendem a ter margens verticais comprometidas após a PE. Nesse estudo, ainda foi possível notar que os tumores do tipo pancreatobiliar apresentam maior chance de envolver o canal comum da papila duodenal e o COL e DPP. Além disso, a positividade do CDX2 e do CK20 favorecem a realização da PE em pacientes com tumor intra-ampular.[4]

INDICAÇÕES

O ponto crítico e difícil de ser sanado da PE é a avaliação da melhor indicação para a realização da técnica endoscópica. No momento, há muitas dúvidas com relação às suas indicações. Atualmente as indicações não estão totalmente estabelecidas e estão longe de ser um consenso.[5] As indicações são ditadas pelo conjunto de características que podem prever a remoção completa da lesão, minimizando as complicações relacionadas com o procedimento.

Os principais critérios aceitos para a realização da PE incluem o tamanho da lesão (até 5 cm), nenhuma evidência de crescimento tumoral intraductal ou de malignidade em achados endoscópicos, como: ulceração, friabilidade e sangramento espontâneo.[5-12] No entanto, as indicações para a PE estão se expandindo.[13-19] A aplicação da ressecção em *peace meal*, por exemplo, quando realizada de forma apropriada, resultou em aumento gradual no tamanho do tumor ressecado.[20] A invasão intraductal em uma extensão inferior a 1 cm, não parece ser mais uma contraindicação absoluta para a realização da PE, porque o tumor pode ser exposto por manobras endoscópicas, como o uso de um balão extrator, para o lúmen e, destarte ser completamente ressecada com alça de polipectomia.[21-23] O câncer em adenoma, sem invasão da muscular própria duodenal, do pâncreas, ou a presença de invasão ao longo do CBD e MPD, também é possível de ser tratado pela PE.[24-28] Mas um dos pontos mais importantes é notar que, em algumas situações a PE pode ser indicada como uma manobra de macrobiópsia para o simples estadiamento local da lesão, caso as margens de ressecção estejam comprometidas.[29]

AVALIAÇÃO ENDOSCÓPICA PRÉ-OPERATÓRIA

O problema pré-operatório mais comum é definir de forma confiável se o tumor papilar encontrado é benigno ou maligno. Simplesmente com base no aspecto endoscópico, os adenomas nem sempre podem ser distinguidos dos carcinomas ou até mesmo dos pólipos adenomatosos, tumores carcinoides, paragangliomas gangliocíticos, dentre outros tumores, que podem acometer essa região.[30,31] Alguns aspectos endoscópicos como o encontro de ulceração, friabilidade e sangramento espontâneo geralmente relacionam-se com lesões malignas. O uso de ferramentas endoscópicas como o NBI, FICE e a magnificação da imagem endoscópica auxiliam na seleção de candidatos para a PE (Fig. 9-1).[32]

O diagnóstico definitivo tecidual é um pré-requisito básico para o manejo adequado desses pacientes, mas devemos lembrar que a biópsia endoscópica da papila duodenal deixa escapar 30% dos tumores malignos.[33] Além disso, a coexistência de carcinoma e adenoma não pode ser excluída por biópsia endoscópica. Alguns autores advogam a biópsia profunda após esfincterotomia para o aumento da acurácia diagnóstica da biópsia endoscópica,[34] fato esse repudiado pelos autores desse trabalho, que são frontalmente contrários, pois o fato de realizar uma esfincterotomia endoscópica, por sua vez, elimina a possibilidade de remoção endoscópica do tumor da papila em bloco, prejudicando uma possível remoção curativa da lesão. Favorecendo nossa impressão um estudo prospectivo mostrou sensibilidade de 21% antes e de 37% após a esfincterotomia. Esse simples estudo nos revela de forma cabal que a biópsia endoscópica

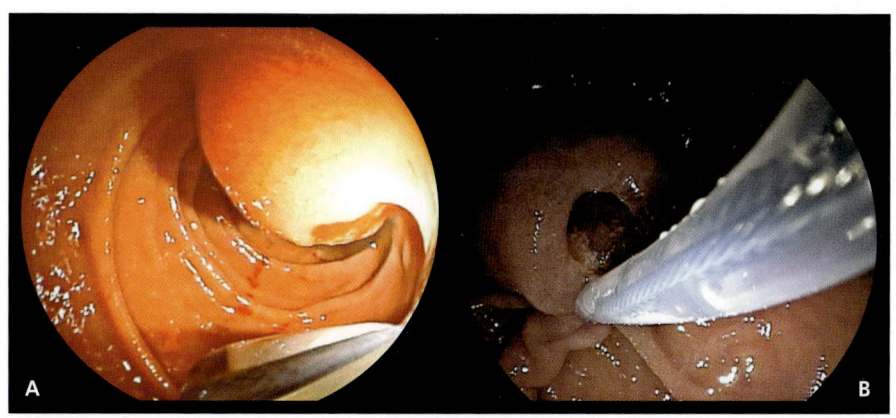

Fig. 9-1. Homem 31 anos com nódulo na papila duodenal. O exame endoscópico associado à biópsia não fez o diagnóstico. (**A**) Imagem endoscópica antes da ecoendoscopia usando o FICE. (**B**) Uso do FICE durante apreensão do tumor com a alça de polipectomia.

não é confiável para o diagnóstico pré-operatório de tumores da papila duodenal.[35] Assim sendo, em alguns casos, a PE pode ser recomendada como técnica de diagnóstico pré-operatório, em razão da elevada taxa de falsos-negativos da biópsia endoscópica.[29]

ESTADIAMENTO PRÉ-OPERATÓRIO

A ecoendoscopia (EE) é a modalidade de imagem de escolha para o estadiamento local (T). Os dados relatados na literatura revelam que a EE é superior à tomografia computadorizada helicoidal (TC) na avaliação pré-operatória do tamanho do tumor, na detecção de metástases em linfonodos regionais, invasão vascular em pacientes com neoplasias periampulares e também na detecção da infiltração tumoral dos ductos biliar e pancreático (Fig. 9-2).[36]

Muitos especialistas acreditam que lesões menores que 1 cm de diâmetro, sem sinais suspeitos de malignidade (ulceração, endurecimento, sangramento e ou biópsias com alto grau de displasia ou carcinoma), não necessitem de EUS.[6] Nossa experiência mostra que a EUS quando realizada com a finalidade de estadiar o tumor da papila antes da realização da PE, permite decisão adequada com relação a: fazer ou não a PE, pois nos mostra de forma inequívoca a relação entre o COL e DPP, o diâmetro de ambos e o limite do tumor em relação à parede duodenal e a parede do COL e DPP, não importando de forma alguma o tamanho da lesão. Por outro lado, são necessários estudos prospectivos para validação dessa prerrogativa (Fig. 9-3).

A ecoendoscopia intraductal (EID), utilizando sonda com 20 MHz de frequência, pode ser mais precisa em visualizar as camadas da mucosa em compa-

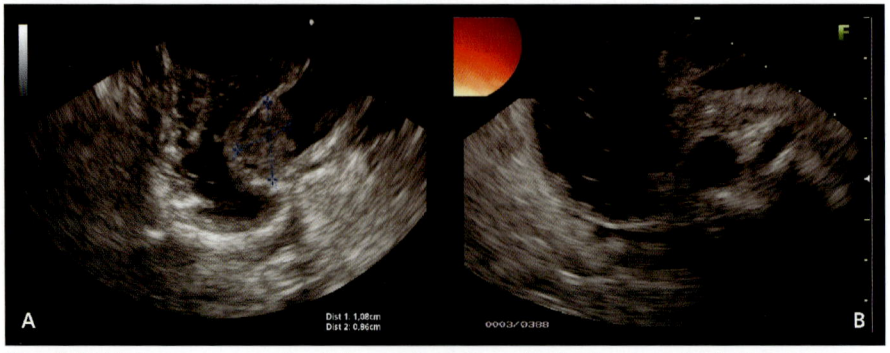

Fig. 9-2. (**A**) Imagem ecoendoscópica em frente à papila duodenal revelou lesão restrita à papila duodenal, sem invasão do colédoco e do ducto pancreático principal; (**B**) diminuta imagem hipoecoica restrita a papila duodenal, porém com invasão da parede duodenal.

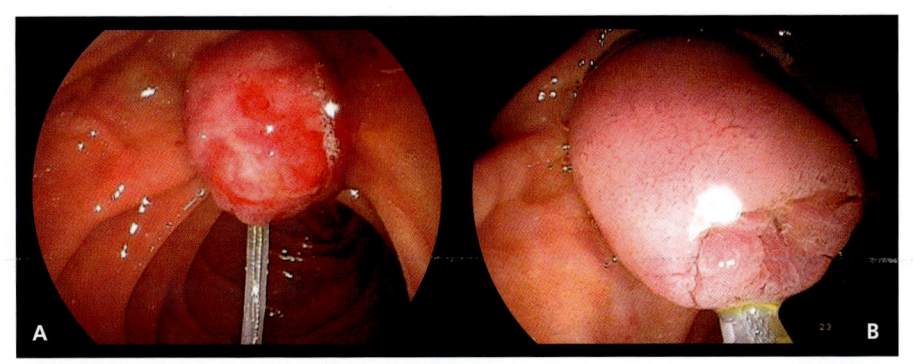

Fig. 9-3. (**A** e **B**) Imagens endoscópicas mostrando melhor forma de apreensão com a alça de polipectomia na tentativa de englobar todo o tumor, sempre no sentido craniocaudal.

ração a EUS.[37] Na literatura, a acurácia da EUS e da EID antes da ressecção cirúrgica ou da PE como diagnóstico foi de 97 e 94% para tumores pTis, 73 e 73% para pT1, 50 e 50% para pT2 e 50 e 100% para pT3-4, respectivamente. A acurácia global da EUS foi de 85% e para a EID foi de 80% para o estádio T.[38]

Do ponto de vista técnico, a EUS e EID são capazes de detectar com precisão elevada a infiltração do tumor no interior do colédoco e do ducto pancreático principal (Fig. 9-3). Apesar da infiltração do tumor sobre o COL poder ser avaliada pela colangiopancreatografia retrógrada endoscópica (CPRE) nós acreditamos que ela deva apenas ser realizada após a EUS com a intenção de realizar uma PE. A EUS e EID podem fornecer informações diagnósticas de alta precisão para o estadiamento dos tumores ampolares, e são úteis na identificação das lesões indicadas para a PE. No entanto, mesmo essas ferramentas têm limitações e não são ferramentas de diagnóstico perfeito, porque o super e subestadiamento e a dificuldade em avaliar a infiltração focal são relevantes. O aperfeiçoamento dos procedimentos endoscópicos é necessário para uma avaliação mais precisa dos tumores ampolares.[39]

Do ponto de vista prático, a ERCP deve ser realizada antes da PE se a EUS não está disponível no serviço ou se as conclusões da EUS forem duvidosas com relação ao comprometimento ductal. Embora a presença da infiltração intraductal indique, geralmente, a necessidade de cirurgia, tem sido demonstrado que a extensão do tumor de ± 1 cm dentro do COL e DPP pode ser ressecada por endoscopia.[21,22,40]

A tomografia com emissão de pósitrons (PET/TC) e a ressonância magnética de abdome (RM) são altamente sensíveis para a detecção de metástases a distância. Na avaliação do envolvimento ganglionar, RM foi superior a TC e EUS.[41]

TÉCNICA DA PAPILECTOMIA ENDOSCÓPICA

Após o estadiamento ecoguiado, que confirma a presença de tumor restrito à mucosa e/ou submucosa (uT1), menor que 5 cm, sem a presença de infiltração tumoral intraductal superior a 1 cm, procede-se a PE, que pode ser realizada com o próprio equipamento dedicado a EUS ou com o duodenoscópio.

Com o duodenoscópio retificado, utilizamos uma alça de polipectomia de preferência monofilamentar e procedemos a técnica de apreensão do tumor sempre no sentido craniocaudal, ou seja coloca-se a ponta da alça no ápice cranial do tumor, abre-se completamente a alça e empurrando-se o duodenoscópio em direção caudal, abraça-se, completamente, todo o tumor em monobloco (Figs. 9-3 e 9-4). O tumor papilar é laçado até a sua base, sempre respeitando até 0,5 cm abaixo da borda da lesão identificada pelo FICE. A partir desse momento uma tensão constante é aplicada ao anel de laço durante o uso do eletrocautério até que a lesão seja completamente seccionada em monobloco. Não há padronização do equipamento ou da técnica de PE. Também não há orientações sobre a potência e o modo de corrente eletrônica (corte ou coagulação). Os autores preferem o uso apenas do corte (40 a 50J) e a preferência é

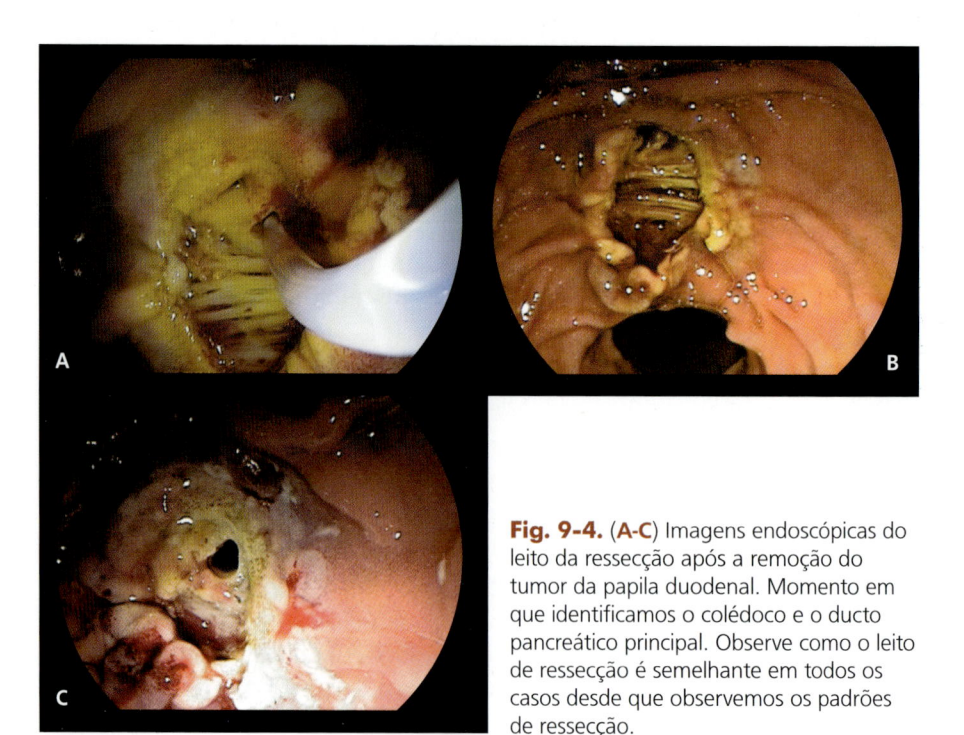

Fig. 9-4. (A-C) Imagens endoscópicas do leito da ressecção após a remoção do tumor da papila duodenal. Momento em que identificamos o colédoco e o ducto pancreático principal. Observe como o leito de ressecção é semelhante em todos os casos desde que observemos os padrões de ressecção.

pelo bisturi de *endocut*. Alguns autores preconizam a realização de injeção submucosa, terapia ablativa após a PE e a colocação de *stent* pancreático profilático. Outro ponto de discussão é a necessidade de antibióticos profiláticos antes da PE, que também não está estabelecida.[42] Os autores não preconizam o seu uso.

Alguns especialistas para preservar o acesso ao DPP têm incluído o azul de metileno no contraste injetado no DPP para auxiliar na identificação do orifício de pâncreas, após a remoção do tumor, fato esse também não praticado pelos autores desse trabalho. Após a remoção completa da lesão, que por vezes pode demorar alguns minutos dependendo do tamanho da mesma e da sua extensão, é possível observar uma área cruenta e esbranquiçada, que, em alguns casos, deixa transparecer a muscular própria da parede duodenal e os dois orifícios (biliar e pancreático). Os esforços devem ser exaustivos e obrigatórios para recuperar todo o tecido ressecado em todos os pacientes para avaliação histopatológica. Em seguida, canula-se o COL e DPP, e os preenchemos com contraste para garantir a fácil recanalização após ressecção da papila.

Para aquelas lesões onde não é possível a ressecção em monobloco, recomenda-se a realização da PE em *peace meal*. No entanto, deve-se salientar que a ressecção em monobloco é fundamental ao tratamento de lesões pré-neoplásicas e/ou malignas, porque esta permite uma avaliação histopatológica precisa da amostra de ressecção.[21]

A injeção submucosa de epinefrina diluída é sugerida como um meio para levantar o tumor a partir da parede, o que pode pelo menos teoricamente diminuir o risco de sangramento. No entanto, é incerto e duvidoso determinar se a injeção de adrenalina reduz o risco de sangramento e/ou perfuração.[14,22,43] Os autores dispensam a injeção de agentes farmacológicos na submucosa, pois a realização desse procedimento causa alteração exuberante da anatomia do tumor e de sua periferia, dificultando a boa apreensão por parte da alça de polipectomia, além disso, a chance de perfuração após a remoção de um tumor localizado nessa região, confirmada pela EUS, onde, atrás da parede do duodeno, encontra-se o pâncreas, é muito pequena!

Se tecido neoplásico residual permanece após a excisão da lesão, esse tecido deve ser destruído! O uso da coagulação com gás de argônio é a modalidade mais usada, pois é segura por ser uma técnica de não contato e superficial.[6,42-44]

Parece ser consensual o uso de *stent* no DPP com o intuito de reduzir o risco de pancreatite aguda (PA) relacionada com a PE, pois minimiza o risco de estenose do orifício do DPP e permite a utilização mais segura de terapias adjuvantes de coagulação. De qualquer forma é preciso ressaltar que esta teoria não está comprovada. Outros defendem a colocação de *stent* no pâncreas apenas se o DPP não for drenado adequadamente após a PE.[45-48] O único estudo prospectivo, randomizado, controlado para avaliar o papel do *stent* profilático no DPP para a redução da AP após PE mostrou diminuição estatisticamente significativa na taxa de AP após o procedimento no grupo *stent*, mas, por outro lado, não existem dados sobre o diâmetro e o comprimento do DPP, que deveria ser tratado.[49] Outro trabalho, por exemplo, sugere que o uso rotineiro do *stent* pancreático profilático em todos os pacientes após a PE é desnecessário e os esforços devem ser direcionados para sabermos quais grupos de pacientes realmente se beneficiariam de sua inserção.[50] A maioria dos *stents* pancreáticos migram, espontaneamente, para fora do DPP dentro de 2 semanas após sua inserção. Isto pode ser confirmado por um raio X abdominal em 2 semanas. Um *stent*, que permanece *in situ* por mais que 2 semanas, deve ser removido por via endoscópica.

O implante de prótese plástica biliar profilática para reduzir o risco de colangite após a PE não tem sido amplamente realizado e não pode ser uniformemente recomendado neste momento a menos que haja preocupação com a drenagem biliar inadequada após uma PE.

COMPLICAÇÕES

A PE é um procedimento de alto risco, em razão das complicações inerentes ao método. Elas podem ser classificadas como precoces: AP, hemorragia, perfuração e colangite ou tardia: estenose papilar. A taxa global de complicações relatada por grandes centros de referência de atendimento terciário após a PE varia entre 8 e 35%, onde as mais comuns são: pancreatite aguda (5-15%) e sangramento (2-16%).[18,20,44,51] A maioria dos episódios de sangramento pode ser controlado, imediatamente, por tratamento conservador e hemostasia endoscópica, e a maioria dos episódios de AP após a PE são leves e se resolvem apenas com o tratamento conservador. A taxa de estenose dos ductos pancreático e/ou biliar varia de 0 a 8%, e pode ser tratada com a realização de esfincterotomia, interposição de *stents* e a dilatação com balão.

O uso do *stent* pancreático pós-PE pode impedir um episódio de AP e a estenose papilar.[45-49] Outro fato interessante descrito por um estudo randomizado recente, mostrou que a indometacina retal profilática reduz, significativamente, a incidência e severidade da AP após-ERCP proporcionando um benefício adicional sobre os *stents* pancreáticos temporários.[52] Nós não temos nenhuma experiência com esse procedimento. A mortalidade pós-PE é rara, mas tem sido relatada como sendo de 0,4% (intervalo de 0 a 7%) em média.[53]

RESULTADOS

Os resultados do tratamento endoscópico dos tumores ampulares relatados na literatura são apresentados no Quadro 9-1. Os dados dos resultados da PE baseiam-se em estudos retrospectivos com séries de casos e com grupos heterogêneos. Como não há consenso sobre a definição de "sucesso" depois da PE, é difícil comparar os resultados dos estudos relatados. Convencionalmente, "sucesso" pode ser definido como a ressecção completa do tumor com a PE (como a ausência de adenoma residual endoscopicamente visível e histologicamente comprovada durante um período de acompanhamento de 3 a 6 meses).

Quadro 9-1. Resultados após a PE

Referência	Pacientes	Sucesso	Complicações	Mortalidade	Recidiva	Necessidade de cirurgia
Binmoeller et al.[7]	25	23	5	0	6	3
Vogt et al.[54]	18	12	4	0	6	NA
Zádorová et al.[12]	16	13	4	0	3	1
Desilets et al.[43]	13	12	1	0	0	1
Norton et al.[44]	26	12	5	0	2	1
Bohnacker et al.[14]	87	74	29	0	15	17
Catalano et al.[8]	103	83	10	0	10	16
Cheng et al.[9]	55	39	12	0	9	4
Han et al.[15]	33	20	11	0	2	2
Ismail et al.[55]	61	56	15	0	12	9
Napoleon et al.[56]	93	84	39	1	88	–
Ridtitid et al.[57]	182	134	34	0	16	
Ardengh et al.[58]	41	38	11	0	3	4

NA = não avaliado.

A recorrência de lesões benignas ocorre em até 20% dos pacientes dependendo do tamanho do tumor, da histologia final, presença de tumor intraductal, coexistência de FAP e da experiência do endoscopista.[53,54,59-64] Lesões recorrentes geralmente são benignas, e a maioria pode ser removida por via endoscópica.

CONCLUSÃO

A PE é uma terapia segura e eficaz e deve ser estabelecida como terapia de primeira linha para os adenomas da papila duodenal. O estadiamento preciso dos tumores ampolares é importante na seleção de candidatos apropriados a PE ou tratamento cirúrgico. Em comparação à cirurgia, a PE está associada à menor morbidade e mortalidade, e parece ser uma modalidade de tratamento preferencial para pequenos tumores benignos ampolares que não têm extensão intraductal. A PE, quando realizada por endoscopista experiente, conduz a um sucesso de erradicação de até 85% dos pacientes com adenomas ampulares.

REFERÊNCIAS BIBLIOGRÁFICAS

1. Fujita R, Satake Y, Sugata F et al. Endoscopic papillectomy–excision of biliary calculi. *Nihon Rinsho Japanese J Clin Med* 1978 May;(Suppl):2190-91.
2. Suzuki K, Kantou U, Murakami Y. Two cases with ampullary cancer who underwent endoscopic excision. *Prog Dig Endosc* 1983;23:236-39.
3. De Palma GD. Endoscopic papillectomy: Indications, techniques, and results. *World J Gastroenterol* 2014 Feb. 14;20(6):1537-43.
4. Yamamoto Y, Nemoto T, Okubo Y et al. Comparison between the location and the histomorphological/immunohistochemical characteristics of noninvasive neoplasms of the ampulla of Vater. *Human Pathol* 2014 Sept.;45(9):1910-17.
5. El H, II, Cote GA. Endoscopic diagnosis and management of ampullary lesions. *Gastrointest Endosc Clin North Am* 2013 Jan.;23(1):95-109.
6. Baillie J. Endoscopic ampullectomy. *Am J Gastroenterol* 2005 Nov.;100(11):2379-81.
7. Binmoeller KF, Boaventura S, Ramsperger K et al. Endoscopic snare excision of benign adenomas of the papilla of Vater. *Gastrointest Endosc* 1993 Mar.-Apr.;39(2):127-31.
8. Catalano MF, Linder JD, Chak A et al. Endoscopic management of adenoma of the major duodenal papilla. *Gastrointestinal Endoscopy* 2004 Feb.;59(2):225-32.
9. Cheng CL, Sherman S, Fogel EL et al. Endoscopic snare papillectomy for tumors of the duodenal papillae. *Gastrointestinal Endoscopy* 2004 Nov.;60(5):757-64.
10. Silvis SE. Endoscopic snare papillectomy. *Gastrointest Endosc* 1993 Mar.-Apr.;39(2):205-7.
11. Wong RF, DiSario JA. Approaches to endoscopic ampullectomy. *Curr Opin Gastroenterol* 2004 Sept.;20(5):460-67.
12. Zadorova Z, Dvofak M, Hajer J. Endoscopic therapy of benign tumors of the papilla of Vater. *Endoscopy* 2001 Apr.;33(4):345-47.
13. Bassan M, Bourke M. Endoscopic ampullectomy: a practical guide. *J Interventional Gastroenterology* 2012 Jan.;2(1):23-30.

14. Bohnacker S, Soehendra N, Maguchi H et al. Endoscopic resection of benign tumors of the papilla of vater. *Endoscopy* 2006 May;38(5):521-25.
15. Han J, Kim MH. Endoscopic papillectomy for adenomas of the major duodenal papilla (with video). *Gastrointest Endosc* 2006 Feb.;63(2):292-301.
16. Hernandez LV, Catalano MF. Endoscopic papillectomy. *Curr Opin Gastroenterol* 2008 Sept.;24(5):617-22.
17. Ito K, Fujita N, Noda Y. Endoscopic diagnosis and treatment of ampullary neoplasm (with video). *Digestive endoscopy: official journal of the Japan Gastroenterol Endosc Soc* 2011 Apr.;23(2):113-17.
18. Patel R, Varadarajulu S, Wilcox CM. Endoscopic ampullectomy: techniques and outcomes. *J Clin Gastroenterol* 2012 Jan.;46(1):8-15.
19. Rattner DW, Fernandez-del Castillo C, Brugge WR et al. Defining the criteria for local resection of ampullary neoplasms. *Arch Surg* 1996 Apr.;131(4):366-71.
20. Ito K, Fujita N, Noda Y et al. Impact of technical modification of endoscopic papillectomy for ampullary neoplasm on the occurrence of complications. *Dig Endosc Official J Japan Gastroenterol Endosc Soc* 2012 Jan.;24(1):30-35.
21. Aiura K, Imaeda H, Kitajima M et al. Balloon-catheter-assisted endoscopic snare papillectomy for benign tumors of the major duodenal papilla. *Gastrointest Endosc* 2003 May;57(6):743-47.
22. Bohnacker S, Seitz U, Nguyen D et al. Endoscopic resection of benign tumors of the duodenal papilla without and with intraductal growth. *Gastrointest Endosc* 2005 Oct.;62(4):551-60.
23. Kim JH, Kim JH, Han JH et al. Is endoscopic papillectomy safe for ampullary adenomas with high-grade dysplasia? *Ann Surg Oncol* 2009 Sept.;16(9):2547-54.
24. Kim HK, Lo SK. Endoscopic approach to the patient with benign or malignant ampullary lesions. *Gastrointest Endosc Clin North Am* 2013 Apr.;23(2):347-83.
25. Petrone G, Ricci R, Familiari P et al. Endoscopic snare papillectomy: a possible radical treatment for a subgroup of T1 ampullary adenocarcinomas. *Endoscopy* 2013;45(5):401-4.
26. Salmi S, Ezzedine S, Vitton V et al. Can papillary carcinomas be treated by endoscopic ampullectomy? *Surg Endosc* 2012 Apr.;26(4):920-25.
27. Woo SM, Ryu JK, Lee SH et al. Feasibility of endoscopic papillectomy in early stage ampulla of Vater cancer. *J Gastroenterol Hepatol* 2009 Jan.;24(1):120-24.
28. Yoon LY, Moon JH, Choi HJ et al. Wire-guided endoscopic snare retrieval of proximally migrated pancreatic stents after endoscopic papillectomy for ampullary adenoma. *Gut Liver* 2011 Dec.;5(4):532-5.
29. Ogawa T, Ito K, Fujita N et al. Endoscopic papillectomy as a method of total biopsy for possible early ampullary cancer. *Digest Endosc: official J Japan Gastroenterol Endosc Soc* 2012 July;24(4):291.
30. Kwon J, Lee SE, Kang MJ et al. A case of gangliocytic paraganglioma in the ampulla of Vater. *World J Surg Oncol* 2010;8:42.
31. Niido T, Itoi T, Harada Y et al. Carcinoid of major duodenal papilla. *Gastrointest Endosc* 2005 Jan.;61(1):106-7.
32. Itoi T, Tsuji S, Sofuni A et al. A novel approach emphasizing preoperative margin enhancement of tumor of the major duodenal papilla with narrow-band imaging in comparison to indigo carmine chromoendoscopy (with videos). *Gastrointest Endosc* 2009 Jan.;69(1):136-41.
33. Elek G, Gyori S, Toth B et al. Histological evaluation of preoperative biopsies from ampulla vateri. *Patholo Oncol Res* 2003;9(1):32-41.

34. Bourgeois N, Dunham F, Verhest A *et al.* Endoscopic biopsies of the papilla of Vater at the time of endoscopic sphincterotomy: difficulties in interpretation. *Gastrointest Endosc* 1984 June;30(3):163-66.
35. Menzel J, Poremba C, Dietl KH *et al.* Tumors of the papilla of Vater–inadequate diagnostic impact of endoscopic forceps biopsies taken prior to and following sphincterotomy. *Ann Oncol: official J Eur Soc Med Oncol* 1999 Oct.;10(10):1227-31.
36. Ito K, Fujita N, Noda Y *et al.* Preoperative evaluation of ampullary neoplasm with EUS and transpapillary intraductal US: a prospective and histopathologically controlled study. *Gastrointest Endosc* 2007 Oct.;66(4):740-47.
37. Menzel J, Hoepffner N, Sulkowski U *et al.* Polypoid tumors of the major duodenal papilla: preoperative staging with intraductal US, EUS, and CT–a prospective, histopathologically controlled study. *Gastrointest Endosc* 1999 Mar.;49(3 Pt 1): 349-57.
38. Okano N, Igarashi Y, Hara S *et al.* Endosonographic preoperative evaluation for tumors of the ampulla of vater using endoscopic ultrasonography and intraductal ultrasonography. *Clin Endosc* 2014 Mar.;47(2):174-77.
39. Moon JH. Endoscopic diagnosis of ampullary tumors using conventional endoscopic ultrasonography and intraductal ultrasonography in the era of endoscopic papillectomy: advantages and limitations. *Clin Endosc* 2014 Mar.;47(2):127-28.
40. Kim JH, Moon JH, Choi HJ *et al.* Endoscopic snare papillectomy by using a balloon catheter for an unexposed ampullary adenoma with intraductal extension (with videos). *Gastrointest Endosc* 2009 June;69(7):1404-6.
41. Cannon ME, Carpenter SL, Elta GH *et al.* EUS compared with CT, magnetic resonance imaging, and angiography and the influence of biliary stenting on staging accuracy of ampullary neoplasms. *Gastrointest Endosc* 1999 July;50(1):27-33.
42. Menees SB, Schoenfeld P, Kim HM *et al.* A survey of ampullectomy practices. *World J Gastroenterol* 2009 July 28;15(28):3486-92.
43. Desilets DJ, Dy RM, Ku PM *et al.* Endoscopic management of tumors of the major duodenal papilla: Refined techniques to improve outcome and avoid complications. *Gastrointest Endosc* 2001 Aug.;54(2):202-8.
44. Norton ID, Gostout CJ, Baron TH *et al.* Safety and outcome of endoscopic snare excision of the major duodenal papilla. *Gastrointest Endosc* 2002 Aug.;56(2):239-43.
45. Baillie J. Endoscopic ampullectomy: does pancreatic stent placement make it safer? *Gastrointest Endosc* 2005 Sept.;62(3):371-73.
46. Lee SK, Kim MH, Seo DW *et al.* Endoscopic sphincterotomy and pancreatic duct stent placement before endoscopic papillectomy: are they necessary and safe procedures? *Gastrointest Endosc* 2002 Feb.;55(2):302-4.
47. Napoleon B, Alvarez-Sanchez MV, Leclercq P *et al.* Systematic pancreatic stenting after endoscopic snare papillectomy may reduce the risk of postinterventional pancreatitis. *Surg Endosc* 2013 Sept.;27(9):3377-87.
48. Yamao T, Isomoto H, Kohno S *et al.* Endoscopic snare papillectomy with biliary and pancreatic stent placement for tumors of the major duodenal papilla. *Surg Endosc* 2010 Jan.;24(1):119-24.
49. Harewood GC, Pochron NL, Gostout CJ. Prospective, randomized, controlled trial of prophylactic pancreatic stent placement for endoscopic snare excision of the duodenal ampulla. *Gastrointest Endosc* 2005 Sept.;62(3):367-70.

50. Chang WI, Min YW, Yun HS et al. Prophylactic pancreatic stent placement for endoscopic duodenal ampullectomy: a single-center retrospective study. *Gut Liver* 2014 May;8(3):306-12.
51. Jun DW, Choi HS. Is the endoscopic papillectomy safe procedure in periampullary tumors? *Korean J Gastroenterol – Taehan Sohwagi Hakhoe chi* 2005 Sept.;46(3):247-50.
52. Elmunzer BJ, Scheiman JM, Lehman GA et al. A randomized trial of rectal indomethacin to prevent post-ERCP pancreatitis. *N Engl J Med* 2012 Apr. 12;366(15):1414-22.
53. Heinzow HS, Lenz P, Lenze F et al. Feasibility of snare papillectomy in ampulla of Vater tumors: meta-analysis and study results from a tertiary referral center. *Hepato-Gastroenterol* 2012 Mar.-Apr.;59(114):332-35.
54. Vogt M, Jakobs R, Benz C et al. Endoscopic therapy of adenomas of the papilla of Vater. A retrospective analysis with long-term follow-up. *Dig Liver Dis: official J Italian Soc Gastroenterol Italian Association Study Liver* 2000 May;32(4):339-45.
55. Ismail S, Marianne U, Heikki J et al. Endoscopic papillectomy, single-centre experience. *Surg Endosc* 2014 June 14.
56. Napoleon B, Gincul R, Ponchon T et al. Endoscopic papillectomy for early ampullary tumors: long-term results from a large multicenter prospective study. *Endoscopy* 2014 Feb.;46(2):127-34.
57. Ridtitid W, Tan D, Schmidt SE et al. Endoscopic papillectomy: risk factors for incomplete resection and recurrence during long-term follow-up. *Gastrointest Endosc* 2014 Feb.;79(2):289-96.
58. Ardengh JC, Baron TH, Kemp R et al. Impact of technical modification of EUS-guided endoscopic papillectomy for ampullary neoplasm on the rate of post-resection acute pancreatitis. *Gastrointest Endosc* 2013 May;77:AB 374.
59. Ahn DW, Ryu JK, Kim J et al. Endoscopic papillectomy for benign ampullary neoplasms: how can treatment outcome be predicted? *Gut Liver* 2013 Mar.;7(2):239-45.
60. Boix J, Lorenzo-Zuniga V, Moreno de Vega V et al. Endoscopic resection of ampullary tumors: 12-year review of 21 cases. *Surg Endosc* 2009 Jan.;23(1):45-49.
61. Han J, Lee SK, Park DH et al. Treatment outcome after endoscopic papillectomy of tumors of the major duodenal papilla. *Korean J Gastroenterol – Taehan Sohwagi Hakhoe chi* 2005 Aug.;46(2):110-19.
62. Irani S, Arai A, Ayub K et al. Papillectomy for ampullary neoplasm: results of a single referral center over a 10-year period. *Gastrointest Endosc* 2009 Nov.;70(5):923-32.
63. Jung MK, Cho CM, Park SY et al. Endoscopic resection of ampullary neoplasms: a single-center experience. *Surg Endosc* 2009 Nov.;23(11):2568-74.
64. Kim SH, Moon JH, Choi HJ et al. Usefulness of pancreatic duct wire-guided endoscopic papillectomy for ampullary adenoma for preventing post-procedure pancreatitis. *Endoscopy* 2013 Oct.;45(10):838-41.

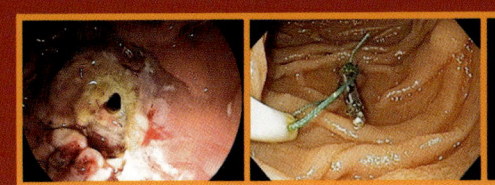

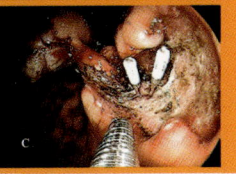

VOLVO GÁSTRICO

Lincoln Eduardo Villela Vieira de Castro Ferreira
Laura Cotta Ornellas Halfeld

INTRODUÇÃO

Volvo gástrico é uma condição rara e potencialmente letal, que consiste em rotação anormal do estômago sobre si mesmo. O termo volvo ou vólvulo deriva do latim *volvulum*, que significa "enrolamento".[1] Em 1579, Ambroise Paré descreveu o primeiro caso de volvo gástrico em paciente que sofreu lesão diafragmática consequente a um ferimento com espada.[2] Os primeiros relatos de necrópsia e tratamento cirúrgico foram publicados, respectivamente, em 1866 e 1897.[3,4]

O volvo gástrico ocorre predominantemente em idosos, mas tem sido descrito em crianças e adolescentes com defeitos diafragmáticos congênitos. Acomete, igualmente, homens e mulheres, sem associação à raça.[5] A manifestação clínica pode variar de um evento transitório, com sintomas leves de dor abdominal e vômitos, até a completa obstrução, com isquemia e necrose do estômago, que pode resultar em choque e morte se não reconhecido e tratado prontamente.[2,6-8]

CLASSIFICAÇÃO

O volvo gástrico pode ser classificado de acordo com:

- *Eixo de rotação:* organoaxial, mesenteroaxial ou combinação de ambos.
- *Etiologia:* primário ou secundário.
- *Extensão da rotação:* parcial ou completo.
- *Gravidade:* agudo ou crônico.

O volvo do tipo organoaxial corresponde à maioria dos casos e consiste na rotação do estômago no eixo longitudinal, que liga a junção esofagogástrica ao piloro (Fig. 10-1A). A grande curvatura se desloca superiormente e a pequena curvatura fica posicionada mais abaixo no abdome.[9] O antro gira anterior e superiormente, e o fundo, posterior e inferiormente, torcendo a grande curvatura em algum ponto da sua extensão. Este tipo de volvo tem a característica de se apresentar no plano horizontal quando visto na radiografia simples, fato que pode auxiliar no diagnóstico.[5] O volvo organoaxial é, habitualmente, um evento agudo associado à hérnia diafragmática. Isquemia e consequente gangrena do estômago são mais frequentes na rotação organoaxial, mas ocorrem em apenas 5 a 28% dos casos agudos em virtude do rico suprimento de sangue no órgão.[6] O tipo mesenteroaxial ocorre em aproximadamente 1/3 dos pacientes e consiste na rotação do estômago no eixo transversal, que liga a pequena à grande curvatura em ângulo reto (Fig. 10-1B). Esse tipo de volvo se apresenta no plano vertical, com o antro e o piloro rodados anterior e superiormente à junção gastroesofágica.[5] Raramente, o antro e o piloro giram posteriormente.[2] O volvo mesen-

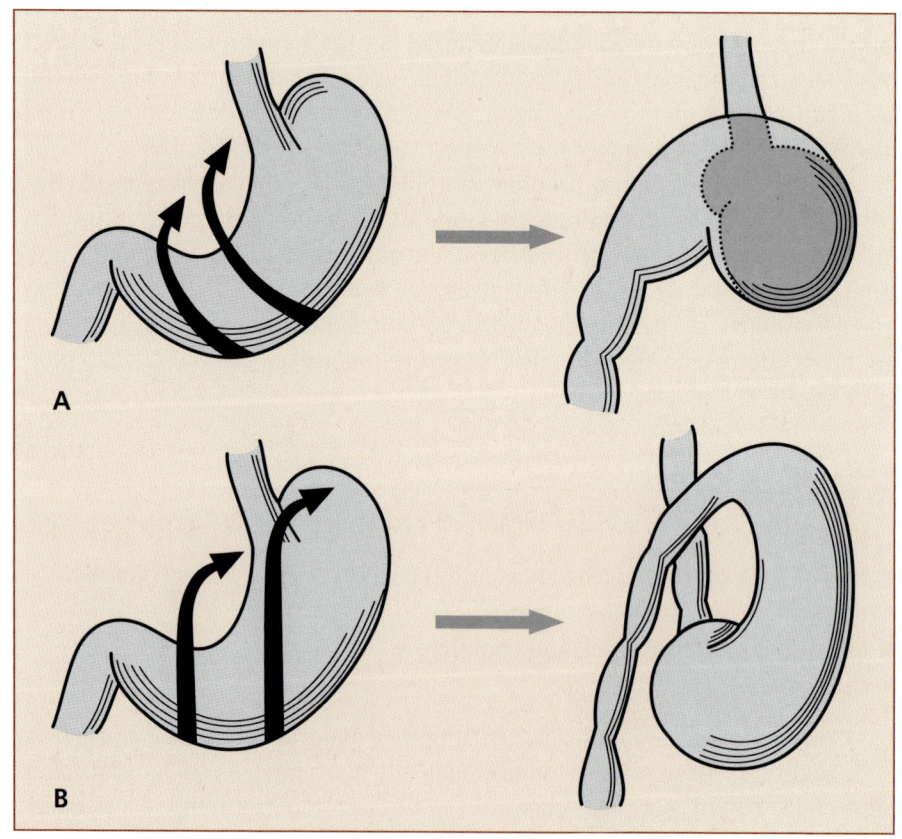

Fig. 10-1. (**A**) Volvo organoaxial; (**B**) volvo mesenteroaxial. Fonte: *J Ped Surg* 2005;40(5):855-858.

teroaxial geralmente está associado a relaxamento dos ligamentos que fixam o estômago e ausência de defeitos diafragmáticos. A obstrução costuma ser parcial e intermitente, apresentando-se com sintomas crônicos. O terceiro tipo de volvo, que combina os dois tipos citados anteriormente, é raro.[2,10]

O volvo primário, também denominado de subdiafragmático, compreende aproximadamente 1/3 dos casos e acontece na ausência de defeitos diafragmáticos ou alterações intra-abdominais. O estômago é fixado em sua posição habitual por quatro ligamentos (gastrocólico, gastro-hepático, gastrofrênico e gastroesplênico), além do piloro e da junção gastroesofágica.[5] Teoricamente, seria causado pelo relaxamento agenesia ou ruptura dos ligamentos de sustentação do estômago.[6,7,11] O tipo secundário, também denominado de supradiafrágmatico, corresponde aos 2/3 restantes dos casos e ocorre, predominantemente, em pacientes com defeitos diafragmáticos. No entanto, hérnia hiatal por deslizamento não tem relação com o desenvolvimento de volvo gástrico.[2] O principal fator predisponente é a hérnia hiatal paraesofágica, mas o volvo também pode estar relacionado com a elevação do diafragma, hérnia diafragmática traumática, neoplasia ou úlcera gástrica, lesão do nervo frênico causando paralisia diafragmática, compressão extrínseca no estômago por órgãos abdominais aumentados ou aderências no abdome. Frequentemente, ocorre a associação de um ou mais dos fatores predisponentes citados acima com o relaxamento dos ligamentos de sustentação do estômago.[6,12]

O volvo gástrico parcial corresponde à rotação de menos de 180° do estômago e o completo se caracteriza pela rotação de 180° a 360°. A diferenciação entre volvo parcial e completo pode ser difícil na apresentação do quadro. Se o volvo é grave e completo, ou seja, a rotação é maior que 180°, ocorre obstrução da saída gástrica, o estômago fica dilatado e preenchido com líquido. Se for administrado contraste oral, o mesmo fica retido no estômago e não passa para o duodeno.[9] Entretanto, pacientes com volvo parcial crônico bem documentado podem evoluir para volvo completo.[13] Os tipos agudo e crônico serão descritos abaixo detalhadamente.

DIAGNÓSTICO

Manifestações Clínicas

Os sintomas do volvo gástrico variam na dependência da sua classificação. Em 1904, Borchardt descreveu a tríade clínica clássica com o objetivo de nortear o diagnóstico do volvo gástrico agudo.[14] A tríade compreende os seguintes achados: dor epigástrica intensa e distensão, vômitos seguidos por ânsias de vômito improdutivas e dificuldade ou incapacidade de progressão de uma sonda nasogástrica. Também pode ser observada hematêmese, que estaria relacionada com a descamação da mucosa em virtude de isquemia ou laceração da mucosa por ânsia de vômitos.[5] O reconhecimento rápido do volvo gástrico agudo é fundamental ao sucesso terapêutico, já que a mortalidade pode chegar a 50%.[6,7,15] Na maioria dos casos de volvo agudo, os pacientes sofrem rotação que excede 180°. O atraso no diagnóstico aumenta a chance de isquemia, perfuração, choque hipovolêmico e morte. Entretanto, os casos que apresentam diagnóstico rápido seguido de pronto tratamento têm baixo índice de morbidade e mortalidade.[7,16,17]

O volvo gástrico crônico apresenta sintomas vagos e inespecíficos. As queixas mais frequentes são dor ou desconforto no epigástrio, saciedade precoce e sintomas relacionados com refluxo gastroesofágico.[10,18] Outros achados são disfagia, salivação e dispneia.[10,11] Acredita-se que vários casos passam despercebidos durante meses ou anos. O achado de uma grande hérnia diafragmática na radiografia contratada deve levantar a suspeita diagnóstica de volvo crônico, mesmo que o estômago não esteja torcido no momento do exame.[2]

Exames Complementares

A radiografia simples mostra uma víscera distendida, com nível líquido, localizada no tórax ou abdome superior.[19] O estudo radiológico contrastado com bário do trato gastrointestinal superior e a tomografia computadorizada confirmam o diagnóstico e demonstram o eixo de rotação do volvo, além de detectarem a passagem do contraste oral para o duodeno (Fig. 10-2).[2,9] Embora a ultrassonografia não seja usada rotineiramente na avaliação do volvo gástrico, foi descrita uma alteração característica denominada "sinal do amendoim", que consiste na observação de estreitamento do estômago, com dilatação acima e abaixo da constrição.[20]

A endoscopia digestiva alta ajuda na definição do diagnóstico pela observação do estômago torcido e distendido, preenchido com um grande volume de secreção gástrica, e dificuldade em alcançar o antro. O líquido deve ser aspirado para permitir visualização adequada da mucosa gástrica. O piloro não pode ser identificado inicialmente. O endoscopista deve seguir o pregueado mucoso em direção a uma área de convergência de pregas e estreitamento da luz, localizada no fundo ou corpo e que deve ser cuidadosamente transposta em direção ao corpo distal e antro. Algumas vezes a identificação da saída para o antro é difícil e, com frequência, só pode ser alcançada com o endoscópio em retroversão. Em virtude do risco de perfuração do estômago necrótico ou isquêmico ao se avançar o aparelho através de pregas torcidas, deve-se avaliar atentamente a superfície mucosa e evitar força excessiva na introdução do en-

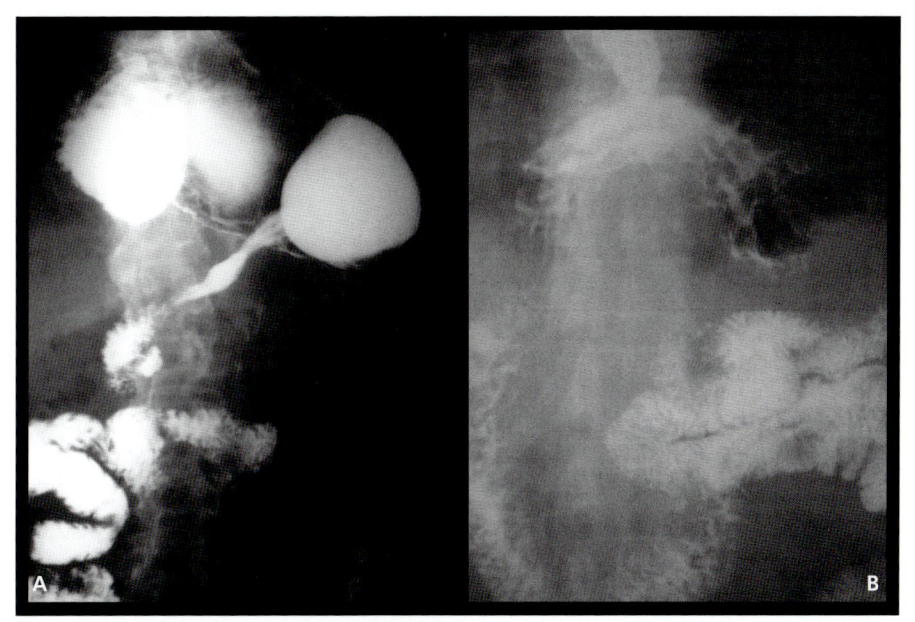

Fig. 10-2. Radiografia contrastada: (**A**) volvo organoaxial; (**B**) mesenteroaxial.

doscópio. Assim que o antro for alcançado, o aparelho deve ser retrovertido para confirmação da passagem através do volvo.[8,13] A extensão do esôfago deve ser determinada durante a endoscopia, pois o esôfago encurtado limita a identificação da sua porção intra-abdominal durante a cirurgia e favorece a migração intratorácica da fundoplicatura.[18]

A manometria é importante na avaliação pré-operatória do volvo gástrico crônico, principalmente na detecção de desordens motoras do esôfago e na orientação da estratégia cirúrgica.[18] No entanto, os resultados da manometria devem ser interpretados com cautela na presença de volvo intratorácico. O deslocamento do estômago atua como uma "válvula" extra e pode aumentar erroneamente a pressão média do esfíncter esofágico inferior.[21]

Não há exames laboratoriais específicos que confirmem ou sugiram o diagnóstico de volvo.[10,17] Elevações da amilase e da fosfatase alcalina já foram relatadas, o que pode levar a um erro diagnóstico. A elevação da fosfatase alcalina pode ser justificada pela torção do ducto biliar comum quando ocorre a rotação da porção proximal do duodeno.[22] Foram relatados dois casos de volvo gástrico com níveis elevados de amilase, levando ao diagnóstico errôneo de pancreatite aguda.[23]

Diagnóstico Diferencial

Deve incluir infarto do miocárdio, pancreatite aguda, obstrução gástrica distal, úlcera péptica perfurada e ruptura da vesícula biliar.[10]

COMPLICAÇÕES

As complicações relacionadas com o volvo gástrico incluem ulceração, perfuração, hemorragia, necrose pancreática, avulsão do omento, necrose esofágica e, raramente, tamponamento cardíaco e ruptura do baço.[7-9,11,22-27]

TRATAMENTO

O volvo gástrico agudo é considerado uma emergência. Mesmo que o estômago não esteja encarcerado e os sintomas sejam vagos, o volvo requer pronto reconhecimento e conduta terapêutica imediata com a intenção de prevenir sua evolução para obstrução gástrica aguda, que é uma condição potencialmente letal.[28]

Inicialmente, a descompressão do estômago pode ser tentada com a passagem de uma sonda nasogástrica. A redução do volvo agudo pode até ser conseguida com essa intervenção isolada.[7,29] No entanto, a passagem de sonda pode ser impossível, principalmente no volvo organoaxial, que apresenta obstrução da cárdia. No tipo mesenteroaxial, em que a cárdia permanece aberta, esse procedimento é mais factível.[10]

O tratamento do volvo pode ser realizado por meio de procedimentos cirúrgicos ou técnicas endoscópicas.

Tratamento Cirúrgico

A correção do volvo gástrico pode ser feita por cirurgia aberta ou laparoscópica. Os objetivos da cirurgia são: a redução do volvo, fixação do estômago na sua posição intra-abdominal habitual (gastropexia) e a prevenção da sua recorrência com a reparação dos fatores predisponentes, ou seja, dos defeitos diafragmáticos e alterações intra-abdominais. O procedimento cirúrgico geralmente inclui a realização de fundoplicatura para tratar doença do refluxo gastroesofágico preexistente, prevenir possível refluxo gastroesofágico pós-operatório e fixar o estômago no abdome. No caso da presença de necrose, excisão local e gastrectomia parcial ou total podem ser necessárias.[11,18,30] A recorrência do volvo no pós-operatório é rara.[31]

Nos últimos anos, existe uma tendência para tratamento do volvo gástrico por laparoscopia. Não há estudo publicado comparando cirurgia laparoscópica com aberta para tratamento do volvo gástrico. Sabe-se, porém, que o procedimento laparoscópico demanda grande habilidade técnica e experiência do cirurgião, estando associada a um tempo operatório maior. Entretanto, a cirurgia aberta geralmente apresenta maior morbidade e tempo de hospitalização mais prolongado.[18,32]

Tratamento Endoscópico

A redução endoscópica do volvo deve ser tentada, a princípio, como medida temporária, proporcionando um tempo valioso para que o paciente possa ser preparado para uma cirurgia eletiva em melhores condições. No volvo agudo, o tratamento endoscópico pode reduzir a morbidade e a mortalidade da cirurgia de emergência, que chegam a 60% no paciente com isquemia gástrica. A redução pré-operatória do volvo também diminui o edema, facilitando o procedimento cirúrgico. Pode ser usada no tratamento provisório do volvo agudo ou crônico, embora a maioria dos relatos publicados envolver pacientes com volvo crônico.[8,13]

As técnicas endoscópicas descritas na literatura incluem manobras rotacionais não específicas, manobra em "J" ou manobra em "J" estendida e a "técnica da alça alfa".[16,26,33-36] A última foi descrita em 1995 por Tsang *et al.*[13] e consiste no posicionamento do endoscópio no estômago proximal, sua retroversão e avanço com leve pressão no estômago proximal para formar uma alça alfa. Depois, a ponta do endoscópio é passada anteriormente à porção retrovertida e avançada novamente através da luz estreitada em direção ao antro e, se possível, até o bulbo duodenal. Finalmente, o endoscópio é submetido a uma torção em sentido horário para desenrolar a alça alfa e, consequentemente, reduzir o volvo gástrico. O procedimento deve ser realizado sob fluoroscopia com o objetivo de observar a anatomia gástrica e assegurar que o estômago não seja mais torcido, potencialmente agravando a situação. A anatomia do estômago deve ser, então, reavaliada. Caso não se consiga a redução do volvo usando a rotação do endoscópio em sentido horário, os autores recomendam tentativa de rotação em sentido anti-horário, depois de avançar a ponta do endoscópio para a direita da porção retrovertida. Assim, ocorreria a redução do volvo secundário à rotação posterior do estômago, que é pouco frequente. A "técnica da alça alfa" apresenta uma provável vantagem sobre as outras técnicas, pois o desenrolamento da alça alfa proporciona uma força maior para a redução do volvo do que a proporcionada pelo giro do endoscópio em forma de "J".[13]

Pode haver recorrência do volvo gástrico caso a alteração predisponente não seja reparada e o estômago não seja fixado na sua posição anatômica normal. Portanto, a redução endoscópica não pode ser considerada como tratamento definitivo do volvo gástrico secundário.[8] O papel da redução endoscópica como tratamento definitivo nos casos de alto risco cirúrgico e de volvo idiopático deve ser mais bem avaliado. Bhasin *et al.*[34] observaram persistência da anatomia gástrica normal em cinco de seis pacientes com volvo organoaxial idiopático submetidos a redução endoscópica e acompanhados durante 5 a 26 meses com estudo radiológico contrastado. Outros exemplos de tratamento endoscópico definitivo são encontrados no trabalho de Akamatsu *et al.*[37] com 13 doadores vivos que apresentaram volvo gástrico do tipo mesenteroaxial no pós-operatório de retirada do enxerto hepático. A redução endoscópica foi bem-sucedida em 12 dos 13 pacientes, com desaparecimento dos sintomas de obstrução gástrica. Nenhum caso apresentou recorrência do volvo, provavelmente, em razão da expansão gradual do fígado remanescente para o mesmo tamanho que apresentava antes da ressecção, levando ao desaparecimento do espaço morto. O doador que não respondeu ao tratamento (três tentativas) foi submetido novamente à redução endoscópica, com subsequente colocação de uma sonda nasogástrica guiada por endoscopia e posicionada no duodeno. A sonda foi retirada depois de 14 dias, sem recorrência do volvo. Não foi necessária a correção cirúrgica do volvo em nenhum doador.

A revisão da literatura não evidencia complicação significativa durante ou após a redução endoscópica de volvo organoaxial ou mesenteroaxial. O tratamento endoscópico pode ser realizado com segurança desde que os pacientes não apresentem sinais de irritação peritoneal ou outros achados sugestivos de necrose ou isquemia gástrica, como sinais radiológicos (ar livre ou na parede do estômago, extravasamento de bário) ou endoscópicos (mucosa friável e escurecida).[8,13]

Após a redução do volvo, gastrostomia percutânea endoscópica pode ser realizada com o objetivo de fixar a parede anterior do estômago à parede abdominal nos casos de relaxamento dos ligamentos. Alguns autores relataram a colocação com sucesso de duas sondas de gastrostomia endoscópica percutânea (no antro e no corpo) para tratamento volvogástrico recorrente, em pacientes com alto risco cirúrgico.[16,38,39] Os procedimentos resultaram em persistência do estômago na sua posição normal mesmo após a retirada das sondas. Posteriormente, foi sugerido que uma única gastrostomia endoscópica percutânea seria suficiente para fixação do estômago.[40] A recorrência do volvo após redução endoscópica pode ocorrer em decorrência da fixação do estômago em apenas dois pontos: junção gastroesofágica e região pilórica. Teoricamente, três pontos de fixação seriam necessários para a prevenção tanto da torção quanto do giro do estômago. Essa definição pode ser exemplificada com uma cadeira, que precisa, no mínimo, de três pernas para se manter estável, apesar de quatro pernas propiciarem maior segurança. Como o risco de complicação aumenta com a colocação de várias sondas, a inserção de mais uma sonda deve ser considerada apenas se houver recorrência do volvo.

A combinação de endoscopia e laparotomia para tratamento do volvo gástrico crônico primário foi relatada por Beqiri et al.[41] Inicialmente, o volvo foi reduzido durante laparoscopia e o endoscópio foi passado para dentro do estômago. A fixação do órgão foi, então, realizada com a colocação de quatro prendedores endoscópicos em 'T' na parede anterior do antro e do corpo. Os prendedores foram retirados depois de 3 semanas, sem recorrência do volvo. Os autores relataram que se trata de um método rápido, simples e seguro, que promove boa fixação do estômago com pouco desconforto para o paciente.

Embora a terapia endoscópica permita a redução e até a fixação do estômago na sua posição normal com sucesso, ainda não pode ser considerada como tratamento definitivo, principalmente se existe dúvida quanto à viabilidade do órgão, presença de defeitos diafragmáticos ou alterações intra-abdominais predisponentes. São necessários estudos em pacientes com vários tipos de volvo sintomático submetidos a tratamento endoscópico, com longos períodos de acompanhamento, para determinação do significado e da frequência de recorrência. A conduta mais apropriada no momento seria a realização do tratamento endoscópico com o objetivo de preparar o paciente para uma cirurgia eletiva com menor risco pré-operatório. No entanto, a redução endoscópica com gastrostomia percutânea pode ser realizada como tratamento definitivo nos pacientes muito idosos, portadores de comorbidades e com alto risco cirúrgico.

REFERÊNCIAS BIBLIOGRÁFICAS

1. Houaiss IA. *Dicionario Houaiss da lingua portuguesa.* Rio de Janeiro: Objetiva, 2001.
2. Harford W, Jeyarajah R. Abdominal hernias and their complications, including gastric volvulus. In: Feldman M, Friedman LS, Sleisenger MH. (Eds.). *Sleisenger & Fordtran's gastrointestinal and liver disease: pathophysiology, diagnosis, management.* 7th ed. Philadelphia: Saunders, 2002. p. 369-85.
3. Berti A. Singolare attortigliamento dele'esofago col duodeno segultta da rapida morte. *Gazz Med Ital* 1866;9:139-41.
4. Berg J. Zwei falle von axendrehung des magens; operation; heilung. *Nord Med Arkiv* 1897;30:1-6.
5. Rashid F, Thangarajah T, Mulvey D et al. A review article on gastric volvulus: a challenge to diagnosis and management. *Int J Surg* 2010;8:18-24.
6. Wasselle JA, Norman J. Acute gastric volvulus: pathogenesis, diagnosis, and treatment. *Am J Gastroenterol* 1993;88(10):1780-84.
7. Carter R, Brewer LA 3rd, Hinshaw DB. Acute gastric volvulus. A study of 25 cases. *Am J Surg* 1980;140:99-106.
8. Wolfgang R, Lee JG. Endoscopic treatment of acute gastric volvulus causing cardiac tamponade. *J Clin Gastroenterol* 2001;32:336-39.
9. Peterson CM, Anderson JS, Hara AK et al. Volvulus of the gastrointestinal tract: appearances at multimodality imaging. *Radiographics* 2009;29:1281-93.
10. Godshall D, Mossallam U, Rosenbaum R. Gastric volvulus: case report and review of the literature. *J Emerg Med* 1999;17(5):837-40.

11. Tanner NC. Chronic and recurrent volvulus of the stomach with late results of "colonic displacement". *Am J Surg* 1968;115(4):505-15.
12. Milne LW, Hunter JJ, Anshus JS et al. Gastric volvulus: two cases and a review of the literature. *J Emerg Med* 1994;12(3):299-306.
13. Tsang TK, Walker R, Yu DJ. Endoscopic reduction of gastric volvulus: the alpha-loop maneuver. *Gastrointest Endosc* 1995;42(3):244-48.
14. Borchardt M. Zur pathologie und therapie des magnevolvulus. *Arch Klin Chir* 1904;74:243-60.
15. Smith RJ. Volvulus of the stomach. *J Natl Med Assoc* 1983;75(4):393-97
16. Eckhauser ML, Ferron JP. The use of dual percutaneous endoscopic gastrostomy (DPEG) in the management of chronic intermittent gastric volvulus. *Gastrointest Endosc* 1985;31(5):340-42.
17. Teague WJ, Ackroyd R, Watson DI et al. Changing patterns in the management of gastric volvulus over 14 years. *Br J Surg* 2000;87(3):358-61.
18. Katkhouda N, Mavor E, Achanta K et al. Laparoscopic repair of chronic intrathoracic gastric volvulus. *Surgery* 2000;128(5):784-90.
19. Kontorinis N, Waters TE, Zimmerman M et al. Images of interest. Gastrointestinal: gastric volvulus. *J Gastroenterol Hepatol* 2001;16(2):227.
20. Matsuzaki Y, Asai M, Okura T et al. Ultrasonography of gastric volvulus: "peanut sign". *Intern Med* 2001;40(1):23-27.
21. Williams L, Lansdown MR, Larvin M et al. Gastric volvulus: a rare cause of hyperamylasaemia. *Br J Clin Pract* 1990;44(12):708-9.
22. Llaneza PP, Salt WB 2nd, Partyka EK. Extrahepatic biliary obstruction complicating a diaphragmatic hiatal hernia with intrathoracic gastric volvulus. *Am J Gastroenterol* 1986;81(4):292-94.
23. Williams L, Lansdown MR, Larvin M et al. Gastric volvulus: a rare cause of hyperamylasaemia. *Br J Clin Pract* 1990;44(12):708-9.
24. Chessick KC, Hoye SJ. Paraesophageal hernia and gastric volvulus. *J Fla Med Assoc* 1975;62(9):30-34.
25. Giblin TR, Martin Jr JD. Volvulus of the stomach. *Am Surg* 1960;26:759-62.
26. Haddad JK, Doherty C, Clark RE. Acute gastric volvulus–endoscopic derotation. *West J Med* 1977;127(4):341-46.
27. Kram M, Gorenstein L, Eisen D et al. Acute esophageal necrosis associated with gastric volvulus. *Gastrointest Endosc* 2000;51(5):610-12.
28. Hill LD. Incarcerated paraesophageal hernia. A surgical emergency. *Am J Surg* 1973;126(2):286-91.
29. Llaneza PP, Salt WB 2nd. Gastric volvulus. More common than previously thought? *Postgrad Med* 1986;80(5):279-83, 287-88.
30. Ellis H. Diaphragmatic hernia–a diagnostic challenge. *Postgrad Med J* 1986;62(727):325-27.
31. Lee TC, Liu KL, Lin MT et al. Unusual cause of emesis in an octogenarian: organoaxial gastric volvulus associated with paraesophageal diaphragmatic hernia. *J Am Geriatr Soc* 2006;54(3):555-57.
32. Carlson MA, Condon RE, Ludwig KA et al. Management of intrathoracic stomach with polypropylene mesh prosthesis reinforced transabdominal hiatus hernia repair. *J Am Coll Surg* 1998;187(3):227-30.
33. Lowenthal MN, Odes HS, Fritsch E. Endoscopic reduction of acute gastric volvulus complicating motor neuron disease. *Isr J Med Sci* 1985;21(6):552-53.
34. Bhasin DK, Nagi B, Kochhar R et al. Endoscopic management of chronic organoaxial volvulus of the stomach. *Am J Gastroenterol* 1990;85(11):1486-88.

35. Bhasin DK, Nagi B, Kochhar R *et al.* Endoscopic correction of organo-axial volvulus. *Endoscopy* 1988;20(5):283.
36. Patel NM. Endoscopic correction of chronic gastric volvulus. *Gastrointest Endosc* 1983;29(1):63.
37. Akamatsu T, Nakamura N, Kiyosawa K *et al.* Gastric volvulus in living, related liver transplantation donors and usefulness of endoscopic correction. *Gastrointest Endosc* 2002;55(1):55-57.
38. Ghosh S, Palmer KR. Double percutaneous endoscopic gastrostomy fixation: an effective treatment for recurrent gastric volvulus. *Am J Gastroenterol* 1993;88(8):1271-72.
39. Baudet JS, Armengol-Miro JR, Medina C *et al.* Percutaneous endoscopic gastrostomy as a treatment for chronic gastric volvulus. *Endoscopy* 1997;29(2):147-48.
40. Tsang TK, Johnson YL, Pollack J *et al.* Use of single percutaneous endoscopic gastrostomy in management of gastric volvulus in three patients. *Dig Dis Sci* 1998;43(12):2659-65.
41. Beqiri A, VanderKolk WE, Scheeres D. Combined endoscopic and laparoscopic management of chronic gastric volvulus. *Gastrointest Endosc* 1997;46(5):450-5

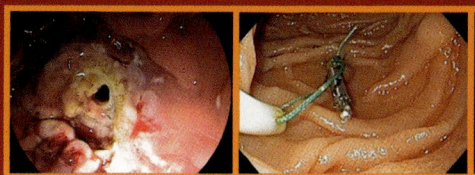

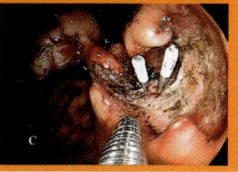

Tratamento Endoscópico da Obesidade

João Caetano Marchesini
Manoel dos Passos Galvão Neto
Helga Cristina Almeida Wahnon Alhinho Caheté
Cinthia Barbosa de Andrade
Flávio Coelho Ferreira

INTRODUÇÃO

A endoscopia deixou, há muitos anos, de participar da vida do cirurgião apenas como método diagnóstico. Tem estado presente em várias especialidades cirúrgicas, principalmente para resolver complicações e como terapêutica dentro dos limites tecnológicos impostos. Recentemente, várias barreiras, não só tecnológicas como paradigmas, foram ultrapassados e quebrados levando à endoscopia para um nível tão próximo da cirurgia que prevemos que, no futuro, irão se fundir em um só instrumento. E é com base nestas afirmações que venho estimulando colegas cirurgiões bariátricos a se envolverem com esta especialidade. O endoscópio já é um instrumento de trabalho na vida de cirurgiões bariátricos com experiência nesta área. Faz parte do dia a dia em situações em que a cirurgia não está indicada, no controle pré- e pós-operatório e também para solucionar complicações cirúrgicas que se impõe muitas vezes na vida do cirurgião.

Abordaremos este capítulo demonstrando as tecnologias existentes para o tratamento da obesidade e doenças associadas.

A obesidade é uma doença crônica, duradoura, multifatorial e genética associada ao acúmulo de gordura, em que dependendo da forma de sua distribuição coloca em risco prematuro de morte indivíduos acometidos por esta patologia. O trato gastrointestinal está envolvido na regulação do balanço energético de várias maneiras e, atualmente, existe grande número de pesquisas associando métodos endoscópicos tanto no tratamento da obesidade como em doenças metabólicas como o diabetes tipo 2. Além disso, o número crescente de cirurgias bariátricas aumentará o número proporcional de pacientes com complicações relacionadas com os procedimentos que deverão ter como prioridade o tratamento endoscópico.

Inúmeras entidades, entre elas a Organização Mundial da Saúde (OMS) e o Instituto Nacional para Saúde e Excelência Clínica (NICE), têm documentado que a perda de peso reduz muitos dos fatores de risco para a morte e doenças associadas à obesidade. O objetivo inicial proposto é perder aproximadamente 5 a 10% do peso inicial. O período de tempo razoável para a perda de 10% do peso é de 6 meses. Apesar de esta perda parecer insignificante, ela está associada a uma queda da pressão sistólica de 10 mmHg e diastólica de 20 mmHg. A dislipidemia se corrige em 10% do colesterol total, 15% do LDL colesterol, 30% nos triglicerídeos e um aumento de 8% no HDL colesterol. A perda de 10 a 20% do peso está associada à melhora significativa da hemoglobina glicada com uma reversão dos altos riscos de mortalidade associada ao diabetes tipo 2. Após os 6 meses de perda efetiva de peso, o tratamento deve-se estender para manter este patamar pelo menos por 1 a 2 anos, e, de preferência, para a vida toda.[1]

O primeiro passo na perda de peso, segundo *guidelines* com base em evidências, deve ser uma dieta restrita calórica, atividade física e mudança nos hábitos de vida. Mesmo quando motivados, alguns pacientes que tentam, de forma séria, esta mudança de vida e não conseguem perder peso, a farmacoterapia está indicada. A utilização de drogas só deve ser imposta em conjunto com programas de mudança de hábitos de vida. Uma das poucas drogas disponíveis, o Orlisat® atua diretamente no sistema digestório inibindo a lipase gástrica e pancreática. A farmacoterapia está indicada em pacientes com IMC > 30 ou um IMC ≥ 27 kg/m² na presença de comorbidades associadas à obesidade.

A cirurgia é restrita para pacientes com obesidade mórbida (IMC ≥ 40 kg/m²) ou pacientes com IMC > 35 kg/m² associado à presença de comorbidades relacionadas com obesidade.[2] Ainda assim, apenas 1% dos indivíduos elegíveis para a cirurgia bariátrica nos EUA são operados. Porém existe um grupo de pacientes que se encontram em uma faixa intermediária: são os que não respondem à terapêutica habitual e que ainda não tem indicação cirúrgica. Há ainda um número de pacientes que se recusam a serem submetidos à cirurgia por considerarem um procedimento muito agressivo ou por medo de suas complicações. Para estes pacientes, o tratamento endoscópico da obesidade se torna um atrativo. Muitas vezes o contato com a equipe multidisciplinar durante o tratamento e a desmistificação da cirurgia bariátrica tornam o tratamento endoscópico como um elo de confiança que leva o paciente, no futuro, a optar pela cirurgia quando necessária. O mesmo ocorre para pacientes com obesidade mórbida quando são considerados candidatos pobres para a cirurgia eletiva, ou para aqueles com IMC $\geq$ 50 kg/m^2 que necessitam perder peso para diminuir o risco anestésico e das complicações cirúrgicas.[3] O valor mínimo preconizado de perda de peso para esta condição é de 10 a 15% do peso inicial. Alguns estudos demonstram que esta redução ponderal é capaz de levar a uma diminuição do tamanho do volume hepático e da gordura visceral, facilitando o procedimento cirúrgico. Portanto, a terapêutica endoscópica, atualmente chamada de endoscopia bariátrica, tem papel importante tanto como tratamento da obesidade como terapia coadjuvante ao tratamento clínico e ainda como tratamento das complicações cirúrgicas.

As diferentes modalidades no tratamento da obesidade podem variar nos mecanismos de ação: através da distensão gástrica ocupando espaço, retardando o esvaziamento gástrico, causando restrição e diminuindo a capacidade de distensão gástrica, debilitando a acomodação gástrica, estimulando receptores antroduodenais, ou através da exclusão e má absorção. A sinalização vagal até o hipotálamo e influências hormonais também podem estar presentes. Aqui serão abordados somente tratamentos com base em publicações. Muitas empresas faliram na tentativa de investir em novas tecnologias nesta área. Com exceção do balão intragástrico, o *bypass* duodenojejunal e as técnicas de aspiração, a maioria das outras técnicas ainda está em investigação clínica ou em fase de desenvolvimento e melhoria.

As contraindicações estão listadas na tabela abaixo. Procedimentos endoscópicos devem-se basear em fatores como segurança, eficácia, durabilidade, reversibilidade, capacidade de repetir o procedimento, custo e o quanto poderá alterar a anatomia. Em uma publicação *(white paper)* da ASGE e ASMBS definiram como sucesso na perda de peso das intervenções primárias uma redução $\geq$ 25% do excesso de peso em 12 meses ou uma perda 15% de excesso de peso quando comparado a um grupo-controle. Nesta mesma publicação, defendem um limiar de perda de peso de 5% do peso inicial como ponte para procedimentos cirúrgicos e metabólicos (Quadro 11-1).[4]

Quadro 11-1. Contraindicações do tratamento endoscópico da obesidade

Gerais	- Causas endocrinológica ou metabólica da obesidade - Doença severa ou ASA ≥ III (insuficiência renal ou hepática, doença cardiovascular) - Alcoolismo ou dependência (abuso) de drogas - Desejo de gestação ou ainda amamentando - Falta de motivação ou aderência, doença psiquiátrica sem tratamento, bulimia - História de tratamento por câncer há menos de 5 anos (exceto para câncer de pele)
Específicos ao procedimento	- Doenças do esôfago (esofagite grau C ou D, monilíase severa, varizes, dismotilidade, estenose, membranas, esclerodermia, divertículo de Zenker) - Doenças gástricas (úlcera péptica, hérnia hiatal > 5 cm, angiodisplasia, varizes, gastroparesia) - Coagulopatia severa ou necessidade de anticoagulantes - Uso de AINE, corticosteroides ou imunossupressores - Doenças inflamatórias (doenças de Crohn, colite ulcerativa, HIV, *Helicobacter pylori* ativo (?)) - Cirurgia gástrica ou bariátrica prévia

BALÃO INTRAGÁSTRICO

Os balões intragástricos vêm sendo utilizados há quase 35 anos. Apesar de estarem a disposição há mais de 3 décadas o tratamento com o balão não é chancelado pelos *guidelines* com base em evidências em virtude, principalmente, e dos balões aprovados na década de 1980 pelo FDA como o balão de Garren-Edwards (GEGB). Neste modelo, havia uma taxa de esvaziamento espontâneo de 31%, que levava à necessidade de intervenção cirúrgica em 2,3% dos casos, uma incidência de 26% de úlceras e uma taxa de intolerância de 7%.

Em 1987, foi realizado o primeiro Workshop de *experts* no uso do balão intragástrico. Preocupados com o *design*, material, integridade e complicações, determinaram quais seriam os pré-requisitos necessários para um balão ideal. Deveriam ser de material durável e inerte, superfície lisa, radiopaco, volume variável, preenchido de líquido e com baixo potencial ulcerogênico e de obstrução.[5] Nenhum dos modelos da época preenchia estes requisitos e foram retirados do mercado. Com base nos conceitos de como seria um balão ideal surgiu o BIB™ *(Bioenterics Intragastric Balloon)*. Uma prótese feita de silicone, com a superfície lisa, esférica, preenchida por líquido e de volume variável. Nos últimos 15 anos, houve uma explosão no mercado de balões no mundo, mesmo com decepções como as vistas no balão da Heliosphere™.

A hipótese de como os balões funcionam é baseada na sua capacidade de causar saciedade periférica através da restrição do volume de alimento ingerido, reduzindo a capacidade gástrica e seu esvaziamento, e a nível central, ativando os receptores da distensão gástrica que transmitem sinais através do nervo vago, via aferente, no trato solitário e núcleo paraventricular para a porção ventromedial e lateral do hipotálamo. A saciedade precoce é, primariamente, afetada pela distensão e pelo volume gástrico. A ingestão alimentar está mais relacionada com o seu volume do que a qualidade do alimento. Aparentemente, um preenchimento acima de 400 mL leva a uma diminuição da ingestão alimentar.

Mudanças nos peptídeos e hormônios como a colecistoquinina, polipeptídeo pancreático e grelina, afetam o controle do apetite e o esvaziamento gástrico. Autores, entretanto, não entram em consenso se o esvaziamento gástrico e a supressão do apetite causada pelo alimento seja secundário aos níveis de grelina. Há publicações demonstrando que os seus níveis permanecem inalterados, outros que diminui ou falha em aumentar seus níveis apesar da perda de peso.[6] Balões, em geral, podem ficar por 6 meses. Somente o balão ajustável Spatz™ System pode ficar por 12 meses. Estudos sugerem que a perda de peso nos primeiros meses é fator preditivo para o sucesso na perda de peso, definida como uma perda ≥ 10%, após 6,12 e 18 meses. O maior volume de perda de peso ocorre nos primeiros 3 meses assim como os níveis maiores de saciedade e retardo no esvaziamento gástrico. Após este período estudos demonstram o retorno do esvaziamento gástrico e a saciedade a níveis normais. Isto ocorre por uma provável adaptação do estômago ao balão.[7]

BIB™ (BIOENTERICS INTRAGASTRIC BALLOON)

Atualmente comercializado como Orbera®, é o balão mais utilizado no mundo. Pode ser preenchido com volume variável entre 500 e 700 mL. O preenchimento é feito com solução salina isotônica 0,9% adicionado 10% de azul de metileno. O objetivo do azul de metileno é deflagrar qualquer vazamento do balão. O azul de metileno é absorvido e muda a coloração da urina. Antes da colocação é necessária uma endoscopia para descartar qualquer fator anatômico que contraindique o tratamento. Após a retirada do endoscópio, o balão é introduzido, aos moldes da introdução de uma sonda orogástrica. A prótese tem formato cilíndrico e é envolta por um "casulo" de silicone conectada a uma sonda de insuflação marcada a cada 10 cm com engate tipo Luer-lok™ (aconselhamos o uso de seringa de 50 ou 60 mL). Após a passagem do balão, o endoscópio é reintroduzido para verificar o posicionamento correto, que deve ser logo abaixo da junção esofagogástrica. Após preenchido com volume de 650 mL (padrão na nossa prática diária), uma pequena sucção deve ser feita para fechar a válvula, e a sonda é tracionada e retirada, liberando o balão dentro do estômago.

Após a inserção, náusea intensa, vômitos, desconforto abdominal, cólicas e azia intensa são sintomas esperados. A nossa rotina é de internar os pacientes durante o período de 48 horas. Mantemos o paciente em jejum durante este período, iniciando a dieta após a alta hospitalar. Mais de 80% dos sintomas devem ceder. Senão mantemos o paciente por mais 24 horas.

Alguns grupos advogam retirar o balão com anestesia geral e o uso de *overtube*. Trabalhamos com este modelo desde 1999, tendo feito parte do protocolo que implantou o balão da Bioenterics™ no Brasil.[8] Desde então, retiramos o balão utilizando a mesma rotina da colocação. Sedação feita com Propofol® mantendo o paciente com respiração espontânea. É importante ter em mãos o cateter com agulha e a pinça de retirada que são vendidos pela empresa. A pinça tem dois braços robustos em formato de anzol. Usamos de 20 mg de butilbrometo de escopolamina (Buscopan®) endovenoso exatamente no momento em que o balão está sendo tracionado pela junção esofagogástrica, em um só movimento, lento e contínuo. Uma dica está na frequência cardíaca, que sobe quando a escopalamina começa a fazer o efeito, e outra é que o paciente deve estar bem sedado com o diprivan.

Utilizamos de rotina o uso de bloqueador de bomba, dose máxima, durante os 6 meses de acompanhamento e em alguns pacientes com queixa de azia intensa, adicionamos o uso de sucralfate (Sucrafilm®).

Sintomas tardios como eructações fétidas, dor tipo cólica e intolerância a certos tipos de alimentos são comuns.

Para verificar sua eficácia e segurança, três revisões sistemáticas e uma metanálise estão disponíveis. Uma revisão realizada pela Cochrane, em 2007, inclui inúmeros estudos com modelos antigos de balões. Este estudo concluiu que apesar de haver algumas evidências dos benefícios do balão intragástrico na perda de peso, o custo do tratamento deveria ser comparado a um programa simples de mudança de hábitos alimentares e de vida. Duas revisões e uma metanálise já discutem os modelos mais novos de balão. Imaz *et al.* (2008) revisaram 15 artigos coletando 3.608 pacientes para determinar a eficácia do BIB™. A perda de peso estimada após a remoção em 6 meses foi de 14,7 kg, 12,2%, 5,7 kg/m^2 ou 32,1% do excesso de peso.[7]

Uma metanálise de dois estudos controlados e randomizados comparando o balão com placebo demonstraram, um que o balão é eficaz, e o outro que não houve nenhuma diferença entre os dois grupos. Em duas revisões, uma de 13 estudos com 3.442 pacientes, foi avaliada a segurança do BIB™ e outra com 12 estudos, 3.429 pacientes, analisando complicações relacionadas com o balão. A necessidade de retirada precoce ocorreu em 4,2% dos casos. Aproximadamente 43% das retiradas foi por solicitação do paciente (1,8%), seguido de dor abdominal (0,9%) e obstrução intestinal (0,6%). A deflação (esvaziamento espontâneo) ocorreu em 0,1%, úlcera gástrica em 0,1%, perfuração gástrica em 0,2% e obstrução do trato gastrointestinal em 0,6%. Foram relatados dois óbitos por perfuração gástrica em um total de nove pacientes, cinco dos quais tinham cirurgia gástrica prévia, uma contraindicação absoluta de colocação do balão. Rossi et al. (2007) reportaram 15% de esofagite no ato da colocação, número que aumentou discretamente (18%) durante o tratamento com o BIB™. O aumento do refluxo gastroesofágico e esofagite tem sido justificado por haver um aumento do relaxamento do EEI com um potencial envolvimento da colecistoquinina.

Fatores relacionados com maior perda de peso observada por Mathus-Vliegen e Tytgat em 2005 são: IMC inicial, sexo feminino, aderência ao programa dietético, consciência da presença ou não do balão.[9] Segundo Puglisi et al., o volume de preenchimento não teve influência no resultado, ou a localização do balão na cavidade gástrica. Ainda segundo o mesmo autor, *binge-eating* não é uma contraindicação, mas é um fator preditivo negativo.[10]

A perda de peso com o BIB™ resultou em melhora das anormalidades metabólicas, com alteração dos níveis séricos da glicose, insulina, LDL-colesterol, colesterol total e triglicerídeos. Outros estudos demonstraram melhora da disfunção hepática, esteatose hepática, sensibilidade à insulina, diabetes e níveis séricos de HbA_1c, síndrome metabólica, fertilidade, capacidade antioxidante total e apneia com significativa melhora na qualidade de vida.[3,11-12]

Genco et al. (2005) demonstraram em 2.515 italianos com IMC de 44,8 kg/m^2 uma perda de excesso de peso de 33,9% ou uma diminuição de IMC de 4,9 kg/m^2. A resolução das comorbidades foi de 87,2% para a diabetes, 93,7% para a hipertensão, 100% nas alterações respiratórias e 87% para as osteoartrites. A dislipidemia resolveu ou melhorou em 51,9% dos casos.[12]

Um dos principais problemas após a retirada do balão é o reganho de peso. Na metanálise descrita por Imaz et al., dois estudos demonstraram uma manutenção do peso após o primeiro ano.[7] Neste estudo, foram incluídos 143 pacientes com uma perda média de peso de 15,9 kg após a retirada. Dos 143 pacientes, 133 reganharam 6,3 kg no primeiro ano representando 39,6% do peso perdido. Ainda assim, 56% dos pacientes haviam perdido um volume ≥ 20% do excesso de peso após 1 ano, e após 2 anos 47% dos pacientes ainda se mantinham com uma perda ≥ 10% do peso inicial.[13,14] Kotzampassi et al. fizeram o acompanhamento de 474 pacientes, 17% não atingiram a meta de perda ≥ 20% do excesso de peso. Dos 395 considerados bons resultados, 53%, 27% e 23% mantiveram a perda ≥ 20% do excesso de peso depois de 12, 24 e 60 meses, respectivamente.[15]

Subgrupos Especiais

- **1. Superobeso (IMC $\geq$ 50 kg/m^2) e Supersuperobeso (IMC $\geq$ 60 kg/m^2)**

Fígados esteatóticos e volumosos muitas vezes impossibilitam ou dificultam muito o procedimento cirúrgico por laparoscopia em razão da exposição comprometida da junção esofagogástrica. Um omento espesso e de difícil mobilização pode impedir a visualização do estômago e intestino delgado. Muitas vezes fazendo-se necessária a abertura do omento para que se possa fazer a alça de jejuno chegar ao reservatório gástrico sem tensão. Outro fator importante, nestes pacientes, é a espessura da parede abdominal que pode limitar os trocárteres e pinças em seu comprimento.

Segundo Pasulka *et al.* (2009), o BIB™ nestes pacientes é utilizado como uma ponte até a cirurgia diminuindo as complicações cirúrgicas com uma modesta perda de 10 a 20% do peso inicial. Pacientes com IMC > 60 kg/m^2 perderam 20 a 30% do excesso de peso. Busetto *et al.* demonstraram uma menor taxa de conversão para cirurgia a céu aberto, menor tempo cirúrgico, menor estadia hospitalar e menor índice de complicações após uma perda de 26,1% do excesso de peso. Na primeira fase da perda de peso, há uma redução importante da gordura visceral e redução do volume hepático, o que explica os benefícios do método. Além disso, há os efeitos positivos da perda de peso com o BIB™ sobre a síndrome obstrutivo, da apneia do sono, que, muitas vezes, apresenta-se como um desafio para os anestesiologistas no período peroperatório.[3]

Outra situação é a de pacientes supersuperobesos em que a cirurgia está contraindicada em razão de alto risco cirúrgico. Spyropoulos *et al.* publicaram uma série de 26 pacientes de alto risco com pelo menos três comorbidades que foram recusados para a cirurgia. Após o tratamento melhoraram a diabetes e hipertensão arterial em 81 e 83% depois de uma perda de 22,4% do excesso de peso.[16]

- **2. BIB™ como Primeiro Passo para a Cirurgia**

O potencial do papel do BIB™ como uma ponte psicológica em direção à cirurgia é motivo de debate. Angrisani *et al.* (2006) relataram quase um reganho completo do excesso de peso após um ano de retirada do BIB™ em pacientes que se recusaram a fazer qualquer outro tipo de tratamento.[17] Já Melissas *et al.*, também em 2006, relataram que a terapia com o BIB™ facilitou a aceitação da cirurgia bariátrica em 32% de 140 pacientes que tinham, inicialmente, recusado a operação.[18]

3. Testando a Elegibilidade para Ser Submetido a uma Cirurgia Puramente Restritiva: a BIB™ *Test*

Alguns cirurgiões utilizam o balão como instrumento preditivo para identificar qual paciente se beneficiaria com um procedimento puramente restritivo (comedores de doce, beliscadores, compulsivos e *binge eaters*). O teste é considerado positivo quando a perda de peso é > 10 kg. Loffredo *et al.* testaram seus pacientes com o BIB™ *Test*. Pacientes considerados com o teste positivo apresentaram uma perda de peso melhor no pós-operatório com a banda gástrica ajustável.[19] Goederem-van der Meij *et al.* fizeram o mesmo teste sem atingir os mesmos resultados.[20] Genco *et al.* dividiram 1.357 pacientes que fizeram o balão com objetivo de perder peso para cirurgia, em dois grupos: Grupo A, de pacientes que considerou com resultado adequado (> 25% de perda do excesso de peso – 699) e um grupo B com falha do tratamento (< 25% de perda do excesso de peso). Durante a cirurgia, o grupo B apresentou tempo cirúrgico maior, mais complicações, houve mais dificuldades anatômicas, mais sangramento, maior índice de conversão e maior tempo de internamento.[21]

4. Balões Consecutivos

Dumonceau *et al.* (2010) incluíram 18 pacientes em um estudo prospectivo não randomizado. Cerca de 19 pacientes (16%) haviam pedido para colocar o balão para prolongar o tratamento inicial ou após um intervalo sem balão de 16,4 meses. O novo balão foi preenchido com 100 mL a mais de solução salina do primeiro. A estratégia de repetir o tratamento com o balão não demonstrou bons resultados. Após 3 anos, a linha de base de perda de peso ≥ 10% nestes pacientes ficou idêntica à dos pacientes que haviam colocado apenas um balão.[22]

Lopez-Nava *et al.* estudaram 714 pacientes que se submeteram ao tratamento com o BIB™: 112 utilizaram o método uma segunda vez com um intervalo sem balão de 1 mês. Após o segundo balão, os pacientes continuavam a perder peso, mas em um ritmo bem menor.[23]

Genco *et al.* (2010), analisaram de modo prospectivo dois grupos semelhantes (n = 50 cada): BIB™ por 6 meses seguido de dieta por 7 meses e um grupo que recolocou o BIB™ após 1 mês de retirada, para mais 6 meses de tratamento. O mês entre a próxima colocação foi feito para permitir que o estômago restabeleça suas condições normais. Após o tratamento de 13 meses, o estudo demonstrou um benefício maior nos pacientes que se submeteram a balões subsequentes (Fig. 11-1). O segundo balão atingiu bons resultados com perda de peso contínua.[24] Um segundo estudo foi feito pelo mesmo autor, em 2013, com 50 pacientes que apresentavam algum tipo de distúrbio alimentar. Dois balões consecutivos também demonstraram maior perda de peso que o uso de balão único.[25] Outros autores publicaram recentemente a possibilidade de uso de múltiplos balões a longo prazo.[26-27]

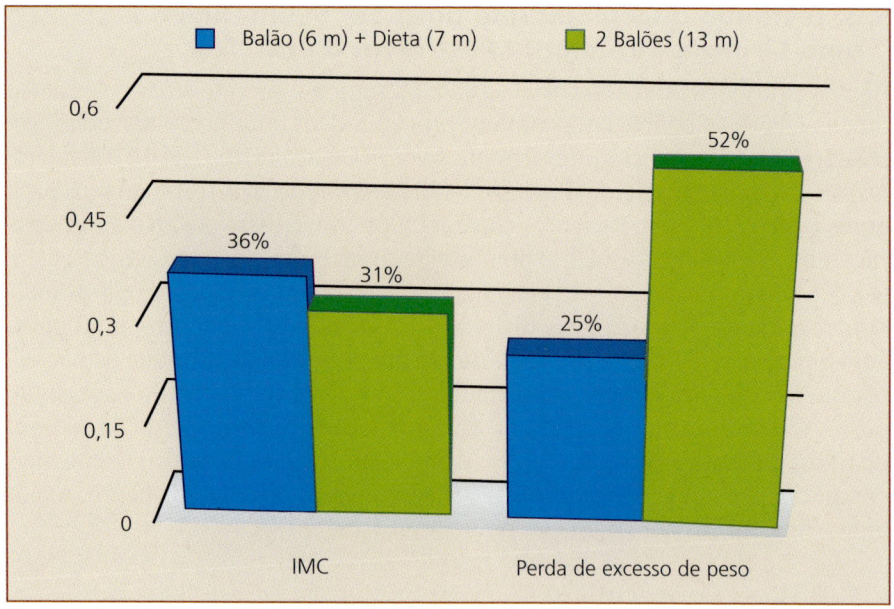

Fig. 11-1. Gráfico mostrando a relação do IMC e perda do excesso de peso entre pacientes com um balão e com balões consecutivos.

- **5. Outras Indicações**

A) ***Distúrbios alimentares:*** além das indicações mencionadas anteriormente, Puglisi *et al.* (2007) investigaram o efeito do tratamento em pacientes com *Binge Eating Disorder* (BED). O grau de redução do IMC foi significativamente menor em pacientes com *binge*. Pacientes com *binge* geralmente necessitaram retirar o balão precocemente e apresentaram mais complicações e falhas no tratamento sugerindo que a presença de *binge* é um fator preditivo negativo para tratamento com o BIB™.[10]

B) ***Pacientes com sobrepeso e comorbidades (IMC entre 27 e 30 kg/m^2):*** em um estudo retrospectivo europeu, multicêntrico de Genco *et al.* (2013), com 261 pacientes, mostrou uma diminuição do IMC de 28,6 para 25,4 kg/m^2, o que permaneceu menor que o IMC médio inicial de 27 kg/m^2. Distúrbios psicológicos diminuíram de 53 para 13% nos 6 meses. A proporção de pacientes com diabetes, hipertensão arterial, dislipidemia e osteoartropatia foi reduzida de 1/3 à metade.[28]

OUTROS TIPOS DE BALÃO
Balão de Ar da Heliosphere™

O balão da Heliosphere™ foi recentemente retirado do mercado por questões de segurança. Era composto por um balão de polímero coberto por silicone que podia ser inflado entre 840 e 960 cc de ar que dava ao balão um volume final de 650 a 700 cc de ar comprimido. Dois estudos randomizados, DeCastro et al. (2010) e Giardello et al. (2012), comparando o balão da heliosphere com o BIB™, mostraram uma melhor tolerância do modelo da Heliosphere™ em razão da diferença do peso de cada balão (500-800 g, o de líquido, e 30 g para o de ar).[29-30] O balão foi retirado do mercado por causa da alta incidência de deflação, posicionamento e dificuldade na retirada do mesmo o que levou a sérias complicações como ruptura do esôfago, mediastinite e óbito (Fig. 11-2).[31]

Sistema de Balão Ajustável Spatz – ABS™

É um balão esférico de silicone preenchido com solução salina variável entre 400 e 800 mL com uma âncora que previne a migração e um tubo de preenchimento (Fig. 11-3). O balão é ajustável mesmo após sua colocação através do tubo de preenchimento que pode ser exteriorizado através de exame endoscópico. Pode-se encher no caso de retorno precoce do apetite e parada na perda de peso, ou esvaziá-lo no caso de intolerância. Sua permanência é de até 12 meses.[32] A perda de peso é comparável ou discretamente maior que o BIB™ apesar de não existir nenhum estudo randomizado.

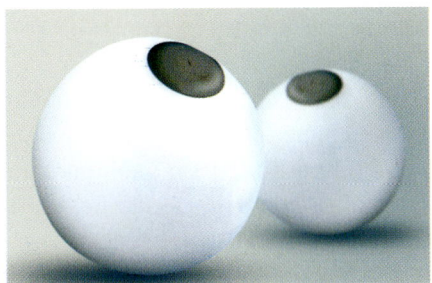

Fig. 11-2. Balão intragástrico Heliosphere™.

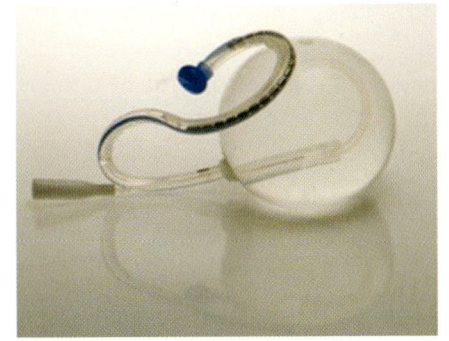

Fig. 11-3. Balão intragástrico ajustável Spatz – ABS™.

Genco *et al.* (2013) publicaram um estudo onde havia o dobro de pacientes que receberam dois balões consecutivos BIB™ comparados com pacientes que usaram o ABS™ por 12 meses. No final do estudo, os parâmetros estudados na perda de peso foram similares (55,6% perda do excesso de peso para o BIB™ contra 56,75% do ABS™). Complicações foram mais frequentes no ABS™: 7/40 (14,5%) dos quais seis necessitaram de retirada precoce (migração em quatro, ruptura da âncora em um, desinsuflação em um e úlcera assintomática em um). No BIB™, houve dois casos de intolerância (2/80 – 2,5%).[33]

Matchytka *et al.* (2011) e *Brooks et al.* (2014) mostraram em 91 pacientes uma perda do excesso de peso de 45 e 48,8% em 52 semanas. Ajustes por intolerância foram necessários em 17,6% e por reganho de peso em 67%. Intolerância em 10 pacientes (11%) e problemas com o balão ou tubo de enchimento em 11 dos pacientes (12,1%) dos quais 5 (5,5%) necessitaram de cirurgia.[34-35]

Balão Intragástrico da Silimed – SGB™

É também um balão esférico que é introduzido com auxílio do endoscópio, envolto por um casulo fino de silicone o qual é preso no endoscópio com alça de polipectomia. Preenchido com 650 mL de solução salina, 20 mL de contraste iodado e 10 mL de azul de metileno. Para sua remoção deve ser puncionado com um cateter, o qual possui uma agulha usada para esvaziá-lo. Sua retirada é feita com alça de polipectomia e o uso de *overtube*. Carvalho *et al.*, publicaram dois estudos com um total de 72 pacientes. A perda de peso foi 8 e 10 kg ou 3,1 e 3,9 pontos no IMC. Treze pacientes (18,3%) não toleraram o balão, e quatro balões desinsuflaram (5,6%).[36-37]

Balão Duplo – Reshape Duo™

O balão duplo foi desenhado para maximizar o espaço ocupado no estômago e é preenchido com volumes iguais de 450 mL cada um (total de 900 mL). O balão proximal fica no fundo gástrico e pode contribuir para a saciedade precoce. O *design* deste balão fornece segurança extra prevenindo complicações relacionadas com a desinsuflação. Se um dos balões esvaziar o outro irá manter o sistema dentro do estômago (Fig. 11-4).[31]

Em um estudo randomizado realizado por Ponce *et al.* (2013), comparando o balão duplo à dieta e exercícios não houve nenhuma complicação associada à desinsuflação, migração, obstrução intestinal ou perfurações e nenhum caso de necessidade de retirada precoce. O objetivo traçado pelo estudo de ≥ 50% dos pacientes com uma perda do excesso de peso de ≥ 25% em 36 semanas não pode ser demonstrado em razão de uma interrupção do estudo. A comissão de segurança que controlava o estudo solicitou a suspensão do estudo.[38]

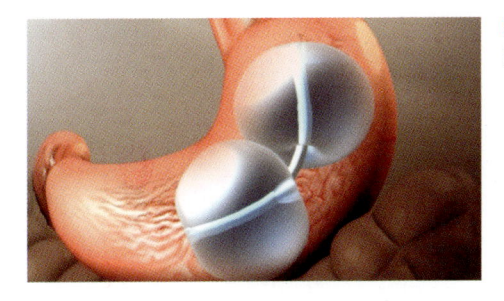

Fig. 11-4. Balão intragástrico duplo Reshape Duo™.

Prótese Intragástrica Ajustável Totalmente Implantada ATIIP – ENDOGAST™

Este é um balão de poliuretano, tem capacidade de 210-300 mL de ar, inserido através de uma gastrostomia endoscópica, seguido do implante subcutâneo de uma válvula de preenchimento, que impede o balão de migrar ou se deslocar, e possibilita regular seu volume. Além das contraindicações gerais já discutidas para a colocação do balão, aqui se aplicam, também, as contraindicações de uma gastrostomia endoscópica. O mecanismo de ação é diferente, pois ele é posicionado na região corpoantral. Esta posição tem como objetivo afetar vários processos como acomodação gástrica, atividade elétrica e neuro-hormonal que aumentam a saciedade.[39]

Gaggiotti *et al.* (2008) publicaram um estudo multicêntrico onde 57 pacientes mostraram boa tolerância, sem vômitos. A principal complicação foi infecção do portal em sete pacientes (12,2%), necessitando a retirada da prótese em um paciente e erosão do portal em três (5,2%). Pneumoperitônio sintomático ocorreu em três casos, sendo tratados clinicamente. A perda de peso foi de 7,1 pontos no IMC (22,3% do excesso de peso) em 3 meses em 40 pacientes e 12,2 pontos (39,2% do excesso de peso) em 12 meses em 20 pacientes.[40]

Shuttle Transpilórico – TPS™

O TPS™ é um bulbo esférico grande conectado a um bulbo menor através de um tubo flexível. O conjunto todo é composto de silicone. É colocado e retirado através de endoscopia. Depois de colocado, move-se livremente dentro do estômago. A intensão é que o dispositivo funcione utilizando-se a fisiologia natural do estômago, ocluindo o piloro de forma intermitente com o grande bulbo, retardando o esvaziamento gástrico, enquanto o pequeno bulbo fica no duodeno (Fig. 11-5).[41]

Em 2014, Marinos *et al.* publicaram um estudo prospectivo, não randomizado, para avaliar a eficácia e a segurança do método, o qual envolveu 20 pacientes, divididos em dois grupos com período de tratamento de 3 e 6 meses. A

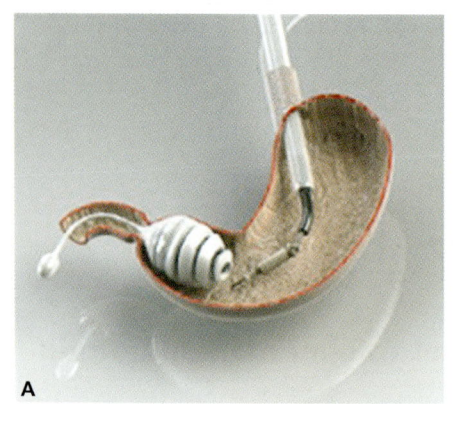

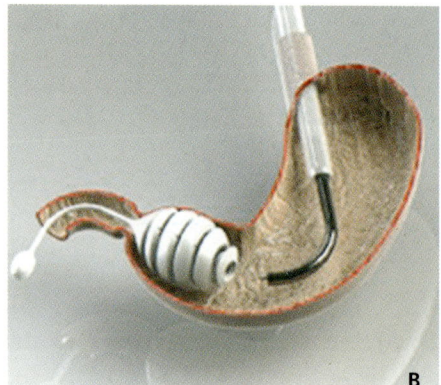

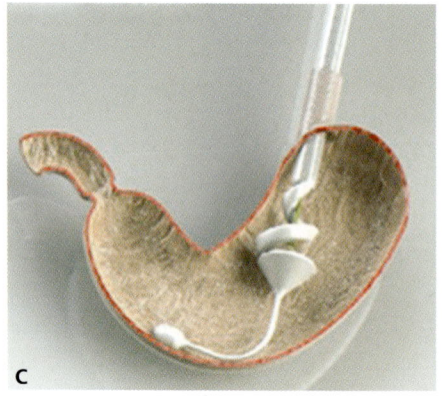

Fig. 11-5. (A-C) Shuttle transpilórico TPS™.

inserção e retirada do TPS™ foi bem tolerada e todos os pacientes foram capazes de retornar às suas atividades normais após a sua colocação sem os sintomas habituais observados nos balões como náusea, vômitos ou desconforto. Em 10 pacientes, foram observadas ulcerações no antro, sendo quase todas assintomáticas e tratadas clinicamente. Em dois pacientes, foi necessária a retirada precoce em virtude de dor epigástrica de forte intensidade secundária às úlceras. Os pacientes com 3 meses apresentaram uma porcentagem de perda do excesso de peso de 25,1% e percentagem do excesso de peso de 8,9%. Os pacientes de 6 meses apresentaram perda da percentagem do excesso de peso de 41% e percentagem do excesso de peso de 14,5%. O produto ainda está em estudo.[41]

Balão Ingerido – Obalon™

Na busca de um procedimento minimamente invasivo, tanto para a colocação, como a retirada do balão intragástrico, balões que podem ser ingeridos têm sido propostos. Acredito que os resultados preliminares com os balões ingeridos devem ser comentados. O primeiro é o Ullorex®, que é uma cápsula grande injetada com ácido cítrico e que deve ser engolida em 4 minutos. O ácido cítrico reage com o bicarbonato dentro da cápsula e forma dióxido de carbono que em 4 minutos insufla o balão (esférico) lentamente até um volume de 300 cc. O balão tem um plugue que é degradado pelo ácido do estômago em 25 a 30 dias o que leva o balão a se esvaziar e ser eliminado pelas fezes. Martin *et al.* (2007), publicaram uma série com 12 pacientes obesos que engoliram três balões de uma vez. Pacientes do grupo com balão perderam 1,5 kg a mais do que o grupo-controle.[42]

O Obalon™ é um balão preenchido de ar que é dobrado e comprimido o suficiente para caber em uma cápsula gel. Possui uma válvula autosselante conectada a um cateter que permite o enchimento do balão através de fluoroscopia para verificar se a cápsula está bem posicionada no estômago (Fig. 11-6). O cateter é tracionado após a insuflação. Tendo em conta o pequeno volume (250 cc de ar), podem ser utilizados até três balões concomitantes, dependendo da resposta do paciente. A remoção é feita através de exame endoscópico. O primeiro estudo publicado foi o de Mion *et al.* (2013); 17 pacientes ingeriram um balão, 16, um segundo balão, e 10 pacientes, o terceiro balão. A perda de peso após 12 semanas foi de 5 kg, 36,2% do excesso de peso e 2,5 unidades no IMC.[43]

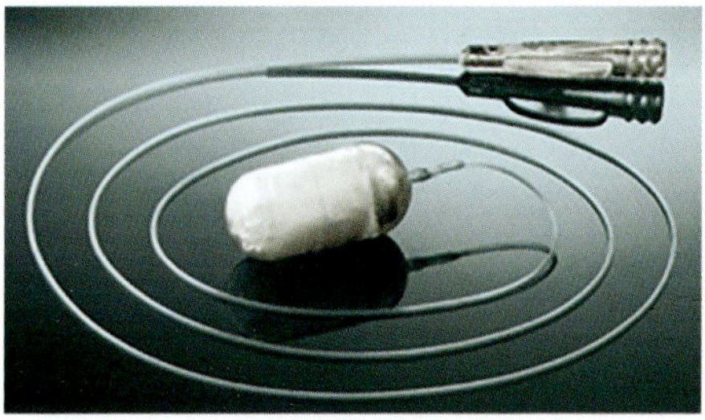

Fig. 11-6. Balão intragástrico Obalon™.

BYPASS ENDOSCÓPICO – ENDOBARRIER™

Bypass Duodenojejunal com Manga (Duodenojejunal *Bypass Sleeve*/DJBS ou Duodenojejunal *Bypass Liner*/DJBL)

O desvio do duodeno e jejuno proximal com uma manga impermeável é um conceito totalmente diferente que, além de causar saciedade precoce e retardar o esvaziamento gástrico, tem como objetivo criar uma barreira entre o alimento ingerido e na primeira porção intestinal. Por endoscopia um fio-guia é introduzido até o duodeno. O dispositivo consiste em uma cápsula na porção distal sustentando a manga e a âncora que são introduzidos com controle fluoroscópico. Primeiro a manga que é feita de Teflon® é liberada através da tração da bainha interna do cateter com uma bola atraumática na extremidade que progride até o jejuno proximal. A bola e a manga são liberadas do cateter interno e a bola é liberada e será eliminada nas fezes. Uma vez a manga esteja posicionada, um *stent* de nitinol autoexpansivo de 5,5 cm é liberado no bulbo duodenal, 0,5 cm adiante do piloro, e tem um conjunto de "farpas" que se projetam anterior e posteriormente para estabilizar e fixar o conjunto (Fig. 11-7).[44]

Para remover o DJBS, existe um fio envolvendo o *stent* circular que, quando tracionado, faz com que o diâmetro se contraia e as "farpas" se soltem da parede duodenal. Então, ele é tracionado para dentro de um "capuz" de plástico, adaptado na ponta do endoscópio para proteger e evitar trauma nas estruturas do sistema digestório durante sua retirada. Apesar de seus efeitos no esvaziamento gástrico ainda estarem sendo investigados, este dispositivo imita os efeitos do *bypass* gástrico criando uma barreira que permite que o alimento não entre em contato com o jejuno proximal sem se misturar com a bile e enzimas pancreáticas até ultrapassar os 60 cm de comprimento da manga de teflon®, potencialmente alterando o efeito incretínico e sistema enteroinsular.[44]

No *bypass* gástrico, a melhora rápida da diabetes, mesmo antes da redução de peso, pode ser explicada por inúmeras hipóteses. Entre elas, a teoria do intestino proximal *(foregut)*, que sugere que a melhora do controle glicêmico resulta de uma redução da secreção de diabetogênicos ou hormônios anti-incretínicos em resposta à ausência de nutrientes na porção proximal do intestino delgado. A síntese de glucagon intestinal e o fator insulinotrópico glicose-dependente (GIP) aparentemente diminuem após a exclusão da primeira porção intestinal.[45]

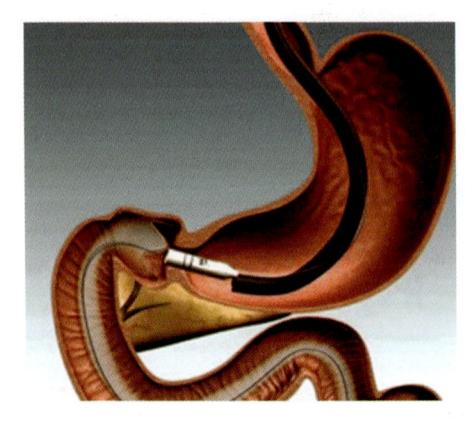

Fig. 11-7. *Bypass* endoscópico Endobarrier™.

De acordo com a teoria do intestino proximal de De Jonge *et al.*, a barreira criada pela DJBS impedindo a digestão e a absorção de nutrientes neste segmento está associada a uma diminuição da secreção de glucagon, um fator diabetogênico, bem como a diminuição da secreção de GIP, que é secretado pelo intestino proximal e afeta diretamente a secreção de glucagon.[46-47] A segunda hipótese está relacionada com a teoria do intestino distal, que responsabiliza a melhora do controle glicêmico ao aumento da secreção de incretinas como o GLP-1, em resposta a presença de alimentos mal digeridos no intestino delgado distal.[47-48] Posteriormente, em 2014, os mesmos autores investigaram se a melhora precoce do diabetes poderia ser explicada por uma diminuição do estado inflamatório do paciente, o que não se confirmou.[49]

Atualmente, existem seis estudos abertos e quatro randomizados disponíveis na literatura médica. Dos quatro randomizados, somente dois são verdadeiramente duplo-cegos com grupo-controle.[50-51] Dois estudos, um de Rodriguez *et al.* e outro de Tarnoff *et al.*, envolveram 95 pacientes, dos quais 2/3 (61 pacientes) completaram o estudo em um período de 12 e 24 semanas, e 60 controles: 25 com dieta e 35 com colocação placebo, dos quais 3/4 (43 pacientes) completaram o estudo.[50,52] Três dos quatro estudos foram desenhados para atingir perda de peso pré-operatória e um para tratar diabetes.

Uma metanálise feita por Zechmeister-Koss *et al.* avaliou a efetividade clínica nestes quatro estudos randomizados. Em pacientes com obesidade ≥ grau I e diabetes tipo 2 houve uma perda de peso marginal maior (8 kg *vs.* 7 kg, NS). Em pacientes com obesidade ≥ grau II (+ comorbidades) uma redução significativa e relevante do excesso de peso (12 e 22%) em 12 semanas, porém, os efeitos na função metabólica com relação à HbA_{1c} e glicemia de jejum não foram claros.[53] Estes resultados corroboram com duas revisões sistemáticas realizadas por Patel *et al.*[54-55] Rhode *et al.* (2013) iniciaram protocolo com nova metanálise. Os seis estudos que estão em andamento incluem 170 pacientes onde 127 já o concluíram em um prazo de 12 semanas (dois estudos), 24 semanas (um estudo) e 52 semanas (três estudos). Três estudos têm como objetivo tratar obesos diabéticos e três apenas com o objetivo de diminuir o peso em pacientes obesos.

Os quatro estudos randomizados e seis não randomizados foram incluídos na análise de segurança do produto em um total de 282 pacientes. Segundo Gersin *et al.*, o posicionamento do dispositivo falhou em 18 e foi possível em 5, após várias tentativas. As principais causas desta dificuldade foram um bulbo duodenal muito curto ou uma angulação muito aguda. Houve 60 explantes precoces em razão da migração ou rotação em 27, deslocamento em 5, obstrução em 5, sangramento em 9 e intolerância em 10. A não aderência foi a razão de retirada em 4 pacientes. Um dado importante a se levar em conta foi que o dispositivo não impediu a realização de cirurgia subsequente como o *bypass* gástrico ou banda. As modificações anatômicas observadas em animais não ocorreram neste grupo estudado.[51]

A metanálise de ZechMeister-Koss *et al.* concluiu que apesar de o DJBL se tratar de um dispositivo promissor, seu uso de rotina não é recomendado e deve-se manter restrito à pesquisa.[53] Patel *et al.* e Mathus-Vliegen *et al.* expressaram insegurança sobre a comercialização do dispositivo, que talvez tenha um grande potencial, mas ainda não está pronto para o uso diário.[55-56]

Koehestanie *et al.*, em um estudo randomizado, compararam 38 pacientes com o DJBL a 30 pacientes que sofreram apenas intervenção dietética e relataram perda maior e significante do excesso de peso (32 *vs.* 16,4%) e melhora no HbA_{1c} (7 *vs.* 7,9%) após 6 meses de DJBL. As diferenças na percentagem do excesso de peso e a HbA_{1c} entre os grupos perduraram por 6 meses após o final do estudo. Três insucessos de implante e quatro complicações foram relatados. Atualmente, o produto está sendo lançado para tratamento de síndrome metabólica para aqueles pacientes com IMC $\geq$ 30 kg/m² associado a diabetes tipo 2, com duração de 12 meses.[57]

VALEN-TX™

O Valen-Tx™ é uma manga passível de ser implantada no esôfago e que se estende até o jejuno, com 120 cm de comprimento. O dispositivo age imitando os efeitos do tradicional *bypass* gástrico restringindo a quantia de alimento ingerido, excluindo-o do estômago, dos efeitos da grelina do fundo gástrico e intestino delgado proximal, expondo o alimento não digerido ao jejuno. É fixado na junção esofagogástrica com sutura endoscópica através de oito âncoras transmurais, confirmado através de visualização laparoscópica e também evitando que elas causem danos a estruturas adjacentes. Pode ser retirado endoscopicamente, cortando-se as suturas (Fig. 11-8).[58]

Sandler *et al.* publicaram estudo com 24 pacientes onde o dispositivo foi posicionado com sucesso e endoscopicamente retirado em 22. Dois pacientes foram retirados do estudo por não aderência; destes, um apresentou processo inflamatório grave da junção esofagogástrica. Dos 22 pacientes com implante bem-sucedido, 17 permaneceram com ele por 12 semanas. Estes pacientes apresentaram 39,7% de perda do excesso de peso ou perda de 16,8 kg. Disfagia precoce foi a principal causa da retirada em cinco pacientes. Sete pacientes com diabetes apresentaram glicemia normal e não necessitaram de medicação. Todos os quatro com HbA1c elevada apresentaram melhora significativa.[59]

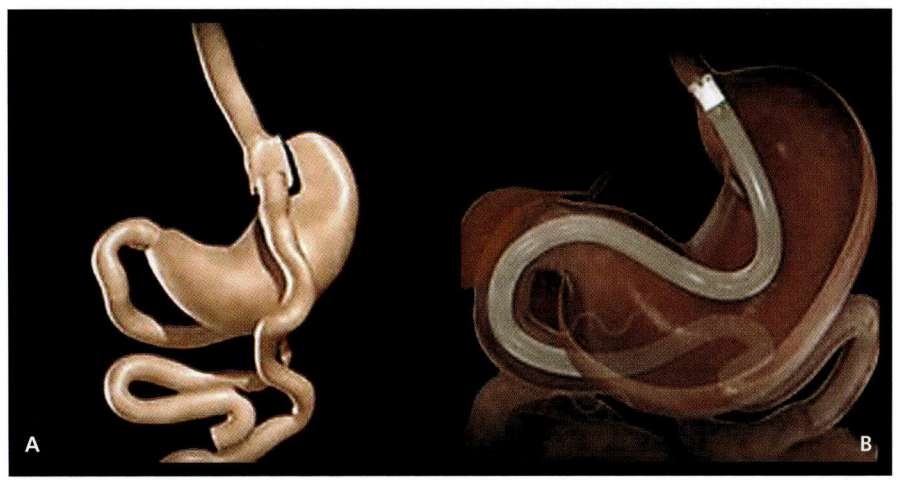

Fig. 11-8. (A e B) Valen-Tx™.

INJEÇÃO DE TOXINA BOTULÍNICA (BTA)

A toxina botulínica (BTA) é produzida pelo *Clostridium boutlinum*. Ele inibe a liberação de acetilcolina na junção neuromuscular e, seletivamente, inibe a atividade dos nervos colinérgicos e músculo estriado. Quando injetado no antro, retarda o esvaziamento gástrico e induz à saciedade através de uma gastroparesia estimulada farmacologicamente. Hipoteticamente, ao injetar BTA no fundo gástrico, haveria uma diminuição da complacência gástrica e secreção de grelina, induzindo uma sensação de saciedade precoce e plenitude. Desde 2005, seis estudos, três abertos e três randomizados, têm avaliado o efeito da injeção de BTA na obesidade. Todos os seis estudos demonstraram resultados conflitantes, porém, a despeito de a inconsistência ser decorrente da diferença na seleção de pacientes, a dose de BTA (100 e 300 UI), método de aplicação (número e profundidade) e local de aplicação (antro, antro combinado ao fundo). Atualmente, injeção de BTA não é aconselhada em razão dos resultados publicados segundo Garcia- Compean e Maldonado.[60]

SATISPHERE™ DA ENDOSPHERE™

SatiSphere é um novo dispositivo endoscópico implantável desenhado para retardar o tempo do trânsito dos nutrientes através do duodeno. É um fio de 1 mm de diâmetro feito de nitinol com várias esferas posicionadas em toda sua extensão. É liberado no duodeno e feito para se fixar no antro gástrico e ângulo de *Treitz* com suas extremidades em *pig-tail* tomando o formato anatômico em "C" do arco duodenal (Fig. 11-9).[61]

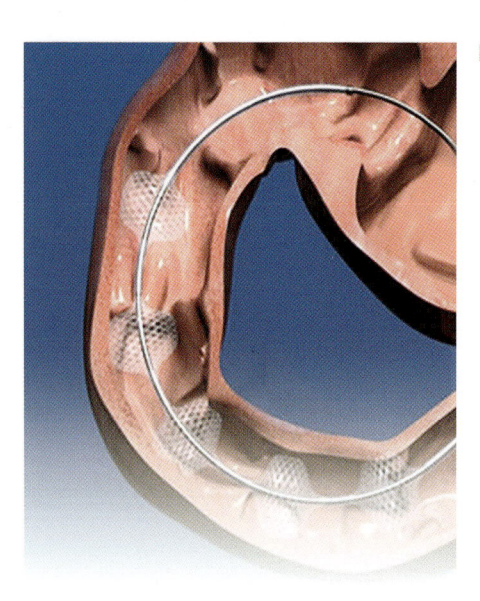

Fig. 11-9. SatiSphere™.

Sauer *et al.* (2013) publicaram estudo onde foram incluídos 31 pacientes. Vinte no grupo com o dispositivo e 10 no grupo-controle, com prazo de retirada em 3 meses. Em 10 de 21 pacientes ocorreu migração; em dois casos foi necessária cirurgia de emergência, o que levou ao encerramento do estudo. A perda de peso foi de 4,6 kg no grupo com intenção de tratar e 6,7 kg no grupo que completou o tratamento. A diferença na perda de peso só foi significativa no grupo de pacientes que completaram o estudo. Ocorreram absorção retardada de glicose, secreção de insulina e alteração dos efeitos do GLP-1. Aguardam-se estudos futuros para melhores conclusões a respeito do dispositivo.[61]

TERAPIA COM ASPIRAÇÃO

A terapia com aspiração endoscópica envolve a colocação de um tubo de gastrostomia colocado de forma usual e, em sua extremidade, é conectado um aspirador chamado AspireAssist™ com um sifão que aspira o conteúdo gástrico 20 minutos após a refeição (Fig. 11-10).

Sullivan *et al.* (2013) descreveram 18 pacientes que foram incluídos em protocolo randomizado com 1 ano de terapia com aspiração associada à mudança do estilo de vida (n = 11) e apenas mudança do estilo de vida (n = 7). Foram critérios de exclusão: distúrbios alimentares, depressão, história de doença gastrointestinal ou cirurgia gástrica prévia que aumentem o risco da colocação da gastrostomia.[62] A perda de peso após o primeiro ano foi de 18,6 e 49% do excesso de peso no grupo com o dispositivo e 5,9 e 14,9% de perda de excesso

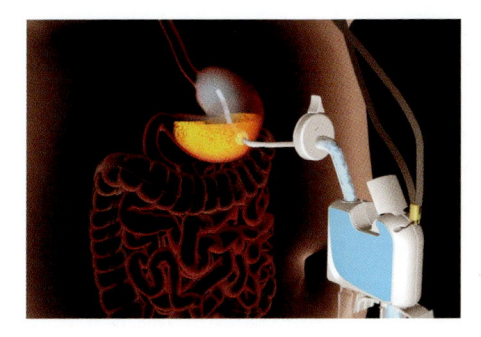

Fig. 11-10. Terapia com aspiração AspireAssist™.

de peso com mudança comportamental (p < 0,05). Sete dos 10 completaram outro ano e mantiveram sua perda de peso com 20,1 e 54,6% de perda do excesso de peso. Não foi observado nenhum efeito colateral sobre o comportamento alimentar ou compensação pelas calorias aspiradas. Um paciente apresentou hipocalemia e três com infecção da gastrostomia, cinco tubos entupiram e ficaram bloqueados. Quatro pacientes necessitaram retirar a gastrostomia e um ficou com uma fístula persistente. Este método ainda requer estudos mais apurados em um número maior de pacientes no que se refere aos benefícios de se manter uma gastrostomia e seus efeitos colaterais como vazamentos, dor abdominal e infecção e ainda seus efeitos em pacientes obesos diabéticos.[62]

TRATAMENTO BARIÁTRICO ENDOSCÓPICO

Em contraste com as opções para o tratamento da obesidade, discutidas previamente, estes métodos requerem muita habilidade endoscópica e demanda de tempo. A grande maioria destes exames ainda está em fase de desenvolvimento ou pesquisa. O objetivo destes procedimentos é o de imitar a cirurgia bariátrica como a gastroplastia vertical com banda, gastrectomia vertical ou ainda a banda gástrica ajustável.

Sutura Gástrica

Três sistemas de sutura endoluminar têm sido estudados. O *Endocinch Suturing System*™ e sua versão modificada, o *Restore Suturing System*™ não proporcionam suturas e plicaturas duráveis por não englobarem todas as camadas da parede gástrica (mucosa e muscular).[63-64]

■ Gastroplastia Vertical Endoluminal – GVE™

Fogel *et al*. (2008) usaram o EndoCinch Suturing System™, desenvolvido pelo Dr. Paul Swain, que consiste em uma cápsula oca que se encaixa na ponta de um endoscópio e utiliza a sucção para trazer tecido para dentro da cápsula (Fig. 11-11). Uma agulha oca faz parte do sistema e por ela passa o fio de sutura que atravessa o tecido dentro da cápsula onde é finalmente amarrado através de um sistema de nó para fixar o ponto. Sete pontos foram passados em uma sutura contínua cruzada do fundo proximal ao corpo distal alterando a parede anterior e posterior separados por um espaço de 2 cm. Ao final, a sutura é tracionada, o que causa a aproximação da parede anterior com a parede posterior criando a gastroplastia vertical. Uma vez a sutura fixada, a distensão gástrica fica limitada.[65]

A GVE reduz a capacidade do estômago e cria um componente restritivo funcional comparável à gastroplastia vertical com anel. Cerca de 64 pacientes foram submetidos a esse procedimento sem nenhuma complicação ou efeito colateral em 12 meses. Cerca de 59 dos 64 pacientes tiveram uma perda do excesso de peso de 58% ou uma redução de 9,3 unidades no IMC. Uma minoria (14 pacientes) teve que repetir a endoscopia durante o acompanhamento. Em cinco a sutura estava intacta, em seis estava frouxa e em três havia-se desmanchado. Dois destes três foram submetidos à nova sutura endoscópica. Até o momento, a estabilidade destas suturas permanecem sem comprovação em decorrência da falta de acompanhamento a longo prazo.[65]

- **Redução do Volume Gástrico Transoral (TGVR™) ou Redução do Volume Gástrico Transoral como Intervenção para Controle de Peso (TRIM™)**

Brethauer et al. (2012) usaram o *Restores Suturing System*™, que é uma versão modificada do EndoCinch™ System. É um sistema de sutura dentro de um único tubo, que faz várias suturas e passa pelo canal de trabalho do endoscópio com uma cápsula de sucção posicionada na ponta do endoscópio (Fig. 11-12). O dispositivo realiza suturas através do tecido sugado em uma câmara dentro da cápsula e, quando a sequência de pontos é realizada, o conjunto é retirado. A sutura é apertada para aproximar dos tecidos e é fixado com uma âncora que mantém a

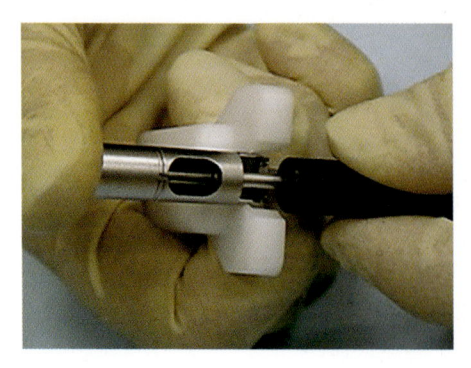

Fig. 11-11. Cápsula usada na gastroplastia vertical endoluminal – GVE™.

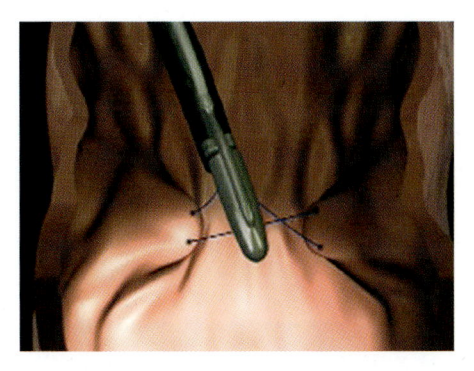

Fig. 11-12. Sistema de sutura na redução do volume gástrico transoral (TGVR™) ou redução do volume gástrico transoral como intervenção para controle de peso (TRIM™).

tensão da mesma. Uma média de seis plicaturas é necessária para aproximar a parede anterior à posterior do estômago para se atingir uma restrição da porção superior do estômago e diminuir sua complacência.[66]

Gastroparesia diabética e diabetes por mais de 10 anos foram critérios de exclusão. Houve uma média de percentagem de perda do excesso de peso de 27,7% com uma diminuição de quatro unidades no IMC. Na endoscopia de controle de 30 dias, somente dois pacientes apresentavam a plicatura intacta, sendo que em 15 pacientes estavam parcialmente abertas. Em 12 meses, cinco pacientes não apresentavam nenhuma plicatura presente e oito apenas com plicaturas parciais. A redução de volume gástrico transoral mostrou-se segura e bem tolerada; porém, as plicaturas não foram transmurais e não duraram.[66]

- **Cirurgia Bariátrica Endoluminar Primária – POSE™**

Espinos *et al.* (2013) descreveram sua experiência inicial com o POSE™. Neste procedimento, o tecido gástrico é aplicado em 8 a 9 locais do fundo e em 3 a 4 no corpo distal. Acredita-se que as plicaturas ancoradas ativam precocemente os receptores de distensão em resposta ao alimento no fundo gástrico e desfuncionalizam este segmento, limitando sua capacidade de acomodar o bolo alimentar. Adicionalmente, espera-se que as plicaturas distais retardem as contrações antrais e, consequentemente, seu esvaziamento. Portanto, supõe-se que a plicatura do fundo e antro distal induzem a saciedade precoce e prolongada.[67]

O procedimento é realizado utilizando-se uma plataforma (*Incisionless Operating Platform* [IOP]) com quatro portais de trabalho, sendo um para o endoscópio e três para instrumental especial: o g-Prox™ pinça endoscópica, para mobilizar e aproximar a dobra tecidual, uma segunda pinça chamada g-Lix™ com o objetivo de ajudar a pinçar o tecido escolhido e o g-Cath™ sistema de ancoragem, um cateter que penetra o tecido e através de âncoras sutura e repara o tecido dobrado. Plicaturas transmurais foram realizadas com sucesso em 45 pacientes (8,2 no fundo gástrico e 3 na parede gástrica distal). Não houve acidentes ou efeitos colaterais significativos. Após 6 meses, o IMC caiu 5,8 pontos e a porcentagem de perda do excesso de peso foi de 15,5%.[67]

Grampeamento Gástrico

Dois sistemas de grampeamento gástrico foram descritos (Fig. 11-13).

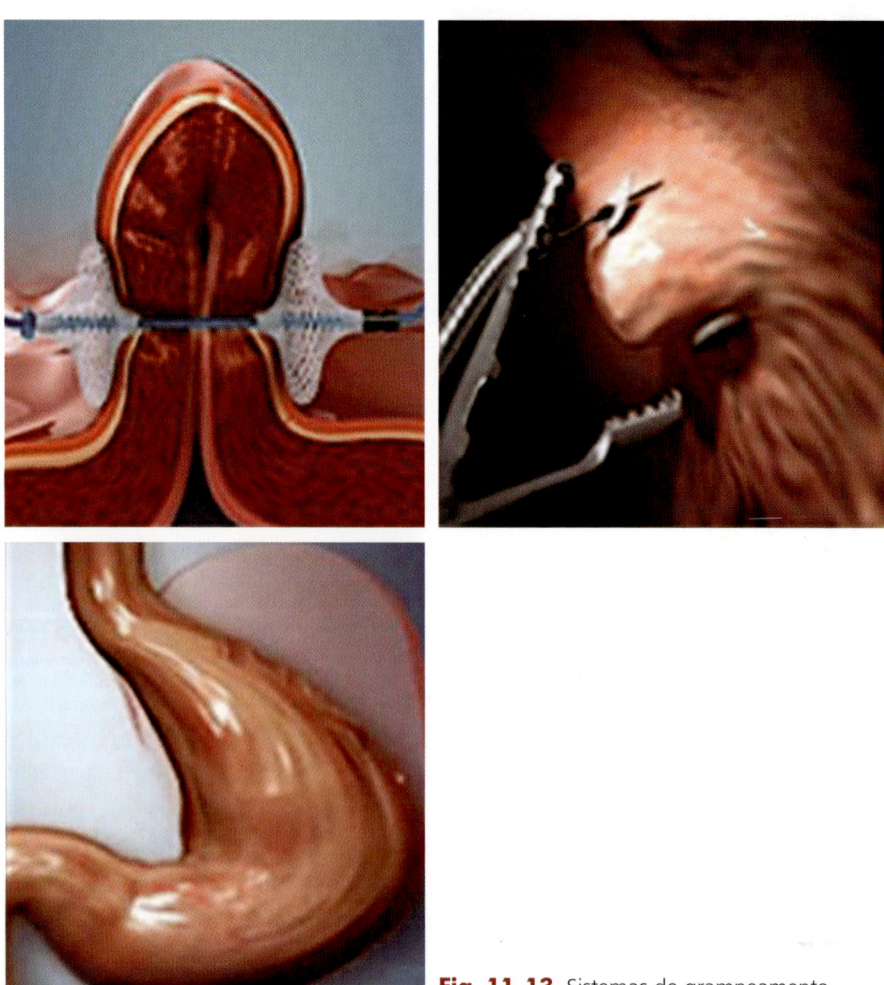

Fig. 11-13. Sistemas de grampeamento gástrico usados na cirurgia endoluminar primária (POSE™).

Gastroplastia Transoral (TOGa™)

A gastroplastia usa um dispositivo de grampeamento chamado TOGa Sleeve Stapler™, que cria duas plicaturas, através de sucção, envolvendo toda a parede gástrica, de serosa a serosa, da parede anterior e parede posterior do estômago em sua porção proximal. Com duas aplicações sucessivas cria-se uma manga restritiva que se estende do esôfago, ao nível do ângulo de His, acompanhando a pequena curvatura por 8 a 9 cm com um diâmetro final de 12 mm (Fig. 11-14).[68] Devière *et al.* publicaram os primeiros resultados em 21 pacientes, com uma perda do excesso de peso de 24,4% em 6 meses. Não foi observado nenhum efeito colateral, porém, na endoscopia de controle de 6 meses, falhas entre as duas linhas de grampeamento eram bem evidentes e a manga estava intacta apenas em 5/21.[69]

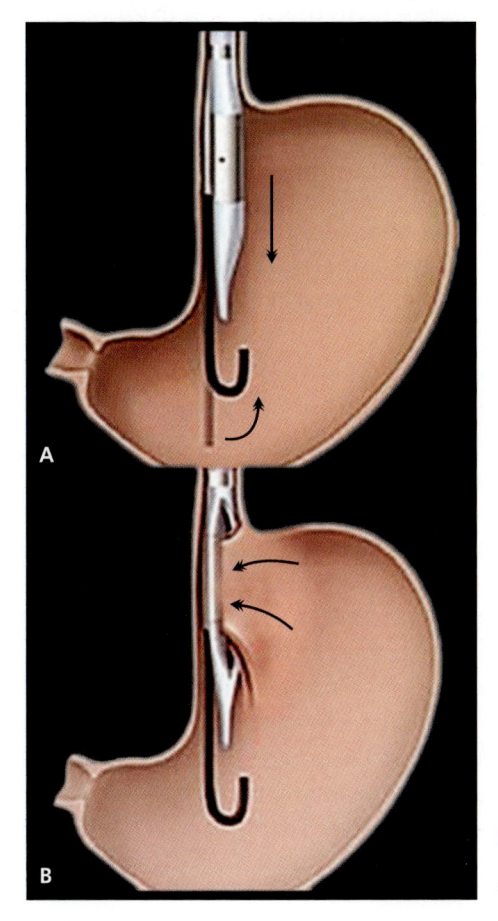

Fig. 11-14. (**A** e **B**) Dispositivo de grampeamento usado na gastroplastia transoral (TOGa™).

Com melhoria técnica e administração peroperatória de metilprednisolona e diclofenaco, um estudo realizado por Moreno *et al.* em 11 pacientes demonstrou uma perda do excesso de peso de 46% em 6 meses. Na endoscopia de controle de 6 meses 7/11 ainda apresentavam a manga intacta.[70] O estudo multicêntrico TOGa™ envolveu 67 pacientes que foram submetidos ao procedimento com sucesso ocorrendo duas complicações (insuficiência respiratória e pneumoperitônio assintomático). Cerca de 14 pacientes não completaram o *follow-up*: 53 pacientes tiveram uma diminuição de 44,8% do excesso de IMC e 38,7% do excesso de peso em 12 meses. Em 25 pacientes, houve deiscência parcial da linha de grampeamento sem efeito nenhum na perda de peso. A conversão do TOGa™ em uma gastroplastia com reconstrução em Y de Roux ou gastrectomia vertical foi realizada sem dificuldade e sem aumentar o tempo cirúrgico.[68] O TOGa™ foi interrompido por falência da empresa.

■ Sistema de Implante Endoscópico Transoral Restritivo – TERIS™

O TERIS™ consiste em implantar uma prótese ao nível do cárdia para diminuir o reservatório do fundo gástrico criando um efeito restritivo com um orifício de entrada para o estômago distal de 10 mm, endoscopicamente equivalente à banda gástrica. São cinco plicaturas no nível do cárdia, 3 a 5 cm abaixo da junção esofagogástrica. Estas plicaturas são utilizadas para encaixar um restritor gástrico utilizando-se âncoras de silicone. Cada plicatura é realizada usando um *stapler* endoscópico circular. Este *stapler* consegue envolver a parede gástrica em todas as camadas através de sucção, comprimindo o tecido e criando dois anéis concêntricos de 3,5 mm, e ressecando o tecido dentro do anel criando um orifício. Em seguida, uma âncora de silicone é puxada sob visualização direta através do orifício criado pelo *stapler* e liberada. Quatro outras âncoras são colocadas da mesma forma e fixadas. Toda a estrutura criada é para suportar o restritor (Fig. 11-15).[71]

De Jong *et al.* conseguiram colocar 12/13 pacientes com três complicações nos primeiros sete. Uma perfuração gástrica que necessitou de cirurgia e dois pneumoperitônios assintomáticos. Em um paciente, em virtude da limitação de manejar o aparelho, somente 4 âncoras foram colocadas. Após melhora na técnica, nenhum evento foi observado nos últimos cinco pacientes. Ao final de 3 meses, a porcentagem de perda do excesso de peso foi de 22,2%.[72] A companhia encerou a produção do TERIS™ porque as âncoras se soltavam, principalmente as da pequena curvatura; porém, continuaram com os estudos com o Stapler Articulado Endoscópico Circular (ACE™) com o objetivo de reduzir o volume gástrico.

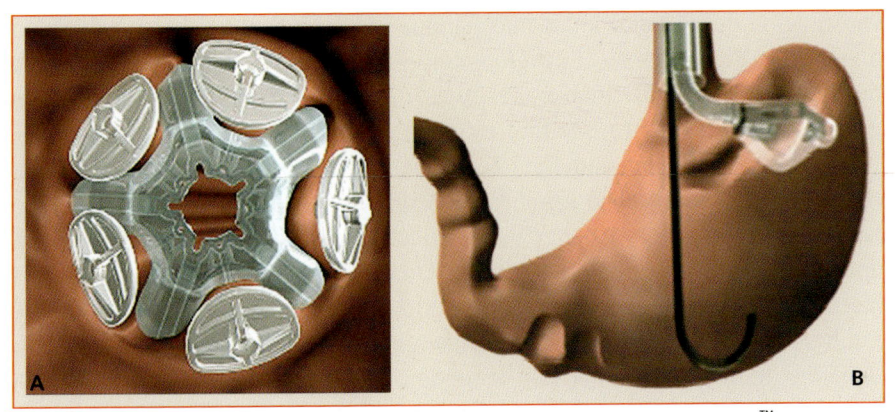

Fig. 11-15. (**A** e **B**) Sistema de implante endoscópico transoral restritivo – TERIS™.

Um estudo publicado por Verlaan *et al*. demonstrou a segurança da confecção de 160 plicaturas em 17 pacientes que permaneceram intactas mesmo após 12 meses no controle endoscópico. A porcentagem de perda do excesso de peso após 3, 6 e 12 meses foi de 16, 25,6 e 34,9% respectivamente.[73] Infelizmente, os estudos foram interrompidos porque a empresa faliu.

REGANHO DE PESO

Revisão Endoluminal do *Bypass* Gástrico

Apesar do sucesso de uma variedade de procedimentos bariátricos estar bem documentado, uma das grandes preocupações é o reganho de peso após alguns anos de pós-operatório. Segundo Brolin *et al.* e Christou *et al.*, acredita-se que até 20% dos pacientes não conseguirão atingir perda de peso suficiente (> 50% de perda do excesso de peso) ou irão apresentar um reganho de peso significativo (> 15% do nadir).[74-75] Em razão do crescente aumento do número de pacientes sendo submetidos à cirurgia, é de se esperar que o número de pacientes com recidiva também aumente, apresentando-se como um desafio significante para a comunidade cirúrgica.

O exato mecanismo do reganho de peso após o *bypass* gástrico com reconstrução em *Y de Roux* é desconhecido. Esta população de pacientes é estudada de forma inadequada, mas é provável que seja uma combinação de genética, fisiologia, comportamento e fatores anatômicos que devem contribuir para o reganho de peso. Determinar quais destes fatores está ocorrendo em um determinado paciente é, sem dúvida, um desafio científico. Estudos prospectivos são necessários nesta área. Na verdade, a evidência de que o tamanho do reservatório e/ou diâmetro da anastomose influencia no reganho de peso é limitado a estudos observacionais. Cirurgiões têm especulado, há muito tempo, que a perda do processo restritivo do reservatório ou dilatação da anastomose tem grande peso. Entretanto, são fatores que ainda precisam ser comprovados.

Christou *et al.* acompanharam 228 pacientes por mais de 10 anos e observaram que o ganho de peso significante ocorreu após os pacientes atingirem o nadir do peso. O sucesso foi de 79,6% e foi atribuído a um pequeno reservatório, apesar de todos os casos apresentarem uma anastomose dilatada. Os autores não demonstraram aumento do reservatório após o período de 5 anos através de radiografia. Sabe-se que os raios RX não é um exame sensível para determinar o tamanho do reservatório que não distende com a ingestão do líquido. Este estudo subestima o fato de que o controle da saciedade é complexo e está claro que o reganho de peso pode ocorrer em pacientes motivados e cooperativos.[75]

Provavelmente, a evidência mais contundente da influência do tamanho do reservatório e da anastomose na perda de peso após o *bypass* gástrico com reconstrução em *Y de Roux* vem do relato de 380 pacientes que foram submetidos a uma endoscopia após um seguimento médio de 5,9 anos e foi reportado em 2012 por Heneghan *et al.* Estes pacientes foram divididos em dois grupos: um que manteve uma percentagem de perda do excesso de peso > 50% ou um IMC < 30 que foram submetidos ao exame endoscópico por apresentarem sintomas gastrointestinais e aqueles que foram encaminhados ao exame por reganho de peso. Em todos os pacientes, foi medido o tamanho da anastomose onde as > 2 cm foram consideradas como dilatadas e reservatórios > 6 cm em comprimento ou > 5 cm de largura foram considerados aumentados. Nos 175 pacientes com perda de peso considerada ideal, a maioria (63,4%) apresentava reservatório e anastomose considerados normais. Por outro lado, nos 205 pacientes referidos com reganho de peso, apenas 28,8% tinham um reservatório normal (P < 0,001). Comprimento do reservatório, volume e tamanho da anastomose apresentaram correlação inversa com a perda do excesso de peso. Uma análise multivariável demonstrou que o tamanho da anastomose tem uma associação independente com o reganho de peso.[76]

O valor deste estudo está na inclusão de um grupo de pacientes que apresentaram uma perda de peso esperada, onde foi encontrada uma anatomia cirúrgica normal. O fato de que pacientes com reganho de peso apresentarem o dobro de anormalidades anatômicas do que pacientes considerados de sucesso, dá crédito ao conceito de que a dilatação do reservatório e tamanho da anastomose têm influência sobre a perda de peso e reganho após o *bypass* gástrico.[76]

Levando-se em conta que dieta e mudança comportamental são, provavelmente ineficazes neste grupo de pacientes, muitos cirurgiões têm realizado procedimentos revisionais para aumentar a restrição. Estes procedimentos, além de desafiadores, são associados à alta incidência de morbidade. Técnicas endoluminais para reduzir o tamanho do reservatório e da anastomose têm o potencial de melhorar a restrição com menor morbidade. Várias técnicas têm sido publicadas, incluindo a injeção de agentes esclerosantes, sutura endoscópica e aplicação térmica com plasma de argônio.[77]

Escleroterapia

O princípio da escleroterapia é de aumentar a restrição através da injeção de substância esclerosante (morruato de sódio) no tecido perianastomótico através de uma agulha. Esta técnica foi descrita pela primeira vez em 2003, por Spaulding *et al.*, que trataram 20 pacientes, injetando uma média de 6 mL de morruato de sódio. Neste estudo, 75% dos pacientes perderam 9% do peso total em um acompanhamento de 6 meses. Em 1 ano de acompanhamento conseguiram identificar 32 dos 147 pacientes que haviam sido submetidos à escleroterapia por apresentarem uma anastomose dilatada após o *bypass* gástrico. Dos 32 pacientes, 90% ou perderam ou estabilizaram seu peso. Os 10% restantes continuaram a ganhar peso. Nenhuma complicação foi descrita.[78]

Uma das vantagens deste procedimento é que ele pode ser repetido. Por causa de sua simplicidade e baixos índices de complicações, pode ser realizado em qualquer centro de endoscopia sem a necessidade de equipamento especial, além do que as substâncias esclerosantes são bastante acessíveis. Entretanto, sua efetividade é limitada com perda de peso modesta em um acompanhamento a curto prazo. Atualmente, existem muito poucos estudos restritos a pequenas séries e com seguimentos curtos.

Bard EndoCinch Suturing System™

Desenvolvido pelo Dr. Paul Swain (já descrito acima), consiste em uma cápsula oca que se encaixa na ponta de um endoscópio e utiliza a sucção para trazer tecido para dentro da cápsula. Uma agulha oca faz parte do sistema e por ela passa o fio de sutura que atravessa o tecido dentro da cápsula onde é finalmente amarrado através de um sistema de nó para fixar o ponto. Vários pontos podem ser aplicados na anastomose gastrojejunal dilatada para reduzir seu diâmetro.[79] Alguns estudos mostram sua utilização em fístulas gastrogástricas.

Schweitzer *et al.* (2004) foram os primeiros a relatar seu uso para o tratamento de anastomoses dilatadas diminuindo seu diâmetro de > de 20 mm para < de 15 mm. Dois dos pacientes tiveram seus reservatórios plicados próximo à anastomose. Além dos pacientes relatarem sensação de plenitude precoce, houve uma redução importante do consumo calórico com subsequente perda de peso (porém não foi descrita a quantidade de perda de peso ou o seu período).[80]

Em 2006, Thompson *et al.* publicaram um estudo-piloto com oito pacientes que apresentaram um reganho de peso médio de 24 kg a partir do nadir, após o *bypass* gástrico e foram submetidos à sutura endoscópica. Foram feitas várias adaptações do procedimento incluindo a cauterização do local da sutura. Em um seguimento de 4 meses, seis dos oito pacientes apresentaram uma perda média de 10 kg. Quatro pacientes relataram uma melhora durável na saciedade enquanto três apenas uma melhora temporária. Estes últimos foram submetidos à nova sutura endoscópica com resultados melhores na perda de peso. Nenhuma complicação severa foi relatada.[63]

Um estudo multicêntrico, randomizado e duplo-cego com grupo-controle (RESTORe *trial*) foi apresentado por Thompson *et al.* (2013). Cerca de 77 pacientes com perda de peso inadequado ou reganho de peso foram randomicamente submetidos ao EndoCinch™ *versus* um procedimento branco *(sham)*. O acompanhamento foi realizado por clínicos que não sabiam qual paciente havia sido submetido ao procedimento e durou 6 meses. O grupo EndoCinch™ atingiu 4,7% de perda de peso comparado aos 1,9% do grupo-controle (p = 0,041). Cerca de 96% dos pacientes do grupo EndoCinch™ atingiram perda de peso ou estabilizaram seus pesos, comparado com 78% do grupo-controle (p < 0,001).[64]

O EndoCinch™ também tem sido utilizado para revisar complicações como a síndrome de *dumping* intratável, relatado por Fernández-Eparrach *et al.* (2010) com associação de escarificação com o plasma de argônio e cola de fibrina. Após um seguimento de 2 anos, todos os pacientes estavam assintomáticos.[81] O mesmo autor descreveu o tratamento da fístula gastrogástrica, porém, com resultados modestos sendo eficaz em apenas fístulas menores que 10 mm.[82] A nova versão do aparelho é de mais fácil manuseio.

StomaphyX™

Consiste em um aparelho que aproxima os tecidos através de prendedores em H que, teoricamente, poderiam atravessar a parede (serosa a serosa) do reservatório gástrico criando plicaturas (Fig. 11-16). Um estudo-piloto publicado em 2010 por Mikami *et al.* demonstrou uma perda de 5,4 kg em 1 mês, em 34 dos 39 pacientes submetidos ao procedimento porém apenas seis pacientes foram acompanhados durante 1 ano e a perda de peso foi de 10 kg.[83] Leitman *et al.* (2010) publicaram uma série de 64 pacientes submetidos ao procedimento para tratar perda de peso inadequado, síndrome de *dumping* ou refluxo gastroesofá-

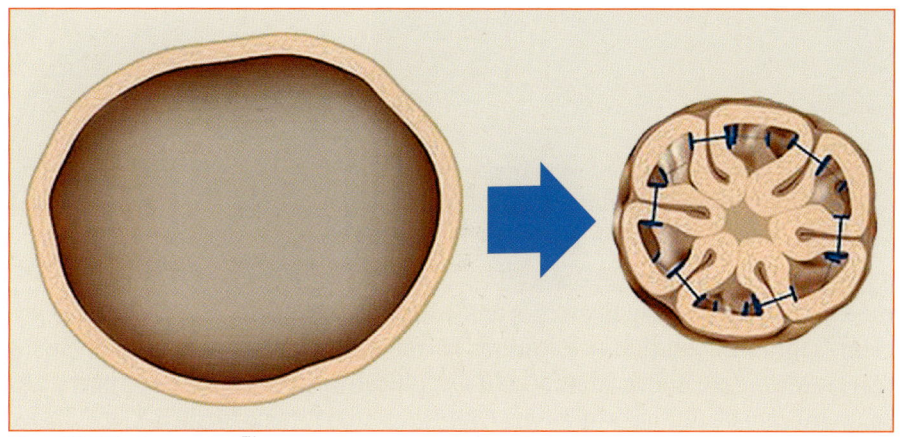

Fig. 11-16. StomaphyX™.

gico após o *bypass* gástrico. Foram colocados em média 23 prendedores em H por paciente. Cerca de 71% dos pacientes que apresentavam síndrome de *dumping* melhoraram, 80% com refluxo tiveram uma melhora dos sintomas e 20% com resolução. A perda de peso média foi de 7,3 kg (0-31 kg), e 80% não readquiriram peso em um período curto de seguimento (3 a 12 meses).[84]

Havia uma limitação grande no *design* com o StomaphyX™ que permitia acesso apenas sobre o reservatório e não a anastomose gastrojejunal. Além disso, reservatórios com o fundo gástrico dilatado eram um desafio para o aparelho que, em virtude de sua rigidez, não conseguia abordar este tecido. E, finalmente, apesar do aparelho conseguir abordar todo o tecido (serosa a serosa), não era o que geralmente ocorria, em decorrência das limitações da câmara de aspiração segurar o tecido enquanto os prendedores eram disparados.

Em nossa experiência pessoal com 8 pacientes, nenhum dos prendedores estava presente no reservatório gástrico após a endoscopia de controle de 6 meses. O StomaphyX™, atualmente, não é mais comercializado.

Plataforma Cirúrgica sem Incisões – (Restorative Obesity Surgery Endoscopic) ROSE™

Este sistema multilumen com um canal para o endoscópio e três canais para instrumental, tem sido utilizado para reduzir o tamanho da anastomose. O *grasper* possibilita englobar toda a parede nas suas mordidas (Fig. 11-17). Os primeiros resultados do ROSE™ foram descritos em 2009 por Ryou *et al*. Cinco pacientes foram submetidos à técnica com perda de 7,8 kg em 3 meses. O mesmo grupo publicou uma série de 20 pacientes no mesmo ano, que haviam engordado uma

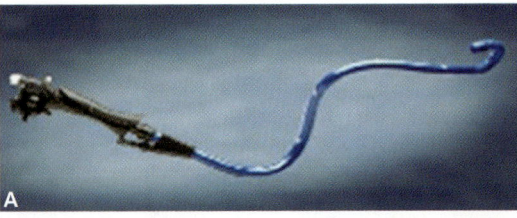

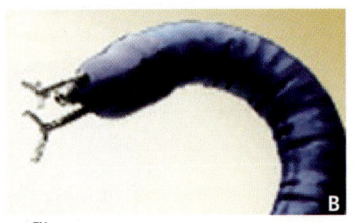

Fig. 11-17. (**A** e **B**) Plataforma cirúrgica sem incisões (ROSE™).

média de 13 kg após o nadir e com anastomose gastrojejunal dilatada. Estes pacientes foram submetidos a plicaturas não só na anastomose como também no reservatório. Não houve complicações significativas, porém todos os pacientes se queixaram de dor na orofaringe. A perda média de peso foi de 5,8 kg e 8,8 kg no 1º e 3º mês, respectivamente.[85]

Resultados de um estudo multicêntrico foi publicado em 2010 por Horgan *et al.* envolvendo nove instituições diferentes. Houve três lacerações de esôfago, todas assintomáticas sendo que apenas uma necessitou de tratamento endoscópico com clipe. As queixas principais após o procedimento foram faringite (41%), náusea e vômitos (12%), dor abdominal (11%), todos transitórios. O diâmetro da anastomose gastrojejunal foi reduzido em 50% após 6 meses e perderam 18% do excesso de peso (média de 6,5 kg). A presença das âncoras foi confirmada em endoscopia de um ano em 92% dos pacientes. A perda média de peso foi de 5,9 kg e 14,5% do excesso de peso.[86]

Os resultados do ROSE™ são considerados modestos. Apesar dos trabalhos publicados referirem a sua influência sobre a anastomose, as âncoras são mais bem posicionadas no reservatório gástrico. O que pode explicar o comprometimento de sua eficácia. Atualmente, não é comercializado nos EUA, e as companhias estão propondo o método para uso no tratamento primário da obesidade (POSE™). Descrito anteriormente neste capítulo.

OTSC-clip™

Feito de nitinol (níquel-titânio), o OTSC-clip™ é montado em um aplicador transparente que é encaixado na ponta do endoscópio. Neste método, é necessário um endoscópio com dois canais de trabalho. O tecido é aproximado com dois *graspers* endoscópicos e puxado para dentro do aplicador, e o clipe é liberado através da tração de um fio que o prende (Fig. 11-18A).[87]

Em 2011, Heylen *et al.* publicaram a utilização do OTSC-clip™ em 94 pacientes com a gastrojejunostomia dilatada e 10% de reganho de peso após o *bypass* gástrico. Utilizaram um ou dois clipes e o diâmetro médio encontrado foi de 35 mm e reduzido em média para 8 mm. Nenhuma complicação maior foi

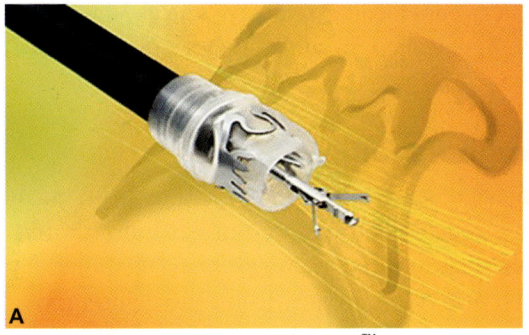

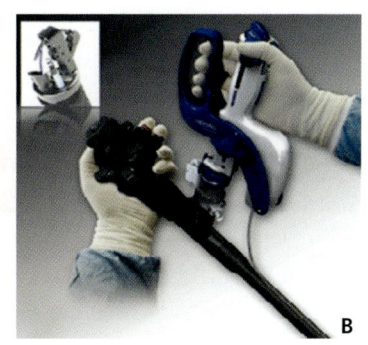

Fig. 11-18. (**A**) OTSC *clip*. (**B**) Apollo™.

descrita, e cinco pacientes relataram disfagia. Em dois pacientes foi necessário realizar uma dilatação. Em aproximadamente 3 meses após o procedimento, o IMC médio baixou de 45,8 kg/m² para 29,7 kg/m². Após 3 meses, pelo menos 30% dos clipes ainda estavam presos ao reservatório. Em 1 ano, o IMC médio encontrado foi de 27,4 kg/m². Em virtude da funcionalidade do dispositivo no reservatório gástrico e na gastrojejunostomia, o sucesso no reganho de peso pode ser limitado. Até o momento são raras as publicações que dão sustentação para usá-lo. O dispositivo é comercializado e deverá ser mais aplicável em complicações como fístulas.[87]

OverStich Endoscopic Suturing System™ – Apollo™

Trata-se de um sistema de sutura que é encaixado na ponta de um endoscópio de duplo canal. Uma agulha de sutura curva realiza suturas contínuas ou interrompidas, englobando todas as camadas da parede gástrica sob visualização direta. O OverStich™ tem sido utilizado para fechar fístulas gastrointestinais e fístulas gastrogástricas, porém, até o momento, não há nenhuma publicação direcionada para o reganho de peso (Fig. 11-18B).[88]

Em um estudo apresentado em San Diego, no XXIX Congresso anual da American Society for Metabolic and Bariatric Surgery, Manoel Galvao Neto *et al.* relataram o uso do OverStich™ em nove pacientes com anastomoses dilatadas. Não foi observada nenhuma complicação e houve uma perda média do peso readquirido de 61%. O uso do OverStich™ para realizar reparo sobre a gastrojejunostomia é tecnicamente viável e parece ser bem tolerado. A possibilidade de aproximar grossas camadas de tecido demonstra uma vantagem evidente sobre os outros dispositivos descritos. Além disso, o dispositivo tem-se mostrado uma promessa para tratar outras complicações bariátricas como fístulas e suturando úlceras marginais. É o único aparelho de sutura endoscópica comercializado. Tem passado por mudanças para facilitar seu uso e outras adaptações para aumentar a profundidade de penetração da agulha maior que dos outros dispositivos apresentados.[89]

Coagulação com Plasma de Argônio

Trata-se de um método de eletrocoagulação sem contato em que a energia de radiofrequência é aplicada sobre os tecidos através de um gás ionizado (Fig. 11-19). É utilizado em várias terapias endoscópicas. Em 2009, o Dr. Ahmad Aly, de Melbourne, Austrália, descreveu pela primeira vez a utilização do método na anastomose gastrojejunal com o objetivo de causar uma estenose local.[90] O único trabalho publicado até o momento não tem grupo-controle e os resultados são ainda questionáveis.

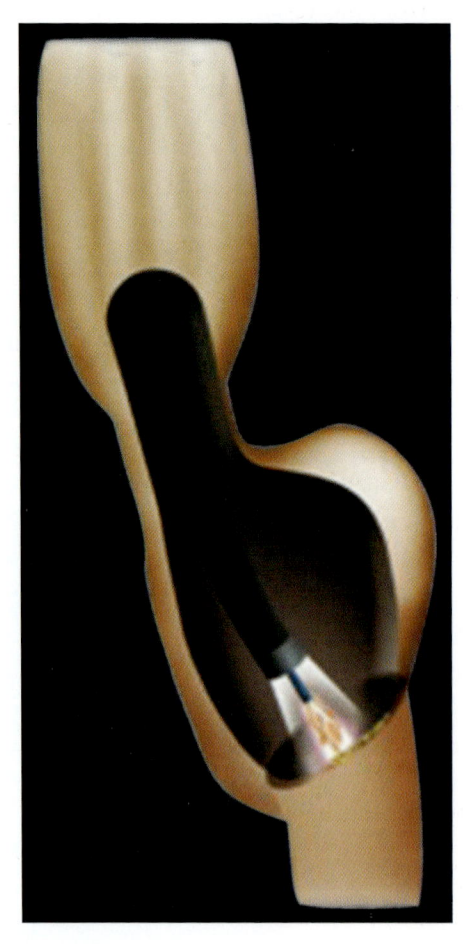

Fig. 11-19. Coagulação com plasma de argônio.

No Brasil, o método vem-se tornando bastante popular. A razão é o fato do custo do método ser baixo, com possibilidade de ser feito ambulatorialmente. Tem sido descrito em congressos casos de perfuração, estenoses de difícil tratamento, sangramento e um óbito. O grande mérito deste método é que além de levar a uma estenose parcial da anastomose, traz o paciente de volta para o acompanhamento da equipe multidisciplinar. Começamos como o primeiro grupo do Brasil a fazer o método em 2009, logo após a publicação do Dr. Ahmad, e acreditávamos que seriam necessárias três aplicações, uma a cada 2 meses, para que pudéssemos atingir um diâmetro ideal (12 mm) para causar restrição e perda de peso. São critérios: um tempo mínimo de 18 meses pós-operatório, aumento de pelo menos 10% do peso mínimo e diâmetro da anastomose maior que 15 mm. Atualmente, mantemos o tratamento de 6 meses com acompanhamento da equipe multidisciplinar (nutricionista, psiquiatra e educador físico), mas o número de aplicações pode adaptar-se a evolução cicatricial e tamanho inicial da anastomose, podendo variar de uma a quatro aplicações. Nossos resultados têm mostrado um sucesso com perda de todo o excesso de peso readquirido em 46% dos pacientes submetidos ao método. Infelizmente, 36% dos pacientes não completaram o tratamento e abandonaram o acompanhamento já após a primeira aplicação. O restante dos pacientes perdeu um valor variável de peso.

CONCLUSÃO

A obesidade está associada a uma grande gama de doenças envolvendo um grande número de pessoas que necessitarão, em algum momento de suas vidas, um tratamento. A terapia endoscópica irá, sem dúvida, ocupar a lacuna entre o tratamento clínico e o tratamento cirúrgico, preenchendo o último espaço necessário entre as mudanças nos hábitos de vida e o tratamento farmacológico. Inúmeras novas tecnologias estão surgindo e acredito que o papel da endoscopia no tratamento da obesidade já é um caminho sem volta.

REFERÊNCIAS BIBLIOGRÁFICAS

1. Buchwald H, Williams SE. Bariatric surgery worldwide 2003. *Obes Surg* 2004 Oct.;14(9):1157-64.
2. Buchwald H, Avidor Y, Braunwald E *et al.* Bariatric surgery: a systematic review and meta-analysis. *JAMA* 2004 Oct. 13;292(14):1724-37.
3. Busetto L, Segato G, De Luca M *et al.* Preoperative weight loss by intragastric balloon in super-obese patients treated with laparoscopic gastric banding: a case-control study. *Obes Surg* 2004 May;14(5):671-76.
4. Mechanick JI, Youdim A, Jones DB *et al.* Clinical practice guidelines for the perioperative nutritional, metabolic, and nonsurgical support of the bariatric surgery patient–2013 update: cosponsored by American Association of Clinical

Endocrinologists, the Obesity Society, and American Society for Metabolic & Bariatric Surgery. *Surg Obes Relat Dis* 2013 Mar.-Apr.;9(2):159-91.
5. Schapiro M, Benjamin S, Blackburn G et al. Obesity and the gastric balloon: a comprehensive workshop. Tarpon Springs, Florida, March 19-21, 1987. *Gastrointest Endosc* 1987 Aug.;33(4):323-27.
6. Kissileff HR, Carretta JC, Geliebter A et al. Cholecystokinin and stomach distension combine to reduce food intake in humans. *Am J Physiol Regul Integr Comp Physiol* 2003 Nov.;285(5):R992-98.
7. Imaz I, Martinez-Cervell C, Garcia-Alvarez EE et al. Safety and effectiveness of the intragastric balloon for obesity. A meta-analysis. *Obes Surg* 2008 July;18(7):841-46.
8. Sallet JA, Marchesini JB, Paiva DS et al. Brazilian multicenter study of the intragastric balloon. *Obes Surg* 2004 Aug.;14(7):991-98.
9. Mathus-Vliegen EM, Tytgat GN. Intragastric balloon for treatment-resistant obesity: safety, tolerance, and efficacy of 1-year balloon treatment followed by a 1-year balloon-free follow-up. *Gastrointest Endosc* 2005 Jan.;61(1):19-27.
10. Puglisi F, Antonucci N, Capuano P et al. Intragastric balloon and binge eating. *Obes Surg* 2007 Apr.;17(4):504-9.
11. Fuller NR, Pearson S, Lau NS et al. An intragastric balloon in the treatment of obese individuals with metabolic syndrome: a randomized controlled study. *Obesity* (Silver Spring) 2013 Aug.;21(8):1561-70.
12. Genco A, Bruni T, Doldi SB et al. BioEnterics Intragastric Balloon: The Italian Experience with 2,515 patients. *Obes Surg* 2005 Sept.;15(8):1161-64.
13. Herve J, Wahlen CH, Schaeken A et al. What becomes of patients one year after the intragastric balloon has been removed? *Obes Surg* 2005 June-July;15(6):864-70.
14. Mathus-Vliegen EM, Tytgat GN, Veldhuyzen-Offermans EA. Intragastric balloon in the treatment of super-morbid obesity. Double-blind, sham-controlled, crossover evaluation of 500-milliliter balloon. *Gastroenterology* 1990 Aug.;99(2):362-69.
15. Kotzampassi K, Grosomanidis V, Papakostas P et al. 500 intragastric balloons: what happens 5 years thereafter? *Obes Surg* 2012 June;22(6):896-903.
16. Spyropoulos C, Katsakoulis E, Mead N et al. Intragastric balloon for high-risk super-obese patients: a prospective analysis of efficacy. *Surg Obes Relat Dis* 2007 Jan.-Feb.;3(1):78-83.
17. Angrisani L, Lorenzo M, Borrelli V et al. Is bariatric surgery necessary after intragastric balloon treatment? *Obes Surg* 2006 Sept.;16(9):1135-37.
18. Melissas J, Mouzas J, Filis D et al. The intragastric balloon - smoothing the path to bariatric surgery. *Obes Surg* 2006 July;16(7):897-902.
19. Loffredo A, Cappuccio M, De Luca M et al. Three years experience with the new intragastric balloon, and a preoperative test for success with restrictive surgery. *Obes Surg* 2001 June;11(3):330-33.
20. De Goederen-Van Der Meij S, Pierik RG, Oudkerk Pool M et al. Six months of balloon treatment does not predict the success of gastric banding. *Obes Surg* 2007 Jan.;17(1):88-94.
21. Genco A, Lorenzo M, Baglio G et al. Does the intragastric balloon have a predictive role in subsequent LAP-BAND((R)) surgery? Italian multicenter study results at 5-year follow-up. *Surg Obes Relat Dis* 2014 May-June;10(3):474-78.
22. Dumonceau JM, Francois E, Hittelet A et al. Single vs repeated treatment with the intragastric balloon: a 5-year weight loss study. *Obes Surg* 2010 June;20(6):692-97.
23. Lopez-Nava G, Rubio MA, Prados S et al. BioEnterics(R) intragastric balloon (BIB(R)). Single ambulatory center Spanish experience with 714 consecutive

patients treated with one or two consecutive balloons. *Obes Surg* 2011 Jan.;21(1):5-9.
24. Genco A, Cipriano M, Bacci V *et al.* Intragastric balloon followed by diet vs intragastric balloon followed by another balloon: a prospective study on 100 patients. *Obes Surg* 2010 Nov.;20(11):1496-500.
25. Genco A, Maselli R, Frangella F *et al.* Effect of consecutive intragastric balloon (BIB(R)) plus diet versus single BIB(R) plus diet on eating disorders not otherwise specified (EDNOS) in obese patients. *Obes Surg* 2013 Dec.;23(12):2075-79.
26. Alfredo G, Roberta M, Massimiliano C *et al.* Long-term multiple intragastric balloon treatment–a new strategy to treat morbid obese patients refusing surgery: prospective 6-year follow-up study. *Surg Obes Relat Dis* 2014 Mar.-Apr.;10(2):307-11.
27. Galvao Neto MP, Campos JM. Comment on: Long-term multiple intragastric balloon treatment-a new strategy to treat morbid obese patients refusing surgery: prospective 6-year follow-up study. *Surg Obes Relat Dis* 2014 Mar.-Apr.;10(2):312.
28. Genco A, Lopez-Nava G, Wahlen C *et al.* Multi-centre European experience with intragastric balloon in overweight populations: 13 years of experience. *Obes Surg* 2013 Apr.;23(4):515-21.
29. De Castro ML, Morales MJ, Del Campo V *et al.* Efficacy, safety, and tolerance of two types of intragastric balloons placed in obese subjects: a double-blind comparative study. *Obes Surg* 2010 Dec.;20(12):1642-46.
30. Giardiello C, Borrelli A, Silvestri E *et al.* Air-filled vs water-filled intragastric balloon: a prospective randomized study. *Obes Surg* 2012 Dec.;22(12):1916-19.
31. Evans JT, Delegge MH. Intragastric balloon therapy in the management of obesity: why the bad wrap? *JPEN* 2011 Jan.;35(1):25-31.
32. Wahlen CH, Bastens B, Herve J *et al.* The BioEnterics Intragastric Balloon (BIB): how to use it. *Obes Surg* 2001 Aug.;11(4):524-27.
33. Genco A, Dellepiane D, Baglio G *et al.* Adjustable intragastric balloon vs non-adjustable intragastric balloon: case-control study on complications, tolerance, and efficacy. *Obes Surg* 2013 July;23(7):953-58.
34. Machytka E, Klvana P, Kornbluth A *et al.* Adjustable intragastric balloons: a 12-month pilot trial in endoscopic weight loss management. *Obes Surg* 2011 Oct.;21(10):1499-507.
35. Brooks J, Srivastava ED, Mathus-Vliegen EM. One-year adjustable intragastric balloons: results in 73 consecutive patients in the U.K. *Obes Surg* 2014 May;24(5):813-19.
36. Carvalho GL, Barros CB, Okazaki M *et al.* An improved intragastric balloon procedure using a new balloon: preliminary analysis of safety and efficiency. *Obes Surg* 2009 Feb.;19(2):237-42.
37. Carvalho GL, Barros CB, Moraes CE *et al.* The use of an improved intragastric balloon technique to reduce weight in pre-obese patients–preliminary results. *Obes Surg* 2011 July;21(7):924-27.
38. Ponce J, Quebbemann BB, Patterson EJ. Prospective, randomized, multicenter study evaluating safety and efficacy of intragastric dual-balloon in obesity. *Surg Obes Relat Dis* 2013 Mar.-Apr.;9(2):290-95.
39. Tsesmeli N, Coumaros D. Review of endoscopic devices for weight reduction: old and new balloons and implantable prostheses. *Endoscopy* 2009 Dec.;41(12):1082-89.

40. Gaggiotti G, Tack J, Garrido Jr AB et al. Adjustable totally implantable intragastric prosthesis (ATIIP)-Endogast for treatment of morbid obesity: one-year follow-up of a multicenter prospective clinical survey. Obes Surg 2007 July;17(7):949-56.
41. Marinos G, Eliades C, Raman Muthusamy V et al. Weight loss and improved quality of life with a nonsurgical endoscopic treatment for obesity: clinical results from a 3- and 6-month study. Surg Obes Relat Dis 2014 Sept.-Oct.;10(5):929-34.
42. Martin CK, Bellanger DE, Rau KK et al. Safety of the Ullorex oral intragastric balloon for the treatment of obesity. J Diabetes Sci Technol 2007 July;1(4):574-81.
43. Mion F, Ibrahim M, Marjoux S et al. Swallowable Obalon(R) gastric balloons as an aid for weight loss: a pilot feasibility study. Obes Surg 2013 May;23(5):730-33.
44. Gersin KS, Keller JE, Stefanidis D et al. Duodenal- jejunal bypass sleeve: a totally endoscopic device for the treatment of morbid obesity. Surg Innov 2007 Dec.;14(4):275-78.
45. Peterli R, Steinert RE, Woelnerhanssen B et al. Metabolic and hormonal changes after laparoscopic Roux-en-Y gastric bypass and sleeve gastrectomy: a randomized, prospective trial. Obes Surg 2012 May;22(5):740-48.
46. Rubino F, Forgione A, Cummings DE et al. The mechanism of diabetes control after gastrointestinal bypass surgery reveals a role of the proximal small intestine in the pathophysiology of type 2 diabetes. Ann Surg 2006 Nov.;244(5):741-49.
47. De Jonge C, Rensen SS, Verdam FJ et al. Endoscopic duodenal-jejunal bypass liner rapidly improves type 2 diabetes. Obes Surg 2013 Sept.;23(9):1354-60.
48. Patriti A, Facchiano E, Annetti C et al. Early improvement of glucose tolerance after ileal transposition in a non-obese type 2 diabetes rat model. Obes Surg 2005 Oct.;15(9):1258-64.
49. De Jonge C, Rensen SS, D'agnolo HM et al. Six months of treatment with the endoscopic duodenal-jejunal bypass liner does not lead to decreased systemic inflammation in obese patients with type 2 diabetes. Obes Surg 2014 Feb.;24(2):337-41.
50. Rodriguez L, Reyes E, Fagalde P et al. Pilot clinical study of an endoscopic, removable duodenal-jejunal bypass liner for the treatment of type 2 diabetes. Diabetes Technol Ther 2009 Nov.;11(11):725-32.
51. Gersin KS, Rothstein RI, Rosenthal RJ et al. Open-label, sham-controlled trial of an endoscopic duodenojejunal bypass liner for preoperative weight loss in bariatric surgery candidates. Gastrointest Endosc 2010 May;71(6):976-82.
52. Tarnoff M, Rodriguez L, Escalona A et al. Open label, prospective, randomized controlled trial of an endoscopic duodenal-jejunal bypass sleeve versus low calorie diet for pre-operative weight loss in bariatric surgery. Surg Endosc 2009 Mar.;23(3):650-56.
53. Zechmeister-Koss I, Huic M, Fischer S. The duodenal-jejunal bypass liner for the treatment of type 2 diabetes mellitus and/or obesity: a systematic review. Obes Surg 2014 Feb.;24(2):310-23.
54. Patel SR, Mason J, Hakim N. The duodenal-jejunal bypass sleeve (EndoBarrier Gastrointestinal Liner) for Weight Loss and Treatment of Type II Diabetes. Indian J Surg 2012 Aug.;74(4):275-77.
55. Patel SR, Hakim D, Mason J et al. The duodenal-jejunal bypass sleeve (EndoBarrier Gastrointestinal Liner) for weight loss and treatment of type 2 diabetes. Surg Obes Relat Dis 2013 May-June;9(3):482-84.
56. Mathus-Vliegen EM. Endobarrier: a unique but still premature concept. Ned Tijdschr Geneeskd 2012;156(13):A4590.

57. Koehestanie P, De Jonge C, Berends FJ et al. The effect of the endoscopic duodenal-jejunal bypass liner on obesity and type 2 diabetes mellitus, a multicenter randomized controlled trial. *Ann Surg* 2014 Dec.;260(6):984-92.
58. Sandler BJ, Rumbaut R, Swain CP et al. One-year human experience with a novel endoluminal, endoscopic gastric bypass sleeve for morbid obesity. *Surg Endosc* 2015 Jan. 29.
59. Sandler BJ, Rumbaut R, Swain CP et al. Human experience with an endoluminal, endoscopic, gastrojejunal bypass sleeve. *Surg Endosc* 2011 Sept.;25(9):3028-33.
60. Garcia-Compean D, Maldonado Garza H. Intragastric injection of botulinum toxin for the treatment of obesity. Where are we? *World J Gastroenterol* 2008 Mar. 28;14(12):1805-9.
61. Sauer N, Rosch T, Pezold J et al. A new endoscopically implantable device (SatiSphere) for treatment of obesity–efficacy, safety, and metabolic effects on glucose, insulin, and GLP-1 levels. *Obes Surg* 2013 Nov.;23(11):1727-33.
62. Sullivan S, Stein R, Jonnalagadda S et al. Aspiration therapy leads to weight loss in obese subjects: a pilot study. *Gastroenterology* 2013 Dec.;145(6):1245-52 e1-5.
63. Thompson CC, Slattery J, Bundga ME et al. Peroral endoscopic reduction of dilated gastrojejunal anastomosis after Roux-en-Y gastric bypass: a possible new option for patients with weight regain. *Surg Endosc* 2006 Nov.;20(11):1744-48.
64. Thompson CC, Chand B, Chen YK et al. Endoscopic suturing for transoral outlet reduction increases weight loss after Roux-en-Y gastric bypass surgery. *Gastroenterology* 2013 July;145(1):129-37 e3.
65. Fogel R, De Fogel J, Bonilla Y et al. Clinical experience of transoral suturing for an endoluminal vertical gastroplasty: 1-year follow-up in 64 patients. *Gastrointest Endosc* 2008 July;68(1):51-58.
66. Brethauer SA, Chand B, Schauer PR et al. Transoral gastric volume reduction as intervention for weight management: 12-month follow-up of TRIM trial. *Surg Obes Relat Dis* 2012 May-June;8(3):296-303.
67. Espinos JC, Turro R, Mata A et al. Early experience with the Incisionless Operating Platform (IOP) for the treatment of obesity: the Primary Obesity Surgery Endolumenal (POSE) procedure. *Obes Surg* 2013 Sept.;23(9):1375-83.
68. Familiari P, Costamagna G, Blero D et al. Transoral gastroplasty for morbid obesity: a multicenter trial with a 1-year outcome. *Gastrointest Endosc* 2011 Dec.;74(6):1248-58.
69. Deviere J, Ojeda Valdes G, Cuevas Herrera L et al. Safety, feasibility and weight loss after transoral gastroplasty: First human multicenter study. *Surg Endosc* 2008 Mar.;22(3):589-98.
70. Moreno C, Closset J, Dugardeyn S et al. Transoral gastroplasty is safe, feasible, and induces significant weight loss in morbidly obese patients: results of the second human pilot study. *Endoscopy* 2008 May;40(5):406-13.
71. Stimac D, Majanovic SK. Endoscopic approaches to obesity. *Dig Dis* 2012;30(2):187-95.
72. De Jong K, Mathus-Vliegen EM, Veldhuyzen EA et al. Short-term safety and efficacy of the Trans-oral Endoscopic Restrictive Implant System for the treatment of obesity. *Gastrointest Endosc* 2010 Sept.;72(3):497-504.
73. Verlaan T, Paulus GF, Mathus-Vliegen EM et al. Endoscopic gastric volume reduction with a novel articulating plication device is safe and effective in the treatment of obesity (with video). *Gastrointest Endosc* 2015 Feb.;81(2):312-20.
74. Brolin RE. Bariatric surgery and long-term control of morbid obesity. *JAMA* 2002 Dec. 11;288(22):2793-96.

75. Christou NV, Look D, Maclean LD. Weight gain after short- and long-limb gastric bypass in patients followed for longer than 10 years. *Ann Surg* 2006 Nov.;244(5):734-40.
76. Heneghan HM, Yimcharoen P, Brethauer SA et al. Influence of pouch and stoma size on weight loss after gastric bypass. *Surg Obes Relat Dis* 2012 July-Aug.;8(4):408-15.
77. Baretta GA, Alhinho HC, Matias JE et al. Argon plasma coagulation of gastrojejunal anastomosis for weight regain after gastric bypass. *Obes Surg* 2014 July 9.
78. Spaulding L. Treatment of dilated gastrojejunostomy with sclerotherapy. *Obes Surg* 2003 Apr.;13(2):254-57.
79. Swain P, Park PO, Mills T. Bard EndoCinch: the device, the technique, and pre-clinical studies. *Gastrointest Endosc Clin N Am* 2003 Jan.;13(1):75-88.
80. Schweitzer M. Endoscopic intraluminal suture plication of the gastric pouch and stoma in postoperative Roux-en-Y gastric bypass patients. *J Laparoendosc Adv Surg Tech A* 2004 Aug.;14(4):223-26.
81. Fernandez-Esparrach G, Lautz DB, Thompson CC. Peroral endoscopic anastomotic reduction improves intractable dumping syndrome in Roux-en-Y gastric bypass patients. *Surg Obes Relat Dis* 2010 Jan.-Feb.;6(1):36-40.
82. Fernandez-Esparrach G, Lautz DB, Thompson CC. Endoscopic repair of gastrogastric fistula after Roux-en-Y gastric bypass: a less-invasive approach. *Surg Obes Relat Dis* 2010 May-June;6(3):282-88.
83. Mikami D, Needleman B, Narula V et al. Natural orifice surgery: initial US experience utilizing the StomaphyX device to reduce gastric pouches after Roux-en-Y gastric bypass. *Surg Endosc* 2010 Jan.;24(1):223-28.
84. Leitman IM, Virk CS, Avgerinos DV et al. Early results of trans-oral endoscopic plication and revision of the gastric pouch and stoma following Roux-en-Y gastric bypass surgery. *JSLS* 2010 Apr.-June;14(2):217-20.
85. Ryou M, Mullady DK, Lautz DB et al. Pilot study evaluating technical feasibility and early outcomes of second-generation endosurgical platform for treatment of weight regain after gastric bypass surgery. *Surg Obes Relat Dis* 2009 July-Aug.;5(4):450-54.
86. Horgan S, Jacobsen G, Weiss GD et al. Incisionless revision of post-Roux-en-Y bypass stomal and pouch dilation: multicenter registry results. *Surg Obes Relat Dis* 2010 May-June;6(3):290-95.
87. Heylen AM, Jacobs A, Lybeer M et al. The OTSC(R)-clip in revisional endoscopy against weight gain after bariatric gastric bypass surgery. *Obes Surg* 2011 Oct.;21(10):1629-33.
88. Kantsevoy SV, Thuluvath PJ. Successful closure of a chronic refractory gastrocutaneous fistula with a new endoscopic suturing device (with video). *Gastrointest Endosc* 2012 Mar.;75(3):688-90.
89. Galvao Neto M, Rodriguez L, Zundel N et al. Endoscopic revision of roux en y gastric bypass stomal dilation with suturing device: preliminary results of a first out-of-united-states series. bariatric times. 2011. Acesso em: 9 Mar. 2015. Disponível em: <http://bariatrictimes.com/endoscopic-revision-of-roux-en-y-gastric-bypass-stomal-dilation-with-a-suturing-device-preliminary-results-of-a-first-out-of-united-states-series/>
90. Aly A. Argon plasma coagulation and gastric bypass–a novel solution to stomal dilation. *Obes Surg* 2009 June;19(6):788-90.

TERAPÊUTICA ENDOSCÓPICA NAS COMPLICAÇÕES DA CIRURGIA BARIÁTRICA

Flávio Coelho Ferreira
Cinthia Barbosa de Andrade
Manoel dos Passos Galvão Neto
Josemberg Marins Campos

INTRODUÇÃO

Os EUA e o Brasil são os principais países em números crescentes de cirurgia bariátrica em decorrência da elevação da obesidade. Isto levou à criação da endoscopia bariátrica, que reúne profissionais capazes de realizar uma adequada compreensão das repercussões clínicas deste tipo de cirurgia e de suas possíveis complicações, além de se identificar os aspectos endoscópicos da anatomia modificada.[1,2]

As técnicas mais utilizadas no Brasil são o *bypass* gástrico em Y de Roux (BGYR) e a gastrectomia vertical (GV), ambas eficazes na obtenção e manutenção da perda de peso, com baixo índice de complicações.[3-5]

A endoscopia bariátrica é dividida em terapêutica da obesidade e tratamento das complicações da cirurgia bariátrica.[2]

Tem por objetivo apresentar as complicações pós-operatórias mais comuns, com ênfase na participação do endoscopista no diagnóstico e tratamento dessas eventuais situações.

COMPLICAÇÕES RELACIONADAS COM O BGYR

Úlcera Marginal

É caracterizada como uma lesão de profundidade e tamanho variável, fundo fibrinoso e situada, geralmente, no lado da pequena curvatura gástrica.[6] Ocorrem desde os primeiros dias pós-operatórios até alguns anos depois. Ainda não existe um protocolo para tratamento preestabelecido.[7-9]

- **Etiologia**

- Presença de fio não absorvível.
- Isquemia local.
- Preservação do antro e do nervo vago, causando hipergastrinemia e aumento da acidez gástrica.
- Infecção pelo *Helicobacter pylori*.
- Uso de anti-inflamatórios não esteroides (AINE) e cigarro.
- Deiscência da linha de grampos e fístula gastrogástrica.

- **Quadro Clínico**

Dor epigástrica ou abdominal difusa, disfagia, em casos mais graves pode evoluir para uma hemorragia gástrica. Nos sintomáticos, a ocorrência varia de 27 a 36%, e nos assintomáticos, essa incidência é menos frequente (0 e 6%).[1,9]

- **Tratamento Principal**

- Uso de inibidor de bomba de prótons (IBP) por um período de 2 meses.
- Uso de sucralfato por 10 dias.

O exame endoscópico é o procedimento mais adequado para diagnóstico e controle após o tratamento, considerando a pesquisa de *H. pylori*.[9]

Impactação Alimentar

- **Causa Principal**

Erro alimentar associado à ingestão rápida de alimentos e mastigação inadequada.

- **Quadro Clínico**

- Náuseas e vômitos.
- Regurgitação e desconforto epigástrico.
- Dor retroesternal.
- Sialorreia.

- Sintomas vasovagais e, raramente, sangramento digestivo decorrente de vômitos ou regurgitação persistentes.

Geralmente pode haver melhora espontânea com a passagem do alimento impactado para a alça alimentar, após tempo variável. A impactação persistente necessita de uma endoscopia de emergência para remoção de corpo estranho.

▪ Momento Ideal para Realização de Endoscopia

Não há uniformidade, sendo uma conduta individualizada. Há tendência à anestesia geral e intubação orotraqueal o mais precoce possível, quando há sialorreia e vômitos ou regurgitação persistentes. Isto pode causar laceração esofágica com sangramento digestivo ou broncospasmo por aspiração de secreção salivar. Quando o desconforto é o principal sintoma, associado a mal-estar e vômitos ou regurgitação, estes podem ser controlados com medicações. Assim, o exame deve ser retardado e realizado na unidade de endoscopia sem presença de anestesista. Nesse caso é aconselhável que se utilize sedação mínima durante o procedimento em razão do risco de broncoaspiração de resíduo gástrico.[1,10]

▪ Terapêutica Endoscópica

Visualiza-se corpo estranho impactado na região do anel ou anastomose gastrojejunal, que devem ser removidos com auxílio de pinça de corpo estranho tipo dente de rato ou jacaré, alça de polipectomia, cestas de litotripsia e *caps* (de conjuntos de ligadura elástica), materiais geralmente disponíveis nos serviços de endoscopia. Acessórios específicos, como cestas para remoção de corpo estranho (muito utilizadas para retirar pólipos após colonoscopia), facilitam o procedimento, reduzindo o tempo do exame e a dificuldade técnica do mesmo. Não se recomenda tentar progredir o aparelho para a alça, empurrando, assim, o alimento impactado, pois pode haver estenose distal associada ou mesmo isquemia na área de impactação, havendo risco de perfuração com a progressão forçada do endoscópio (Fig. 12-1).

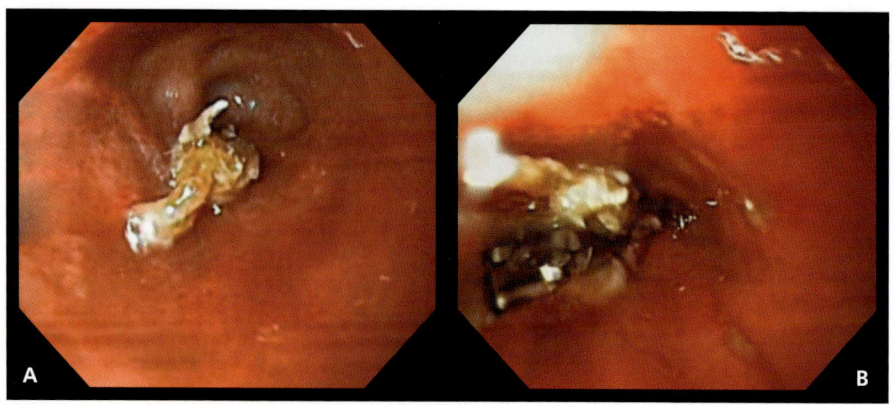

Fig. 12-1. (**A** e **B**) Imagem endoscópica de alimento impactado na bolsa gástrica e sua remoção com pinça de corpo estranho.

Estenose de Anastomose

■ Quadro Clínico

Disfagia, náuseas, vômitos, salivação, regurgitação, refluxo gastroesofágico e pirose. Quando ocorre de maneira precoce, apresenta-se como quadro obstrutivo durante a transição da dieta líquida para sólida. Em certos casos, pode ocorrer impactação alimentar recorrente.[11]

■ Diagnóstico Endoscópico

Identifica-se a redução do lúmen gástrico além de dificuldade ou impossibilidade da passagem do endoscópio padrão (9,8 mm) e permite a realização de dilatação com balão associada ou não a estenostomia (Fig. 12-2).[12]

■ Tratamento

Dilatação com Balão

- Balão hidrostático (10 a 20 mm): o diâmetro do balão deve ser avaliado em função do calibre da estenose e do tempo de evolução. Utilizar, inicialmente, balão de menor diâmetro e aumentar em sessões subsequentes, se necessário. Nos casos de estenose crônica, é possível utilizar balão com diâmetro maior em virtude da intensa fibrose associada.
- Balão pneumático (30 mm): utilizado nos pacientes que possuem anel na cirurgia.
- Insuflação do balão sobre a área estenótica por ao menos 1 minuto, sob controle endoscópico. Ao aproximar o endoscópio do balão durante o procedimento, é possível identificar uma área esbranquiçada sobre a estenose. Caso seja evidenciada área de sangramento neste momento, recomenda-se desin-

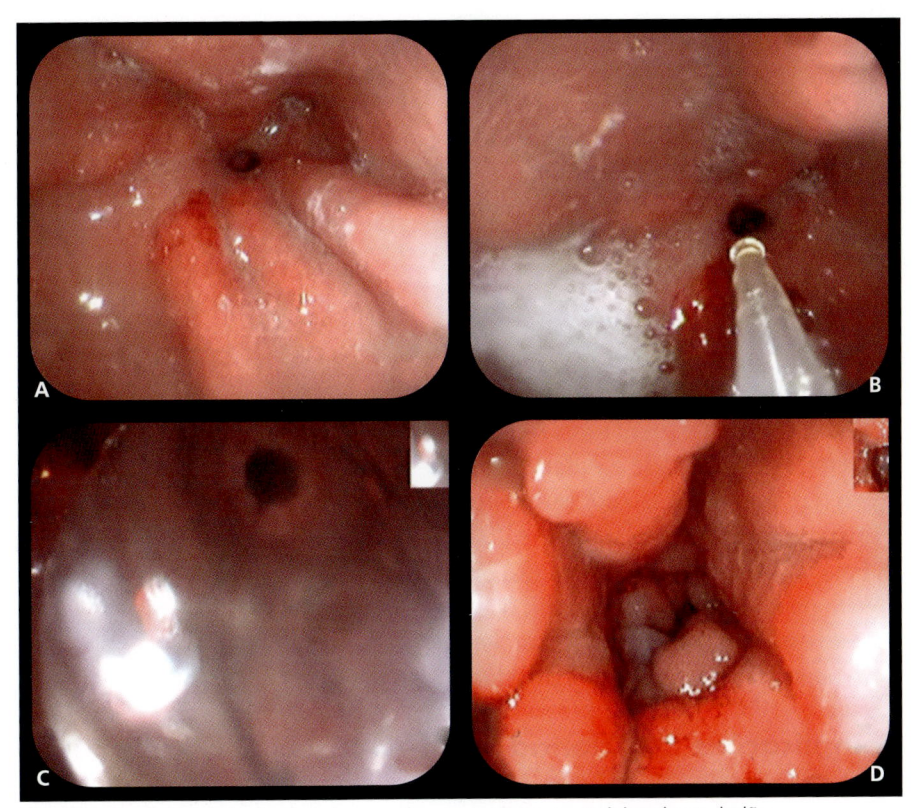

Fig. 12-2. (A-D) Dilatação de estenose de anastomose gastrojejunal com balão.

suflar o balão sem retirá-lo e observar um pouco. Caso haja sangramento importante, pode-se insuflar ligeiramente o balão, apenas para que ele comprima a área de sangramento enquanto se prepara material para hemostasia.
- Revisão do procedimento após remoção do balão. É importante não forçar a passagem do aparelho logo após a dilatação pelo risco de perfuração.
- O procedimento pode ser realizado com controle radiológico em casos selecionados em razão da dificuldade de acesso a intensificador de imagens (arco em C, hemodinâmica).

▪ Estenostomia

Indicada na presença de estenose refratária ao tratamento com dilatação e em casos de fibrose crônica. Em ambas as situações pode ser realizado em associação à dilatação.[1]

- Consiste na realização de incisões longitudinais sobre a área estenótica com auxílio de estilete endoscópico *(needle-knife)* utilizando corrente de corte, em três ou quatro quadrantes. Utilizar uma incisão maior em direção à linha de grampeamento e incisões menores nos outros quadrantes, uma vez que há maior fibrose naquela região.
- Em casos recorrentes, realizar novas sessões a cada 2 semanas.

Próteses Endoscópicas

- Nos casos de insucesso, mesmo após várias sessões e persistência dos sintomas obstrutivos, é sugerido o tratamento com aposição de próteses autoexpansíveis metálicas, que devem ser removidas até 2 ou 3 semanas. As próteses metálicas possuem força radial superior aos modelos plásticos e levam à dilatação prolongada e persistente da estenose, remodelando-a. As principais complicações são dor retroesternal, desconforto, náuseas e migração de prótese.[13,14]
- Em casos de falha do tratamento endoscópico, indica-se o tratamento cirúrgico para ressecção da anastomose e reconfecção ou gastrectomia total, porém, este fato raramente ocorre. Em ambos os casos, a morbidade do procedimento é considerável e existe fator de risco para surgimento de fístula.[12]

Complicações Relacionadas com o Anel

Embora o uso do anel como mecanismo adicional de restrição na cirurgia de BGYR tenha-se tornado menos frequente, ainda existem casos onde o mesmo é utilizado e certas complicações podem decorrer do uso deste material.[15] A endoscopia tem sido uma das principais ferramentas na terapêutica das complicações relacionadas com o uso de anel em BGYR.

Erosão Intragástrica de Anel

Diagnóstico Endoscópico

Parte do anel é visualizado no interior da bolsa gástrica, em extensão variável, de coloração amarelada ou escurecida, sobre a área de compressão extrínseca (Fig. 12-3). Ocasionalmente, quando a endoscopia é realizada em fase precoce, pode-se identificar apenas uma região ulcerada sobre a bolsa gástrica na região da compressão extrínseca do anel.

Tratamento Endoscópico

A remoção do anel pode ser realizada com auxílio de tesoura endoscópica ou cortador de banda gástrica ajustável, seguida de remoção com pinça de corpo

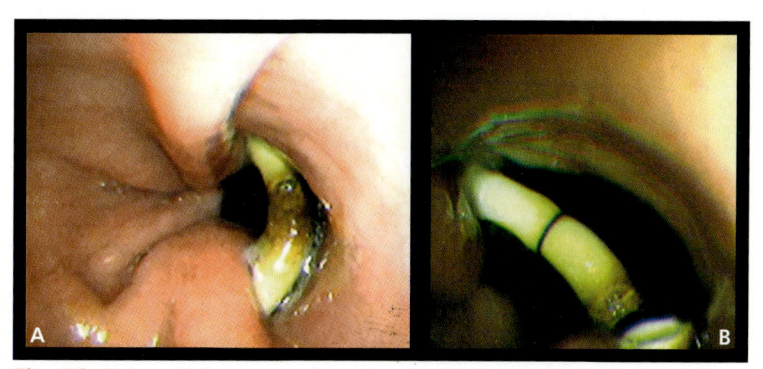

Fig. 12-3. (A e B) Imagem endoscópica de erosão intragástrica de anel.

estranho ou alça de polipectomia.[1,10] O uso de endoscópio terapêutico, de duplo canal, facilita a secção do anel com tesoura endoscópica, através da apreensão do anel com pinça de corpo estranho, realizando tração em sentido cranial, enquanto se realiza a secção com tesoura, pressionado o anel em sentido contrário.

Quando o segmento de anel que está exposto no lúmen gástrico é pequeno, e há resistência à manipulação do anel com a pinça de corpo estranho, sugere-se manter prescrição de inibidor de bomba de prótons em dose para tratamento de úlcera durante um período de 4 a 6 semanas para permitir a erosão de um segmento maior do anel.[1]

É de suma importância explicar ao paciente que o anel erodido no lúmen gástrico não realiza adequadamente sua função de causar restrição alimentar e pode apresentar complicações como sangramento, justificando sua remoção. Muitos apresentam resistência à remoção do anel com temor sobre o reganho de peso, sendo recomendável só remover o anel após autorização do paciente e, se possível, contato com o cirurgião-assistente.

■ Deslizamento de Anel

Quadro Clínico

O deslizamento parcial ou total do anel está associado a sintomas obstrutivos como regurgitação, vômitos, eructação, desidratação e até desnutrição. A endoscopia evidencia estase alimentar e convergências das pregas causadas pela obstrução da alça jejunal logo abaixo da anastomose, enquanto os raios X contrastados podem demonstrar posicionamento anormal do anel (Fig. 12-4).[15,16]

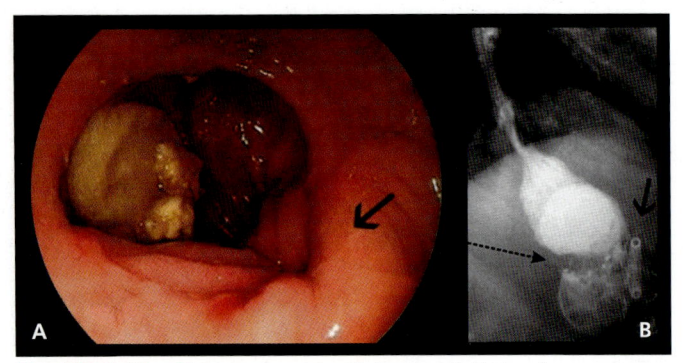

Fig. 12-4. (**A** e **B**) Imagens endoscópica e radiológica de deslizamento de anel com destaque para a região na qual o anel ficou posicionado *(seta contínua)*.

Tratamento

Pode ser cirúrgico, através do reposicionamento ou remoção do anel, ou endoscópico, através de uso de próteses endoscópicas.

A passagem de uma prótese autoexpansível na bolsa gástrica causa a compressão da mucosa entre a prótese e o anel, levando à isquemia e necrose desta área, com consequente exposição do anel no lúmen gástrico. Recomenda-se a remoção precoce da prótese, entre 10 a 15 dias com remoção simultânea do anel. Após a remoção do anel, é necessário realizar uma ou mais sessões de dilatação endoscópica com balão para evitar estenose na área de remoção do anel.[1]

- ### Intolerância Alimentar com ou sem Estenose de Anel

Quadro Clínico

Uma pequena parcela de pacientes pode apresentar sintomas obstrutivos em intensidade variável como náuseas, vômitos, perda de peso e até mesmo desnutrição; porém, não se identifica estenose e o anel está bem posicionado, permitindo a progressão do endoscópio, de forma mais justa na área do anel, ou mesmo sem resistência, caracterizando intolerância alimentar.[17-19]

Tratamento

Dilatação endoscópica com balão surgiu como uma opção minimamente invasiva, com altas taxas de sucesso na resolução completa ou parcial dos sintomas de mais de 96%, com baixa morbidade (Fig. 12-5).[20,19]

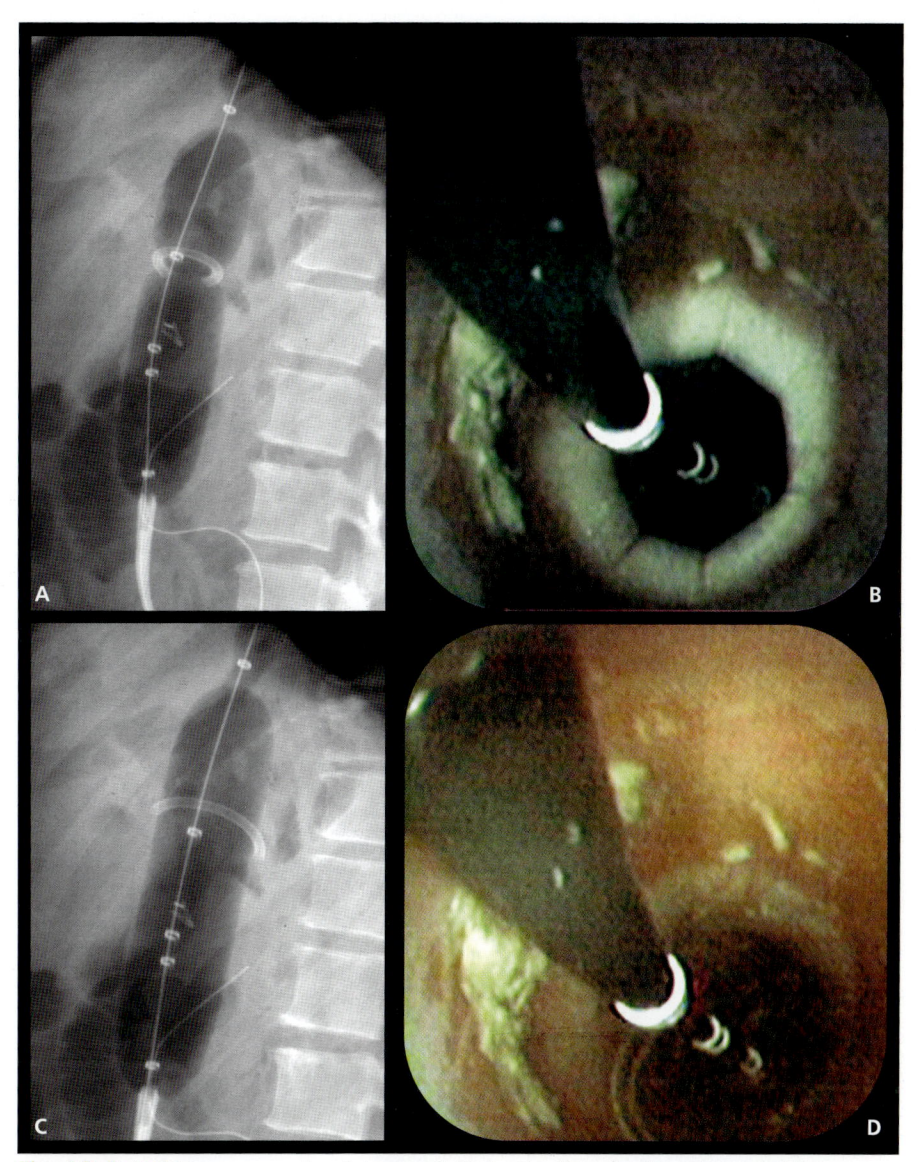

TERAPÊUTICA ENDOSCÓPICA NAS COMPLICAÇÕES DA CIRURGIA BARIÁTRICA 289

Fig. 12-5. (**A-D**) Imagens endoscópica e radiológica de dilatação de anel com balão pneumático. Detalhe para a área de compressão entre o anel e o balão dilatador (área esbranquiçada na imagem (**B**)) e para o alargamento do anel (**C**).

COMPLICAÇÕES RELACIONADAS COM O BGYR E GV

Hemorragia Digestiva

- **Quadro Clínico**

Caracterizada clinicamente por melena ou hematêmese, com casos raros de enterorragia. O sangramento pode surgir no pós-operatório recente, sendo decorrente da linha de grampeamento, linha de sutura ou na anastomose (Fig. 12-6). Nos casos de manifestação tardia, está habitualmente associada à úlcera marginal.[21,22]

- **Tratamento Conservador**

Na maioria dos casos a hemorragia é autolimitada, sendo associada ao uso de medicamentos anticoagulantes, havendo interrupção do sangramento com a suspensão dos mesmos.

- **Tratamento Endoscópico**

É indicado em caso de permanência do sangramento, sendo realizada hemostasia através de injeção de solução de adrenalina associada ou não ao uso de endoclipe. Nos pacientes com sangramento precoce, é necessário utilizar pouca insuflação e conduzir o endoscópio com movimentos suaves para evitar exercer pressão sobre as linhas de sutura, o que pode causar eventual perfuração, pela friabilidade local.[23] O uso de *overtube* pode ser necessário diante da presença de coágulos que dificultem a visualização.

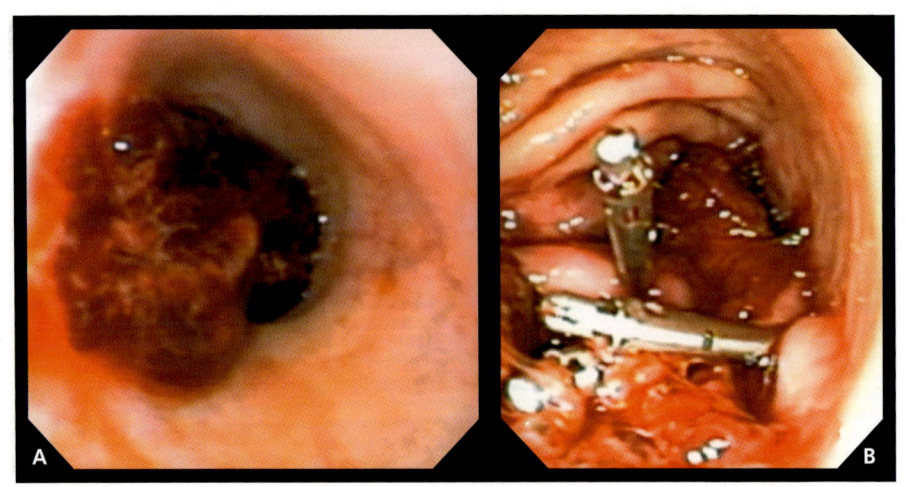

Fig. 12-6. (**A**) Imagem endoscópica de coágulos no esôfago e *pouch* em decorrência de sangramento em pós-operatório imediato. (**B**) Hemostasia com clipe na anastomose gastrojejunal.

Fístula Gástrica

É uma das mais graves complicações após cirurgia bariátrica, sendo uma área de vazamento no *pouch*, que causa contaminação da cavidade abdominal em intensidade variável, desde contaminação grosseira com peritonite grave; contaminação localizada através de abscessos organizados, predominantemente localizados no espaço subfrênico esquerdo; bloqueio da área de vazamento com órgãos adjacentes, formando fístulas internas (gastrogástricas, gastricoentéricas) ou com comunicação para pele (gastrocutâneas) (Fig. 12-7).[24,25]

As fístulas estão associadas à elevada morbimortalidade, devendo ser consideradas como uma complicação grave e potencialmente fatal, necessitando diagnóstico e tratamento precoce.[25] Diversas publicações relatam a importância e a versatilidade da endoscopia no tratamento de complicações após cirurgia bariátrica, incluído o tratamento de fístulas com uso de endoprótese nos quais são relatados índices de sucesso superiores a 85%. O método é considerado seguro e reprodutível, no entanto, a migração da prótese é uma complicação frequente.[26,27]

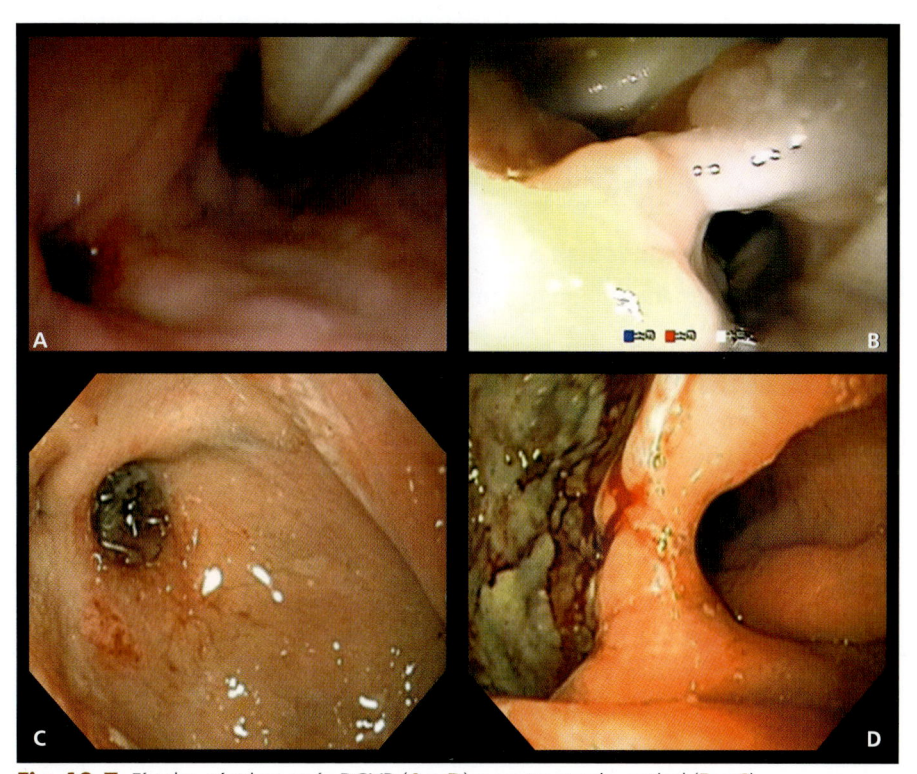

Fig. 12-7. Fístulas gástricas após DGYR (**A** e **D**) e gastrectomia vertical (**B** e **C**).

Independentemente do tipo de fístula e do tratamento a ser realizado, o diagnóstico precoce é essencial. A endoscopia pode ser realizada nos primeiros dias após uma cirurgia bariátrica em pacientes com suspeita ou diagnóstico confirmado de fístula, com segurança, desde que o exame seja realizado com pouca insuflação e com movimentos sutis, sem forçar a progressão do aparelho em caso de resistência. Neste cenário, podem-se identificar os seguintes achados endoscópicos:[10]

- Orifício interno no ângulo de His ou na anastomose gastrojejunal.
- Orifício interno na linha de sutura do *pouch* ou corpo gástrico.
- Passagem do aparelho através do orifício para a cavidade perigástrica.
- Septo entre cavidade e o corpo gástrico.
- Presença de dreno na cavidade ou na câmara gástrica.
- Estenose distal.
- Fios e/ou pus na cavidade ou no orifício da fístula.

Tratamento Conservador

O suporte clínico adequado é essencial ao tratamento, seja ele expectante, cirúrgico, endoscópico, ou uma associação entre eles. As principais medidas de suporte incluem a manutenção de dieta oral zero, suporte nutricional (sondas enterais, gastrostomia ou nutrição parenteral total), antibioticoterapia, profilaxia para trombose e, nos casos mais graves, estabilização hemodinâmica, suporte ventilatório e controle de balanço hidreletrolítico.[28]

Tratamento Endoscópico

Pode ser fundamentado em quatro pilares:

1. Bloqueio da área de vazamento.
2. Desvio de trânsito alimentar, evitando o contato de secreção salivar e alimentar com a fístula.
3. Tratamento de estenose associada.
4. Introdução precoce à dieta oral.

Prótese Autoexpansível

Esse uso no tratamento de fístulas engloba os quatro pilares essenciais supracitados simultaneamente, pois oclui o orifício fistuloso independente de sua localização na câmara gástrica ou de seu diâmetro, bloqueia a passagem de secreções em direção à fístula, trata estenoses associadas, seja na anastomose, região do anel ou na câmara gástrica e permite reintrodução precoce à dieta oral, reduzindo a necessidade de nutrição parenteral total e, consequentemente, das morbidades relacionadas com esta última.[26,29,30] A principal complicação do tratamento é a migração da prótese, a qual pode ter sua incidência reduzida com sua aposição e retirada precoces (em torno de 15 dias) e através do emprego de próteses metálicas parcialmente recobertas.

Propõe-se o fluxograma de tratamento endoscópico descrito na Figura 12-8.[29]

Em casos específicos, outras modalidades de tratamento endoscópico podem ser utilizadas em associação, principalmente nos casos onde há fatores que dificultam o tratamento: estenose distal e presença de cavidade perigástrica (Fig. 12-9).

▪ Estenostomia

Na presença de estenose refratária ou de anel fibroso espesso, a estenostomia encontra-se indicada, podendo ser realizada isoladamente ou em associação à dilatação com balão. O procedimento consiste na realização de duas ou três incisões longitudinais, em direção à linha de grampeamento, uma vez que este local possui maior bloqueio inflamatório e, por conseguinte, menor risco de perfuração, com auxílio de estilete endoscópico e corrente diatérmica (Fig. 12-10). Em casos onde há intensa friabilidade de mucosa, este procedimento pode ser realizado com cateter de argônio. Caso necessário, pode-se repetir o procedimento após 2 semanas.

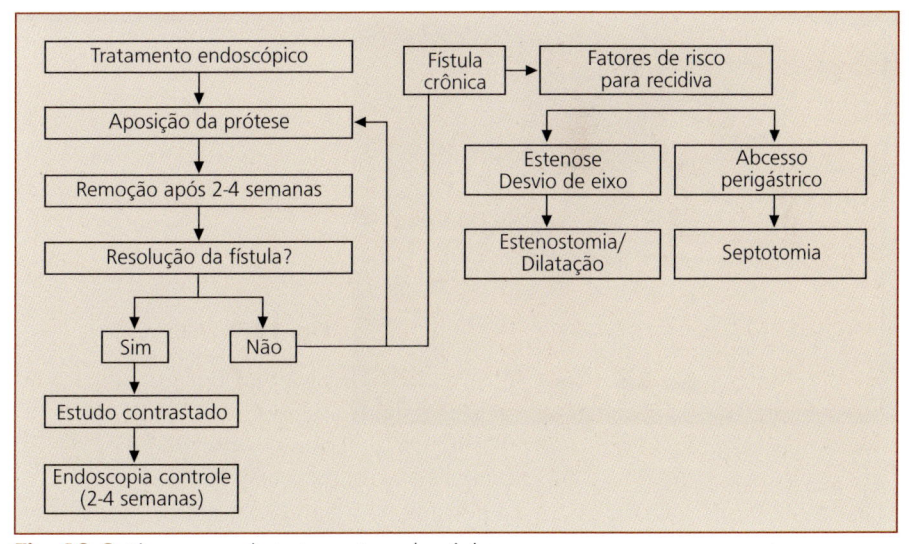

Fig. 12-8. Fluxograma de tratamento endoscópico.

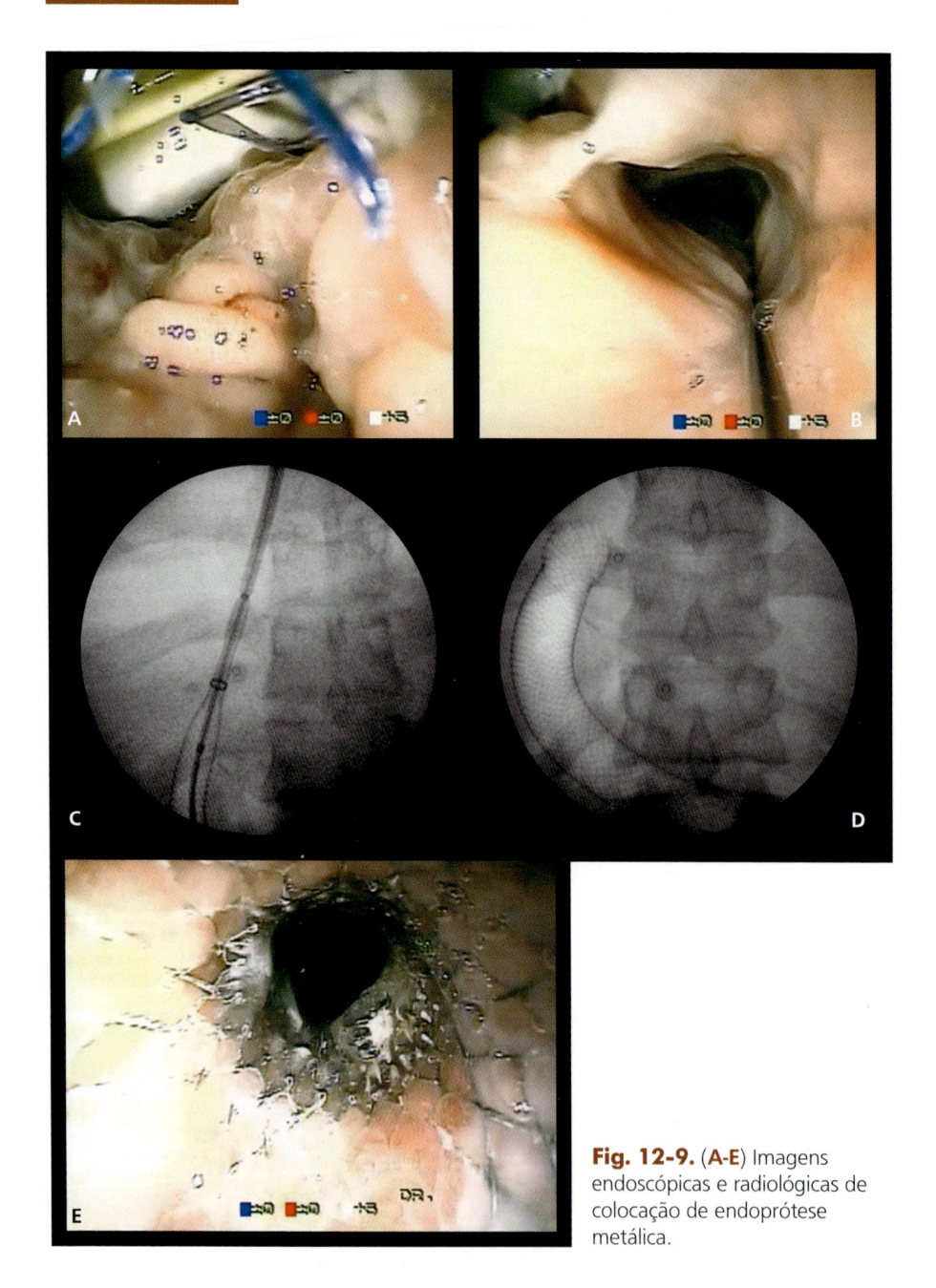

Fig. 12-9. (A-E) Imagens endoscópicas e radiológicas de colocação de endoprótese metálica.

Terapêutica Endoscópica nas Complicações da Cirurgia Bariátrica 295

Fig. 12-10. (A-C) Imagens endoscópicas de estenostomia; detalhe para direcionamento da incisão.

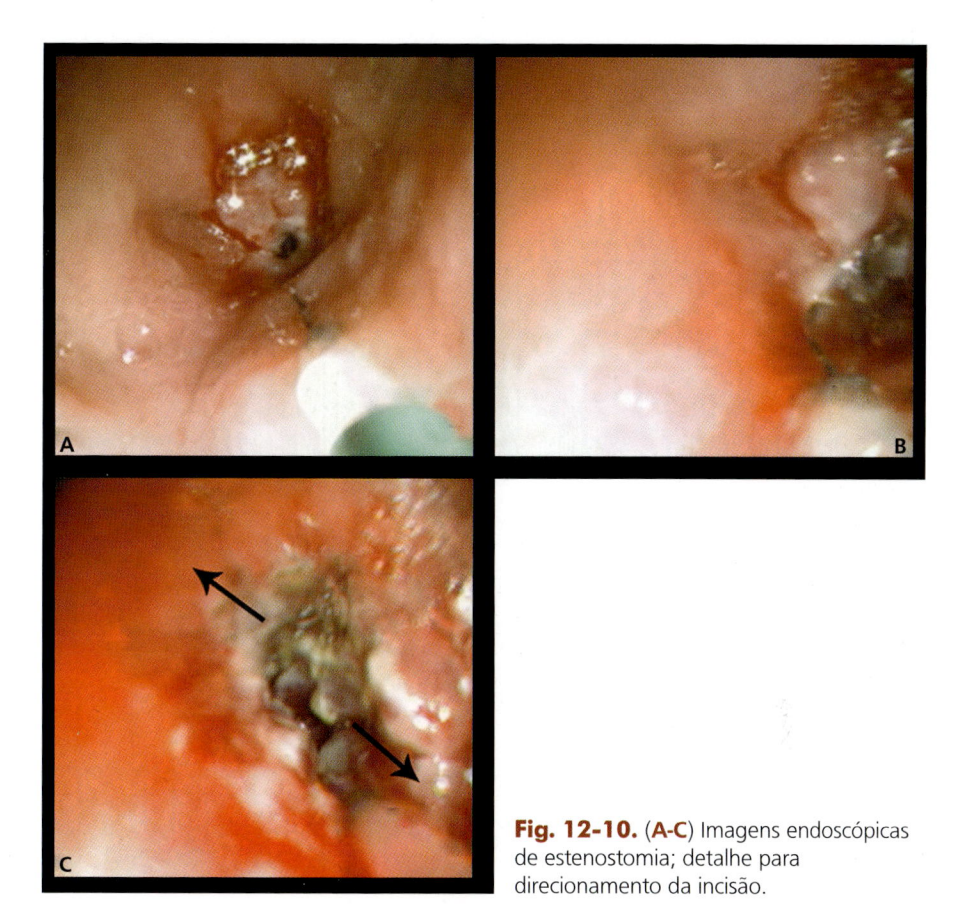

Em uma área distal ao orifício interno da fístula, pode existir um septo que direciona a secreção digestiva para o processo infeccioso que envolve a mesma. A realização de septotomia facilita a drenagem interna do abscesso e permite o direcionamento intraluminal distal e natural das secreções, evitando o acúmulo. Isto facilita e acelera a cicatrização da área contaminada (Fig. 12-11).

Na literatura existe o relato de uma nova técnica que está sendo realizada, que consiste na visualização endoscópica direta do orifício fistuloso, e, em seguida, é introduzido o fio-guia ao longo do trajeto, seguido por uma prótese plástica (prótese pancreática biliar) colocada sob controle radiológico, deixando sua extremidade proximal do esôfago. O resultado positivo do tratamento foi definido pela ausência de fuga de contraste, bem como a ausência de sintomas clínicos após a remoção da endoprótese.[31]

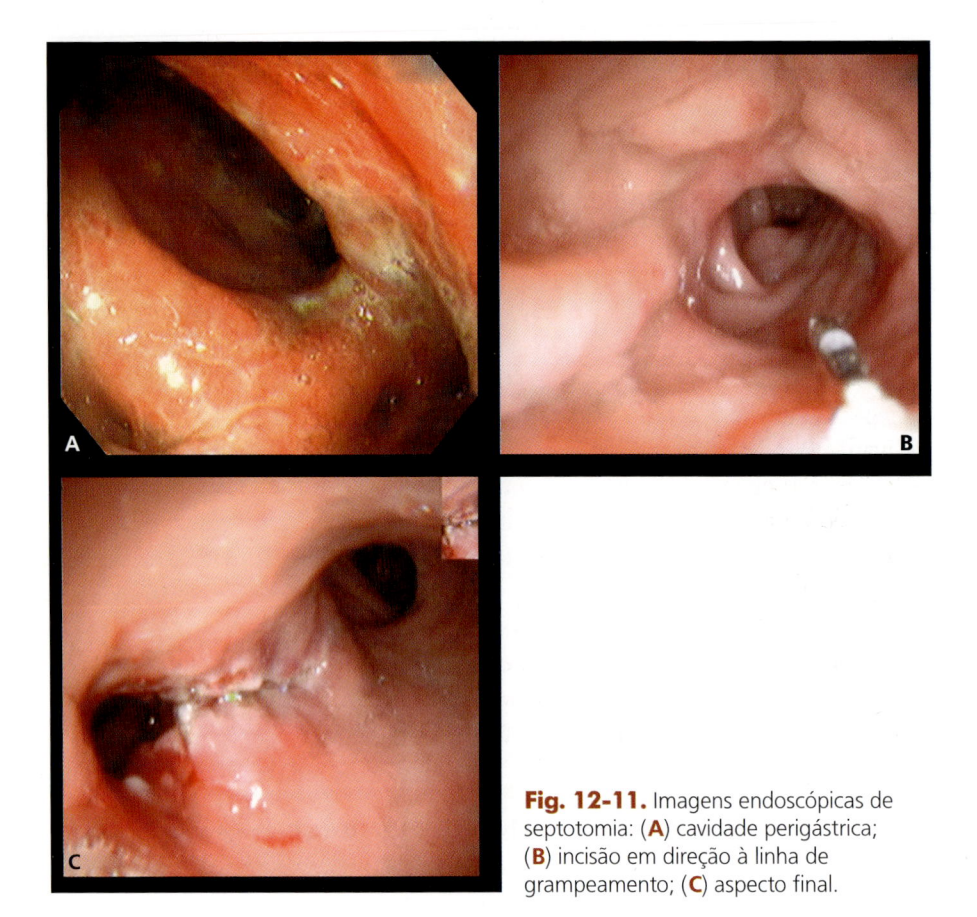

Fig. 12-11. Imagens endoscópicas de septotomia: (**A**) cavidade perigástrica; (**B**) incisão em direção à linha de grampeamento; (**C**) aspecto final.

O benefício da septotomia realizada pelo grupo, quando comparado com a nova técnica, é que durante o procedimento, através de instrumentos endoscópicos é realizada uma comunicação do abscesso com o *pouch* gástrico diminuindo a pressão intraluminal, resolvendo a fístula de maneira definitiva (cura), sem recidiva, na maioria dos casos.[32-34]

As incisões são realizadas com estilete endoscópico *(needle knife)* no septo entre a fístula e a câmara gástrica, utilizando corrente mista de corte e coagulação ou com aplicação de plasma de argônio. Esta técnica permite a drenagem interna do abscesso, que leva ao fechamento da fístula, já que o esvaziamento gástrico é restaurado.

Fístula Gastrobrônquica (FGB) em BGYR e GV

É uma complicação grave e rara que ocorre após qualquer cirurgia no abdome superior, sendo, nos últimos anos, diagnosticada no pós-operatório de diferentes técnicas de cirurgia bariátrica, havendo comunicação do estômago *(pouch)* com os brônquios, o que habitualmente ocorre no pulmão esquerdo. Apresenta difícil diagnóstico, o que requer elevado grau de suspeição clínica e conhecimento dos tipos de cirurgia bariátrica pelo pneumologista ou cirurgião torácico, que são especialistas frequentemente consultados neste tipo de complicação.[33,34]

A etiopatogenia da FGB deve-se à estenose na bolsa gástrica, abscesso subfrênico recidivante mal drenado, uso de dreno pequeno sem aspiração, retirada precoce do dreno sem controle radiológico, além da fístula gástrica crônica recidivante.[10,33]

O tratamento endoscópico é uma intervenção minimamente invasiva e eficaz, com base no tipo de CB. A princípio o tratamento de ambos é a correção da estenose gástrica distal considerada a principal causa da persistência da fístula.[33]

Assim, frente à infecção respiratória persistente em pós-operatório precoce ou tardio, deve-se proceder sem demora à avaliação por meio de exames de imagem e por via endoscópica visando o diagnóstico e o planejamento terapêutico de uma possível fístula a partir do estômago operado.[34]

Fístula Gastrogástrica após BGYR

É uma comunicação anormal entre a bolsa gástrica e o estômago excluso e que, geralmente, é crônica e pode causar perda da restrição gástrica, redução ponderal inadequada, além de alterações secundárias à úlcera marginal, como sangramento, perfuração ou estenose.[34]

A sutura endoscópica tem sido realizada como alternativa à terapêutica cirúrgica ou em associação com a condução clínica, porém a secção da FGG por via laparoscópica parece ser uma abordagem mais adequada. Todavia somente deve ser indicada para os pacientes sintomáticos, considerando a existência de maior morbidade que a cirurgia bariátrica primária; as técnicas endoscópicas solucionam apenas os casos agudos.[35]

Reganho de Peso

Alguns pacientes submetidos à BGYR podem evoluir recuperando cerca de 30% do peso perdido, causando impacto negativo na qualidade de vida.[36]

Vários fatores podem levar ao reganho ou a perda de peso insuficiente:[37]

- Maus hábitos alimentares, visto como principal fator desta complicação.
- Sedentarismo, fatores metabólicos e mudanças hormonais.

- Alteração anatômica da cirurgia.
- Fístula gastrogástrica e perda da função do anel restritivo (quando presente).
- Dilatação do *pouch* gástrico e da anastomose gastrojejunal.

A recuperação do peso no pós-operatório da BGYR deve ser acompanhada por uma equipe multidisciplinar, associada ao exame endoscópico para avaliar a anatomia cirúrgica. A bolsa gástrica com diâmetro >30 mm é considerada dilatada. Quando há dilatação da anastomose, o tratamento endoscópico para redução do diâmetro pode ser aplicado. A reoperação tem sido a opção mais tradicional, mas é um procedimento de alto risco, com elevada morbilidade e mortalidade.[36]

Tratamento

Argônio

Substâncias esclerosantes na região da anastomose têm mostrado bons resultados. A administração de gás de argônio é realizada por via endoscópica, sem contato, em que a energia de radiofrequência é aplicada ao tecido por meio do gás ionizado via corrente elétrica, definida como plasma. A profundidade da penetração é de 1 a 3 mm (até a lâmina própria), embora alguns estudos evidenciem que quanto maior a intensidade, maior será a profundidade da lesão, chegando, eventualmente, à muscular da mucosa.[15]

Em paciente submetido previamente a BGYR, argônio é aplicado na anastomose gastrojejunal, para induzir a formação de uma cicatriz fibrótica e, consequentemente, promove uma redução do diâmetro, levando a uma "estenose" no local da aplicação e, consequentemente, retardo no esvaziamento gástrico, saciedade precoce e redução do peso corporal.[15] Após o procedimento, a restrição dietética é essencial em decorrência de edema e resposta inflamatória local, depois de alguns dias na região do edema existirá a fibrose. Geralmente, mais de uma sessão é necessária para manutenção a longo prazo (Fig. 12-12).

Dispositivo de sutura endoscópica

O Apollo® EndoCinch foi apresentado como alternativa minimamente invasiva, e pode ser utilizado de forma isolada ou associado ao plasma de argônio. Esse procedimento consiste em suturar a mucosa interna com endoscópio flexível, restringindo o lúmen gástrico. Inicialmente, endoscopia diagnóstica deve ser realizada para um melhor planejamento do procedimento, onde as suturas são realizadas sob visão direta.

Fig. 12-12. (A-C) Aplicação de plasma de argônio sobre bolsa gástrica.

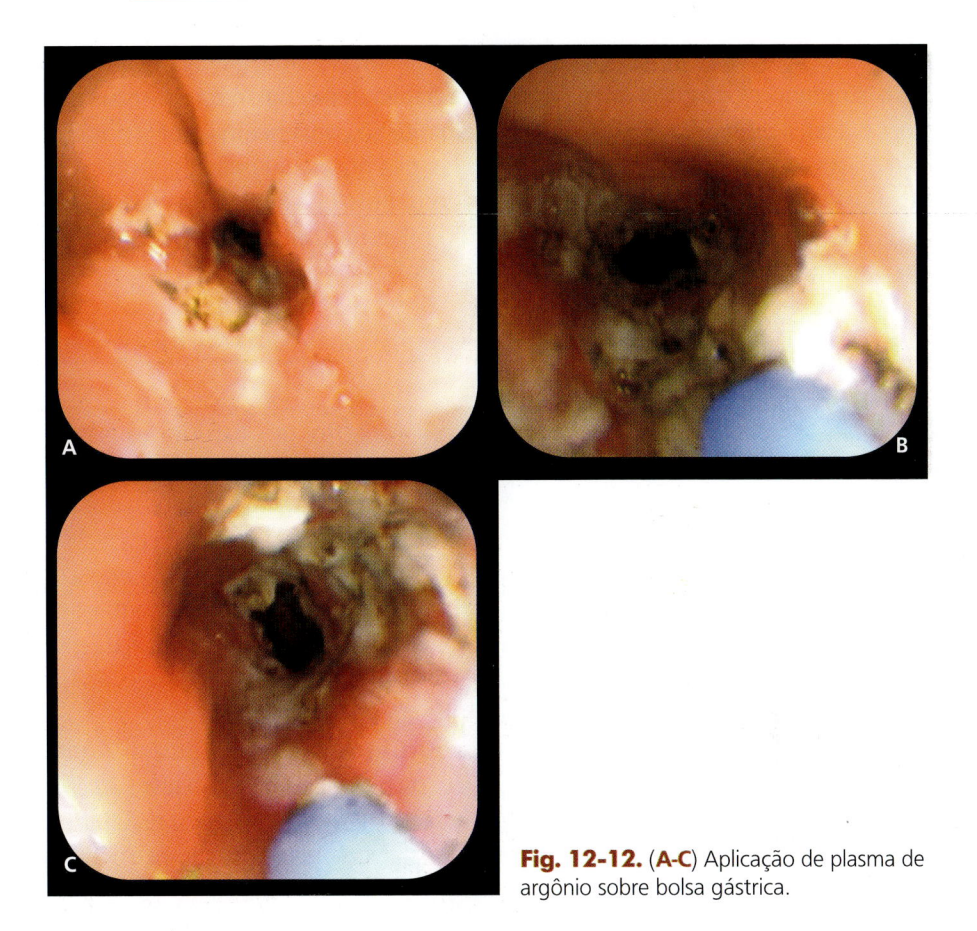

Coledocolitíase

A prevalência de doença calculosa da via biliar está associada à obesidade e, principalmente, à variação ponderal, podendo ocorrer colelitíase e, eventualmente, coledocolitíase após a CB.

■ Tratamento

Pode ser através de cirurgia e ou endoscopia. Entretanto, quando ocorre após BGYR, o tratamento tem sido combinado, onde é realizada uma Colangiografia Endoscópica Retrógrada (CPER) por acesso transgástrico, preferencialmente laparoscópico.

Durante o procedimento cirúrgico, é realizada uma incisão na parede anterior do estômago excluso para permitir a passagem do duodenoscópio através de um trocarte de 15 mm na parede abdominal. Em seguida, o endoscópio atinge o duodeno e permite a manipulação da papila duodenal, o que torna possível a execução de um procedimento semelhante ao convencional por via oral.[38]

Desta forma, o acesso convencional à papila duodenal maior, em razão da tortuosidade do jejuno, é mais complicado depois BGYR. Assim, a CPRE com uma enteroscopia de duplo balão tem sido relatada com uma taxa de sucesso de canulação biliar de aproximadamente 60%.[39]

COMPLICAÇÕES DE BANDA GÁSTRICA AJUSTÁVEL (BGA)

Deslizamento de BGA

É o deslocamento da prótese na parede gástrica anterior ou posterior, causando uma dilatação da porção localizada acima da banda, podendo causar náuseas, vômitos, desidratação, halitose, perda de peso excessiva, pirose intensa, dor abdominal e, raramente, evoluir para uma infecção intra-abdominal e sepse.[1,10]

Para diagnóstico pode ser realizada a radiografia contrastada ou endoscopia digestiva, nesta é visualizada uma forma sacular com estase alimentar acima da compressão causada pela banda. À retrovisão, observa-se retração da mucosa no local do deslizamento e pregas exuberantes, edemaciadas, ressalta-se que há dificuldade na passagem do aparelho até a região antral.[10]

Para alívio temporário dos sintomas obstrutivos é realizada uma manobra através do exame endoscópico, que consiste na hiperinsuflação ao nível do corpo gástrico, em posição abaixo da compressão extrínseca, podendo resultar no reposicionamento da banda à situação habitual. Esta manobra promove o alívio temporário dos sintomas obstrutivos, não modificando a indicação da cirurgia para a retirada da banda e cura da migração.[1]

Erosão de BGA

Esta complicação é a mais comum, ocorrendo em menos de 2% dos casos. O paciente com essa complicação pode evoluir apresentando diversos sintomas, como: recuperação do peso, dor epigástrica com irradiação para escápula, ombro ou dor retroesternal, infecção do portal, disfagia, febre, dor abdominal, hemorragia e obstrução. O diagnóstico é feito através do exame radiológico, e a endoscopia é um dos principais meios de identificação que mostra um segmento da banda gástrica no lúmen do estômago, sendo capaz de promover o tratamento na maioria dos casos.[40,41]

Nos assintomáticos, com erosão mínima, a progressão da erosão pode ser esperado, mas os pacientes devem estar monitorados em decorrência do risco de hemorragia gastrointestinal ou infecções abdominais. Até a remoção da banda, o IBP é indicado.[42,43]

Em casos de migração total ou parcial da banda (maior que 50% de sua circunferência), a remoção por via endoscópica é o meio mais indicado, seguro e eficaz, devendo ser realizado por profissionais especializados e com materiais adequados para realização do procedimento, como o cortador de banda gástrica e pinça tipo tesoura (Fig. 12-13).[40,41,44]

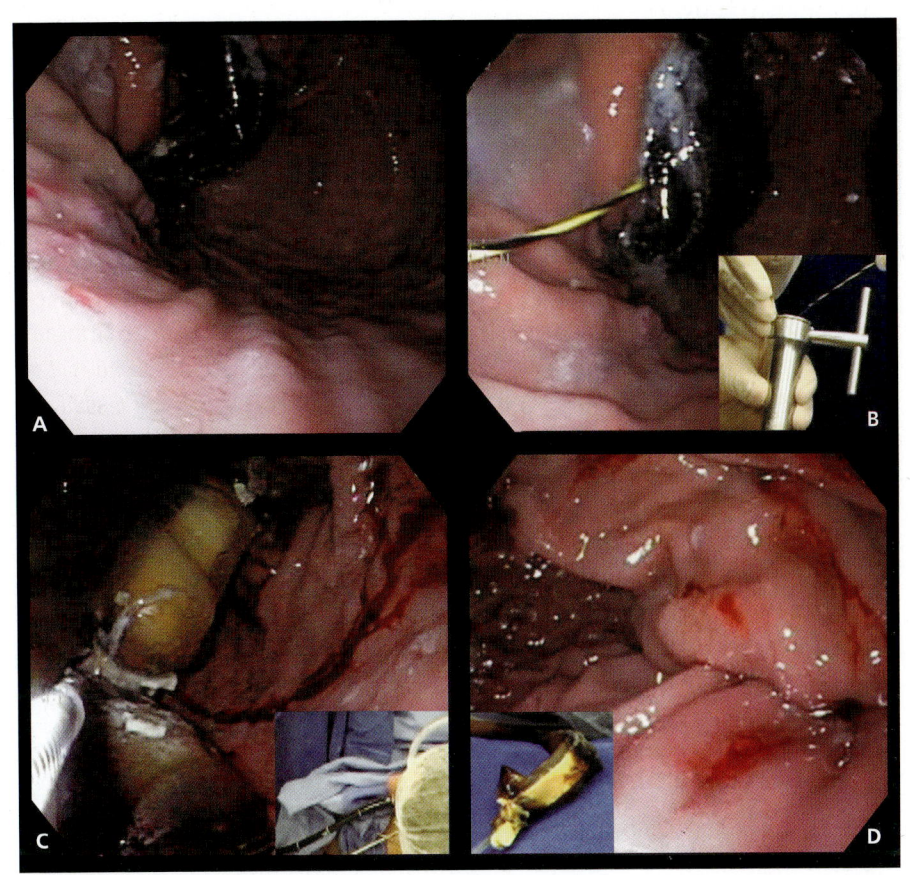

Fig. 12-13. Remoção endoscópica de banda gástrica ajustável, sendo observada, em sentido horário. (**A**) Banda gástrica erodida. (**B**) Passagem de fio-guia envolvendo a banda seguida de secção da mesma com cortador de banda (detalhe). (**C**) Apreensão com pinça de corpo estranho. (**D**) Aspecto final.

CONSIDERAÇÕES FINAIS

- Estenose em GV pode necessitar de algumas sessões de dilatação e estenostomia para minimizar os sintomas; caso contrário, outras alternativas cirúrgicas devem ser aplicadas.
- Dilatação endoscópica com balão ou introdução de prótese podem ser opções terapêuticas para o deslizamento de anel após BGYR; é um método menos invasivo que a cirurgia.
- Estenose de anastomose gastrojejunal é tratada de rotina por dilatação com balão pequeno (entre 12 e 20 mm).
- A fístula gástrica tem alternativas terapêuticas, sendo as mais indicadas: tratamento da estenose distal (por dilatação, estenostomia ou ambas) e colocação de prótese endoscópica.
- A fístula gastrobrônquica em BGYR e GV possui alternativas terapêuticas endoscópicas como a dilatação com balão, estenostomia e colocação de prótese.
- A migração de BGA e de anel no BGYR pode ser tratada com eficácia por endoscopia, com baixa morbidade.
- O deslizamento de BGA pode ser diagnosticado e o quadro clínico aliviado por meio de hiperinsuflação endoscópica no corpo gástrico; diante de insucesso, o tratamento cirúrgico se impõe.

REFERÊNCIAS BIBLIOGRÁFICAS

1. Campos J, Galvão Neto M, Ramos A et al. Endoscopia Bariátrica Terapêutica. São Paulo: Revinter, 2014.
2. Galvao Neto MP, Campos JM. Comment on: Long-term multiple intragastric balloon treatment-a new strategy to treat morbid obese patients refusing surgery: prospective 6-year follow-up study. Surg Obes Relat Dis Jan.;10(2):312. Citado em: 2015 Mar 7. Disponível em: <http://www.ncbi.nlm.nih.gov/pubmed/24582412>
3. Faria GR, Preto JR, Costa-Maia J. Gastric bypass is a cost-saving procedure: results from a comprehensive Markov model. Obes Surg 2013 Apr. 23(4):460-66. Citado em: 2015 Mar 7. Disponível em: <http://www.ncbi.nlm.nih.gov/pubmed/23341033>
4. Lam ECF, Murariu D, Takahashi E et al. Prescription drug cost reduction in Native Hawaiians after laparoscopic Roux-en-y gastric bypass. Hawaii J Med Public Health 2013 Feb.;72(2):40-43. Citado em: 2015 Mar. 7. Disponível em: <http://www.pubmedcentral.nih.gov/articlerender.fcgi?artid=3585497&tool=pmcentrez&rendertype=abstract>
5. Wang BCM, Wong ES, Alfonso-Cristancho R et al. Cost-effectiveness of bariatric surgical procedures for the treatment of severe obesity. Eur J Health Econ 2014 Apr.;15(3):253-63. Citado em: 2015 Jan. 12. Disponível em: <http://www.ncbi.nlm.nih.gov/pubmed/23526126>
6. Csendes A, Torres J, Burgos AM. Late marginal ulcers after gastric bypass for morbid obesity. Clinical and endoscopic findings and response to treatment.

Obes Surg 2011 Sept.;21(9):1319-22. Citado em: 2015 Mar. 7. Disponível em: <http://www.ncbi.nlm.nih.gov/pubmed/21725715>

7. Sapala JA, Wood MH, Sapala MA *et al*. Marginal ulcer after gastric bypass: a prospective 3-year study of 173 patients. *Obes Surg* 1998 Oct.;8(5):505-16. Citado em: 2015 Mar. 7. Disponível em: <http://www.ncbi.nlm.nih.gov/pubmed/9819081>

8. El-Hayek K, Timratana P, Shimizu H *et al*. Marginal ulcer after Roux-en-Y gastric bypass: what have we really learned? *Surg Endosc* 2012 Oct.;26(10):2789-96. Citado em: 2015 Mar. 7. Disponível em: <http://www.ncbi.nlm.nih.gov/pubmed/22543994>

9. Sacks BC, Mattar SG, Qureshi FG *et al*. Incidence of marginal ulcers and the use of absorbable anastomotic sutures in laparoscopic Roux-en-Y gastric bypass. *Surg Obes Relat Dis* Jan.;2(1):11-16. Citado em: 2015 Mar. 7. Disponível em: <http://www.ncbi.nlm.nih.gov/pubmed/16925306>

10. Campos JM, Galvão Neto M, Moura EGH. *Endoscopia em cirurgia da obesidade*. São Paulo: Santos, 2008.

11. Zundel N, Hernandez JD, Galvao Neto M *et al*. Strictures after laparoscopic sleeve gastrectomy. *Surg Laparosc Endosc Percutan Tech* 2010 June;20(3):154-58. Citado em: 2015 Mar. 7. Disponível em: <http://www.ncbi.nlm.nih.gov/pubmed/20551812>

12. Campos JM, Mello FST de, Ferraz AAB *et al*. Endoscopic dilation of gastrojejunal anastomosis after gastric bypass. *Arq Bras Cir Dig* 2012;25(4):283-89. Citado em: 2015 Mar. 7. Disponível em: <http://www.ncbi.nlm.nih.gov/pubmed/23411930>

13. Wei W, Ramaswamy A, de la Torre R, Miedema BW. Partially covered esophageal stents cause bowel injury when used to treat complications of bariatric surgery. *Surg Endosc* 2013 Jan.;27(1):56-60. Citado em: 2014 July 15. Disponível em: <http://www.ncbi.nlm.nih.gov/pubmed/22736286>

14. Thaler K. Treatment of leaks and other bariatric complications with endoluminal stents. *J Gastrointest Surg* 2009 Sept.;13(9):1567-69. Citado em: 2014 July 15. Disponível em: <http://www.ncbi.nlm.nih.gov/pubmed/19319611>

15. Campos JM, Evangelista LF, Ferraz AAB *et al*. Treatment of ring slippage after gastric bypass: long-term results after endoscopic dilation with an achalasia balloon (with videos). *Gastrointest Endosc* 2010 July;72(1):44-49. Citado em: 2015 Mar. 7. Disponível em: <http://www.ncbi.nlm.nih.gov/pubmed/20493480>

16. Buchwald H, Avidor Y, Braunwald E *et al*. Bariatric surgery: a systematic review and meta-analysis. *JAMA* 2004 Oct. 13;292(14):1724-37. Citado em: 2012 Nov. 10. Disponível em: <http://www.ncbi.nlm.nih.gov/pubmed/15479938>

17. Taddeucci RJ, Madan AK, Ternovits CA *et al*. Laparoscopic re-operations for band removal after open banded gastric bypass. *Obes Surg* 2007. Disponível em: http://www.ncbi.nlm.nih.gov/pubmed/17355766

18. Stubbs RS, O'brien I, Jurikova L. What ring size should be used in association with vertical gastric bypass? *Obes Surg* 2006 Oct.;16(10):1298-303. Citado em: 2015 Mar. 7. Disponível em: <http://www.ncbi.nlm.nih.gov/pubmed/17059737>

19. Yang CS, Lee WJ, Wang HH *et al*. Spectrum of endoscopic findings and therapy in patients with upper gastrointestinal symptoms after laparoscopic bariatric surgery. *Obes Surg* 2006;16:1232-37.

20. Ferraz A, Campos J, Dib V *et al*. Food intolerance after banded gastric bypass without stenosis: aggressive endoscopic dilation avoids reoperation. *Obes Surg* 2013 July;23(7):959-64. Citado em: 2015 Mar. 7. Disponível em: <http://www.ncbi.nlm.nih.gov/pubmed/23471676>

21. Fernández-Esparrach G, Córdova H, Bordas JM et al. Endoscopic management of the complications of bariatric surgery. Experience of more than 400 interventions. *Gastroenterol Hepatol* 2011 Mar.;34(3):131-36. Citado em: 2015 Mar. 7. Disponível em: <http://www.ncbi.nlm.nih.gov/pubmed/21377237>
22. Heneghan HM, Meron-Eldar S, Yenumula P et al. Incidence and management of bleeding complications after gastric bypass surgery in the morbidly obese. *Surg Obes Relat Dis* Jan.;8(6):729-35. Citado em: 2015 Feb. 10. Disponível em: <http://www.ncbi.nlm.nih.gov/pubmed/21798818>
23. Bakhos C, Alkhoury F, Kyriakides T et al. Early postoperative hemorrhage after open and laparoscopic roux-en-y gastric bypass. *Obes Surg* 2009 Feb.;19(2):153-57. Citado em: 2015 Mar. 7. Disponível em: <http://www.ncbi.nlm.nih.gov/pubmed/18629595>
24. Csendes A, Burgos AM, Braghetto I. Classification and management of leaks after gastric bypass for patients with morbid obesity: a prospective study of 60 patients. *Obes Surg* 2012 June;22(6):855-62. Citado em: 2014 July 15. Disponível em: <http://www.ncbi.nlm.nih.gov/pubmed/22438218>
25. Freedman J, Jonas E, Näslund E et al. Treatment of leaking gastrojejunostomy after gastric bypass surgery with special emphasis on stenting. *Surg Obes Relat Dis* 2013;9(4):554-58. Citado em: 2014 July 15. Disponível em: <http://www.ncbi.nlm.nih.gov/pubmed/22543198>
26. Salinas A, Baptista A, Santiago E et al. Self-expandable metal stents to treat gastric leaks. *Surg Obes Relat Dis* 2006 Jan.;2(5):570-72. Citado em: 2014 Dec. 19. Disponível em: <http://www.ncbi.nlm.nih.gov/pubmed/17015217>
27. El Mourad H, Himpens J, Verhofstadt J. Stent treatment for fistula after obesity surgery: results in 47 consecutive patients. *Surg Endosc* 2013 Mar.;27(3):808-16. Citado em: 2014 July 15. Disponível em: <http://www.ncbi.nlm.nih.gov/pubmed/23052499>
28. Leenders BJM, Stronkhorst A, Smulders FJ et al. Removable and repositionable covered metal self-expandable stents for leaks after upper gastrointestinal surgery: experiences in a tertiary referral hospital. *Surg Endosc* 2013 Aug.;27(8):2751-59. Citado em: 2014 July 15. Disponível em: <http://www.ncbi.nlm.nih.gov/pubmed/23436082>
29. Ferreira FC. *Análise da aplicação de prótese endoscópica como terapêutica de fístula após derivação gástrica em Y de Roux*. Universidade Federal de Pernambuco – UFPE, 2015. p. 72.
30. Boumitri C, Kumta NA, Patel M et al. Closing perforations and postperforation management in endoscopy: duodenal, biliary, and colorectal. *Gastrointest Endosc Clin N Am* 2015 Jan.;25(1):47-54. Citado em: 2014 Dec. 6. Disponível em: <http://www.ncbi.nlm.nih.gov/pubmed/25442957>
31. Slim R, Smayra T, Chakhtoura G et al. Endoscopic stenting of gastric staple line leak following sleeve gastrectomy. *Obes Surg* 2013 Nov.;23(11):1942-45. Citado em: 2015 Mar. 7. Disponível em: <http://www.ncbi.nlm.nih.gov/pubmed/23990479>
32. Baretta G, Campos J, Correia S et al. Bariatric postoperative fistula: a life-saving endoscopic procedure. *Surg Endosc* 2014 Oct. 8. Citado em: 2015 Jan. 12. Disponível em: <http://www.ncbi.nlm.nih.gov/pubmed/25294547>
33. Campos JM, Pereira EF, Evangelista LF et al. Gastrobronchial fistula after sleeve gastrectomy and gastric bypass: endoscopic management and prevention. *Obes Surg* 2011 Oct.;21(10):1520-29. Citado em: 2014 July 15. Disponível em: <http://www.ncbi.nlm.nih.gov/pubmed/21643779>

34. Campos JM, Siqueira LT de, Meira MR de L et al. Gastrobronchial fistula as a rare complication of gastroplasty for obesity: a report of two cases. *J Bras Pneumol publicaçao of da Soc Bras Pneumol e Tisilogia* Jan.;33(4):475–9. Citado em: 2015 Jan. 8. Disponível em: <http://www.ncbi.nlm.nih.gov/pubmed/17982541>
35. Campos JM, Siqueira LT, Ferraz AAB, Ferraz EM. Gastrobronchial fistula after obesity surgery. *J Am Coll Surg* 2007 Apr.;204(4):711. Citado em: 2015 Jan 8. Disponível em: <http://www.ncbi.nlm.nih.gov/pubmed/17382232>
36. Christou NV, Look D, Maclean LD. Weight gain after short- and long-limb gastric bypass in patients followed for longer than 10 years. *Ann Surg* 2006 Nov.;244(5):734-40. Citado em: 2015 Feb. 7. Disponível em: <http://www.pubmedcentral.nih.gov/articlerender.fcgi?artid=1856611&tool=pmcentrez&rendertype=abstract>
37. Baretta GAP, Alhinho HCAW, Matias JEF et al. Argon plasma coagulation of gastrojejunal anastomosis for weight regain after gastric bypass. *Obes Surg* 2015 Jan. Citado em: 2015 Mar. 7;25(1):72-79. Disponível em: <http://www.ncbi.nlm.nih.gov/pubmed/25005812>
38. Falcão M, Campos JM, Galvão Neto M et al. Transgastric endoscopic retrograde cholangiopancreatography for the management of biliary tract disease after Roux-en-Y gastric bypass treatment for obesity. *Obes Surg* 2012 June;22(6):872-76. Citado em: 2015 Mar. 7. Disponível em: <http://www.ncbi.nlm.nih.gov/pubmed/22460551>
39. Chu YC, Yang CC, Yeh YH et al. Double-balloon enteroscopy application in biliary tract disease-its therapeutic and diagnostic functions. *Gastrointest Endosc* 2008 Sept.;68(3):585-91. Citado em: 2015 Mar. 7. Disponível em: <http://www.ncbi.nlm.nih.gov/ pubmed/18561917>
40. Nocca D, Frering V, Gallix B et al. Migration of adjustable gastric banding from a cohort study of 4236 patients. *Surg Endosc* 2005 July;19(7):947-50. Citado em: 2014 Aug. 28. Disponível em: <http://www.ncbi.nlm.nih.gov/pubmed/15920690>
41. Neto MPG, Ramos AC, Campos JM et al. Endoscopic removal of eroded adjustable gastric band: lessons learned after 5 years and 78 cases. *Surg Obes Relat Dis* 2010 Jan.;6(4):423-7. Citado em: 2015 Mar. 7. Disponível em: <http://www.ncbi.nlm.nih.gov/pubmed/19926530>
42. Campos J, Ramos A, Galvão Neto M et al. Hypovolemic shock due to intragastric migration of an adjustable gastric band. *Obes Surg* 2007 Apr.;17(4):562-64. Citado em: 2015 Mar. 7. Disponível em: <http://www.ncbi.nlm.nih.gov/pubmed/17608275>
43. Campos JM, Evangelista LF, Galvão Neto MP et al. Small erosion of adjustable gastric band: endoscopic removal through incision in gastric wall. *Surg Laparosc Endosc Percutan Tech* 2010 Dec.;20(6):e215-17. Citado em: 2015 Mar. 7. Disponível em: <http://www.ncbi.nlm.nih.gov/pubmed/21150406>
44. Campos JM, Evangelista LF, Neto MPG et al. Translumenal endoscopic drainage of abdominal abscess due to early migration of adjustable gastric band. *Obes Surg* 2010 Feb.;20(2):247-50. Citado em: 2015 Mar. 7]Disponível em: <http://www.ncbi.nlm.nih.gov/pubmed/19727979>

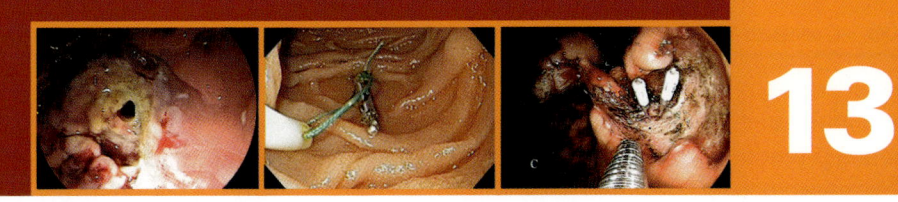

TRATAMENTO ENDOSCÓPICO DAS PATOLOGIAS DO JEJUNO E ÍLEO NA ERA DA ENTEROSCOPIA ASSISTIDA POR BALÃO

Adriana Costa-Genzini
Luiz Leite Luna
Wagner Takahashi
Julia Bergonso
Marco Túlio Ribeiro

INTRODUÇÃO

Há 14 anos, a cápsula endoscópica quebrou paradigmas com relação ao estudo do intestino delgado, permitindo acesso e visualização de lesões, antes inacessíveis.[1]

Em seguida, o desenvolvimento da enteroscopia assistida por balão, primeiramente com o sistema de duplo balão, em 2001 e, posteriormente, com o sistema de balão único, em 2006, permitiu a realização de biópsias profundas e o tratamento não cirúrgico destas lesões agora detectáveis.[2-4]

Ao longo da última década, estes dois exames tornaram-se os procedimentos endoscópicos de referência para o estudo do intestino delgado e vêm substituindo a enteroscopia intraoperatória e a *push* – enteroscopia nos centros que possuem a tecnologia.

A utilização da enteroscopia de balão mostrou-se revolucionária no tratamento da hemorragia digestiva obscura, com impacto positivo sobre o resultado clínico, diminuindo a necessidade de transfusões sanguíneas.[5-7]

Os tumores do intestino delgado, apesar de raros, passaram a ser diagnosticados com maior frequência e, em alguns casos, em estágios mais precoces, permitindo melhor prognóstico e opções terapêuticas a estes pacientes. Atualmente, o rendimento diagnóstico histológico dos tumores de intestino delgado por enteroscopia de duplo balão é maior que 90%, e 25% dos tumores de delgado podem ser tratados por enteroscopia.[8]

O aperfeiçoamento dos enteroscópios e o desenvolvimento de pinças e acessórios próprios para o exame têm contribuído para a sua utilização cada vez mais rotineira na prática clínica e vêm possibilitando a realização de terapias endoscópicas amplamente utilizadas em esôfago, estômago e cólon, também no intestino delgado. Assim, a conduta terapêutica das patologias em duodeno distal, jejuno e íleo tem sido modificada, com diminuição da necessidade de intervenções cirúrgicas.[9-11] Atualmente, a grande maioria das intervenções endoscópicas praticadas no esôfago, estômago e cólons são também passíveis de serem realizadas no delgado. A longa extensão, grande mobilidade e tortuosidade deste segmento, seu relativo pequeno diâmetro e sua delgada parede tornam os procedimentos terapêuticos mais difíceis. Por vezes, o enteroscópio profundamente introduzido assume uma forma muito redundante o que dificulta o manuseio e o posicionamento adequado dos instrumentos introduzidos pelo canal de biópsias.

A seguir serão descritos os empregos mais comuns da enteroscopia assistida por balão no tratamento das afecções do jejuno e íleo.

HEMOSTASIA

Hemorragia digestiva obscura ou indeterminada é definida como qualquer sangramento do trato gastrointestinal, visível ou oculto, de origem desconhecida, que persiste ou se repete após avaliação endoscópica inicial negativa (endoscopia + colonoscopia).[5]

É responsável por cerca de 10% de todos os sangramentos gastrointestinais, sendo o intestino delgado o principal sítio deste tipo de sangramento (75%).[12,13]

Atualmente, uma vez identificado o local do sangramento, aplica-se uma nova classificação: hemorragia alta, média e baixa, denominando-se sangramento médio, quando este origina-se entre a papila de Vater e o íleo terminal.[14]

Em pacientes acima de 40 anos, as principais causas de hemorragia digestiva média são lesões vasculares, seguidas de enteropatia por uso de anti-inflamatórios não hormonais. Nos mais jovens, destacam-se os tumores, o divertículo de Meckel, a lesão de Dieulafoy e doença de Crohn.[15]

As lesões vasculares compreendem as angioectasias, hemangiomas e lesões de Dieulafoy. As angioectasias respondem por 50% das hemorragias digestivas médias e podem variar em número, tamanho e localização (Fig. 13-1). As

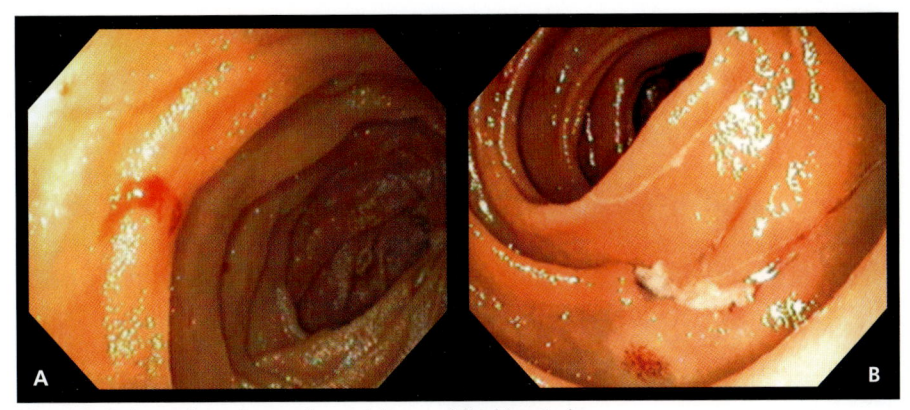

Fig. 13-1. (A e B) Angioectasia em jejuno médio (tipo 1 a).

lesões de Dieulafoy, apesar de raras (3,5%), podem cursar com sangramento maciço, com taxas de mortalidade em torno de 25% (Figs. 13-2 e 13-3).[16,17]

Os tumores do intestino delgado são a segunda causa mais frequente de sangramento digestivo médio, correspondendo a 5 a 10% dos casos. Representam 3 a 6% dos tumores gastrointestinais, sendo o tumor carcinoide e o adenocarcinoma os tipos mais frequentes (Fig. 13-4).[18]

Outras causas de sangramento são os linfomas, as varizes ectópicas, úlceras infecciosas (CMV), fístulas aortoentéricas, hemobilia, GIST etc. (Figs. 13-5 a 13-8).[15]

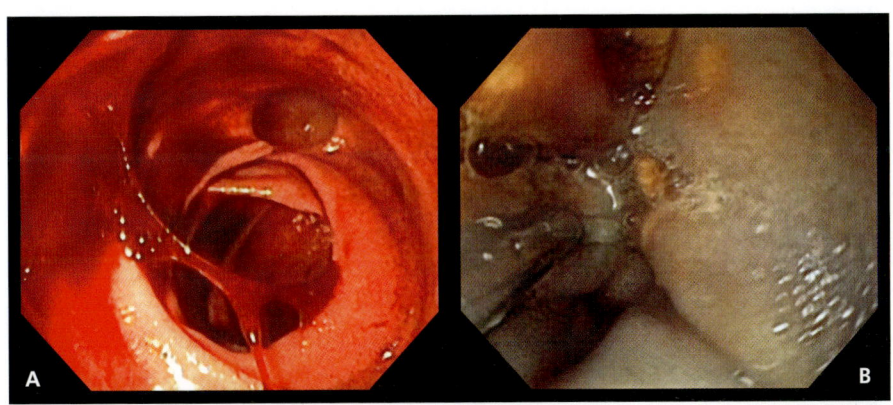

Fig. 13-2. (A) Sangramento ativo por lesão de Dieulafoy em jejuno proximal; **(B)** parada do sangramento após escleroterapia + *clip*.

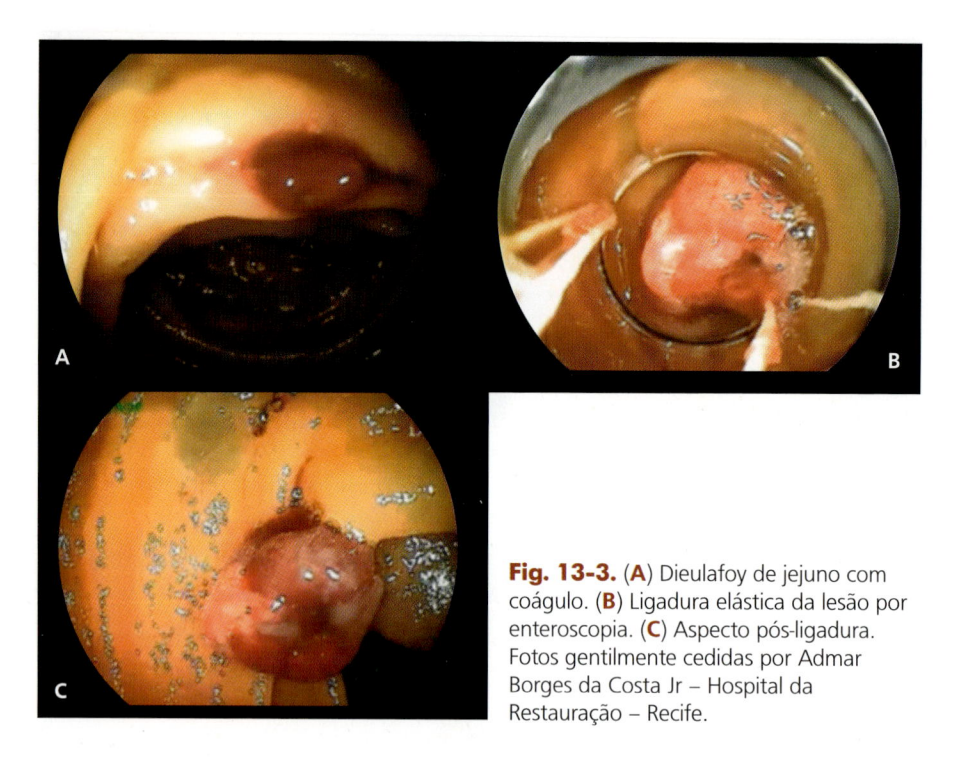

Fig. 13-3. (**A**) Dieulafoy de jejuno com coágulo. (**B**) Ligadura elástica da lesão por enteroscopia. (**C**) Aspecto pós-ligadura. Fotos gentilmente cedidas por Admar Borges da Costa Jr – Hospital da Restauração – Recife.

Apesar de raras, as varizes ectópicas em delgado podem causar sangramento intestinal maciço, com taxa de mortalidade acima de 40%.[19] Comumente estão associadas à hipertensão portal ou trombose venosa mesentérica, podendo, ainda, ocorrer em pacientes com alterações anatômicas vasculares, com ou sem história prévia de cirurgias (Fig. 13-6).[15]

As diversas modalidades endoscópicas terapêuticas disponíveis são coagulação com plasma de argônio, eletrocoagulação mono e bipolar, escleroterapia, injeção de cianoacrilato, colocação de hemoclipe e ligadura elástica endoscópica. A escolha da terapia mais adequada, bem como sua utilização de forma úni-

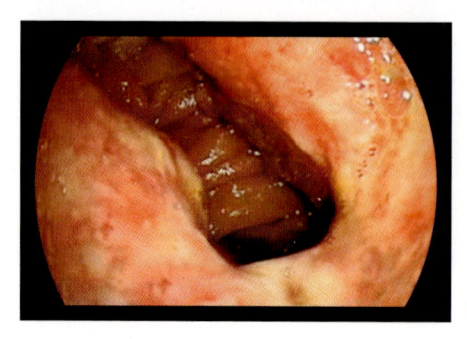

Fig. 13-4. Adenocarcinoma de jejuno.

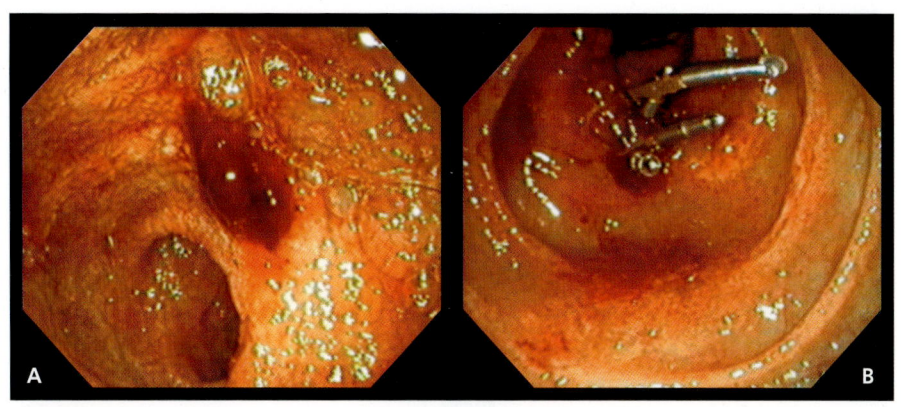

Fig. 13-5. (**A**) Linfoma em jejuno proximal. (**B**) Tratamento com clipes hemostáticos.

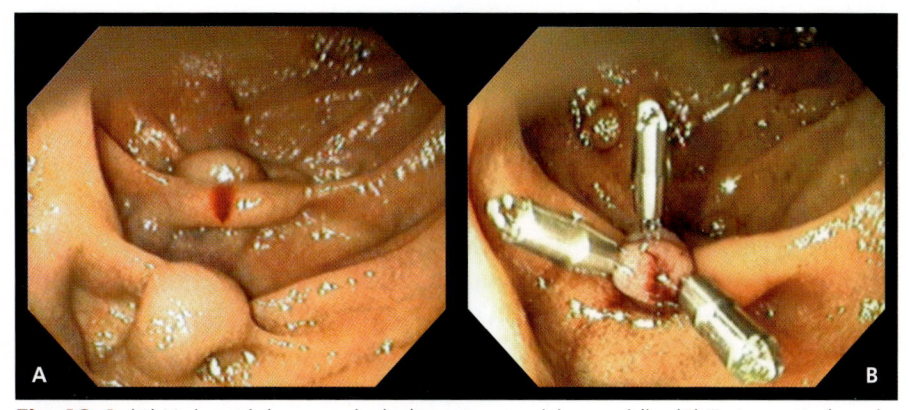

Fig. 13-6. (**A**) Variz ectópica com sinais de ruptura em jejuno médio. (**B**) Tratamento da variz com colocação de clipes.

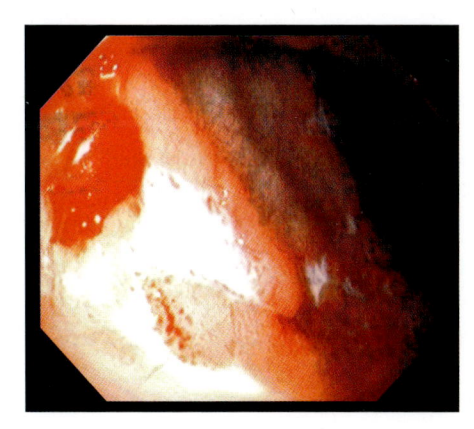

Fig. 13-7. Úlcera por CMV em paciente pós-transplante de pâncreas, em alça jejunal exclusa.

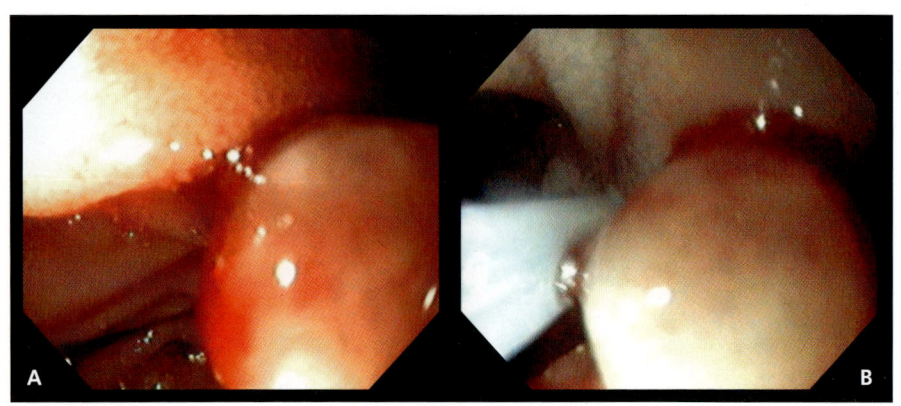

Fig. 13-8. (**A**) GIST sangrante em jejuno médio. (**B**) Escleroterapia com parada do sangramento.

ca ou combinada a outra modalidade, dependerá do tipo de lesão e de sua topografia.

O tratamento farmacológico das angiectasias com o uso de diversos medicamentos como ethynil estradiol-progesterona, somatostatina e seus derivados, talidomida, eritropoietina, fator de Von Willrbrand + fator VII etc., embora pontualmente relatados com sucesso em diversas publicações, na grande maioria das vezes são ou somente momentaneamente eficazes ou totalmente ineficazes.

Nas lesões vasculares, a escolha da terapia endoscópica pode ser feita com base na classificação de Yano-Yamamoto (Fig. 13-9).[20]

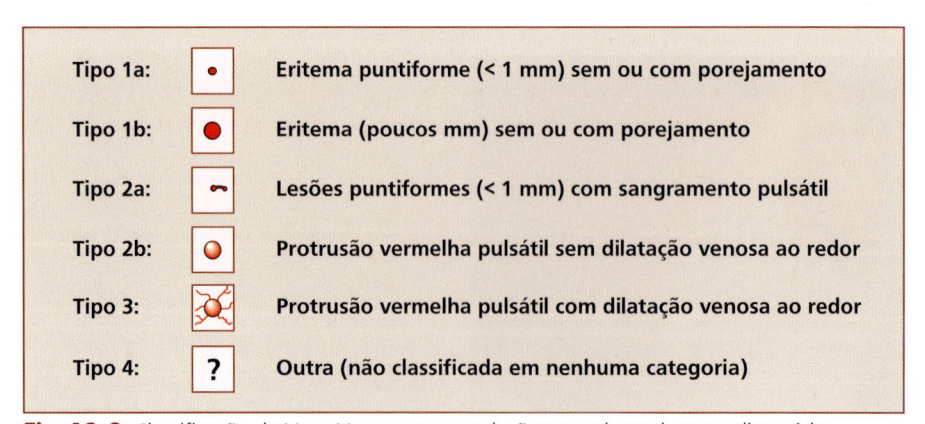

Tipo 1a:	•	Eritema puntiforme (< 1 mm) sem ou com porejamento
Tipo 1b:	●	Eritema (poucos mm) sem ou com porejamento
Tipo 2a:	~	Lesões puntiformes (< 1 mm) com sangramento pulsátil
Tipo 2b:	○	Protrusão vermelha pulsátil sem dilatação venosa ao redor
Tipo 3:	✳	Protrusão vermelha pulsátil com dilatação venosa ao redor
Tipo 4:	?	Outra (não classificada em nenhuma categoria)

Fig. 13-9. Classificação de Yano-Yamamoto para lesões vasculares do trato digestório.

Os tipos 1a e 1b são considerados angiectasias e podem ser tratados com coagulação de plasma de argônio ou eletrocoagulação mono ou bipolar.

Os tipos 2a e 2b correspondem às lesões de Dieulafoy e devem ser tratados com colocação de clipes ou terapia combinada como eletrocoagulação + clipes ou escleroterapia + clipes.[13]

As lesões tipo 3 representam as malformações arteriovenosas e as terapias mecânicas (banda elástica ou clipes, combinados ou não à escleroterapia ou coagulação de plasma de argônio) são as mais recomendadas.[13]

Shinozaki et al.[21] demonstraram, em seu estudo, que pacientes com múltiplas lesões vasculares estão associados a um maior risco de ressangramento. Repetir a enteroscopia de balão e realizar nova terapia sobre as lesões refratárias parece estar associado a menores taxas de ressangramento a longo prazo.

Não há consenso estabelecido sobre a melhor abordagem terapêutica nas varizes ectópicas sangrantes em intestino delgado; entretanto, a injeção de cianoacrilato associado ao lipiodol tem sido o método mais frequentemente utilizado, com excelentes resultados com relação à parada do sangramento e erradicação dos cordões.[22-26]

A ligadura elástica, apesar de ser o tratamento de escolha para varizes esofageanas, raramente é utilizada no tratamento de varizes de delgado, ficando restrita à terapia de cordões duodenais com diâmetro menor que 15 mm, pelo alto risco de ressangramento após queda da banda.[27,28] Clipes hemostáticos também têm sido utilizados com bons resultados, porém, assim como a ligadura, podem ter alto risco de ressangramento, em caso de queda precoce do dispositivo (Fig. 13-6).

Tumores e úlceras hemorrágicas podem ser tratados através da coagulação com plasma de argônio, eletrocautério, injeção e colocação de clipes. A escolha dependerá das características da lesão, sua topografia, preferências do endoscopista e materiais disponíveis. A realização de biópsias deve ser considerada sempre que se necessitar de confirmação diagnóstica (Figs. 13-4 e 13-5).[13]

Tatuar o sítio de lesões diagnosticadas e tratadas é fundamental para controle de ressangramentos, bem como para demarcar o local a ser abordado, em caso de necessidade de intervenção cirúrgica (Fig. 13-10).

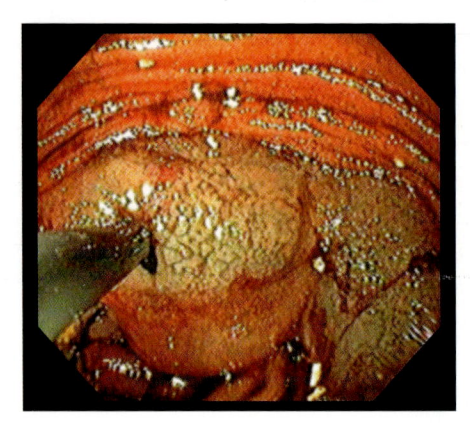

Fig. 13-10. Tatuagem em topografia de adenocarcinoma sangrante.

POLIPECTOMIA E MUCOSSECTOMIA

Os pólipos em intestino delgado ocorrem de forma incidental ou podem estar relacionados com doenças autossômicas dominantes raras, como a Síndrome de Peutz-Jeghers, Polipose Adenomatosa Familiar e Síndrome de Lynch.

Seja pelas grandes dimensões que estas lesões podem tomar ou pelo seu alto risco de malignização, estes pólipos devem ser removidos profilaticamente e rastreados regularmente.[29]

Rahmi et al.[30] sugerem a ressecção endoscópica dos pólipos maiores que 10 mm, onde o risco de sangramento e intussuscepção estão aumentados. Já Yamamoto recomenda a ressecção do maior número possível de pólipos por sessão, iniciando pela remoção dos pólipos maiores em uma primeira sessão, com o objetivo de diminuir as chances de intussuscepção.[31]

Neste contexto, a enteroscopia assistida por balão, associada à ressecção de pólipos, vem modificando, de forma impactante, a evolução e a história destes pacientes, prevenindo o risco de malignização e a ocorrência de complicações como intussuscepção, suboclusão e sangramento, levando, além disso, a uma drástica redução da necessidade de enterectomias emergenciais ou eletivas, por vezes múltiplas, que estes pacientes são comumente submetidos.

Há uma variedade de diferentes técnicas que podem ser utilizadas para a ressecção de lesões, e a escolha dependerá de características como tamanho, formato e localização do pólipo. Para uma exérese segura, é importante que haja exposição adequada da base do pólipo ou de seu pedículo e a mudança de decúbito, por vezes, facilita esta exposição.[30] Yamamoto sugere a injeção submucosa de adrenalina antes das polipectomias para prevenir perfuração por lesão térmica e sangramentos (Figs. 13-11 a 13-13).[31]

Fig. 13-11. (**A**) Pólipos harmartomatosos em jejuno proximal de criança de 9 anos; (**B**) exposição dos pedículos; (**C**) colocação profilática de clipes.

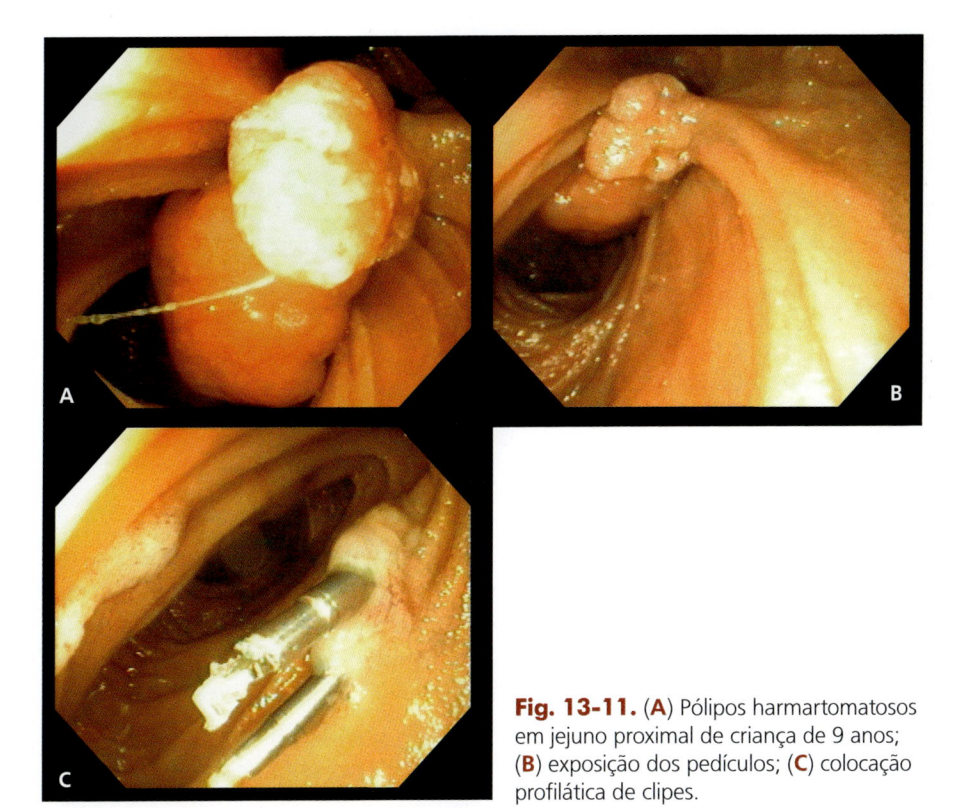

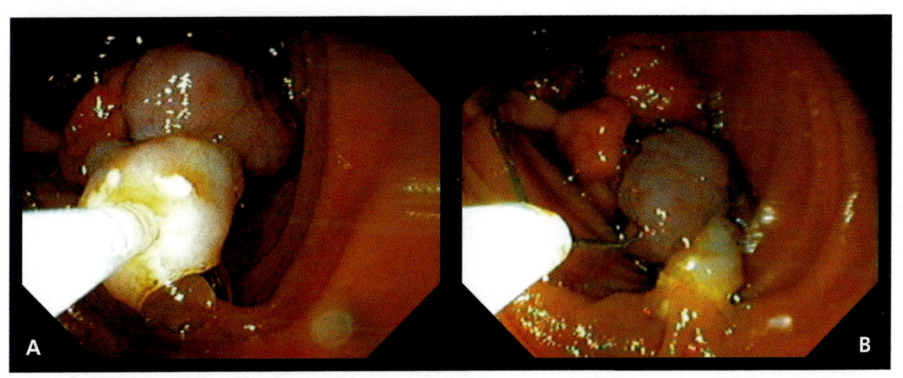

Fig. 13-12. (**A**) Polipectomia em jejuno proximal, em paciente portadora de Peutz-Jeghers, evoluindo com quadro agudo de suboclusão intestinal, à custa de intussuscepção e pólipos; (**B**) identificação de múltiplos pólipos em mesma topografia, ocluindo a luz jejunal.

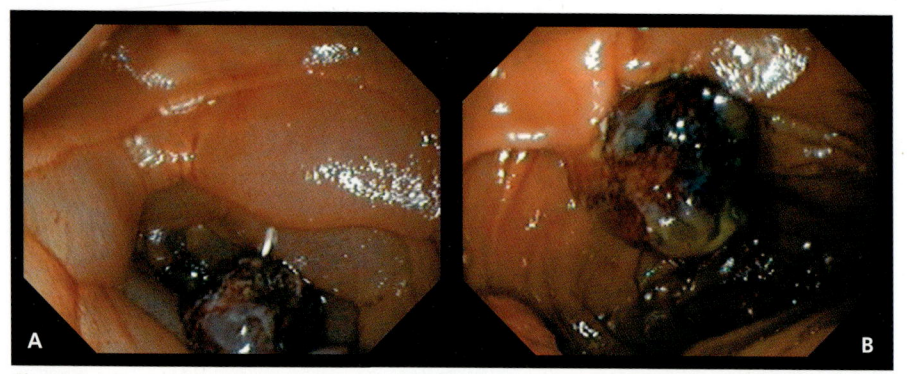

Fig. 13-13. (**A** e **B**) Pólipos em jejuno proximal, em paciente portador de Peutz-Jeghers, com sinais de sofrimento por estarem em meio à área de intussuscepção. Note a mucosa edemaciada adjacente ao pólipo.

Pólipos com pedículos finos podem ser facilmente removidos através da utilização de alças de polipectomia associadas e eletrocoagulação, preferencialmente em corrente mista. Em situações onde o pedículo da lesão é largo e calibroso, a colocação profilática de clipe hemostático ou *endoloop* na base do pedículo, anteriormente à ressecção, pode prevenir sangramentos.

Quando nos deparamos com pólipos de grandes dimensões, acima de 30-35 mm, sua ressecção segura e completa pode ser feita, utilizando a técnica de fatiamento ou *piece meal*.

Finalmente, pólipos sésseis e com base larga devem ser preferencialmente removidos pela técnica de mucossectomia, onde, primeiramente, faz-se injeção de solução salina sob e em volta da lesão e, posteriormente, a ressecção em bloco da mesma (Fig. 13-14).[32]

As mucossectomias, amplamente utilizadas para remoção de lesões sésseis de base larga e lesões planas em outros órgãos, são raramente realizadas em delgado, pois, por ter paredes muito finas, este órgão tem risco aumentado para complicações graves como perfuração e sangramento.[33] Uma vez que apresentam alto risco de complicações, a realização de terapias profiláticas como colocação de clipes para fechamento do sítio de ressecção devem ser consideradas.[34]

Em um dos poucos relatos na literatura, Monkemuller *et al.*[35] realizaram, com sucesso, oito mucossectomias jejunais em portadores de polipose adenomatosa familiar, Peutz-Jeghers e adenomas incidentais, sem relato de complicações. Recentemente, Landaeta, Dias *et al.*[36] relataram a remoção completa de dois adenomas, dois linfomas foliculares e um harmartoma através de mucossectomias em jejuno e íleo. Em sua casuística, houve uma perfuração tratada laparoscopicamente e com sucesso.

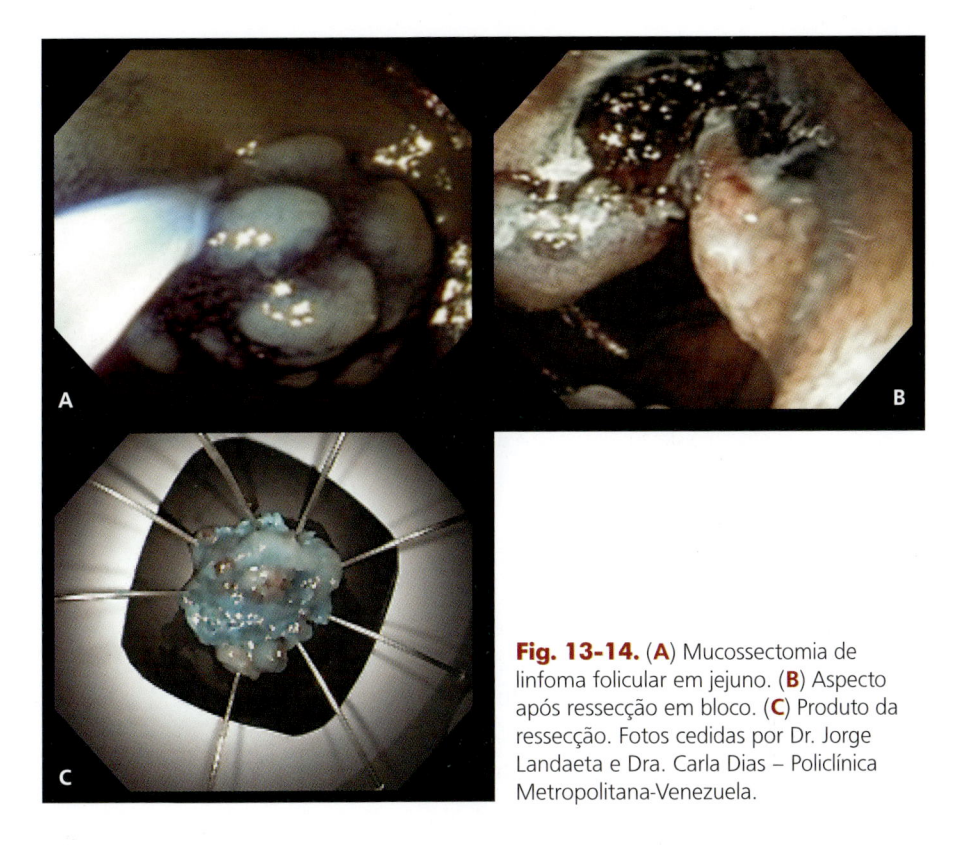

Fig. 13-14. (A) Mucossectomia de linfoma folicular em jejuno. **(B)** Aspecto após ressecção em bloco. **(C)** Produto da ressecção. Fotos cedidas por Dr. Jorge Landaeta e Dra. Carla Dias – Policlínica Metropolitana-Venezuela.

Tivemos a oportunidade de tratar uma paciente de 66 anos com crises de semioclusão intestinal causada por lipoma de íleo terminal. Realizamos posicionamento de *endoloop* na base da lesão e após secção da mucosa com incisão em x. Posteriormente, retiramos o tecido adiposo com pinça. O procedimento transcorreu sem acidentes e os sintomas da paciente não recorreram (Fig. 13-15).

PASSAGEM DE PRÓTESES

A utilização de próteses autoexpansíveis para permeação de tumores suboclusivos tem sido ampliada no arsenal terapêutico endoscópico.

Os tumores de jejuno proximal, que frequentemente cursam com obstrução da luz do órgão, bem como as lesões expansivas do processo uncinado e corpo do pâncreas, que podem obstruir o duodeno em suas porções mais distais, têm sido indicações para o emprego de próteses.[9,37]

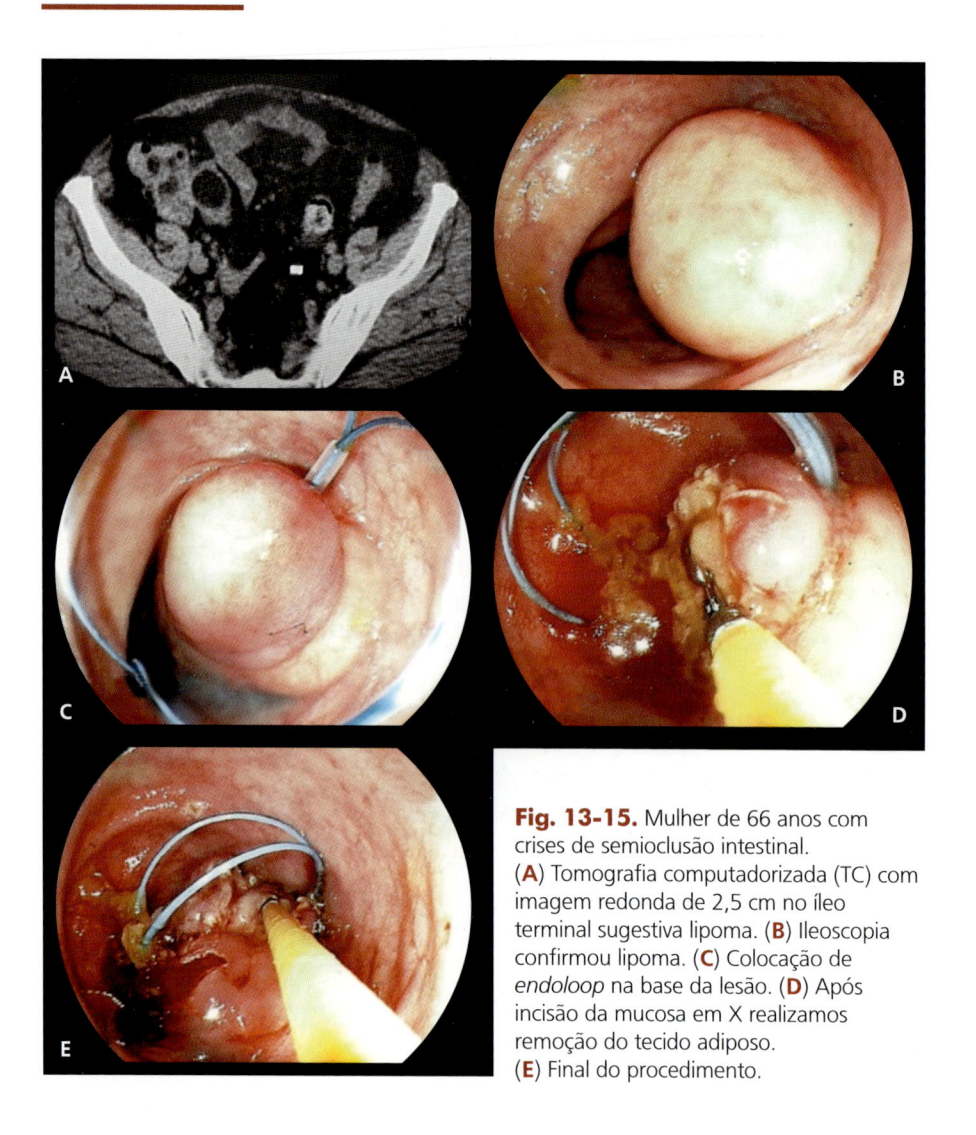

Fig. 13-15. Mulher de 66 anos com crises de semioclusão intestinal. (**A**) Tomografia computadorizada (TC) com imagem redonda de 2,5 cm no íleo terminal sugestiva lipoma. (**B**) Ileoscopia confirmou lipoma. (**C**) Colocação de *endoloop* na base da lesão. (**D**) Após incisão da mucosa em X realizamos remoção do tecido adiposo. (**E**) Final do procedimento.

O tratamento cirúrgico paliativo sempre foi o mais comumente realizado e permanece a opção de escolha dos cirurgiões. Entretanto, em pacientes muito debilitados, com prognóstico reservado e de alto risco cirúrgico, a passagem de próteses autoexpansíveis nas porções distais do duodeno e em jejuno proximal tem demonstrado ser alternativa factível, conforme relatos bem-sucedidos já publicados.[9,37,38]

Em obstruções proximais ao ângulo de Treitz, o colonoscópio adulto ou pediátrico pode ser utilizado para a realização do procedimento.[37] Entretanto, a formação de alças pode dificultar a introdução e o posicionamento da prótese. Ross *et al.*[9] demonstraram que, a utilização do enteroscópio de duplo balão, parece facilitar a redução das alças, dando maior estabilidade e permitindo a realização do procedimento com segurança. Outro autor descreve a utilização da enteroscopia em espiral para tanto.[38]

Em caso de obstrução da luz intestinal, sem a possibilidade da progressão do enteroscópio, é necessária a "cateterização" da estenose com auxílio de cateter longo e fio-guia, similar à CPRE. Certificar-se da extensão do acompanhamento estenosado é muito importante para a escolha da prótese ideal, que deverá ser 3-4 cm mais longa que a lesão. Utilizar um cateter balão, posicioná-lo na porção proximal da estenose, inflá-lo e, a seguir, injetar lentamente o contraste sob fluoroscopia, permite obter esta informação, evitando que o contraste reflua proximalmente. Após determinação da extensão da lesão e progressão do cateter distalmente à estenose, recomenda-se a troca do fio-guia hidrofílico por fio mais resistente (Fio-Guia Savary-Gilliard, por exemplo) que dará maior sustentação e estabilidade durante a introdução e disparo da prótese. Este fio deverá ser introduzido por pelo menos 20 cm após a extremidade distal da estenose.

Em nosso meio, são comercializadas próteses duodenais não recobertas e parcialmente recobertas. As não recobertas têm a desvantagem de permitir o crescimento tumoral para a sua luz com relação às parcialmente recobertas. A utilização de próteses esofagianas é uma alternativa possível somente se houver a retificação completa do equipamento endoscópico, uma vez que o sistema de liberação das mesmas tem em torno de 90 cm de extensão e não oferece a rigidez necessária para ultrapassar grandes angulações (Fig. 13-16).[9]

DILATAÇÃO

A fibroestenose intestinal é uma complicação frequente e debilitante na doença de Crohn. Aproximadamente 30 a 40% dos pacientes portadores de Crohn apresentam estenoses, cujo tratamento, na maioria das vezes, é cirúrgico. Cerca de 45% dos pacientes com doença de Crohn estenosante, apresentam suboclusões de repetição, sendo submetidos a múltiplas ressecções intestinais, que podem levar à síndrome do intestino curto (Fig. 13-17).[39,40]

Dilatação endoscópica com balões dilatadores normalmente utilizados para dilatação colônica tem-se mostrado alternativa segura e eficaz no tratamento de estenoses anastomóticas ou primárias em portador de Crohn. As indicações para dilatação endoscópica são: estenoses sintomáticas com extensão menor ou igual a 4-5 cm, sem evidência de fístula, abscesso ou tumor associado.[40,41]

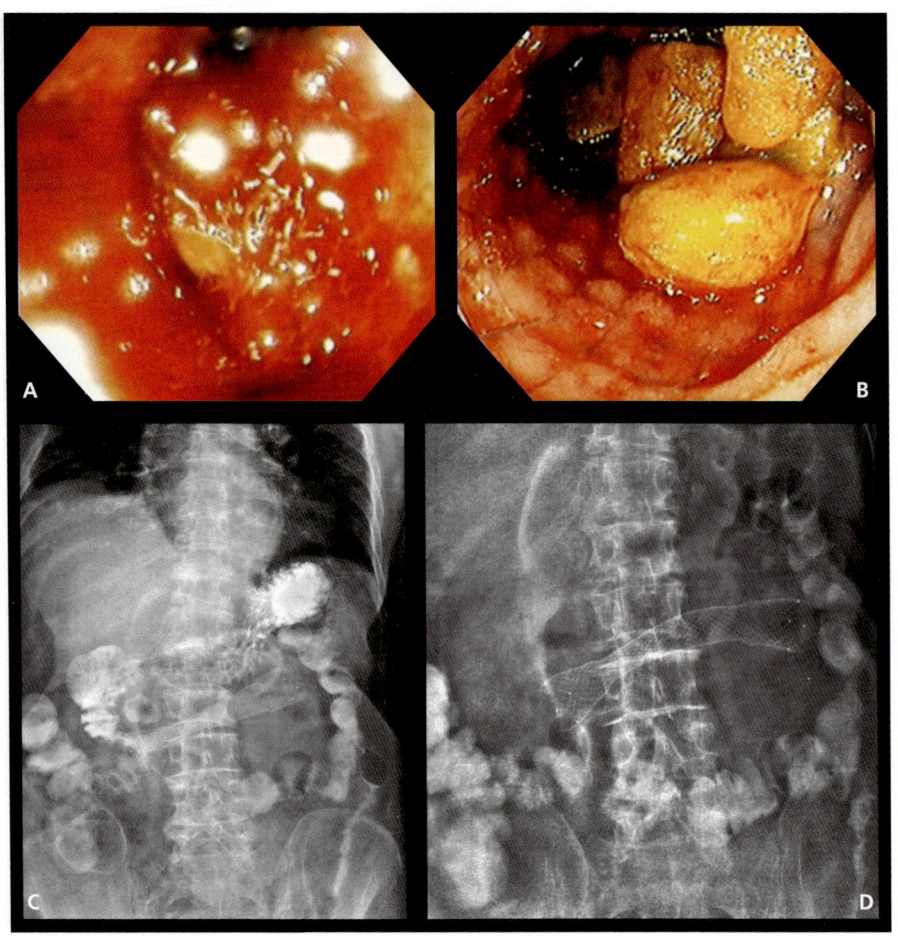

Fig. 13-16. (A) Obstrução de delgado por tumor. **(B)** Aspecto logo após a passagem de prótese autoexpansível. **(C)** Imagem da prótese ainda não totalmente expandida, logo após sua passagem. **(D)** Prótese 24 horas após a passagem.

Estudos demonstram melhora dos sintomas e diminuição do número de intervenções cirúrgicas entre 50 e 100%, com índices de complicações maiores, como perfuração, sangramento e abscessos variando entre 0 e 10%.[39-42] Guzman et al.[43] demonstraram que a dilatação pneumática das estenoses diminuiu a necessidade de intervenções cirúrgicas em 50% dos pacientes em um período de 5 anos, com alto grau de satisfação por parte dos pacientes, podendo a dilatação ser repetida quando necessária, sem aumento dos riscos associados (Fig. 13-18).[44]

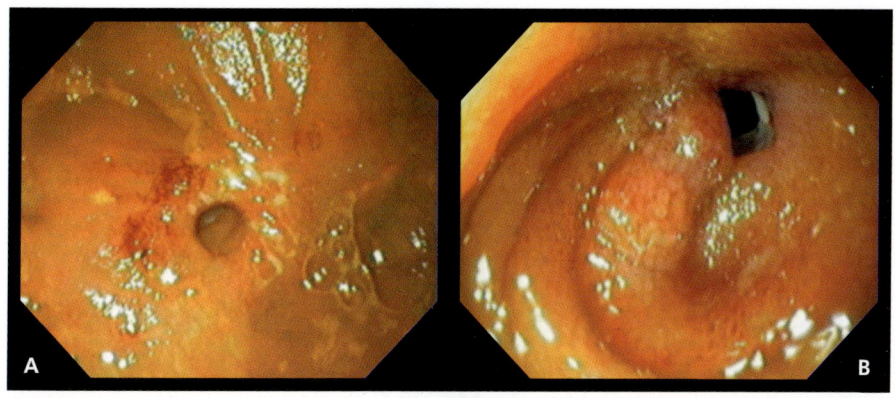

Fig. 13-17. Estenose em portador de doença de Crohn: (**A**) íleo médio e; (**B**) jejuno mediodistal.

Os parâmetros técnicos para estas dilatações, incluindo diâmetro ideal do balão dilatador, tempo de insuflação, utilização de fio-guia ou fluoroscopia e administração concomitante de corticoide local não estão bem-estabelecidos.

No entanto, pacientes portadores de úlceras ou processo inflamatório ativo associado à estenose, podem-se beneficiar da utilização de medicamentos como infliximab previamente à dilatação.[41]

RETIRADA DE CORPO ESTRANHO

Apesar da grande maioria dos corpos estranhos ingeridos serem excretados naturalmente, alguns objetos maiores, bem como os materiais pontiagudos, po-

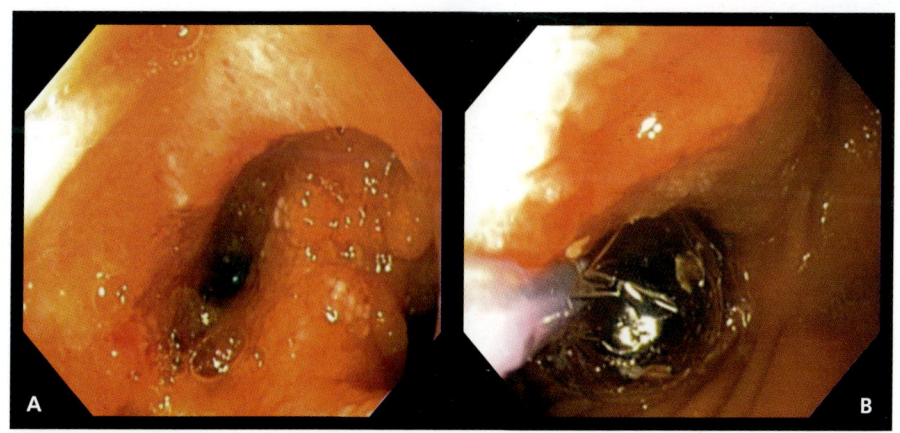

Fig. 13-18. (**A**) Estenose da luz jejunal, não permitindo a progressão do enteroscópio; (**B**) dilatação pneumática da estenose. Fonte: Di Nardo G *et al.* 2011.[44]

dem ficar retidos no intestino delgado, levando a alto risco de perfurações de alças intestinais ou formação de abscessos.[45,46]

A enteroscopia assistida por balão tem sido utilizada com sucesso na remoção destes objetos, diminuindo a necessidade de laparotomias para o tratamento destes pacientes.[46] Cápsula endoscópica retida é o corpo estranho mais frequentemente retirado do delgado, mas há relatos de uma variedade de diferentes objetos retirados com sucesso, como: dentaduras, agulhas, próteses biliares etc. (Fig. 13-19).[46-48] Bartel *et al.*,[49] em estudo com o maior número de ca-

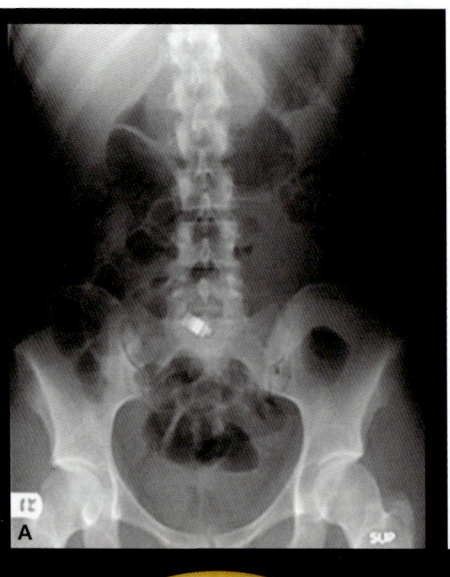

Fig. 13-19. (**A**) Imagem radiológica, mostrando cápsula retida em alça de delgado. (**B**) Apreensão de cápsula endoscópica retida em jejuno, com auxílio de alça de Dormia. (**C**) Retirada da cápsula por via anterógrada. Fonte: Khashab MA *et al.* 2011.[48]

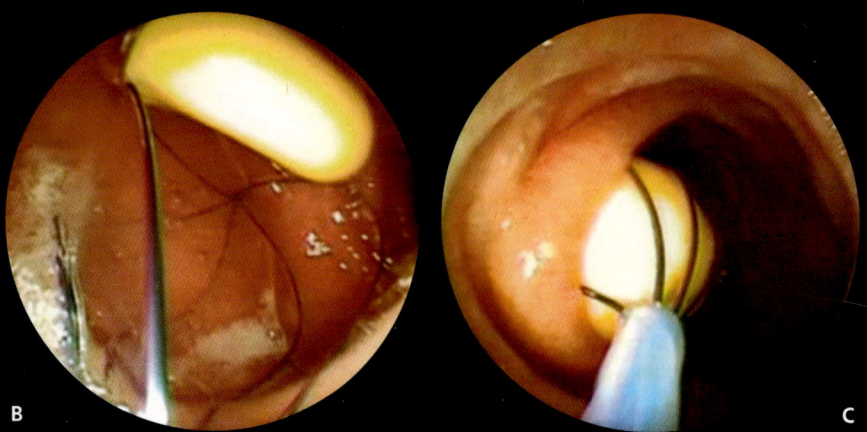

sos na literatura e envolvendo 22 pacientes, conseguiram remover 86% desses objetos por enteroscopia assistida por balão, havendo uma perfuração em paciente portador de doença de Crohn tratada cirurgicamente (Fig. 13-19).

Como se tratam de materiais e objetos dos mais variados formatos e tamanhos, o procedimento de retirada deve ser preparado de tal forma que o endoscopista tenha à disposição a maior diversidade possível de pinças acessórias e que auxiliem na remoção dos objetos como: pinças de corpo estranho (jacaré, dente de rato), alças de polipectomia de vários diâmetros, cestas de Dormia (cesta para extração de cálculos), Roth Net, entre outros. A escolha da melhor via de acesso para o exame, se anterógrada ou retrógrada, deverá ser feita com base em exames de imagem recentes.

Objetos pontiagudos têm grande risco de laceração ou até mesmo perfuração de alças, durante o trajeto para sua exteriorização. Nestes casos, Monkemuller demonstrou que o sobretubo do enteroscópio pode ser utilizado para alojar todo o objeto ou parte dele, em seu interior.[46] Para tanto, é necessário mover a ponta flexível do enteroscópio totalmente para dentro do sobretubo, deixando os centímetros distais do sobretubo livres para alojar a parte pontiaguda do corpo estranho.

Na Figura 13-20 mostramos caso de balão gástrico para tratamento de obesidade, que desinsuflou e migrou para o jejuno causando obstrução intestinal aguda e que foi retirado endoscopicamente.

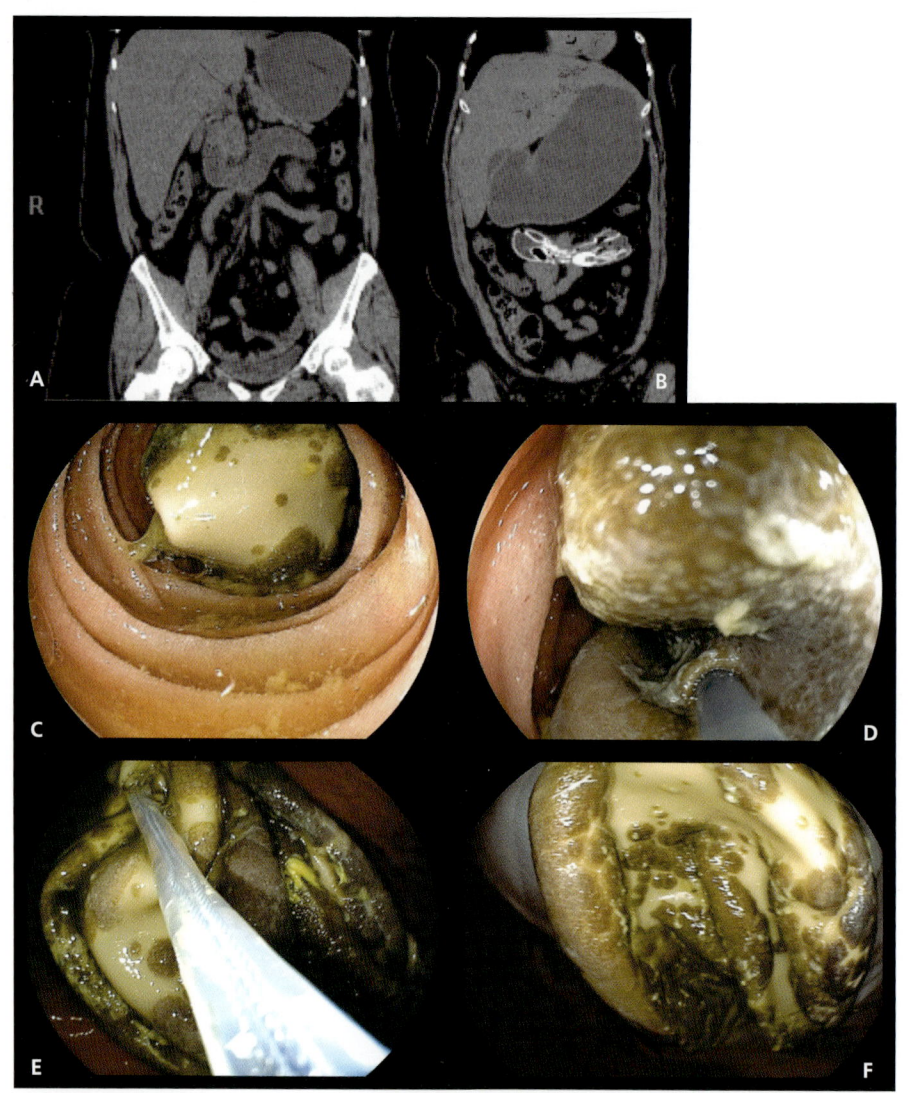

Fig. 13-20. Mulher de 54 anos com vômitos repetidos por 4 dias. Veio para o PS do HSVP-Rio de Janeiro, RJ em 6/04/2011. Tinha colocado balão intragástrico para obesidade 15 meses antes. TC mostrou grande dilatação e resíduo de estômago e arco duodenal + corpo estranho em jejuno. *Push* enteroscopia com colonoscópio confirmou balão em jejuno proximal, que foi esvaziado e retirado. (**A** e **B**) TC mostrando grande dilatação do estômago e duodeno (retirado 3 L com SNG) e corpo estranho no jejuno. (**C** e **D**) Balão colabado no jejuno. (**E**) Apreensão do balão com alça; (**F**) balão retirado. Exame realizado pelo Dr. Alexandre Pelosi e Dra. Patrícia Luna.

JEJUNOSTOMIA PERCUTÂNEA ENDOSCÓPICA DIRETA

A jejunostomia percutânea endoscópica direta permite acesso direto à luz jejunal, através da parede abdominal, em substituição à gastrojejunostomia endoscópica onde uma sonda instalada a partir de uma gastrostomia é locada, por endoscopia, nas porções do jejuno proximal.

Dentre as principais indicações, citamos: risco elevado de broncoaspiração, ressecções gástricas que contraindiquem gastrostomia, portadores de gastroparesia importante e portadores de gastrostomia não funcionante.[50]

O procedimento é frequentemente realizado com colonoscópio adulto ou pediátrico, com eficácia em torno de 67%, em razão das dificuldades para intubação profunda e por transiluminação jejunal inadequada.[50]

Alguns autores têm demonstrado que a utilização do enteroscópio assistido por balão torna o procedimento mais seguro e efetivo, pois permite acessar acompanhamentos jejunais mais profundos e o sobretubo auxilia na estabilização da alça jejunal junto à parede abdominal.[51,52]

Al Bawardy et al.,[51] em estudo com 90 pacientes e utilizando o enteroscópio de duplo balão, obteve sucesso na realização de jejunostomia endoscópica direta em 92% dos casos, incluindo 12 pacientes nos quais a tentativa de realização prévia com o colonoscópio falhou. Aktas et al. conseguiram sucesso semelhante, utilizando o enteroscópio de balão único.[50]

Os princípios para a realização de jejunostomias seguem os padrões já consagrados e convencionalmente utilizados em gastrostomias endoscópicas, incluindo assepsia e antissepsia, antibioticoprofilaxia e sedação, com ou sem suporte anestesiológico. As técnicas que vêm sendo utilizadas são a de tração ou Gauderer e Ponski e a de punção associada à jejunopexia.

Na técnica de tração, após transiluminação jejunal adequada, orienta-se a punção percutânea do jejuno com jelco, pelo qual se introduz um fio-guia que é tradicionado pelo enteroscópio até a boca. Na sequência, a sonda é fixada ao fio-guia e conduzida até o jejuno.

Na técnica de punção (Russel) com jejunopexia, a punção percutânea do jejuno é feita com dispositivo contendo duplo jelco. Por um deles, é introduzido um fio de sutura para o interior do jejuno, e pelo outro, uma pequena alça de polipectomia que aprisiona o fio na luz intestinal e o exterioriza pelo segundo jelco, obtendo-se uma sutura em "U", fixando a alça jejunal à parede abdominal. O procedimento é repetido, deixando-se um espaço de 2-4 cm entre os pontos. Faz-se, então, neste espaço, uma incisão de cerca de 5 mm, por onde é introduzido um trocarte recoberto por uma fina camada plástica para dentro da luz intestinal. Neste momento, é fundamental o tracionamento dos fios de sutura, garantido a maior aproximação possível entre a parede abdominal e a alça jejunal. Após a retirada do trocarte, introduz-se a sonda de alimentação balonada e retira-se a bainha plástica (Fig. 13-21).

A utilização de uma variante técnica associada a ambos os métodos descritos acima tem sido utilizada com a intenção de diminuir a mobilidade do jejuno durante as punções. Nesta variante, logo após a transiluminação da alça e antes da punção para confecção da jejunostomia, uma agulha fina e de cerca de 4 cm de extensão deve ser introduzida na luz intestinal, sob visão direta e sob aspiração negativa, a fim de detectar interposição de outros órgãos. Esta agulha é, então, apreendida por uma alça de polipectomia e permanece fixada nesta posição durante a primeira punção.[50,53]

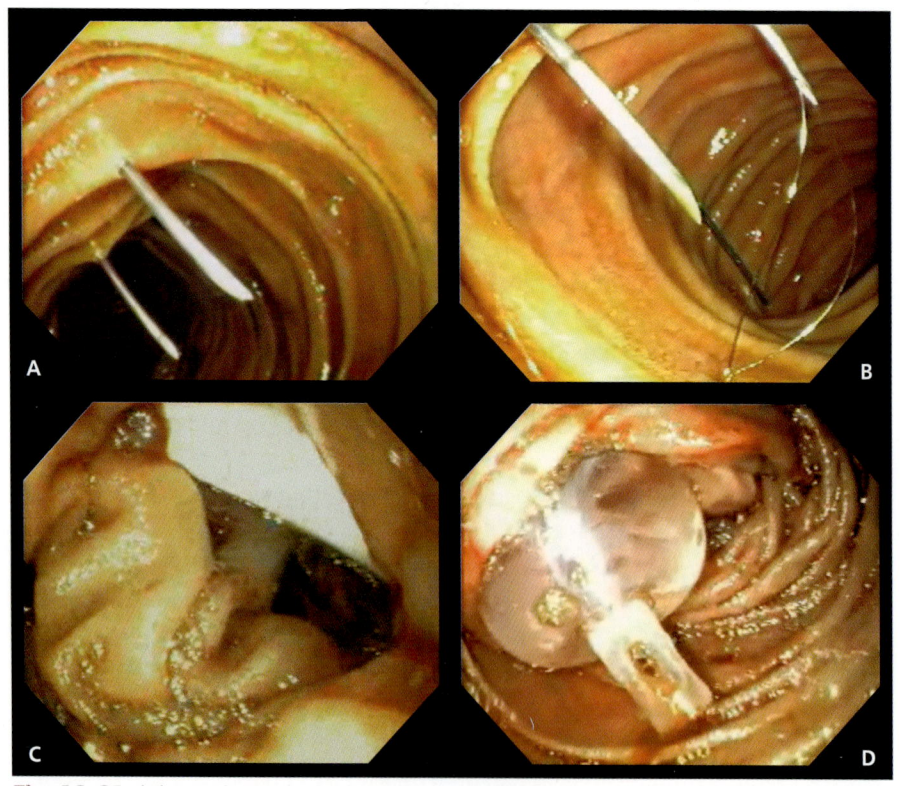

Fig. 13-21. (A) Introdução do duplo jelco para confecção de sutura em "U"; **(B)** apreensão do fio de sutura pela alça de polipectomia para exteriorização pelo segundo jelco e confecção da sutura em "U"; **(C)** introdução do trocarte sob visão direta; **(D)** introdução da sonda de alimentação balonada e insuflação do balão.

As complicações associadas à jejunostomia percutânea endoscópica direta podem ocorrer em 4-10% dos casos, entretanto, alguns autores têm descrito redução das taxas de infecção periestomal com o emprego da técnica de punção associada à pexia, quando comparado à técnica de tração.[54,55]

REFERÊNCIAS BIBLIOGRÁFICAS

1. Fleischer D, Capsule endoscopy: the voyage is fantastic–will it change what we do? *Gastrointest Endosc* 2002;56(3):452-56.
2. Yamamoto H, Sekine Y et al. Total enteroscopy with a non-surgical steerable Double-balloon method. *Gastrintest Endosc* 2001;53:216-20.
3. Yamamoto H, Yano T, Kita H et al. New system of double-balloon enteroscopy for diagnosis and treatment of small intestinal disorders. *Gastroenterology* 2003;125:1556.
4. Kobayashi K, Haruki S et al. Clinical experience with a new model single-balloon enteroscope (XSIF-Q260Y) for the Diagnosis and Treatment of Small-Intestinal diseases. *Gastrointest Endosc* 2007;65:AB162.
5. ASGE Standards of Practice Committee, Fisher L, Lee Krinsky M et al. The role of endoscopy in the management of obscure GI bleeding. *Gastrointest Endosc* 2010;72:471-79.
6. Askin MP, Lewis BS. Push enteroscopic cauterization: long-term follow-up of 83 patients with bleeding small intestinal angiodysplasia. *Gastrointest Endosc* 1996;43:580-83.
7. Morris AJ, Mokhashi M, Straiton M et al. Push enteroscopy and heater probe therapy for small bowel bleeding. *Gastrointest Endosc* 1996;44:394-97.
8. Honda W, Ohmiya N et al. Enteroscopic and radiologic diagnoses, treatment, and prognoses of small-bowel tumors. *Gastrointest Endosc* 2012;76:344-54.
9. Ross AS, Semrad C, Waxman I et al. Enteral stent placement by dou- ble balloon enteroscopy for palliation of malignant small bowel obstruction. *Gastrointest Endosc* 2006;64:835-37.
10. Lee BI, Choi H, Choi KY et al. Retrieval of a retained capsule endoscope by double-balloon enteroscopy. *Gastrointest Endosc* 2005;62:463-65.
11. Ohmiya N, Yano T, Yamamoto H et al. Diagnosis and treatment of obscure GI bleeding at double balloon endoscopy. *Gastrointest Endosc* 2007;66(Suppl 3):S72-77.
12. Savides TJ, Jensen DM. Gastrointestinal bleeding. In: Feldman M, Frience S, Brandt LJ. (Eds.). *Sleisenger and fordtran's gastrointestinal and liver disease*. 9th ed. Philadelphia: Elsevier, 2010.
13. Gunjam D et al. Small bowel bleeding: a comprehensive review. *Gastroenterol Rep* (Oxf) 2014 Nov.;2(4):262-75.
14. Ell C, May A. Mid-gastrointestinal bleeding: capsule endoscopy and push-and-pull enteroscopy give rise to a new medical term. *Endoscopy* 2006;38:73-75.
15. Raju GS, Gerson L, Das A et al. American Gastroenterological Associa- tion (AGA) Institute technical review on obscure gastrointestinal bleeding. *Gastroenterology* 2007;133:1697-717.
16. Dulic-Lakovic E et al. Bleeding Dieulafoy lesions of the small bowel: a systematic study on the epidemiology and efficacy of enteroscopic treatment. *Gastrointest Endosc* 2011;74(3):573-80.

17. Marangoni G, Cresswell AB, Faraj W et al. An uncommon cause of life-threatening gastrointestinal bleeding: 2 synchronous Dieulafoy lesions. *J Pediatr Surg* 2009 Feb.;44(2):441-43.
18. Sameer Islam R, Leighton JA, Pasha SF. Evaluation and management of small-bowel tumors in the era of deep enteroscopy. *Gastrointest Endosc* 2014;79:734-39.
19. Akhter NM, Haskal ZJ. Diagnosis and management of ectopic varices. *Gastrointest Interv* 2012;1:3-10.
20. Yano T, Yamamoto H, Sunada K et al. Endoscopic classification of vascular lesions of the small intestine (with videos). *Gastrointest Endosc* 2008;67:169-72.
21. Shinozaki S, Yamamoto H, Yano T et al. Long-term outcome of pa- tients with obscure gastrointestinal bleeding investigated by double- balloon endoscopy. *Clin Gastroenterol Hepatol* 2010;8:151-58.
22. LiuY, YangJ, WangJ et al. Clinical characteristics and endoscopic treatment with cyanoacrylate injection in patients with duodenal varices. *Scand J Gastroenterol* 2009;44:1012-16.
23. Kochhar GS, Sanaka MR, Vargo JJ. Therapeutic management options for patients with obscure gastrointestinal bleeding. *Therap Adv Gastroenterol* 2012;5:71-81.
24. Ryu SH, Moon JS, Kim I et al. Endoscopic injection sclerotherapy with N-butyl-2-cyanoacrylate in a patient with massive rectal variceal bleeding: a case report. *Gastrointest Endosc* 2005;62:632-35.
25. Hekmat H, Al-toma A, Mallant MP et al. Endoscopic N-butyl-2- cyanoacrylate (Histoacryl) obliteration of jejunal varices by using the double balloon enteroscope. *Gastrointest Endosc* 2007;65:350-52.
26. Albert JG. Endoscopic therapy of variceal bleeding from the small bowel. *Video J Encyclopedia of GI Endoscopy* 2013 June;1(1):226-27.
27. Sans M, Llach J, Bordas JM et al. Thrombin and ethanolamine injection therapy in arresting uncontrolled bleeding from duodenal varices. *Endoscopy* 1996;28:403.
28. Bosch A, Marsano L, Varilek GW. Successful obliteration of duodenal varices after endoscopic ligation. *Dig Dis Sci* 2003;48:1809-12.
29. Almadi MA et al. Ectopic varices. *Gastrointest Endosc* 2011;74(2):380-88.
30. Rahmi G et al. Small bowel polypectomy by double balloon enteroscopy: Correlation with prior capsule endoscopy. *World J Gastrointest Endosc* 2013;5(5):219-25.
31. Yamamoto H, Hayashi Y et al. Nonsurgical management of small-bowel polyps in Peutz-Jeghers syndrome with extensive polypectomy by using double-balloon endoscopy. *Gastrointest Endosc* 2011;74:328-33.
32. Biazzotto A. Balloon-assisted enteroscopy: a window to small bowel polypectomies in Peutz–Jeghers Syndrome. *Video Journal and Encyclopedia of GI Endoscopy* 2013 June;1(1):212-14.
33. Monkemuller K et al. Tu1464 EMR in the duodenum is associated with a higher delayed bleeding rate than EMR in the colon. *Gastrointest Endosc* 2011 Apr.;73 (4 Suppl):AB418.
34. Sorensen AS et al. Tu1464 EMR in the duodenum is associated with a higher delayed bleeding rate than EMR in the colon. *Gastrointest Endosc* 2013;77(5 Suppl): AB281-AB28.
35. Monkemuller K et al. Sa1655 endoscopic mucosal resection for jejunal polyps using Double-Balloon Enteroscopy (DBE). *Gastrointest Endosc* 2013;77(5):AB281-82.

36. Landaeta JL, Dias CM et al. Sa1658 preliminary experience for endoscopic mucosal resection of laterally spreading tumors in the small bowel. *Gastrointest Endosc* 2013;77(5S).
37. Costa A, Yamashita ET, Takahashi W et al. Malignant duodenal obstruction: palliative endoscopic treatment using self-expanding metal prosthesis. *Rev Assoc Méd Bras* 1999;58(6):636-37.
38. Lennon AM, Okolo P et al. Spiral-enteroscopy–assisted enteral stent placement for palliation of malignant small-bowel obstruction (with video). *Gastrointest Endosc* 2010;71(2):422-25.
39. Yamagami H, Hosomi S. Clinical utility of Double-balloon endoscopy in the treatment of small-bowel strictures in inflammatory bowel disease. *Gastrointest Endosc* 2010;71(5):AB375.
40. Despott EJ, Gupta A. Effective dilation of small-bowel strictures by double-balloon enteroscopy in patients with symptomatic Crohn's disease *Gastrointest Endosc* 2009;70(5).
41. Sunada K, Yamamoto H. Balloon dilatation of small-intestinal benign strictures using Double-balloon endoscopy. *Gastrointest Endosc* 2005;61(5):AB183.
42. Yamada K, Ohmiya N et al. Sa1709 usefulness of endoscopic diagnosis of postoperative small-bowel lesions and balloon dilation for strictures in patients with Crohn's disease at double-balloon enteroscopy. *Gastrointest Endosc* 2012;75(4S):AB251.
43. Guzman AR, Naumann A et al. Endoscopic balloon dilatation in Crohn`S Disease (CD): favorable long term outcome and high patient satisfaction. *Gastrointest Endosc* 2014;79(5S):AB232.
44. Di Nardo G, Oliva S, Aloi M et al. Usefulness of single-balloon enteroscopy in pediatric Crohn's disease.*Gastrointest Endosc* 2011;75:80-86.
45. Toyonaga T, Miyatake SM et al. Penetration of the duodenum by an ingested needle with migration to the pancreas: report of a case. *Surg Today* 2001;31:68-71.
46. Mönkemüller K. Endoscopic removal of an impacted root canal needle in the jejunum using double-balloon enteroscopy. *Gastrointest Endosc* 2010;73(4):844-46.
47. Flynn AD et al. Retrieval of a large foreign body from the ileum with double-balloon enteroscopy. *Gastrointest Endosc* 2014;79(3).
48. Khashab MA et al. Sp713 retrograde enteroscopy for the retrieval of a retained capsule endoscope in a patient with small bowel diaphragm disease. *Gastrointest Endosc* 2011;73(4S).
49. Bartel MJ, Stauffer J, Kroner T et al. Lodged foreign bodies in the small boweldproceed to surgery or perform double balloon enteroscopy first? *Gastroenterology* 2014;146(5 Suppl 1):S-1051.
50. Aktas H, Mensik P et al. Tu1593 placement of percutaneous endoscopic jejunostomy with single-balloon enteroscopy. *Gastrointest Endosc* 2011;73(4S):AB457.
51. AL-Bawardy B et al. Sa1467 outcomes of Double balloon endoscopy-assisted direct percutaneous endoscopic jejunostomy placement. *Gastrointest Endosc* 2014;79(5):AB223-22.
52. Lopez-Roman O, Ross AS et al. Double balloon enteroscopy facilitates direct percutaneous endoscopic jejunostomy placement. *Gastrointest Endosc* 2008;67(5):AB266.

53. Shalomov A *et al.* Sa1648 Double balloon enteroscopy assisted percutaneous jejunostomy placement. *Gastrointest Endosc* 2011;73(4S):AB465.
54. Okumura N *et al.* Sa1648 percutaneous endoscopic gastrostomy with gastropexy greatly reduces the risk of peristomal infection and eases pain after the operation. *Gastrointest Endosc* 75(4):AB233.
55. McClave SA, Chang WK. Complications of enteral access. *Gastrointest Endosc* 2003;58(5):739-5

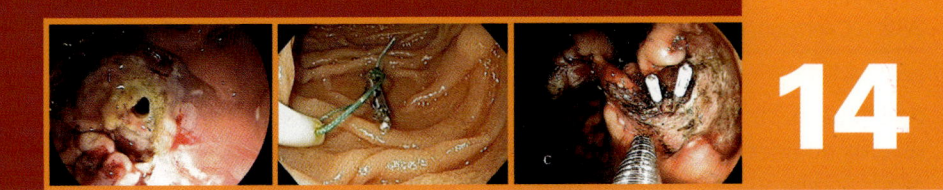

Ectasia Vascular Gástrica Antral (GAVE) – Estômago em Melancia (Watermelon Stomach) – Opções do Tratamento Endoscópico

Luiz Leite Luna
Patrícia Abrantes Luna
Alexandre Pelosi
Renato Abrantes Luna

INTRODUÇÃO

Ectasia vascular antral gástrica (GAVE) representa uma forma de ectasia vascular no antro gástrico que difere dos outros tipos de alteração vascular do trato digestório. Vasos anormais ectasiados e dilatados da submucosa, se distribuem em faixas paralelas no antro gástrico irradiadas para o piloro lembrando o desenho da casca da melancia, o que levou os autores pioneiros a chamar esta patologia de "estômago em melancia". Ela é rara e sua apresentação mais frequente é anemia hipocrômica microcítica secundária à perda crônica de sangue ou, eventualmente, exteriorizada na forma de melena. Por vezes, esta patologia não esta associada a outras comorbidades, mas não é raro associar-se à cirrose hepática, doença renal crônica, cardiopatias, diabetes, hipotireoidismo, transplante de medula óssea e outras patologias autoimunes ou sistêmicas.[1,2] Nos pacientes com GAVE não associada à cirrose hepática, as doenças autoimunes (mais frequentemente as patologias do tecido conectivo) são frequentes. A esclerose sistêmica está associada a telangiectsasias múltiplas em vários segmentos do trato digestório, particularmente no esôfago (3,9% dos pacientes) ou colônicas (5,2% dos pacientes), mas também pode-se associar a sangramentos severos ou anemia secundária à GAVE. Um recente estudo retrospectivo multicêntrico relatou GAVE em 25% de 103 pacientes com esclerose sistêmica.[3] Esta associação, embora de fisiopatologia desconhecida, tem duas hipóteses principais: uma reação autoimune para os vasos gástricos ou uma dismotilidade antral.

EPIDEMIOLOGIA, ETIOLOGIA E PATOLOGIA

Rider *et al.*[4] talvez tenham sido dos primeiros a relatar esta patologia, mesmo antes da era da endoscopia moderna. Jabbari *et al.*[5] cunharam o nome estômago em melancia e relataram três casos em 10.000 EDA. Deste então, com o crescente uso da endoscopia digestiva alta, esta patologia tem sido descrita mais frequentemente. Nos casos sem patologias associadas, é mais comum em mulheres acima dos 70 anos de idade, e 75% dos cirróticos com GAVE são homens com aproximadamente 60 anos.[5]

Sua etiologia não está suficientemente esclarecida. Como já afirmamos em 1/3 dos casos está associada a hepatopatia crônica, mas tudo indica que a hipertensão portal não esta envolvida na sua gênese. Entretanto, GAVE pode ser confundida com Gastropatia Hipertensiva Portal, lembrando-se que esta é mais frequente no corpo gástrico e a GAVE no antro. Acloridria ou hipocloridria tem sido relatada em 40% dos casos e hipergastrinemia em 75% e estão associadas a seu desenvolvimento.[6,7] A gastrina tem efeito vasodilatador e, possivelmente, trófico nas células fusiformes, o que pode promover uma hiperplasia fibromuscular observada nesta patologia. A prostaglandina E2 tem efeito vasodilatador e também hipoclorídrico, que podem ser cofatores na sua gênese. Ela está elevada na mucosa antral de cirróticos com GAVE quando comparado aos sem GAVE.[8] Alguns autores teorizam que contrações vigorosas antrais levam à obstrução temporária e à ectasia e prolapso dos vasos da submucosa antral.

A prevalência estimada varia de 0,3% em grandes séries endoscópicas, a 4% em *cohorts* altamente seletivos de pacientes com sangramento digestivo de origem obscura.[5,9]

O exame anatomopatológico de peças de gastrectomia em pacientes com GAVE mostram achados típicos e consistentes. A mucosa parece ser mais móvel e frouxa com relação à *muscularis* própria.[5] Do ponto de vista microscópico, a mucosa antral está hipertrofiada e redundante. As glândulas são hiperplásicas, com dobras superficiais irregulares e um infiltrado inflamatório crônico leve. Os sinais mais típicos são canais vasculares tortuosos e dilatados na submucosa com penetrações na mucosa. A lesão é predominantemente composta de veias tortuosas e dilatadas de paredes finas. Trombose focal é observada nos canais vasculares (mais bem vista com coloração PAS). Estudos histoquímicos sugerem que CD61, um marcador de plaquetas, é facilmente detectado nos trombos, ajudando no diagnóstico diferencial com a gastropatia hipertensiva portal. Na confirmação deste fato, pesquisadores têm usado o CD31 para determinar a densidade mucosa dos microvasos, que se mostra significativa maior na GAVE que na GHP ($p < 0,01$).[10] A hipertrofia fibromuscular é evidente na lâmina própria. Estas alterações são predominantemente no antro gástrico (Figs. 14-1 e 14-2).[11-13]

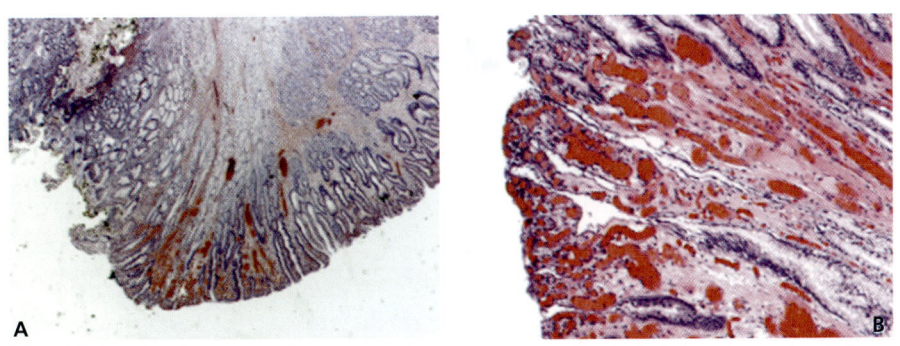

Fig. 14-1. Microfotografias demonstrando numerosos vasos ectasiados na mucosa antral com paredes escleróticas e fibrotrombose, consistente com GAVE. (**A**) H&E 10X; (**B**) H&E 20X. Fonte: Wells CD et al. 2008.[13]

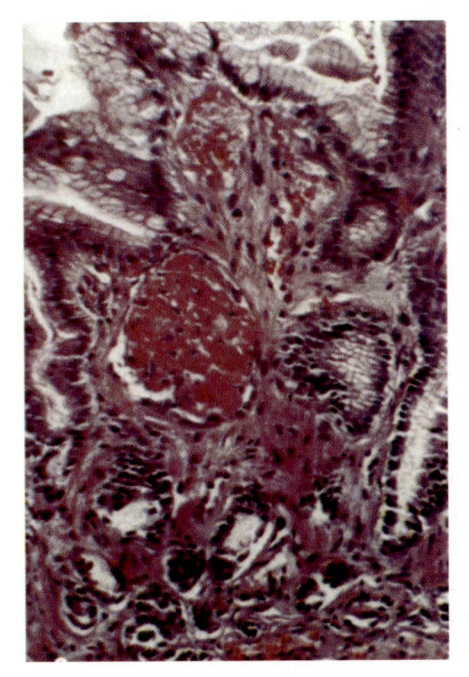

Fig. 14-2. Hiperplasia fibromuscular e típico trombo de fibrina.

Biópsias endoscópicas podem ser realizadas com segurança nestes casos, embora um sangramento mais abundante que o habitual possa ocorrer. Alterações típicas nesta patologia são reconhecidas na histopatologia que permitem diagnóstico acurado, nos casos em que o endoscopista ficou em dúvida. Os achados principais são: 1. maior área ocupada por vasos na mucosa e submucosa; 2. aumento da área da secção transversal dos vasos; 3. presença de trombos de fibrina nos vasos; 4. hiperplasia fibromuscular da lâmina própria; 5. edema, congestão e alterações reativas no epitélio foveolar; 6. pouca alteração inflamatória.[12] Para identificar GAVE, objetivamente, um escore foi desenvolvido e envolve fatores histológicos de ectasia, fibrinólise e proliferação de células fusiformes. Foi relatado o diagnóstico diferencial entre GAVE e Gastropatia Hipertensiva Portal (GHP) em mais de 80% com este escore.[11] Entretanto, é bom lembrar que, por vezes, o histopatológico em casos típicos à endoscopia não confirma o diagnóstico de GAVE.[14]

MANIFESTAÇÕES CLÍNICAS

A grande maioria dos pacientes com GAVE tem anemia por deficiência de ferro.[15,16] A duração média da anemia antes do diagnóstico foi 2 anos na série de Goustout et al.,[17] com alguns relatos de mais de 20 anos. Casos com franca melena têm sido relatados, mas são raros. Por outro lado, casos de anemia ferropriva severa necessitando de repetidas transfusões são típicos. Na maioria dos pacientes, GAVE não esta associada à ectasia vascular em outros locais do trato digestório. Aproximadamente 4% das hemorragias digestivas altas não varicosas são originadas em GAVE.

DIAGNÓSTICO

O diagnóstico é feito basicamente pelo aspecto típico do GAVE à EDA, em pacientes com anemia ferropriva. O antro gástrico mostra longas estrias paralelas irradiadas do piloro, planas ou levemente elevadas de cor vermelho púrpura intenso. Estas estrias, por vezes, estão situadas no topo de pregas e contrastam com a mucosa lisa e de aspecto normal entre elas, levando à aparência de casca de melancia (Figs. 14-3 e 14-4). Quando vistas em *close up* e com magnificação, mostram vasos tortuosos e ectasiados. Embora estas alterações sejam restritas ao antro, por vezes temos visto "focos" de ectasias vasculares no corpo gástrico, fato este também descritos por outros.[18] Estas estrias vermelho púrpuras de vasos ectasiados embranquecem quando comprimidos com uma pinça de biópsias ou outro instrumento rombo. Embora o aspecto descrito acima seja o tipo clássico mais frequentemente observado, um segundo fenótipo consistindo em ponteado antral difuso com vasos ectasiados envolvendo todo o antro tende a ser mais associado à cirrose hepática (Fig. 14-5).[17]

Do ponto de vista radiológico, a TC só demonstra espessamento da parede antral.[19]

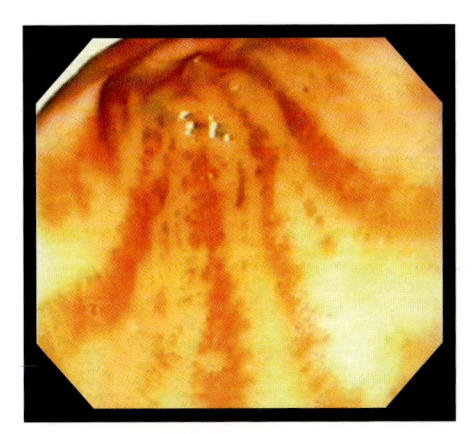

Fig. 14-3. Fenótipo clássico – estrias avermelhadas longitudinais no antro gástrico, irradiadas do piloro.

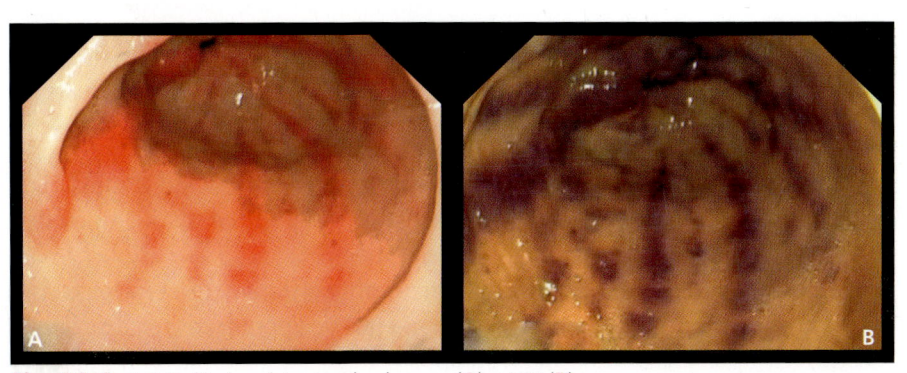

Fig. 14-4. GAVE clássico visto com luz branca (**A**) e NBI (**B**).

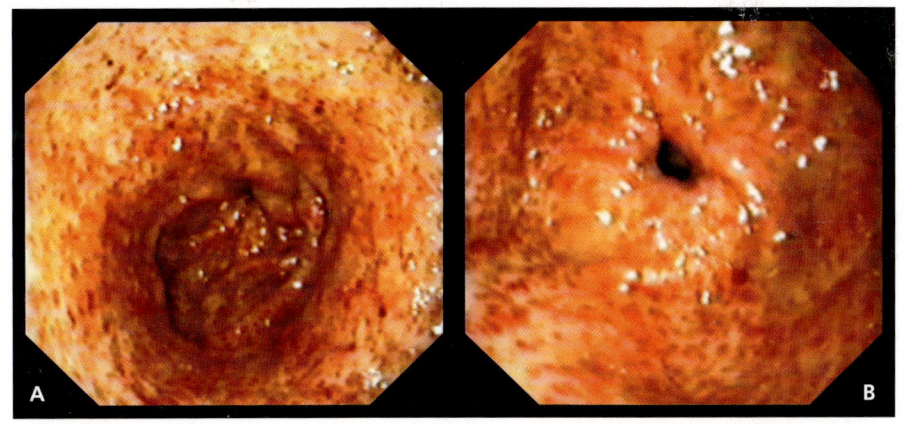

Fig. 14-5. (**A** e **B**) Fenótipo mais associado à cirrose hepática: ectasias punctiformes difusas no antro.

TERAPÊUTICA

Por vezes, em alguns pacientes, a manutenção de ferro oral é suficiente para se conseguir um bom nível de hemoglobina sanguínea e nenhum outro tratamento é necessário, já que esta patologia não provoca outras alterações que anemia ferropriva. Entretanto, na maioria dos pacientes, esta terapia é insuficiente. Outras formas de tratamento clínico foram relatadas esporadicamente e de forma não controlada. Parada temporária do sangramento, em pequeno número de pacientes com o uso de corticosteroides, foi publicada, provavelmente melhorando a atrofia mucosa e revertendo a hipocloridia e hipergastrinemia.[20,21] Moss et al.[22] relataram um paciente em que o uso de 30 microgramas de etinilestradiol associado a 1,5 mg de noretisterona diariamente, 3 semanas, cada mês, controlou razoavelmente a necessidade de transfusões sanguíneas. Outros autores fundamentados no fato de que a proliferação de células neuroendócrinas contendo serotonina podem participar na gênese da GAVE, usaram 4 mg via oral TID, de cipro-heptadina, um antagonista da serotonina, em um paciente, resultando no controle do sangramento e em uma regressão parcial da lesão à EDA.[23] Ao contrário da GHP, em geral a GAVE não responde à diminuição da pressão portal (TIPPS e β-bloqueadores). Outros autores usaram o ácido tranexâmico com bons resultados, mas lembramos que esta droga pode causar sérios efeitos colaterais como retinopatia e embolia pulmonar.[24]

A localização da GAVE no antro gástrico torna o tratamento cirúrgico com antrectomia a Billroth I uma forma de tratamento boa para casos recalcitrantes. A recorrência da anemia não ocorreu após esta cirurgia em um *follow-up* de 2 anos.[6] Entretanto, a maioria destes pacientes não é boa candidata à cirurgia por serem pacientes idosos e com comorbidade.

A ótima visualização endoscópica do antro e a superficialidade das lesões tornam o tratamento endoscópico apropriado. Várias técnicas endoscópicas têm tido usadas: *heater probe*, *laserterapia*, eletrocoagulação mono e bipolar e com plasma de argônio-ablação com radiofrequência e com o uso de ligaduras elásticas.[25-29] As complicações com estas técnicas são raras. A seguir faremos uma revisão e uma atualização das técnicas endoscópicas para o tratamento de GAVE.

ELETROCOAGULAÇÃO

Várias formas de eletrocoagulação endoscópica têm sido usadas no tratamento da GAVE:

1. Monopolar.
2. Bipolar.

3. *Laser* (argônio, *neobydium yag* etc.).
4. Plasma de argônio.
5. Radiofrequência.

Outras formas de tratamento:

1. Ligadura elástica.
2. Crioterapia.

Coagulação com Argônio Plasma

Atualmente, é a forma mais comum usada no tratamento de GAVE. Trata-se de um tipo de eletrocoagulação endoscópica monopolar pela qual a corrente de alta frequência é transmitida do eletrodo positivo para a parede gástrica através de um gás de argônio ionizado (plasma de argônio) sem contato direto do eletrodo com a mucosa. À semelhança com a termocoagulação a *laser* (Yag *laser* ou argônio *laser*) este método é capaz de tratar amplas áreas em uma só sessão, com menor risco de eletrocoagulação profunda e, consequentemente, menor chance de perfuração.[30] Seguidos trabalhos têm mostrado a eficácia do método, embora a maioria deles em centros únicos e com um pequeno número de pacientes.[30-34] Um trabalho incluindo 50 pt cirróticos com melena ou anemia ferropriva atribuídas à GAVE apresentou um aumento médio da hemoglobina de 1,35+/- 0,24 gr/dL, 8,5 meses após a última sessão de APC, tendo-se realizado 5,06+/- 1,5 sessões.[35] Vários outros trabalhos analisaram os resultados a longo prazo.[36,37] Nakamura *et al.*[38] mostraram que o acompanhamento livre de sangramento e a sobrevida destes pacientes após APC diminuem com o passar do tempo. Os índices livres de recorrência do sangramento foram de 49,7% após 1 ano, 35,5% após 2 anos e 35,5% após 3 anos de tratamento, respectivamente. A sobrevida foi de 94,4%, 75,8% e 64,9% após 1,2 e 3 anos. Embora uma eletrocoagulação profunda seja pouco frequente, complicações como sepse, estenose antral e obstrução pilórica já foram relatadas.[39,40] Pessoalmente, tivemos um caso do aparecimento de múltiplos pólipos hiperplásicos antrais nos locais da eletrocoagulação com APC, fato este também já relatado por outros autores (Fig. 14-6).[41,42]

▪ Técnica da Eletrocoagulação com Plasma de Argônio

A eletrocoagulação com plasma de argônio (APC) utiliza um gerador de corrente de alta frequência (VIO 200 ou VIO 300 ERBE ELEKTROMEDIZIN GMBH TUEBINGEN GERMAN ou WEM SP) associado a um cilindro de gás de argônio ionizado (Fig. 14-7). Através de cateter de fluxo coaxial, lateral ou circular que é introduzido pelo canal de biópsia do endoscópio, usando-se potência que varia de 30 a 90 W e um fluxo de gás de 1-2 L/min, a corrente de eletrocoagulação é trans-

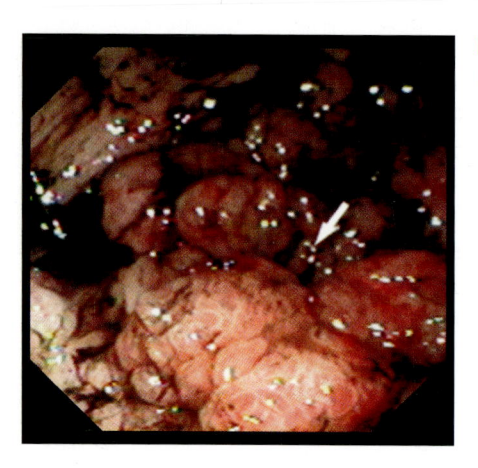

Fig. 14-6. Pólipos hiperplásicos antrais pós-APC.

mitida para as áreas de GAVE sem contato da extremidade do eletrodo com o tecido (Fig. 14-8). O circuito é fechado com a colocação da placa na pele do paciente (Fig. 14-9). Normalmente, prossegue-se do piloro para as porções mais proximais até que todas ou a maioria das estrias sejam tratadas (Figs. 14-10 e 14-11). Deve-se vigiar a distensão da câmara gástrica pelo gás de argônio e realizar aspirações repetidas. Em média, uma sessão dura de 20 a 30 minutos e é repetida em intervalos ainda não estabelecidos, mas em média de 1 mês, até que toda a patologia esteja macroscopicamente "tratada". Na maioria das vezes,

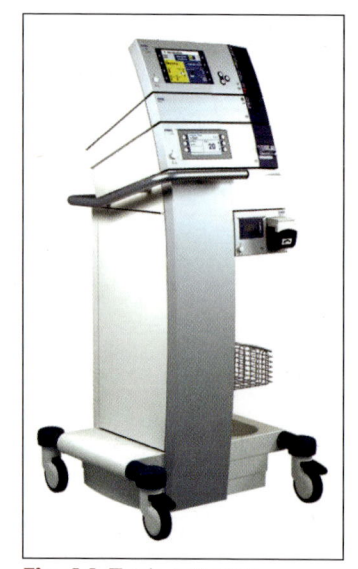

Fig. 14-7. Vio 300 ERBE – sistema completo inclusive do APC.

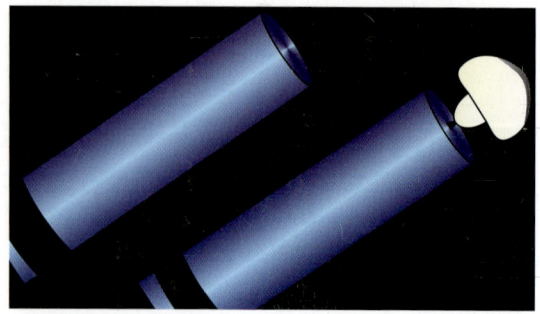

Fig. 14-8. Extremidade do cateter de êxito coaxial ou circular.

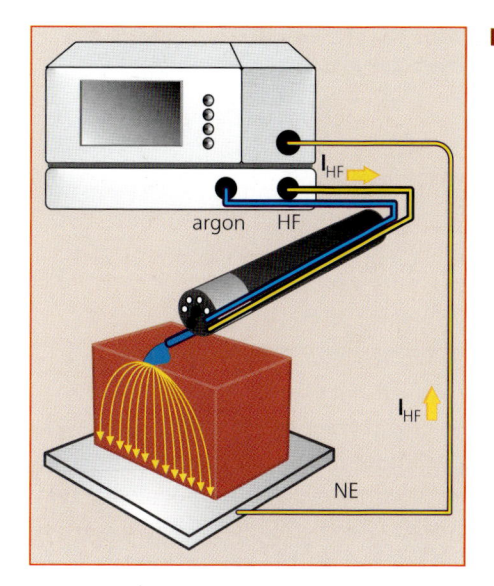

Fig. 14-9. Esquema do circuito de APC.

faz-se de três a cinco sessões, porém, casos resistentes podem necessitar de maior número de sessões. A maioria dos autores associa o uso por via oral de IBP.

Ablação com Radiofrequência (RFA)

Com o sucesso nos últimos anos, da RFA no tratamento do esôfago de Barrett, esta técnica tem sido usada na GAVE. É também uma técnica termoablativa que se utiliza de energia de alta potência (11-20 joules) por curtos períodos de tempo (geralmente menos de 1 segundo) para a ablação das lesões da GAVE, cau-

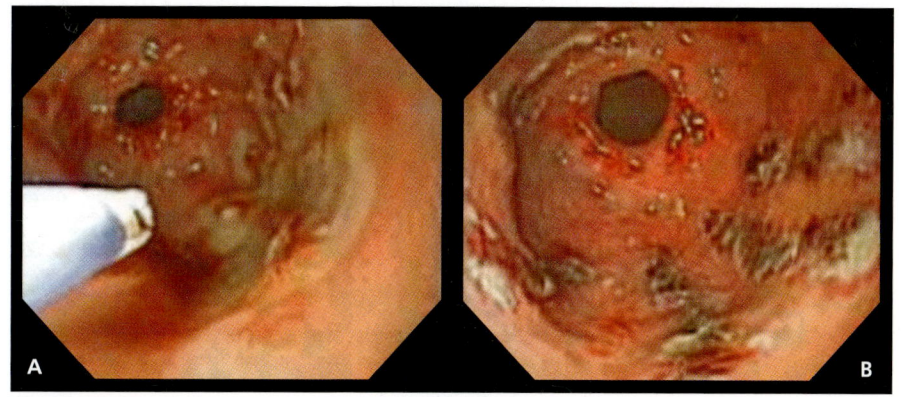

Fig. 14-10. (**A** e **B**) Caso de GAVE tratado com APC durante e após realização da primeira sessão.

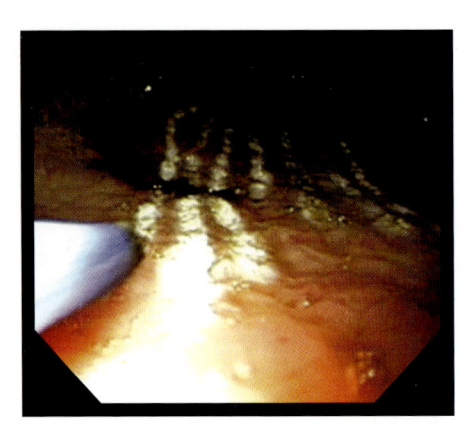

Fig. 14-11. Técnica de aplicação do APC em paciente GAVE.

sando pouca coagulação na submucosa profunda. Tendo em vista as semelhanças da proctopatia actínica e GAVE, os bons resultados e a baixa morbidade relatados na literatura no tratamento daquela com a RFA estimularam autores a tentarem esta terapia na GAVE. Zhou et al.[43] e Rusgati et al.[44] demonstraram bons resultados com esta técnica em pacientes com hematoquezias por proctopatia actínica, inclusive em paciente refratários a outras técnicas. Em um trabalho com seis pacientes depende de transfusões sanguíneas repetidas secundárias à GAVE, quatro dos quais não responderam a APC, foram submetidos à RFA com uma a três sessões: a hemoglobina média aumentou de 8,5 para 10,2 e 5 dos 6 pacientes deixaram de depender de transfusões. Nenhuma complicação ocorreu nestes pacientes.[45] Outro estudo com 21 pacientes portadores de GAVE refratários ao APC mostrou resultados semelhantes, sem complicações em um acompanhamento de 6 meses.[46]

Um terceiro trabalho internacional (8 centros europeus e 1 americano) estudou a RFA em pacientes com GAVE, a maioria refratários a APC em 24 pacientes. Os resultados foram favoráveis em 97% das lesões, com diminuição das transfusões nos 6 meses seguintes aos procedimentos comparados aos 6 meses anterior aos mesmos; (10,6 +/- 12,1 transfusões foram necessárias antes do tratamento caindo este número para 2,5 +/- 5,9 após o tratamento ($p < 0,001$). Não foram relatadas complicações.[28]

▪ Técnica da ARF

O instrumento usado é da marca CONVIDIEN (CONVIDIEN GI *Solutions Sunnyvale California USA*) composto de um gerador de radiofrequência (HALO FLEX *system Convidien*) e um eletrodo de 13 mm composto por múltiplos e diminutos terminais paralelos situados em uma placa pivotante, que é acoplada à extremidade distal do videoscópio (HALO90 ou HALO90 *ultra systems*) (Figs. 14-12 e 14-13). O

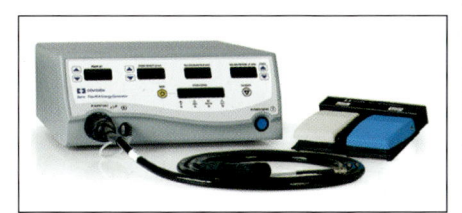

Fig. 14-12. Gerador de RFA – HALOFLEX SYSTEM CONVIDIEN.

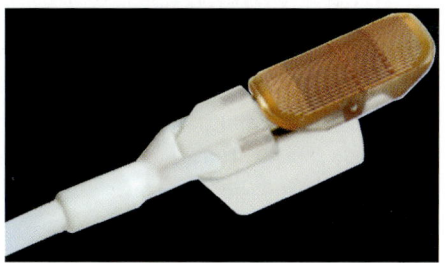

Fig. 14-13. Eletrodo HALO 90 que é acoplado à extremidade distal do videoscópio.

endoscopista posiciona a placa de eletrodos na área a ser tratada no antro gástrico e dois pulsos de energia são consecutivamente liberados na mesma área sem mover o eletrodo ou o videoscópio (Figs. 14-14 e 14-15). O ajuste do instrumento inclui uma densidade de energia de 12-15 j/cm^2 e uma densidade de potência de 40 W/cm^2. O eletrodo e o videoendoscópio são sucessivamente movidos para todas as áreas a serem tratadas, repetindo-se o procedimento acima descrito. O eletrodo e o endoscópio são removidos, e o eletrodo limpo após cada oito aplicações para permitir que a corrente não seja bloqueada por detritos da coagulação. O *cap* pivotante pode ser rodado para se ajustar à circunferência do antro. Um intervalo mínimo de 6 semanas é necessário entre as várias sessões. Os pacientes são medicados com dose dupla de IBP por 2 semanas e depois com dose única deste medicamento por mais 4 semanas. As sessões são repetidas em intervalos de 6 semanas.

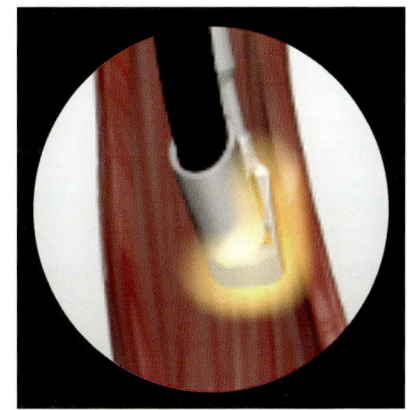

Fig. 14-14. Representação esquemática da RFA.

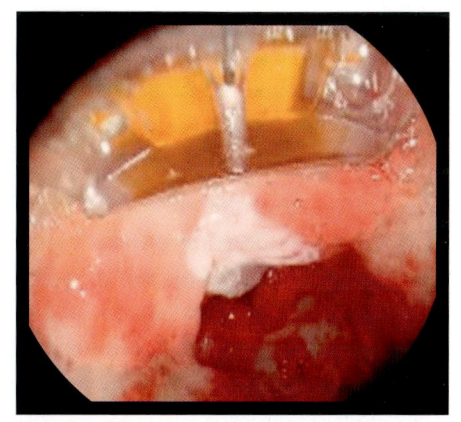

Fig. 14-15. Caso de RFA mostrando o eletrodo ao lado de áreas já tratadas. Fonte: Dray X *et al.* 2014.[28]

Ligadura Elástica

A ligadura elástica foi originalmente desenvolvida para o tratamento de hemorroidas. Posteriormente, a técnica foi adaptada para o tratamento de varizes de esôfago. Da mesma forma, casos de Exulceratio Simples de Dieulafoy e lesões pequenas sangrantes (ectasias vasculares, divertículos colônicos etc.) não fibrosadas têm sido tratadas com esta técnica. Vários autores têm usado o método para o tratamento da GAVE, supondo-se que a rede vascular da mucosa e submucosa possa ser obliterada de maneira segura e economicamente vantojosa. Kumar et al.[29] da Índia relataram caso de um paciente com melenas e anemia severa (HGB 4,5 gr%) causada por GAVE sem resposta a duas sessões de terapêutica com APC. Foram realizadas duas sessões de ligadura elástica com 2-4 semanas de intervalo, usando-se 5 e 11 elásticos respectivamente. O único sintoma adverso foi dor pós-procedimento, controlada com analgésicos. Em 15 meses de seguimento, não houve recorrência do sangramento, e a HGB manteve-se estável. No Brasil, Edivaldo Moreira Fraga et al.[47] relataram na GED um caso com boa evolução. Igualmente, Wells et al.[13] mostraram que os pacientes tratados com ligadura elástica tiveram melhores resultados no controle do sangramento que os tratados com eletrocoagulação com plasma de argônico ou outras formas de termoablação (67 × 23%), mais ainda com menor número de sessões de tratamento (1,9 × 4,7). Os autores relatam que os pacientes tratados com ligadura elástica necessitaram de menos transfusões sanguíneas e mantiveram um nível de hemoglobina sanguínea maior que os tratados com outras modalidades. Precisa-se notar, entretanto que, neste trabalho, os resultados com o uso de APC são inferiores a vários outros relatados na literatura, e isto pode refletir técnicas diferentes. Vários outros estudos e *cases reports* tem mostrado menor número de reinternações e menor necessidade de transfusões sanguíneas em pacientes tratados com ligadura elástica.[48] Na Figura 14-16, mostra-se um caso da literatura tratado com ligadura elástica.

■ Técnica da Ligadura Elástica no Tratamento de GAVE

A técnica que tem sido descrita para o uso da ligadura elástica na GAVE é a mesma usada para outras patologias vasculares, aplicando-se um maior número de anéis na extensão das angioectasias, já tendo sido relatado o uso de até 12 anéis por sessão. A técnica é repetida em intervalos de algumas semanas e novas ligaduras são colocadas nas lesões residuais até sua erradicação. Deve-se ter o cuidado de não se saturar a região pré-pilórica com ligaduras para se evitar dificuldade de esvaziamento gástrico, embora este fato não tenha sido relatado. Quando se realizam sessões com menores intervalos, é comum se observar pequenas ulcerações dos locais das ligaduras prévias.

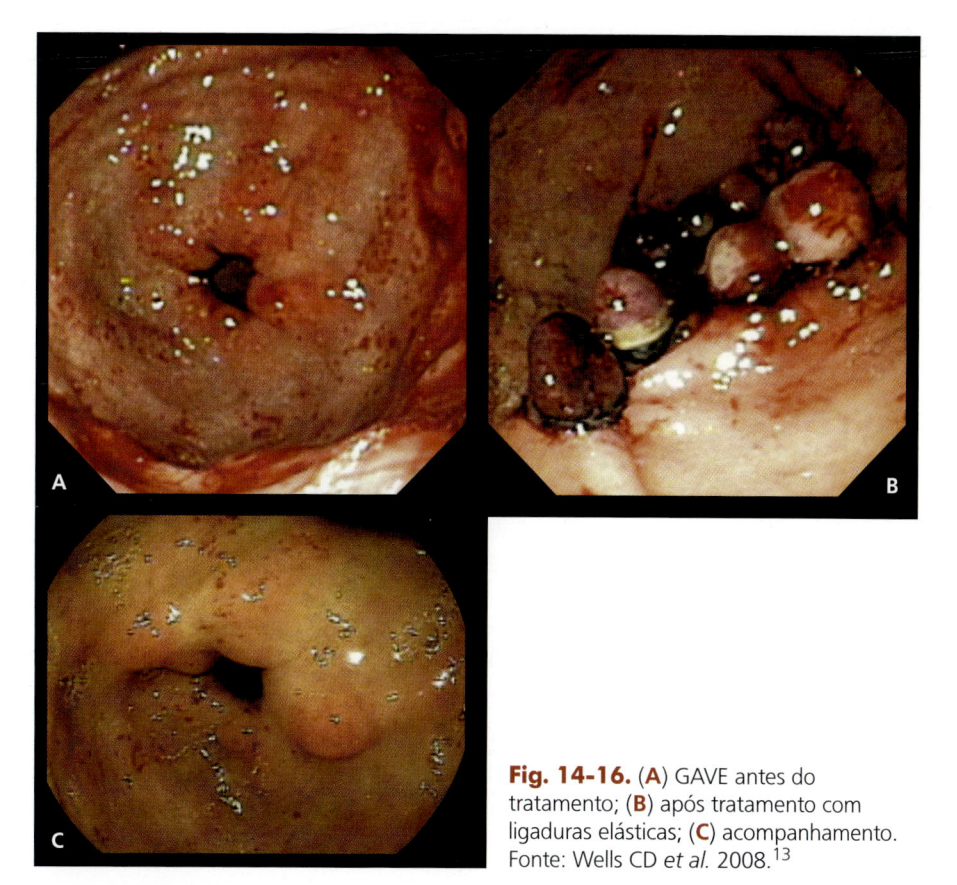

Fig. 14-16. (A) GAVE antes do tratamento; **(B)** após tratamento com ligaduras elásticas; **(C)** acompanhamento. Fonte: Wells CD et al. 2008.[13]

Crioterapia

Com a técnica de crioterapia, gás em baixa temperatura é aplicado nas áreas de GAVE, causando destruição por necrose do tecido. Kantsevoy *et al.*[49] obtiveram sucesso com esta técnica em pacientes com sangramento por GAVE refratário a outras modalidades terapêuticas. De 7 pacientes tratados, 5 cessaram a perda sanguínea (77%) e mostraram mucosa antral normal 6 meses pós-tratamento. Um segundo trabalho em pacientes com GAVE e anemia ferropênica necessitaram em média 4,6 unidades de sangue nos 3 meses prévios ao tratamento. Dos 12 pacientes tratados, 6 mostraram resposta completa 4 semanas após três sessões de tratamento, 5 pacientes mostraram uma resposta parcial, isto é, uma ablação parcial das lesões, com um nível de HGB estável e uma menor necessidade de transfusões. Os autores chamam atenção que a crioterapia tem uma vantagem sobre o APC, uma vez que áreas maiores podem ser tratadas em um tempo menor (de 1-15 minutos, média de 5 minutos).[50] Sintomas colaterais não são comuns após a crioterapia.

Técnica da Crioterapia

Vários sistemas para crioterapia têm sido desenvolvidos. Um deles é o sistema POLAR WAND (GI Supply system Camp Hill Pa.), um sistema portátil desenvolvido para a ablação endoscópica de tecidos no trato digestório que usa uma unidade criogênica para dióxido de carbono (CO_2) através de um cateter de uso único que é introduzido pelo canal de biópsias do endoscópio (Figs. 14-17 e 14-18). O fluxo do criogênio é contralado através de um pedal. A rápida expansão do CO_2 quando ele escapa do cateter diminui, consideravelmente, a temperatura. Usa-se um *overtube* com extremidade distal no estômago para permitir o escape do CO_2 e evitar distensão gástrica. Com a extremidade do cateter exteriorizada 2-3 cm da ponta do endoscópico, o *spray* criogênico é liberado através do pedal e dirigido para as estrias de GAVE, até que gelo é formado sobre elas após, 3 a 4 segundos (Fig. 14-19). Inicia-se o procedimento junto ao piloro progredindo-se cranialmente. Suprime-se a secreção ácida com IBP e repete-se a sessão 3-6 semanas depois.

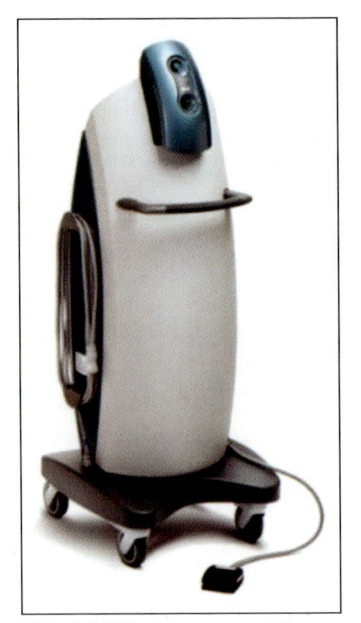

Fig. 14-17. Sistema portátil POLAR WAND com unidade de CO_2 e pedal. Fonte: Cho S *et al.* 2008.[50]

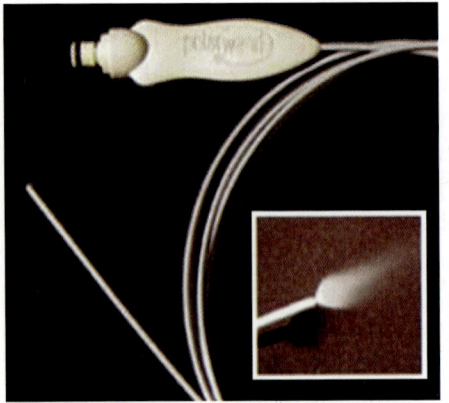

Fig. 14-18. Cateter flexível para introdução no canal de biópsia do endoscópico, com *spray* crigênico. Fonte: Cho S *et al.* 2008.[50]

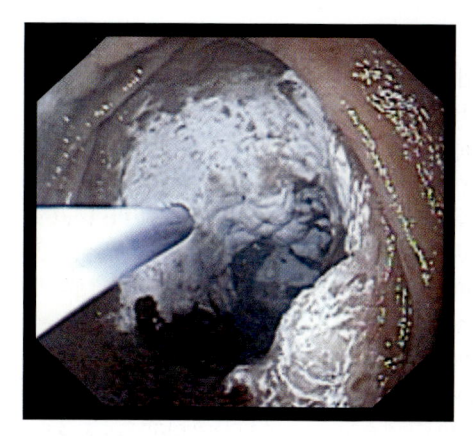

Fig. 14-19. Formação de gelo na mucosa antral com a aplicação do *spray* criogênico. Fonte: Cho S *et al.* 2008.[50]

Outro sistema de crioterapia usando *spray* de nitrogênio líquido à baixa pressão com menores volumes do gás também foi relatado.[51] Com este sistema usa-se uma sonda nasogástrica em vez do grosso *overtube* para o escape do gás. Na Figura 14-20, mostra-se caso relatado por Cho *et al.*,[52] antes e após o tratamento de um paciente com GAVE utilizando-se crioterapia.

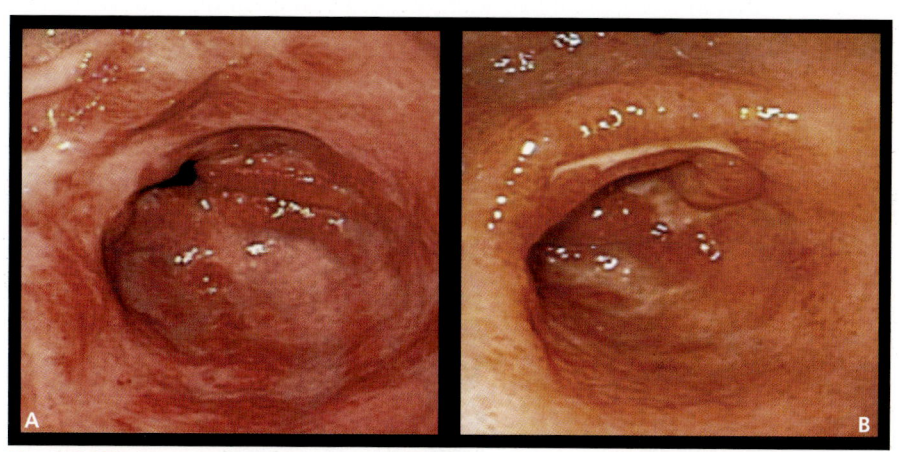

Fig. 14-20. (A) Caso de GAVE antes e; **(B)** 4 semanas após três sessões de crioterapia mostrando completo desaparecimento das angioectasias e ulcerações superficiais. Fonte: Cho S *et al.* 2008.[50]

Laser

Esta modalidade de tratamento da GAVE foi usada entre 1990 a 2000 principalmente com o Nd-YAG *laser*, que provoca a destruição tecidual pela absorção da luz do *laser*. Com este tipo de Nd-YAG *laser*, a profundidade atingida é de 4-6 mm, alcançando-se a submucosa e destruindo os vasos ali situados, sem contato direto do cateter com a mucosa.[52] Em 2003, Mathou *et al.*[53] reportaram tratamento com esta modalidade em 24 pacientes com GAVE, em um período de 18 anos com uma média de duas sessões e um seguimento de 55 meses. Vinte pacientes não tiveram mais sangramento e não necessitaram de mais transfusões sanguíneas em um período de 16 meses. Entretanto, os autores relataram perfuração em 1/24 pacientes. Evidentemente, esta complicação é mais rara de acontecer com outros tipos de *laser* que só atingem camadas mais superficiais da parede gástrica como, por exemplo, o *laser* de argônio, mas com menor probabilidade de tratamento eficaz. Uma flagrante desvantagem desta tecnologia é seu alto custo e pouca acessibilidade ao instrumento.

Heater Probe

Na década de 1980 usou-se largamente o Heater Probe no tratamento da hemorragia digestiva não varicosa. O método foi desenvolvido na Universidade de Washington por David Auth. O sistema conta com uma central que controla a saída de energia térmica e a intensidade de irrigação de água. Na extremidade de um cateter, que é passado pelo canal de biópsia do endoscópio, existe um cilindro de alumínio teflonado não aderente, que contém um diodo passível de aquecimento até 200 graus centígrados. Este cilindro é posicionado firmemente ao longo das estrias de angiectasias e uma vez acionado o pedal de comando, calor é transferido para o tecido causando termocoagulação. O resfriamento ocorre em menos de meio segundo. Um microcomputador acoplado regula a temperatura e a energia térmica total a ser liberada. Embora a temperatura no interior do cilindro chegue a 250 graus centígrados, na interface cápsula-tecido não passa de 100 graus, evitando vaporização e promovendo uma coagulação uniforme. Petrini *et al.*, em 1989, publicaram um trabalho usando o Heater probe em 10 pacientes com GAVE, dos quais oito não mais necessitaram de transfusões.[54] Os autores aplicaram de 100 a 150 pulsos por sessão, de 10-15 joules. Alguns autores afirmam que este método causa menos complicações como retração cicatricial de antro, aparecimento de pólipos hiperplásicos pneumoperitônio e obstrução pilórica em comparação com o APC. Entretanto, estes são relatos pontuais e não existem estudos prospectivos randomizados. Atualmente este método praticamente não é mais usado.

Outras Formas de Eletrocoagulação

Relatos esporádicos com o uso de eletrocoagulação monopolar através do **hot biopsy forceps** e com **alça de polipectomia** no tratamento de GAVE já apareceram na literatura endoscópica com resultados favoráveis.[55,56] Pessoalmente, já tratamos dois pacientes com o *hot biopsy forceps*. Esta técnica permite a obtenção de biópsias simultaneamente ao tratamento. Realizamos, no primeiro, quatro sessões e, no segundo, três sessões, com resultados favoráveis em curto prazo (Fig. 14-21). Com esta técnica deve-se ter o cuidado de elevar-se cuidadosamente a mucosa após a mesma ser aprisionada pelo *hot biopsy forceps* sem que se corte a mucosa e só depois da passagem da corrente completa-se a biópsia. É uma técnica trabalhosa.

A experiência no tratamento de GAVE com **eletrocoagulação bipolar** é limitada. Binnmoeller e Katon relatam um caso que obtiveram quase completo desaparecimento endoscópico das lesões sem recorrência da anemia após quatro sessões de tratamento.[57] Shuman e Rigan propuseram ser esta uma boa forma de tratamento quando outras não estiverem disponíveis.[58] Pessoalmente, já usamos em um paciente com GAVE a eletrocoagulação bipolar associada ao uso do *hot biopsy forceps*.

ESCLEROTERAPIA

A escleroterapia endoscópica usando álcool absoluto ou polidocanal já foram usados no GAVE. Rose relatou uma redução significativa nas transfusões requeridas após injeções de álcool absoluto e outro trabalho associou a escleroterapia com polidocanol e eletrocoagulação monopolar com sucesso.[59,60]

MUCOSSECTOMIA

Casos de ectasia vascular do estômago têm sido tratados com mucossectomia.[61] Entretanto, estes casos são, ao que nos parece, de lesões vasculares isoladas e não GAVE. Não encontramos na literatura ocidental nenhum relato de mucossectomia no tratamento de casos típicos de GAVE.

TRATAMENTO CIRÚRGICO

Menos frequente, atualmente, casos de GAVE têm sido tratados com antrectomia apesar da morbidade e mortalidade altas, especialmente nos cirróticos e pacientes idosos com comorbidades frequentes. Borsch relata mortalidade cirúrgica média de 7,4%.[6] A via laparoscópica, mais recentemente, tem sido usada para diminuir estes efeitos colaterais.[62] Evidentemente, a ressecção do antro cessa a perda sanguínea definitivamente. Sua indicação resume-se aos casos resistentes ao tratamento endoscópico e naquelas com extensas angiectasia e com risco cirúrgico aceitável. Nos cirróticos com GAVE, os *shunts* portossistêmicos têm resultados conflitantes. Dos 8 destes pacientes com cirrose e GAVE estudados por Spahr *et al.*,[63] 7 foram submetidos à TIPS e 1 à anastomose porto-cava terminolateral. Sete destes pacientes ressangraram. Um destes pacien-

Fig. 14-21. Homem de 78 anos com anemia ferropriva (Hgb de 8 mg%) não respondendo a ferro oral. (**A**) Antes do tratamento com *hot biopsy forceps;* (**B**) primeira sessão; (**C**) segunda sessão; (**D**) terceira sessão; (**E**) quarta e última sessão.

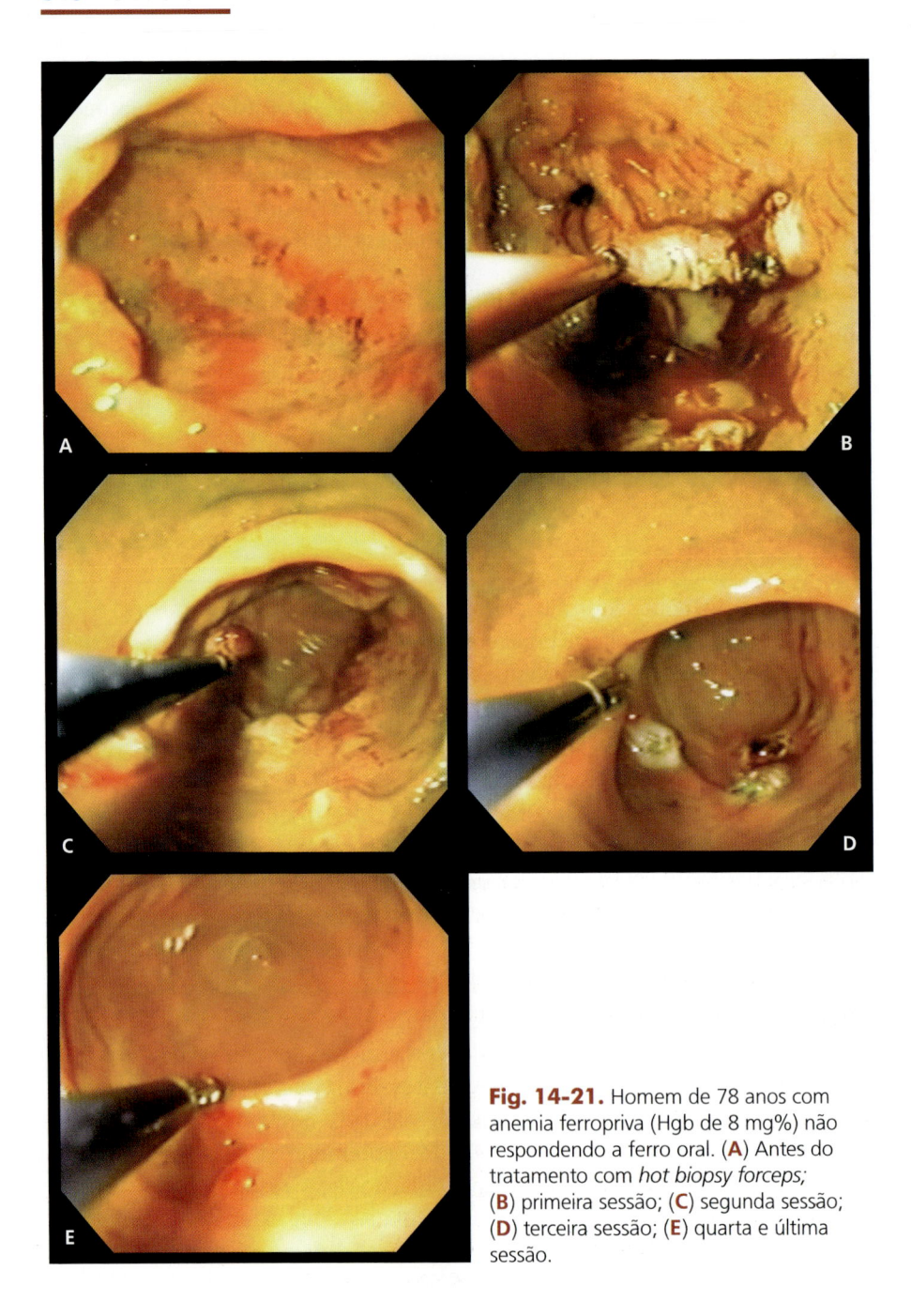

tes foi posteriormente submetido a transplante hepático com desaparecimento da GAVE. Outro relato mostra o completo desaparecimento da GAVE semanas após transplante hepático em dois pacientes, apesar da persistência da hipertensão portal, em ambos.[64] Isto sugere que a GAVE não está diretamente relacionada com a hipertensão portal, mas é influenciada pela disfunção hepática. Entretanto, existem relatos isolados de sucesso de tratamento de GAVE com TIPS.[65]

CONCLUSÕES

Embora a GAVE seja uma patologia rara, todo endoscopista, eventualmente, se defronta com estes casos. Os pacientes que apresentam sangramento em forma de melena ou exclusivamente por anemia ferropênica resistente a tratamentos farmacológicos são tratados endoscopicamente. Com o decorrer dos anos, várias modalidades usadas a princípio para o tratamento do sangramento digestivo ou ablação tecidual têm sido empregadas com esta finalidade. A maioria dos relatos mostra resultados favoráveis com todos, mas não existem trabalhos com um número de pacientes elevado, multicêntricos e randomizados, que mostre vantagem de um sobre o outro. Atualmente, a eletrocoagulação monopolar com o *hot biopsy forceps* e o APC e a bipolar com o *gold probe (Boston Scientific)* e *silver probe (Cook)* por seu custo relativamente baixo e por ser facilmente encontrada nos serviços de endoscopia são as mais usadas, no que pese um significativo número de recorrência. Pelas mesmas razões, os tratamentos com *laser* (Nd-YAG e argônio) praticamente não são mais usados. O tratamento com RFA tem merecido recente evidência tendo em vista os bons resultados na ablação do esôfago de Barrett e na proctopatia actínica. O método trata áreas mais amplas e com maior controle da profundidade da coagulação. Entretanto, ainda não foi liberado seu uso no Brasil por falta de licenciamento junto a ANVISA, apesar do seu uso mundial.

Os casos refratários às modalidades de tratamento endoscópico e com um risco operatório aceitável podem ser tratados por antrectomia laparoscópica.

REFERÊNCIAS BIBLIOGRÁFICAS

1. Marmaduke DP, Greenson JK, Cunningham I et al. Gastric vascular ectasia in patients undergoing bone marrow transplantation. *Am J Path* 1994;102:194.
2. Sebastian S, O'Morain CA, Buckley MJM. Review article: current terapeutic options for gastric antral vascular ectasia. *Aliment Pharmacol Ther* 2003;18:157-65.
3. Hung EW, Mayes MD, Sherif R et al. Gastric antral vascular ectasia and its clinical correlation in patients with early diffuse systemic sclerosis in SCOT trial. *J Rheumat* 2013;40:455-60.
4. Rider JA, Klotz AP, Kisner JB. Gastritis with veno-capillary ectasia as a source of massive gastric hemorrhage. *Gastroenterology* 1953;24:118-23.

5. Jabbari M, Cherry R, Lough JO et al. Gastric antral vascular ectasia: the watermelon stomach. *Gastroenterology* 1984;87:1165-70.
6. Borsch G. Diffuse gastric vascular ectasia: the watermelon stomach revisited. *Am J Gastroenterol* 1987;82:1333.
7. Goustout CJ, Ahlquist DA, Viggiano TR et al. Watermelon stomach (WMS): clinical features and response to laser endoscopic therapy.(abs). *Gastroenterology* 1989;96:178.
8. Saperas E, Perez-Ayuso, Poca E et al. Increase gastric PGE2 biosynthesis in cirrhotic patients with gastric vascular ectasia. *Am J Gastroenterol* 1990;85:138.
9. Dulai GS, Jensen DM, Kovacs TO et al. Endoscopic treatment out comesin watermelon stomach patieents with and without portal hyperthension. *Endoscopy* 2004;36:68-72.
10. Westerhoff M, Tretiakova M, Hovan L et al. CD61, CD31 e CD34 improve diagnostic accuracy in gastric antral vascular ectasia and portal hypertensive gastropaty: An ummunohistochemical and digital morphometric study. *Am J Surg Patol* 2010;34:494-501.
11. Gilliam JH, Geisinger KR, Wu WC et al. Endoscopic biopsy is diagnostic in gastric antral vascular ectasia: the watermelon stomach. *Dig Dis Sci* 1989;34:885.
12. Suit PF, Petras RE, Bauer TW et al. Gastric antral vascular ectasia: a histologic and morphometric study of the watermelon stomach. *Am J Surg Pathol* 1987;11:750.
13. Wells CD, Harrison ME, Gurudu SR et al. Treatment of gástrica antral vascular ectasia (watermelon stomach with endoscopic band ligation. *Gastrointest Endosc* 2008;68:231-36.
14. Saperas E, Piquet JM, Perez-Ayuso R et al. Comparation of snear e large forceps biopsy in the histologic diagnosis of gastric vascular ectasia in cirrhotics. *Endoscopy* 1989;21:165.
15. Wheeler MH, Smith PM, Cotton PB et al. Abnormal blood vessels in the gástric antrum:a case of upper gastrointestinal bleeding. *Dig Dis Sci* 1979;24:155.
16. Lee FI, Costello F, Flanagan N et al. Diffuse antral vascular ectasia. *Gastrointest Endosc* 1984;30:87.
17. Goustout CJ, Ahlquist DA, Radford CM et al. Endoscopic laser therapy for watermelon stomach. *Gastroenterology* 1989;96:1462.
18. Stotzer PO. Willén R, Kilander AF. Watermelon stomach: not only a antral disease. *Gastrointest Endosc* 2002;55:897:900.
19. Urban BA, Jones B, Fishman EK et al. Gastric antral vascular ectasia("watermelon stomach"): radiologic fidings. *Radiology* 1991;178:517.
20. Calan J, Walter RJ. Antral vascular lesion, achloridria and chronic gastrointestinal blood loss: response to steroids. *Dig Dis Sci* 1980;25:236.
21. Kruger R, Ryan ME, Dickson KB et al. Diffuse vascular ectasia of the gastric antro. *Am J Gastroenterol* 1987;82:421.
22. Moss SF, Ghosh P, Thomas DM et al. Gastric antral vascular ectasia: maintenance treatment with oestrogen-progesterone. *Gut* 1992;33:715.
23. Cabral Pina JE,Pontes JM Toste M et al. Watermelon stomach:Treatment with a serotonina antagonista. *Am J Gastroenterol* 1991;86:927.
24. McCormick PA OOi H,Crosbie O. Tranaxemic acid for severe bleeding gastric antral vascular ectasia in corrhosis. *Gut* 1998;42:750-52.
25. Petrini JL, Johnston JH. Heater probe treatment for antral vascular ectasia. *Gastrointest Endosc* 1989;35:324.
26. Tsai HH, Smith J, Danesh BJ. Successful controlo f bleeding from gastric antral vascular ectasia (watermelon stomach) by laser photocoagulation. *Gut* 1991;32:93.

27. Yusoff I, Brennan F, Ormonde D et al. Argon plasma coagulation for treatment of watermelon stomach. *Endoscopy* 2002;34:407-4.
28. Dray X, Repici A, Gonzales P et al. Radiofrequency ablation for gastric antral vascular ectasia. *Endoscopy* 2014;46:963-69.
29. Kumar R, Mohindra S, Pruthi HS. Endoscopic band ligation for bleeding gastric antral vascular ectasia. *Endoscopy* 2007;39:E56-57.
30. Ripoll G, Garcia-Tsao G. The managment of portal hypertensive gastropathy and gastric antral vascular ectasia. *Dig Liver Dis* 2011;43:345-51.
31. Herrera S, Bordas JM, Llach J et al. The beneficial effects of argon plasma coagulation in the managment of diferente types of gastric vascular ectasia lesions in patients admitted for GI hemorrhage. *Gastrointest Endosc* 2008;68:440-46.
32. Kwan V, Bourke MJ, Williams SJ et al. Argon plasma coagulation in the managment of symptomatic gastrointestinal vascular lesions: experience in 100 consecutive patients with long term follow-up. *Am J Gastroenterol* 2006;101:58-63.
33. Chiu YC, Lu LS, Wu KL et al. Comparison of argon plasma coagulation in managment of upper gastrointestinal angiodysplasia and gastric antral vascular ectasia hemorrhage. *BMG Gastroenterol* 2012;12:67.
34. Sebastian S, McLoughlin R, Qasim A et al. Endoscopic argon plasma coagulation for the tretment of gastric antral vascular ectasia (watermelon stomach): long-term results. *Dig Liver Dis* 2004;36:212-17.
35. Bhatti MA, Khan AA, Alam A et al. Efficacy of argon plasma coagulation in gastric vascular ectasia in patients with liver cirrhosis. *J Coll Physicians Surg Park* 2009;19:219-22.
36. Chaves DM, Sakai P, Oliveira CV et al. Watermelon stomach:clinical aspects and treatment with argon plasma coagulation. *Arq Gastroenterol* 2006;43:191-95.
37. Shibukawa G, Irisawa A, Sakamoto N et al. Gastric vascular antral ectasia (GAVE) with systemic sclerosis; relapse after endoscopic treatment by argon plasma coagulation. *Inter Med* 2007;46:279-83.
38. Nakamura S, Mitsunaga A, Konishi H et al. Long-term follow-up of gastric antral vascular ectasia treated by argon plasma coagulation. *Dig Endosc* 2006;18:128-33.
39. Roman S, Saurin JC, Dumortier J et al. Tolerance and efficacy of argon plasma coagulation for controlling bleeding in patients with typical and atypical manisfestions of watermelom stomach. *Endoscopy* 2003;35:1024-28.
40. Farroq FT, Wong RC, Yang P et al. Gastric outlet obstrutionas a complication of argon plasma coagulation for watermelon stomach. *Gastrointest Endosc* 2007;65:1090-92.
41. Fuccio L, Zagari RM, Serrani M et al. Endoscopic argon plasma coagulation for the treatment of gastric antral vascular ectasia related bleeding in patients with liver cirrhosis. *Digestion* 2009;79:143-50.
42. Baudet JS, Salata H, Soler M et al. Hyperplastic polyps after argon plasma coagulation treatment of gastric antral vascular ectasia (GAVE). *Endoscopy* 2007;39:E320.
43. Zhou C, Adler DC, Becker L et al. Effective treatmentof chronic radiation proctitis using radiofrequency ablation. *Therap Adv Gastroenterol* 2009;2:149-56.
44. Rusgati T, Mashimo H. Endoscopic managment of chronic radiation proctitis. *World J Gastroenterol* 2011;17:4554-62.
45. Gross SA, Al-Haddad M, Gill KR et al. Endoscopic mucosa ablation for the treatment of gastric antral vascular ectasia with the HALO90 system: a pilot study. *Gastrointest Endosc* 2008;67:324-27.

46. McGorisk T, Krishnan K, Keefer L et al. Radiofrequency ablation for refractory gastric antral vascular ectsaia (with vídeo). *Gastrointest Endosc* 2013;78:584-88.
47. Moreira EF et al. Ectasia vascular do antro gástrico: tratamento com ligadura elástica múltipla primeira descrição na literatura. *GED* 1999;17(3).
48. Sato T, Yamaxaki K, Akaike J. Endoscopic band ligation versus angon plasma coagulation for gastric antral vascular ectasia associated with liver diseases. *Dig Endosc* 2012;24:237-42.
49. Kantsevoy SV, Cruz-Correa MR, Vaughn CA et al. Endoscopic cryotherapy for the treatmento of bleeding mucoasl vascular lesions of the GI tract: a pilot study. *Gastrointest Endosc* 2003;57:403-6.
50. Cho S, Zanati S, Yong E et al. Endoscopic cryotherapy for the managment of gastric antral vascular ectasia. *Gastrointest Endosc* 2008;68:895-902.
51. Dumot J, Vargo J, Zuccaro G et al. Preliminary results of cryotherapy ablation for esophageal high grade dysplasia (HGD) or intramural câncer (IMC) in high risc non-surgical patieents (Abstract). *Gastrointest Endosc* 2007;65:AB110.
52. Rodriguez SA, Douglas C. American Society for Gastrointestinal Endoscopy Technology Committee. Mucosal ablation devices. *Gastrointest Endosc* 2008;68:1031-42.
53. Mathou NG, Lovat LB, Thorpe SM et al. Nd-YAG laser induces long term remission in transfusion –dependent patients with water melon stomach. *Laser Med Sci* 2004;18:213-18.
54. Petrini JL, Johnston JH. Heat probe treatment for antral vascular ectasia. *Gastrointest Endosc* 1989;35:324-28.
55. Komiyama M, Fu k, Morimoto T et al. A novel endoscopic ablation of gastric antral vascular ectasia. *World J Gastrointest Endosc* 2010;2:298-300.
56. Chong VH. Snare coagulation for gastric antral vascular ectasia ablation. *Gastrointest Endosc* 2009;69:1195.
57. Binmoller KE, Katon RM. Bipolar electrocoagulation for watermelon stomach. *Gastrointest Endosc* 1990;36:399-402.
58. Shuman RW, Rigan B. Bipolar electrocoagulation as an alternative to Nd-YAG laser for the treatment of watermelon stomach. *Gastrointest Endosc* 1995;42(3):277-78.
59. Rose JDR. Endoscopic injection of alcohol for bleeding gastroduodenal vascular anomalies. *Br Med J* 1987;295:93-94.
60. Cugia L, Carta M, Dore MP et al. The watermelon stomach: successful treatment by monopolar coagulation and endoscopic injection of polidocano. *J Clin Gastroenterol* 2000;31(1):93-94.
61. Okamoto T, Okaama Y, Hirai M et al. Gastric vascular ectasia treated by endoscopic mucosal ressecction. *Dig Endosc* 2002;14:9-11.
62. Sherman V, Klassen DR, Feldman LS et al. Laparoscopic antrectomy: a novel approach to treating watermelon stomach. *J Am Coll Surg* 2003;197:864-67.
63. Spahr L, Villeneuve MP, Drufresne MP et al. Gastric antral vascular ectasia in cirrhotics patients: abcense of relation with portal hypertension. *Gut* 1999;44:739-42.
64. Vicent C, Ponnier-Layrangues G, Dagenais M et al. Cure of vascular antral ectasia by transplantation despite persistente portal hypertesion: a clue to pathogenesis. *Liver Tranplant* 2002;8(8):717-20.
65. Egger C, Kreczy A, Kirchmair R et al. Gastric vascular antral ectasia with portal hypertention: treatment with TIPPS. *Am J Gastroenterol* 1997;92(12):2292-94.

PILOROMIOTOMIA ENDOSCÓPICA PELA TÉCNICA DE DISSECÇÃO DO TÚNEL GÁSTRICO SUBMUCOSO

Dalton Marques Chaves

INTRODUÇÃO

Retardo do esvaziamento gástrico por disfunção do piloro pode ser tratado por diferentes técnicas, sendo a piloroplastia cirúrgica uma técnica consagrada e considerada a mais eficiente.

A primeira técnica de piloroplastia realmente efetiva foi descrita por Heinike e Mikulicz, em 1987.[1,2] Consiste em uma incisão completa do piloro, desde a serosa até a mucosa, estendendo-se do estômago ao duodeno, seguida de sutura transversal da incisão.

Posteriormente, Fredet e Ramstedt[3] aperfeiçoaram esta técnica, e esta passou a ser amplamente empregada. Realiza-se uma incisão da face anterior do piloro desde a serosa até a muscular própria, preservando a submucosa e a mucosa.

O desenvolvimento do NOTES *(Natural Orifice Transluminal Endoscopic Surgery)* tem inspirado cirurgiões e endoscopistas a desenvolverem técnicas cirúrgicas por endoscopia, minimamente invasivas.

Com base na técnica conhecida pela sigla inglesa POEM *(Per-oral Endoscopic Myotomy)*, para tratamento da acalasia, proposta por Paschira et al. (2007),[4] e desenvolvida por Inoue et al.,[5] propomos uma nova técnica de piloromiotomia endoscópica. Através de um túnel submucoso no antro distal, acessamos o piloro e realizamos sua secção.

INDICAÇÕES DE PILOROPLASTIA

Existem várias afecções ou causas de disfunção do piloro que podem levar a retardo do esvaziamento gástrico, como:

- Lesões pépticas.
- Vagotomias pós cirurgia antirrefluxo.
- Estenose hipertrófica do piloro.
- Pós-esofagectomia com esofagogastroanastomose.
- Gastroparesia decorrente de doenças sistêmicas (diabetes, lúpus, doença de Parkinson, esclerodermia).

TÉCNICA DE PILOROMIOTOMIA ENDOSCÓPICA

Para realizar a dissecção do túnel submucoso e a piloromiotomia, utilizamos o *flush knife*, com ponta de 2 ou 2,5 mm, e um bisturi com o sistema de *endocut*. Realizamos o procedimento seguindo os mesmos princípios técnicos empregados para realizar dissecção de submucosa (ESD) no estômago.

Antes de iniciar o procedimento, aplicar antibioticoterapia profilática.

PASSO A PASSO DA TÉCNICA

1. Definir o local de incisão na mucosa: grande curvatura para a parede anterior do antro distal, 2 cm acima do piloro (Fig. 15-1).
2. Injeção de solução salina na submucosa para elevação da mucosa.
3. Incisão longitudinal da mucosa gástrica em uma extensão de 1 a 1,5 cm.
4. Dissecção da submucosa com *flush knife* até identificação do piloro (Fig. 15-2).

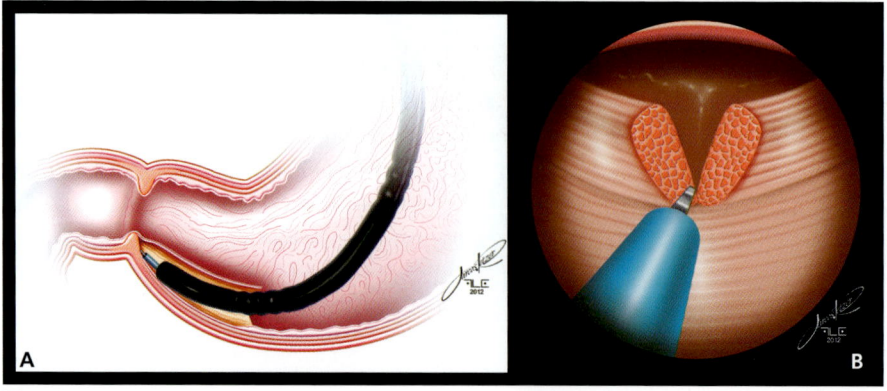

Fig. 15-1. Ilustração da técnica. (**A**) Dissecção do túnel submucoso que inicia 2 cm acima do piloro até o anel pilórico. (**B**) Secção completa do anel pilórico.

5. Secção completa do anel pilórico, deixando intacta a serosa (Fig. 15-2).
6. Fechamento da incisão na mucosa com clipes metálicos (Fig. 15-3).

Manter o paciente internado com dieta zero durante 24 horas. Iniciar com dieta líquida/pastosa e manter por 5 dias. Alta hospitalar após boa aceitação da dieta. Queixa de epigastralgia é comum nas primeiras 48 horas.

O paciente deve manter uso de bloqueador de bomba de prótons durante 2 meses (40 mg/dia/3 semanas; 20 mg/dia/5 semanas).

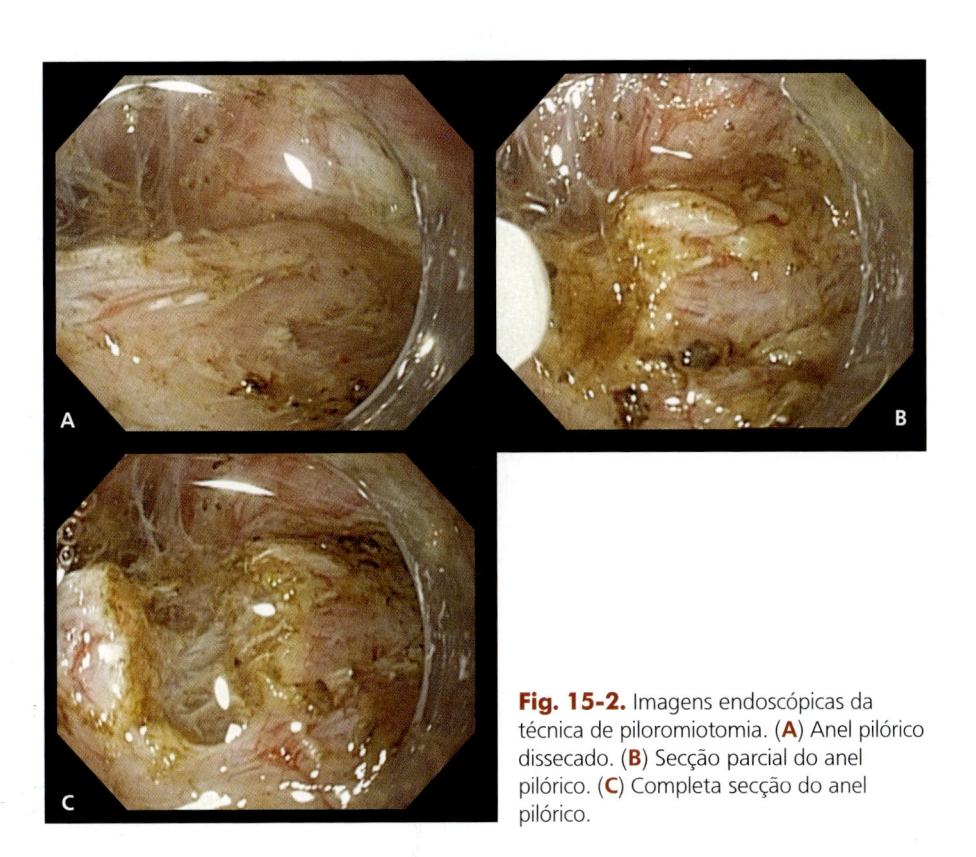

Fig. 15-2. Imagens endoscópicas da técnica de piloromiotomia. (**A**) Anel pilórico dissecado. (**B**) Secção parcial do anel pilórico. (**C**) Completa secção do anel pilórico.

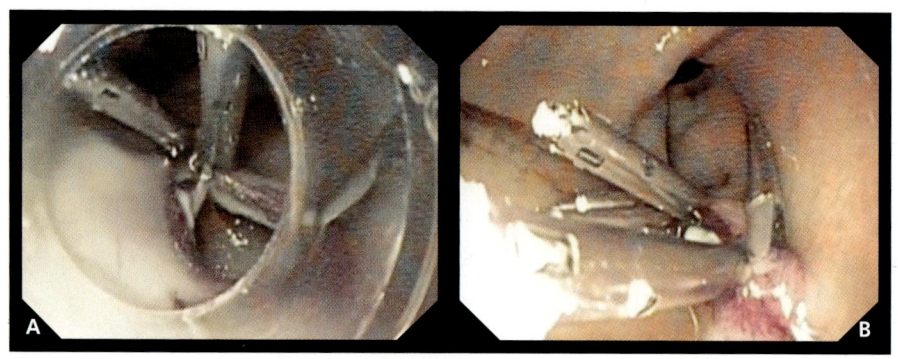

Fig. 15-3. Imagens endoscópicas de fechamento da incisão na mucosa com clipes metálicos. (**A**) Fechamento parcial. (**B**) Pós-fechamento total da incisão.

DISCUSSÃO

A piloroplastia por laparoscopia vem sendo cada vez mais empregada por ser eficiente, pouco invasiva, associada à disseminação da cirurgia laparoscópica. Entretanto, a técnica por endoscopia pode ser outro avanço, tornando o procedimento ainda menos invasivo.

Secchia (2005)[6] foi o primeiro a propor a técnica de piloromiotomia endoscópica. Ele tratou 10 crianças com estenose hipertrófica do piloro, iniciando a dieta 1 hora após o procedimento, reduzindo o tempo de internação dos pacientes se comparado com a técnica por laparotomia ou por laparoscopia. A técnica proposta por ele consistia em fazer uma incisão no piloro de dentro para fora, envolvendo a mucosa, submucosa e a camada interna da muscular própria. Apesar do bom resultado descrito, esta técnica não foi reproduzida por outros autores.

Park *et al.*[2] propuseram uma técnica de piloroplastia endoscópica em um estudo experimental, onde realizaram uma secção total do piloro, da mucosa até a serosa, desde a parede gástrica até a serosa, seguida de sutura transversal, com os mesmos princípios técnicos de Mikulicz. A sutura foi realizada com *T-tags* aplicados em ambos os lados da incisão, com fechamento transversal. A dificuldade técnica do procedimento, associada à incerteza do sucesso da sutura, foi limitante em sua reprodução por outros serviços.

Comparando a técnica proposta por nós com as técnicas já propostas anteriormente, acreditamos que a nossa técnica é mais similar à técnica cirúrgica de Ramsted. A confecção do túnel submucoso permite seccionar toda a camada muscular do piloro preservando a mucosa no local da piloromiotomia, assim como se faz na técnica de Ramsted. Tentamos preservar a serosa com o intuito de manter intacta a cavidade peritoneal. Entretanto, no caso de perfuração da serosa não implica em maior risco de infecção, uma vez que técnicas de peritoneoscopia por endoscopia têm-se mostrado seguras, sem aumento do risco de peritonite.[7-9]

Outras vantagens da piloromiotomia endoscópica com relação à técnica cirúrgica seriam seu menor custo, menor tempo de internação e ausência de cicatriz.

Apesar das aparentes vantagens da piloromiotomia endoscópica e de sua simplicidade técnica para quem está habituado com as ressecções por dissecção da submucosa (ESD), chamamos a atenção para o fato de que esta técnica tem indicações restritas e ainda precisa ser mais bem estudada para observação de seu real benefício.

REFERÊNCIAS BIBLIOGRÁFICAS

1. Mikulicz-Radecki J. Zur operativen behandlung des stenosierenden magengeschwürs. *Dtsch Ges Chir* 1887;16:337.
2. Park PO, Bergström M, Ikeda K *et al.* Endoscopic pyloroplasty with full-thickness transgastric and transduodenal myotomy with sutured closure. *Gastrointest Endosc* 2007;66:116-20.
3. Engum SA, Grosfeld JL. Pediatric surgery. In: Townsend C, Beauchamp RD, Evers BM *et al.* (Eds.). Sabiston textbook of surgery. Philadelphia: WB Saunders, 2001. p. 1484-85.
4. Pasricha PJ, Hawari R, Ahmed I *et al.* Submucosal endoscopic esophageal myotomy: a novel experimental approach for the treatment of achalasia. *Endoscopy* 2007;39:761-64.
5. Inoue H, Minami H, Kabayashi Y *et al.* Peroral endoscopic myotomy (POEM) for esophageal achalasia. *Endoscopy* 2010;42:265-71.
6. Ibarguen-Secchia E. Endoscopic pyloromyotomy for congenital pyloric stenosis. *Gastrointest Endosc* 2005;61:598-600.
7. Akagi T, Yasuda K, Kono Y *et al.* Safety and efficacy of the submucosal tunnel without mucosal closure for the transgastric approach in a porcine survival model. *Surg Innov* 2012 Feb. 14.
8. Rodrigues R, Rezende MF, Gomes GF *et al.* Submucosal tunnel technique for transgastric NOTES: an alternative to endoscopic submucosal dissection. *Gastrointest Endosc* 2011;73:4S.
9. Yoshizumi F, Yasuda K, Kawaguchi K *et al.* Submucosal tunneling using endoscopic submucosal dissection for peritoneal access and closure in natural orifice transluminal endoscopic surgery: a porcine survival study. *Endoscopy* 2009;41:707-11.

ÍNDICE REMISSIVO

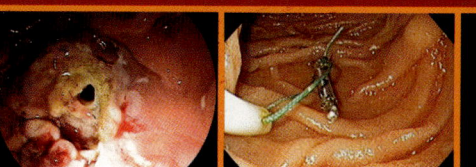

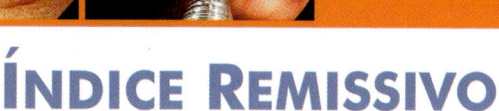

Números de páginas acompanhados por *f* ou *q* em itálico indicam Figuras e Quadros, respectivamente.

A

ABS™ (Sistema de Balão Ajustável Spatz), 251
Acesso(s) Enteral(is)
   percutâneos, 67-103
      por via endoscópica, 67-103
         gastrostomia, 67-103
         GEP, 67
         jejunostomia, 67-103
         JEPD, 100
ACEM™ (*Stapler* Articulado Endoscópico Circular), 266
Acessório(s)
   no tratamento endoscópico, 30
      do câncer gástrico, 30
         bomba de infusão de soro, 33
         capuz transparente, 32
         coasgrasper, 32
         estilete diatérmico, 31
         flush knife, 32
         hook knife, 32
         IT knife, 31
         needle knife, 31
         pinça hemostática, 32
         TT knife, 31
         unidade eletrocirúrgica, 33
Ácido
   poliglicólico, 56
      na abordagem, 56
      de perfurações gastroduodenais, 56
Adenocarcinoma
   antral, 185*f*
      obstrutivo, 185*f*
         estase gástrica alimentar e, 185*f*
      bem diferenciado, 29*f*
         em incisura *angularis*, 29*f*
   de jejuno, 310*f*
   gástrico, 59*f*
      intramucoso, 59*f*
   pediculado, 5*f*
      em antro gástrico, 5*f*
      sangrante, 314*f*
      tatuagem em topografia de, 314*f*
Adenoma(s), 6
   avaliação do, 20*f*
      com NBI, 20*f*
   de glândula pilórica, 10
   de segunda porção, 18*f*, 20*f*
      duodenal, 18*f*, 20*f*
   duodenais, 17, 20*q*
      graduação de, 20*q*
         na síndrome de PAF, 20*q*
   em parede posterior, 6*f*
      de antro gástrico, 6*f*
   na papila duodenal, 19*f*, 63*f*
      aumentada, 63*f*
      maior, 19*f*
   na segunda porção, 18*f*, 20*f*
      duodenal, 20*f*
Alargamento
   do estoma, 93, 94*f*
      aspecto externo, 94*f*
Alimentação
   sonda de, 118*f*, 120*f*, 124*f*
      nasoenteral, 118*f*, 124*f*
      nasoentérica, 120*f*
Alteração(ões)
   microestruturais, 29*f*
      na superfície, 29*f*
         na neoplasia, 29*f*
   microvasculares, 29*f*
      em área de neoplasia gástrica, 29*f*
         de tipo indiferenciado, 29*f*
Ampola de Vater
   neoplasias não invasivas da, 216
      ressecção de, 216
         fatores determinantes para, 216
Anemia
   ferropriva, 348*f*
Angiectasia
   em jejuno médio, 309*f*

ÍNDICE REMISSIVO

Antro
  abaulamento em 48*f*
    com ponto central, 48*f*
    brancacento, 48*f*
  corpo estranho em, 49*f*
    impactado, 49*f*
  ectasias no, 335*f*
    punctiformes, 335*f*
    difusas, 335*f*
  gástrico, 4*f*, 5*f*
    adenocarcinoma pediculado em, 5*f*
    parede posterior de, 6*f*
    adenomas em, 6*f*
    pólipos em, 4*f*, 5*f*
    hiperplásicos, 4*f*, 5*f*
Aparelho
  respiratório, 140
    desnutrição e, 140
APC (Eletrocoagulação com Plasma de Argônio)
  circuito de, 339*f*
    esquema do, 339*f*
  GAVE tratado com, 339*f*
  pólipos antrais após, 338*f*
    hiperplásicos, 338*f*
  técnica da, 337, 340*f*
Apollo™
  no reganho de peso, 273
Argônio
  plasma de, 274
    coagulação com, 274
    no reganho de peso, 274
Aspiração
  terapia com, 260
  AspireAssist™, 261*f*
AspireAssist™
  terapia com aspiração, 261*f*
ATIIP –ENDOGAST™ (Prótese Intragástrica Ajustável Totalmente Implantada), 253
Avaliação
  pré-tratamento endoscópico, 27
    do câncer gástrico precoce, 27
      DL, 29
      estrutura, 28
        de superfície da mucosa gástrica, 28
        microvascular, 28
AVE (Acidente Vascular Encefálico), 69

B

Balão
  consecutivos, 249
  duplo, 252 253*f*
  ingerido, 254
  intragástrico, 244, 251*f*
  outros tipos de, 251
    ABS™, 251
    ATIIP –ENDOGAST™, 253
    de ar da Heliosphere™, 251
    duplo, 252
    ingerido, 254
    Obalon™, 254, 255*f*
    Reshape Duo™, 252
    SGB™, 252
    TPS™, 253
Bard EndoCinch Suturing System™
  no reganho de peso, 269
BIB™ (Bioenterics Intragastric Balloon), 245
  subgrupos especiais, 248
    balões consecutivos, 249
    como primeiro passo para a cirurgia, 248
    outras indicações, 250
    superobeso, 248
    supersuperobeso, 248
  test, 249
    testando a elegibilidade para cirurgia, 249
Bisturi
  elétrico, 34*f*
    ajustes do, 34*q*
    na ESD, 34*q*
Bomba
  de infusão de soro, 33
    no tratamento endoscópico, 33
    do câncer gástrico, 33
Brunner
  glândulas de, 16
    hiperplasia das, 16
    tumor das, 16
BTA (Toxina Botulínica)
  injeção de, 259
Bulbo
  duodenal, 16*f*, 62*f*
    carcinoides no, 62*f*
    metaplasia gástrica em, 16*f*
Bypass
  endoscópico, 255
    duodenojejunal com manga, 255
    DJBL, 255
    DJBS, 255
    Endobarrier™, 255, 256*f*
  gástrico, 267
    revisão endoluminal do, 267
    no reganho de peso, 267

C

Calibre(s)
  dos endoscópios, 122*f*
    comparação de, 122*f*
    convencional, 122*f*
    ultrafino, 122*f*
Câncer
  gástrico, 25-44
    precoce, 27, 28*q*, 36, 37*f*
      avaliação pré-tratamento do, 27
      estimativa de metástase linfonodal no, 28*q*
        com IC de 95%, 28*q*
      tipo IIb+IIc, 36, 37*f*
      tratamento endoscópico do, 25-44

acessórios, 30
análise histológica, 41
complicações, 38
diagnóstico, 27
ESD, 25-44
indicações, 26
manipulação do fragmento ressecado, 41
mucossectomia, 25-44
Capuz
  transparente, 32
    no tratamento endoscópico, 32
    do câncer gástrico, 32
Carcinoide(s), 9
  em fundo gástrico, 9f
  no bulbo duodenal, 62f
Cárdia
  abaulamento em, 58f
    com mucosa íntegra, 58f
Cateter
  na NE, 160
    colocação do, 160
    nasoenteral, 159
    oroenteral, 159
Cateterização
  com fio-guia do Wirsung, 63f
    para passagem de prótese pancreática, 63f
    para minimizar o risco de pancreatite, 63f
CE (Compressões Extrínsecas), 191
  obstrução antropilórica por, 182f
    por linfonodomegalia metastática, 182f
    de colangiocarcinoma, 182f
  por diferentes estruturas, 195f
    intra-abdominais, 195f
Cicatrização
  desnutrição e, 145
Cirrose
  hepática, 335f
    ectasias punctiformes difusas, 335f
    no antro, 335f
Cirurgia Bariátrica
  complicações da, 281-302
    terapêutica endoscópica nas, 281-302
Clipe(s)
  endoscópicos, 52f
  na abordagem, 51
  de perfurações gastroduodenais, 51
CMV (Citomegalovírus)
  úlcera por, 311f
    pós-transplante de pâncreas, 311f
    em alça jejunal exclusa, 311f
CO_2 (Dióxido de Carbono)
  insuflador de, 52f
    para videoendoscópios flexíveis, 52f
  na abordagem, 51
  de perfurações gastroduodenais, 51
Coagulação
  com plasma de argônio, 274
  no reganho de peso, 274

Coasgrasper
  no tratamento endoscópico, 32
  do câncer gástrico, 32
COL (Ductos Colédoco), 215
Cola
  biológica, 55, 56f
    na abordagem, 55
    de perfurações gastroduodenais, 55
Colangiocarcinoma
  linfonodomegalia metastática de, 182f
    CE por, 182f
    obstrução antropilórica por, 182f
Coração
  desnutrição e, 142
Corpo Gástrico
  curvatura do, 60f
    abaulamento em, 60f
CPRE (Colangiopancreatografia Retrógrada Endoscópica), 219
Crioterapia
  na GAVE, 343
  técnica da, 344
Crise(s)
  de semioclusão, 318f
  intestinal, 318f
Crohn
  doença de, 321f
  estenose em portador de, 321f
CV (Vênulas Coletoras), 28

D

DEB (Dilatação Endoscópica com Balão)
  no tratamento, 179
  da SEAPD, 179
Delgado
  alça de, 322f
    cápsula retida em, 322f
  obstrução de, 320f
    por tumor, 320f
Dermatite
  química, 95
    por vazamento, 95
    ao redor da sonda, 95
DES (Dissecção Endoscópica Submucosa), 19, 48
Descompressão
  do TGI, 69
    GEP para, 69
    GEP na, 68q
    gástrica/gastrointstinal, 68q
    crônica, 68q
Desnutrição
  repercussões na, 138
    metabólicas, 138
    aparelho respiratório, 140
    orgânicas, 138
    cicatrização, 145
    coração, 142
    fígado, 143

músculos, 139
pâncreas, 144
trato entérico, 144
Dieta(s)
classificação das, 165
moduladas, 167
oligoméricas, 166
oligomonoméricas, 166
poliméricas, 166
enteral, 110
indicações de, 110
Dieulafoy
de jejuno, 310*f*
com coágulo, 310*f*
lesão de, 309*f*
em jejuno proximal, 309*f*
sangramento ativo por, 309*f*
Dilatação
no tratamento endoscópico das patologias, 319
de íleo, 319
de jejuno, 319
Dispositivo
OverSwitch, 55*f*
em aparelho de duplo canal, 55*f*
Dissecção
do túnel gástrico submucoso, 353-357
piloromiotomia endoscópica pela técnica de, 353-357
discussão, 356
indicações, 354
técnica de, 354
passo a passo da, 354
Distúrbio
motor, 181
antropilórico, 181
piloroiotomia para tratamento da, 181
DJBL (Duodenojejunal *Bypass Liner*), 255
DJBS (Duodenojejunal *Bypass Sleeve*), 255
DL (Linha Demarcatória)
na avaliação pré-tratamento endoscópico, 27
do câncer gástrico precoce, 27
Doença
de Crohn, 321*f*
estenose em portador de, 321*f*
específica, 148, 170
fórmulas nutricionais e, 170
suporte metabólico e, 148
Dor
local, 90
após GEP, 90
DPP (Ducto Pancreático Principal), 215
Duodeno
como via de escolha, 162
na NE, 162

E

ECOG
escala de, 183*q*

Ectasia(s)
punctiformes, 335*f*
difusas, 335*f*
no antro, 335*f*
EDA (Endoscopia Digestiva Alta), 12, 13*q*, 58*f*, 192
EE (Ecoendoscopia), 12, 13*q*, 209
EE-PAF (Punção com Agulha Fina Ecoguiada), 12, 13*q*
EID (Ecoendoscopia Intraductal), 218
Eletrocoagulação
na GAVE, 336
APC, 337
crioterapia, 343
heater probe, 346
laser, 345
ligadura elástica, 342
outras formas de, 346
RFA, 339
Endobarrier™
bypass endoscópico, 255, 256*f*
DJBL, 255
DJBS, 255
Endoscopia
rotineira, 11
pólipos gástricos em, 11
conduta nos, 11
Endoscópio(s)
comparação de calibres dos, 122*f*
ultrafino, 122*f*
e convencional, 122*f*
Endosphere™
SatiSphere™ da, 259
Enteroscopia
assistida por balão, 307-327
tratamento endoscópico na era da, 307-327
das patologias do jejuno e íleo, 307-327
Escala(s)
de ECOG, 183*q*
de Karnofsky, 183*q*
de Zubrod, 183*q*
Escleroterapia
na GAVE, 347
no reganho de peso, 269
ESD (Dissecção Endoscópica), 25-44
acessórios utilizados em, 31*f*
ajustes na, 34*q*
do bisturi elétrico, 34*f*
estenose após, 40
mucossectomia *versus*, 33
técnica de, 36
perfuração durante a, 39
pneumonia na, 40
aspirativa, 40
sangramento na, 38, 39
pós-operatório, 39
seguimento após, 40
Estenose
após ESD, 40
da luz jejunal, 321*f*
em portador de doença de Crohn, 321*f*

Estilete
  diatérmico, 31
    no tratamento endoscópico, 31
      do câncer gástrico, 31
Estoma
  alargamento do, 93, 94f
    aspecto externo, 94f
  implante no, 98
    metastático, 98
Estômago
  em melancia, 331-349
    opções do tratamento endoscópico, 331-349
      GAVE, 331-349
      diagnóstico, 334
      eletrocoagulação, 336
      epidemiologia, 332
      escleroterapia, 347
      etiologia, 332
      manifestações clínicas, 334
      mucossectomia, 347
      patologia, 332
      terapêutica, 336
      tratamento cirúrgico, 347
Estrutura
  na avaliação pré-tratamento endoscópico, 28
    do câncer gástrico precoce, 28
      de superfície da mucosa gástrica, 28
      microvascular, 28

F

FAP (*Familial Adenomatous Polyposis*/Polipose Adenomatosa Familial), 12, 13q
Fibrina
  trombo de, 333f
  típico, 333f
Fígado
  desnutrição e, 143
Fístula
  gastrocolocutânea, 96
    após GEP, 96
  gastrocutânea persistente, 98
    após retirada da sonda, 98
    após GEP, 98
    tratamento de, 99f
Flush knife, 32
  no tratamento endoscópico, 31
    do câncer gástrico, 31
Fórmula(s) Nutricional(is), 138
  escolha da, 164
    dietas, 165
      classificação das, 165
      doenças específicas, 170
      uso clínico, 169
Freio(s)
  nasais, 127f
    sistema de, 127f
      para fixação de SNEs, 127f

Fundo
  gástrico, 8f
    carcinoides, 9
    GIST em, 8f
    tumores neuroendócrinos em, 9

G

Gastrostoma
  acessos enterais, 67-103
    percutâneos, 67-103
      por via endoscópica, 67-103
  sonda de, 94f
    tecido de granulação ao redor da, 94f
  tecido de granulação no, 93
Gauderer-Ponsky
  técnica de, 74
GAVE (Ectasia Vascular Gástrica Antral)
  clássico, 335f
    visto com luz branca, 335f
  estômago em melancia, 331-349
    opções do tratamento endoscópico, 331-349
      diagnóstico, 334
      eletrocoagulação, 336
      epidemiologia, 332
      escleroterapia, 347
      etiologia, 332
      manifestações clínicas, 334
      mucossectomia, 347
      patologia, 332
      terapêutica, 336
      tratamento cirúrgico, 347
GEGB (Balão de Garren-Edwards), 244
GEP (Gastrostomia Endoscópica Percutânea)
  complicação da, 89
    classificação das, 89
      à gravidade de apresentação, 90
      momento de ocorrência, 90
    principais tipos de, 90
      alargamento do estoma, 93
      dermatite química por vazamento, 95
        ao redor da sonda, 95
      dor local, 90
      fístula gastrocolocutânea, 96
      fístula gastrocutânea persistente, 98
        após retirada da sonda, 98
      hemorrágicas, 95
      implante metastático no estoma, 98
      infecção periestomal, 91
      peritonite, 97
      saída acidental precoce da sonda, 97
      SRI da sonda, 91
      tecido de granulação no gastrostoma, 93
  contraindicações da, 69, 70q
    absolutas, 70
    relativas, 70
  indicações da, 67, 68q
    outras, 69

para descompressão, 69
  do TGI, 69
para suporte nutricional, 68
  enteral, 68
técnicas de, 71
  descrição das, 72
    de Gauderer-Ponsky, 74
    de Russell, 80
    de Sachs-Vine, 80
    etapas básicas comuns, 72
    método, 74, 80
      de empurrar, 80
      de introdução, 80
      de pulsão, 80
      de punção, 80
      de tração, 74
GHP (Gastropatia Hipertensiva Portal), 334
GIST
  sangrante, 312f
    em jejuno médio, 312f
GIST (Tumores Estromais Gastrointestinais), 7
  abordagem terapêutica, 199
  em fundo gástrico, 8f
  no duodeno, 15
Glândula(s)
  de Brunner, 16
    hiperplasia das, 16
    tumor das, 16
  fúndicas, 2, 3f
    pólipos de, 2, 3f
      aspectos sob NBI de, 3f
  pilórica, 10
    adenoma de, 10
Grampeamento
  gástrico, 264
    dispositivo de, 265f
      na TOGa™, 265f
    sistemas de, 264f
      na POSE™, 264f
GVE™ (Gastroplastia Vertical Endoluminal), 261
  cápsula usada na, 262f

H

Heater Probe
  na GAVE, 346
Heliosphere™
  balão de ar da, 251
Hemostasia
  nas patologias, 308
    de íleo, 308
    de jejuno, 308
Hiperplasia
  das glândulas, 16
  fibromuscular, 333f
  de Brunner, 16
HMO (Margem Horizontal Negativa), 26
Hook Knife, 32
  no tratamento endoscópico, 31
    do câncer gástrico, 31

I

IBP (Inibidores da Bomba de Prótons), 177
IC (Intervalo de Confiança)
  estimativa de metástase linfonodal com, 28q
    no câncer gástrico, 28q
      precoce, 28q
Íleo
  tratamento endoscópico das patologias do, 307-327
    na era da enteroscopia assistida por balão, 307-327
      dilatação, 319
      hemostasia, 308
      mucossectomia, 314
      passagem de próteses, 317
      polipectomia, 314
      retirada de corpo estranho, 321
Incisura
  angularis, 29f
    adenocarcinoma em, 29f
      bem diferenciado, 29f
Infecção
  periestomal, 91
    após GEP, 91
Injeção
  de BTA, 259
Insuflador
  de CO_2, 52f
    para videoendoscópios flexíveis, 52f
IT
  knife, 31
    no tratamento endoscópico, 31
      do câncer gástrico, 31

J

Jejuno
  adenocarcinoma de, 310f
  como via de escolha, 163
    na NE, 163
  Dieulafoy de, 310f
    com coágulo, 310f
  linfoma folicular de, 317f
    mucossectomia de, 317f
  médio, 309f, 311f, 312f
    angiectasia em, 309f
    GIST sangrante em, 312f
    variz ectópica em, 311f
      com sinais de ruptura, 311f
  proximal, 309f, 311f, 315f, 316f
    harmatomatosos, 315f
    linfoma em, 311f
    polipectomia em, 315f
    pólipos em, 315f, 316f
    sangramento ativo em, 309f
      por lesão de Dieulafoy, 309f
  tratamento endoscópico das patologias do, 307-327
    na era da enteroscopia assistida por balão, 307-327
      dilatação, 319

hemostasia, 308
JEPD, 325
mucossectomia, 314
passagem de próteses, 317
polipectomia, 314
retirada de corpo estranho, 321
Jejunostomia
  acessos enterais, 67-103
    percutâneos, 67-103
    por via endoscópica, 67-103
JEPD (Jejunostomia Endoscópica Percutânea Direta), 325
  complicações da, 102
  indicações, 100
  sonda jejunal, 103
    cuidados com a, 103
  técnica de, 100, 102f
    básica de colocação, 101
    descrição da, 101

K

Karnofsky
  escala de, 183q

L

Laser
  na GAVE, 345
Leiomioma(s), 11
Lesão(ões)
  aspecto subepitelial, 196f
    com origens diferentes, 196f
  de Dieulafoy, 309f
    em jejuno proximal, 309f
      sangramento ativo por, 309f
  hipoecogênica, 58f
    na submucosa, 58f
  mucosas, 15
    adenomas duodenais, 17
    glândulas de Brunner, 16
      hiperplasia das, 16
      tumor das, 16
    outras poliposes, 19
    PAF, 19
  submucosas, 15
    GIST, 15
    pólipos solitários, 15
      de Peutz-Jeghers, 15
    tumores carcinoides, 15
  vasculares, 312f
    do trato digestório, 312f
      classificação de Yano-Yamamoto para, 312f
Ligadura
  elástica, 342
    técnica da, 342
      no tratamento de GAVE, 342
Linfoma
  em jejuno proximal, 311f

Linfonodomegalia
  metastática, 182f
    de colangiocarcinoma, 182f
      CE por, 182f
        por obstrução antropilórica, 182f
LSE (Lesões Subepiteliais), 191, 197f
  EDA de, 192f
    da região subcárdica, 192f
    de corpo gástrico, 193f
      com sinais de sangramento recente, 193f
      com superfície ulcerada, 193f
  gástrica, 202, 203f
    da camada muscular própria, 202, 203f
    ressecada por ESD modificada, 202, 203f
  gastroduodenais, 198q
    recomendações em, 198q
  padrões ecoicos em, 196f
Luz
  jejunal, 321f
    estenose da, 321f

M

Manipulação
  do fragmento ressecado, 41
    e análise histológica, 41
      invasão vascular, 43
      margens, 43
      nível de invasão, 43
      no laboratório, 42
      tipo histológico, 43
      úlcera, 43
MEN 1 (Neoplasia Endócrina Múltipla Tipo 1), 204
Metaplasia
  gástrica, 16f, 17f
    em bulbo duodenal, 16f
    em segunda porção, 16f, 17f
    duodenal, 16f, 17f
Metástase
  linfonodal, 28q
    no câncer gástrico precoce, 28q
      estimativa com IC de 95% de, 28q
Mucosa
  depressão na, 29f
    discreta, 29f
    área com, 29f
  gástrica, 28, 30f
    adjacente, 30f
      DL entre a área neoplásica e a, 30f
    superfície da, 28
      estrutura de, 28
  íntegra, 58f
    cárdia com, 58f
    abaulamento em, 58f
Mucossectomia, 25-44
  com técnica de *strip biopsy*, 59f
  de linfoma folicular, 317f
    em jejuno, 317f
  na GAVE, 347

nas patologias, 314
  de íleo, 314
  de jejuno, 314
  procedimento de, 35f
  versus ESD, 33
  técnica, 34
Músculo(s)
  desnutrição e, 139

N

NBI *(Narrow Banding Imaging)*, 2, 6, 19f
  aspectos sob, 3f
    de pólipos, 3f
      de glândulas fúndicas, 3f
  avaliação com, 20f
    do adenoma, 20f
NE (Nutrição Enteral), 109
  formas de, 135-170
    contraindicações da, 146, 156
      absolutas, 157
      conceitos, 146
      relativas, 157
    fórmulas nutricionais, 138, 164
      escolha da, 164
    história, 135
    indicações da, 146, 150
      comem mas não absorvem, 155
      conceitos, 146
      não comem o suficiente, 156
      não devem comer, 155
      não podem comer, 152
      não querem comer, 151
    repercussões na desnutrição, 138
      metabólicas, 138
      orgânicas, 138
    via nutricional, 157
      escolha da, 157
Needle
  knife, 31
    no tratamento endoscópico, 31
      do câncer gástrico, 31
Neoplasia(s)
  gástrica, 29f
    de tipo indiferenciado, 29f
      alterações microvasculares em área de, 29f
  não invasivas, 216
    da ampola de Vater, 216
      ressecção de, 216
        fatores determinantes para, 216
  superfície na, 29f
    alterações microestruturais na, 29f
NICE (Instituto Nacional para Saúde e Excelência Clínica), 242
NOTES *(Natural Orifice Transluminal Endoscopic Surgery)*, 353
NP (Nutrição Parenteral), 110

O

Obalon™, 254, 255f
Obesidade
  tratamento endoscópico da, 241-275
    balão intragástrico, 244
    bariátrico, 261
      sutura gástrica, 261
    BIB™, 245
      subgrupos especiais, 248
    bypass endoscópico, 255
      duodenojejunal com manga, 255
    contraindicações do, 244q
    Endobarrier™, 255
      DJBL, 255
      DJBS, 255
    injeção de BTA, 259
    outros tipos de balão, 251
      ABS™, 251
      ATIIP –ENDOGAST™, 253
      de ar da Heliosphere™, 251
      duplo, 252
      ingerido, 254
      Obalon™, 254
      Reshape Duo™, 252
      SGB™, 252
      TPS™, 253
    reganho de peso, 267
      Apollo™, 273
      Bard EndoCinch Suturing System™, 269
      coagulação com plasma de argônio, 274
      escleroterapia, 269
      OTSC-clip™, 272
      OverStich Endoscopic Suturing System™, 273
      plataforma cirúrgica sem incisões, 271
      revisão endoluminal do *bypass* gástrico, 267
      ROSE™, 271
      StomaphyX™, 270
    SatiSphere™, 259
      da Endosphere™, 259
    terapia com aspiração, 260
    Valen-Tx™, 258
Obstrução
  antropilórica, 182f
    por CE, 182f
      por linfonodomegalia metastática, 182f
      de colangiocarcinoma, 182f
  de delgado, 320f
    por tumor, 320f
OMS (Organização Mundial da Saúde), 242
OTSC *(Over-The-Scope-Clip)*, 53
OTSC-clip™
  no reganho de peso, 272, 273f
OverStich Endoscopic Suturing System™
  no reganho de peso, 273
OverSwitch
  dispositivo, 55f
    em aparelho de duplo canal, 55f

P

PA (Pancreatite Aguda), 221
PAF (Polipose Adenomatosa Familial)
  síndrome de, 19, 20q
    adenomas duodenais na, 20q
    graduação de, 20q
Pâncreas
  desnutrição e, 144
  ectópico, 10, 11f
  transplante de, 311f
    úlcera por CMV após, 311f
    em alça jejunal exclusa, 311f
Pancreatite
  minimizar o risco de, 63f
    prótese pancreática para, 63f
      cateterização com fio-guia do Wirsung para, 63f
Papila Duodenal
  aumentada, 63f
    adenoma da, 63f
  lesão restrita à, 218f
  maior, 19f
    adenoma na, 19f
  nódulo na, 217f
  tumores da, 215-224
    análise crítica da PE em, 215-224
      avaliação pré-operatória, 217
      complicações, 222
      estadiamento pré-operatório, 218
      indicações, 216
      neoplasias não invasivas da ampola de Vater, 216
        ressecção de, 216
      resultados, 223
      técnica da, 220
PE (Papilectomia Endoscópica)
  análise crítica da, 215-224
    em tumores da papila duodenal, 215-224
      avaliação pré-operatória, 217
      complicações, 222
      estadiamento pré-operatório, 218
      indicações, 216
      neoplasias não invasivas da ampola de Vater, 216
        ressecção de, 216
      resultados, 223
      técnica da, 220
Perfuração(ões)
  gastroduodenais, 50
    abordagem das, 50
      métodos terapêuticos para, 50
  na ESD, 39
  tratamento, 57
    duodenal, 59
    gástrica, 57, 61f
Perfuração(ões) Iatrogênica(s)
  tratamento endoscópico das, 47-64
    do estômago e duodeno, 47-64

  incidência, 49
  mecanismo, 50
  métodos para abordagem, 50
  tratamento, 57
Peritonite
  após GEP, 97
Peutz-Jeghers
  pólipos de, 15
    solitários, 15
Piloromiotomia
  para tratamento, 181
    do distúrbio motor, 181
      antropilórico, 181
Piloromiotomia Endoscópica
  pela técnica de dissecção, 353-357
    do túnel gástrico submucoso, 353-357
      discussão, 356
      indicações, 354
      técnica de, 354
        passo a passo da, 354
Pinça
  hemostática, 32
    no tratamento endoscópico, 32
      do câncer gástrico, 32
Plasma
  de argônio, 274
    coagulação com, 274
      no reganho de peso, 274
PMAE (Prótese Metálica Autoexpansível), 182
  bem posicionada, 185f, 186f
    e expandida, 185f
      aspecto endoscópico da, 185f
      parcialmente expandida, 186f
        na quarta porção duodenal, 186f
        no arco duodenal, 186f
  colocação de, 187f
  duodenal, 188f
    tecido de granulação em, 188f
      aspecto endoscópico de *ingrowth* por, 188f
Pneumonia
  aspirativa, 40
  na ESD, 40
POEM *(Per-oral Endoscopic Myotomy)*, 353
Polipectomia
  em jejuno proximal, 315f
  nas patologias, 314
    de íleo, 314
    de jejuno, 314
Pólipo(s)
  antrais, 338f
    hiperplásicos, 338f
    pós-APC, 338f
  em jejuno proximal, 315f, 316f
    harmartomatosos, 315f
  no duodeno, 1-21
    lesões, 15
      mucosas, 15
      submucosas, 15

tratamento endoscópico, 1-21
no estômago, 1-21
gástricos, 1-14
adenomas, 6, 10
de glândula pilórica, 10
características dos, 12-13q
carcinoides, 9
conduta em endoscopia rotineira, 11
de glândulas fúndicas, 2
fibroides inflamatórios, 9
GIST, 7
hiperplásicos, 4
leiomiomas, 11
pâncreas ectópico, 10
tumores, 9, 11
de células granulares, 11
neuroendócrinos, 9
tratamento endoscópico, 1-21
Polipose(s)
outras, 19
POSE™(Cirurgia Bariátrica Endoluminar Primária), 263
grampeamento gástrico, 264
sistemas de, 264f
Prótese(s)
autoexpansíveis, 180
no tratamento, 180
da SEAPD, 180
passagem de, 317
no tratamento endoscópico das patologias, 317
de íleo, 317
de jejuno, 317

R

Reganho de Peso
Apollo™, 273
Bard EndoCinch Suturing System™, 269
bypass gástrico, 267
revisão endoluminal do, 267
coagulação com plasma de argônio, 274
escleroterapia, 269
OTSC-clip™, 272
OverStich Endoscopic Suturing System™, 273
plataforma cirúrgica sem incisões, 271
ROSE™, 271
StomaphyX™, 270
Reshape Duo™, 252, 253f
Ressecção
do pólipo, 6f
aspecto após, 6f
endoscópica, 4f
com alça diatérmica, 4f
em pólipos hiperplásicos, 4f
em antro gástrico, 4f
Retirada
de corpo estranho, 321
no tratamento endoscópico das patologias, 321
de íleo, 321
de jejuno, 321

RFA (Ablação com Radiofrequência)
na GAVE, 339
técnica da, 340
ROSE™(Plataforma Cirúrgica sem Incisões/Restorative Obesity Surgery Endoscopic), 271
no reganho de peso, 271, 272f
Russell
técnica de, 80

S

Sachs-Vine
técnica de, 80
Sangramento
ativo, 309f
por lesão de Dieulafoy, 309f
em jejuno proximal, 309f
na ESD, 38, 39
pós-operatório, 39
SatiSphere™, 260f
da Endosphere™, 259
SEAPD (Síndrome da Estenose Antropilórica Duodenal)
causas da, 178q
tratamento endoscópico da, 177-188
de distúrbio motor antropilórico, 181
piloromiotomia para, 181
DEB, 179
obstruções benignas, 179
manejo endoscópico, 179
próteses, 180
autoexpansíveis, 180
SECN (Trama Capilar Subepitelial), 28
Segmento
após tratamento, 40
com ESD, 40
Semioclusão
intestinal, 318f
crises de, 318f
SGB™(Balão Intragástrico da Silimed), 252
Sistema
de freios nasais, 127f
para fixação de SNEs, 127f
SNC (Sistema Nervoso Central), 68
SNE (Sonda Nasoentérica), 109
fixação de, 127f
sistema para, 127f
de freios nasais, 127f
inserção da, 116f
diagrama de, 116f
introdução da, 121f
sobre o fio-guia, 121f
permeabilidade da, 126f
comprovação da, 126f
posicionamento da, 112
Sonda(s)
comprimento da, 114f
para posicionamento gástrico, 114f

de alimentação, 118f, 120f, 124f
    nasoenteral, 118f, 124f
    nasoentérica, 120f
de gastrostomia, 94f
    tecido de granulação ao redor da, 94f
jejunal, 103
    cuidados com a, 103
nasoenterais, 109-130
    fio de sutura amarrado à, 123f
    posicionamento endoscópico de, 109-130
        complicações, 109-130
        indicações, 109-130
        técnicas, 109-130
pós-pilóricas, 113
    introdução de, 113
    técnicas para, 113
pré-pilóricas, 113
    introdução de, 113
    técnicas para, 113
saída acidental da, 97
    precoce, 97
SRI da, 91
    na GEP, 91
vazamento ao redor da, 95
    dermatite química por, 95
SRI (Sepultamento do Retentor Interno)
    da sonda, 91
    na GEP, 91
    exemplos de, 92f
Stapler
    na abordagem, 55
        de perfurações gastroduodenais, 55
Stent
    na abordagem, 55
        de perfurações gastroduodenais, 55
StomaphyX™
    no reganho de peso, 270, 271f
Submucosa
    lesões na, 15, 58f
        GIST, 15
        hipoecogênica, 58f
        pólipos solitários, 15
            de Peutz-Jeghers, 15
        tumores carcinoides, 15
Suporte
    na NE, 147
        entérico, 150
        metabólico, 148
            e doença específica, 148
        nutricional, 147
    nutricional, 68
        enteral, 68
            GEP para, 68
Sutura(s)
    endoscópicas, 54
        na abordagem, 54
            de perfurações gastroduodenais, 54

fio de, 123f
    amarrado à sonda, 123f
        nasoenteral, 123f
gástrica, 261
    GVE™, 261, 262f
    POSE™, 263
    TERIS™, 266
    TGVR™, 262, 263f
    TOGa™, 265
    TRIM™, 262, 263f

T

Tatuagem
    em topografia, 314f
        de adenocarcinoma, 314f
        sangrante, 314f
TCE (Traumatismo Cranioencefálico), 69
Tecido
    de granulação, 93, 94f, 188f
        ao redor da sonda, 94f
        de gastrostomia, 94f
        em PMAE duodenal, 188f
            aspecto endoscópico de ingrowth por, 188f
        no gastrostoma, 93
Técnica(s)
    da PE, 220
    de dissecção, 353-357
        do túnel gástrico submucoso, 353-357
            piloromiotomia endoscópica pela, 353-357
    de ESD, 36
    de GEP, 71
        descrição das, 72
            de Gauderer-Ponsky, 74
            de Russell, 80
            de Sachs-Vine, 80
            etapas básicas comuns, 72
            método, 74, 80
                de empurrar, 80
                de introdução, 80
                de pulsão, 80
                de punção, 80
                de tração, 74
    de JEPD, 100, 102f
        básica de colocação, 101
        descrição da, 101
    de mucossectomia, 34, 59f
        de strip biopsy, 59f
    de transferência, 121f
        oronasal, 121f
        de um fio-guia, 121f
    na GAVE, 337, 340, 342, 344
        crioterapia da, 344
        da APC, 337, 340f
        da ligadura elástica, 342
        da RFA, 340
    para introdução de sondas, 113
        pós-pilóricas, 113
        pré-pilóricas, 113

TERIS™(Sistema de Implante Endoscópico Transoral Restritivo), 266, 267f
TGI (Trato Gastrointestinal), 47, 67, 191
　descompressão do, 69
　　GEP para, 69
TGVR™ (Redução do Volume Gástrico Transoral), 262, 263f
TNE (Tumores Neuroendócrinos), 9
　abordagem terapêutica, 204
　do estômago, 211q
　　resumo dos, 211q
　em fundo gástrico, 9f
　gástrico, 209f
　　tipo 1, 209f
　pacientes com, 206, 207q
　classificação dos, 206, 207q
TOGa™ (Gastroplastia Transoral), 265
　dispositivo de grampeamento, 265f
TPS™ (*Shuttle* Transpilórico), 253, 254f
Transplante
　de pâncreas, 311f
　　úlcera por CMV após, 311f
　　em alça jejunal exclusa, 311f
Trato
　digestório, 312f
　　lesões vasculares do, 312f
　　　classificação de Yano-Yamamoto para, 312f
　entérico, 144
　　desnutrição e, 144
TRIM™ (Redução do Volume Gástrico Transoral como Intervenção para Controle de Peso), 262, 263f
Trombo
　de fibrina, 333f
　típico, 333f
TT
　knife, 31
　　no tratamento endoscópico, 31
　　　do câncer gástrico, 31
Tumor(es)
　carcinoides, 9, 15
　　em fundo gástrico, 9f
　　no duodeno, 15
　da papila duodenal, 215-224
　　análise crítica da PE em, 215-224
　　　avaliação pré-operatória, 217
　　　complicações, 222
　　　estadiamento pré-operatório, 218
　　　indicações, 216
　　　neoplasias não invasivas da ampola de Vater, 216
　　　　ressecção de, 216
　　　resultados, 223
　　　técnica da, 220
　das glândulas, 16
　　de Brunner, 16
　obstrução por, 320f
　　de delgado, 320f

subepiteliais/submucosos, 191-211
　do estômago, 191-211
　　abordagem terapêutica, 197
　　diagnóstico, 191-211
　　tratamento endoscópico, 191-211
Túnel Gástrico
　submucoso, 353-357
　　técnica de dissecção do, 353-357
　　piloromiotomia endoscópica pela, 353-357
Úlcera
　por CMV, 311f
　　pós-transplante de pâncreas, 311f
　　em alça jejunal exclusa, 311f

U

Unidade
　eletrocirúrgica, 33
　　no tratamento endoscópico, 33
　　　do câncer gástrico, 33
UP (Úlcera Péptica), 177

V

Valen-Tx™, 258, 259f
Variz
　ectópica, 311f
　　com sinais de ruptura, 311f
　　em jejuno médio, 311f
Via Endoscópica
　acessos por, 67-103
　　enterais percutâneos, 67-103
　　gastrostomia, 67-103
　　GEP, 67
　　jejunostomia, 67-103
　　JEPD, 100
Via Nutricional
　escolha da, 157
　duodeno, 162
　gástrica, 159
　　indicações, 159
　jejuno, 163
　oral, 158
Videoendoscópio(s)
　flexíveis, 52f
　　insuflador para, 52f
　　de CO_2, 52f
Videolaringoscópio, 115f
VMO (Margem Vertical Negativa), 26
Volvo
　gástrico, 229-237
　　classificação, 229
　　complicações, 234
　　diagnóstico, 231
　　　diferencial, 234
　　　exames complementares, 232
　　manifestações clínicas, 231

tratamento, 234
    cirúrgico, 234
    endoscópico, 235
mesenteroaxial, 230*f*, 233*f*
organoaxial, 230*f*, 233*f*

W

Watermelon Stomach
opções do tratamento endoscópico, 331-349
    GAVE, 331-349
        diagnóstico, 334
        eletrocoagulação, 336
        epidemiologia, 332
        escleroterapia, 347
        etiologia, 332

manifestações clínicas, 334
mucossectomia, 347
patologia, 332
terapêutica, 336
tratamento cirúrgico, 347

Y

Yano-Yamamoto
    classificação de, 312*f*
        para lesões vasculares, 312*f*
        do trato digestório, 312*f*

Z

Zubrod
    escala de, 183*q*

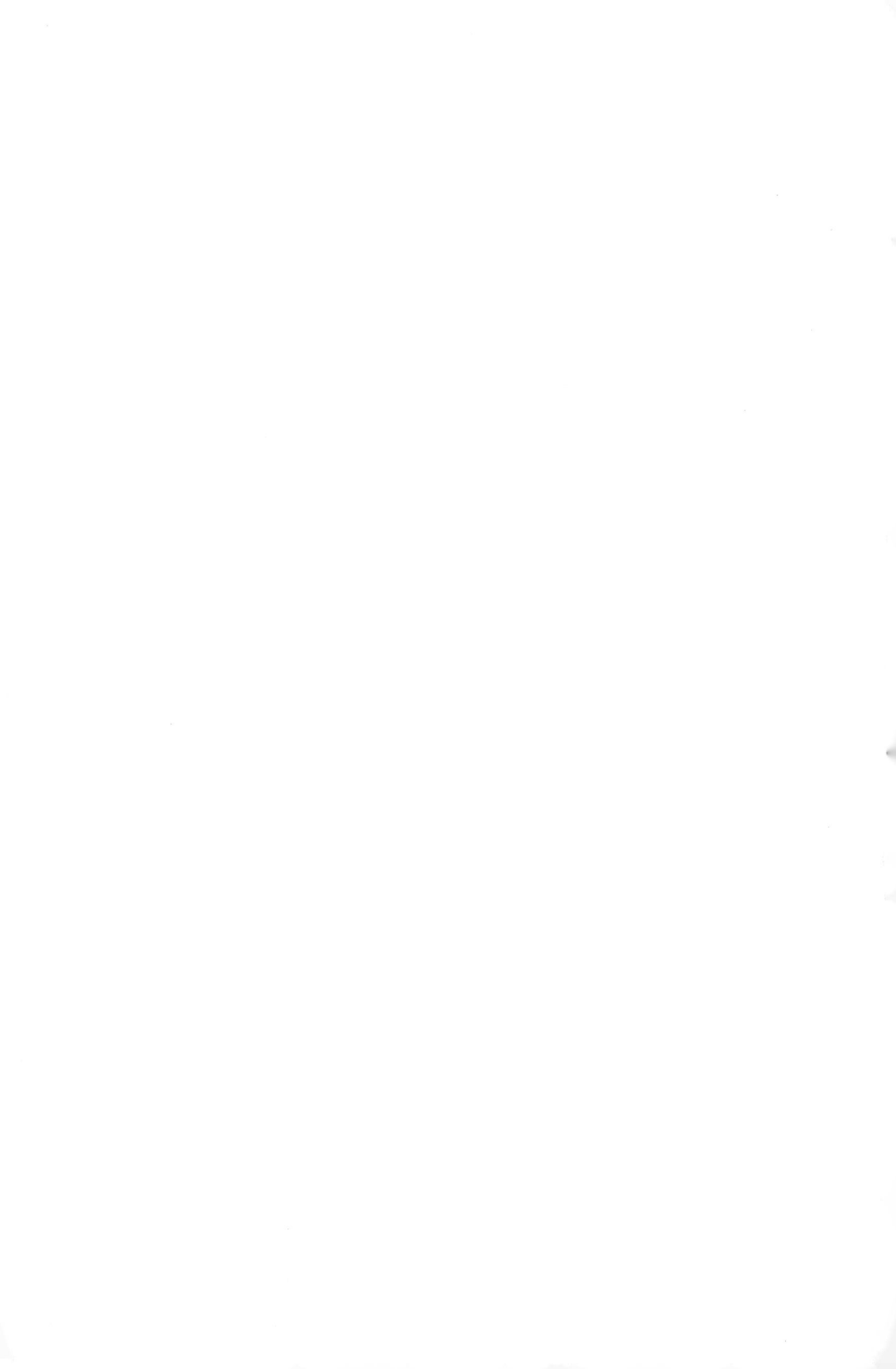